呼吸危重症
实践与临床思维

2018

主　　编　王　辰

执行主编　**詹庆元　罗　红**

副 主 编　**解立新　黎毅敏　周庆涛**

人民卫生出版社

图书在版编目（CIP）数据

呼吸危重症实践与临床思维 . 2018/ 王辰主编 . —
北京：人民卫生出版社，2019

ISBN 978-7-117-28940-5

Ⅰ. ①呼… Ⅱ. ①王… Ⅲ. ①呼吸系统疾病 - 险症 -
病案 Ⅳ. ①R560.597

中国版本图书馆 CIP 数据核字（2019）第 213955 号

| 人卫智网 | www.ipmph.com | 医学教育、学术、考试、健康，购书智慧智能综合服务平台 |
| 人卫官网 | www.pmph.com | 人卫官方资讯发布平台 |

呼吸危重症实践与临床思维 2018

主　　编：王　辰
出版发行：人民卫生出版社（中继线 010-59780011）
地　　址：北京市朝阳区潘家园南里 19 号
邮　　编：100021
E - mail：pmph @ pmph.com
购书热线：010-59787592　010-59787584　010-65264830
印　　刷：北京盛通印刷股份有限公司
经　　销：新华书店
开　　本：787 × 1092　1/16　印张：23
字　　数：488 千字
版　　次：2019 年 12 月第 1 版　2019 年 12 月第 1 版第 1 次印刷
标准书号：ISBN 978-7-117-28940-5
定　　价：130.00 元

打击盗版举报电话：010-59787491　E-mail：WQ @ pmph.com
质量问题联系电话：010-59787234　E-mail：zhiliang @ pmph.com

编　者

（单位名称按汉语拼音排序，编者排名不分先后）

安徽医科大学第一附属医院	董佳慧	涂友慧	孙耕耘		
北京大学第三医院	杜毅鹏	梁　瀛	周庆涛		
北京医院	陈　静	李燕明	许小毛	张　玄	钟雪锋
重庆医科大学附属第二医院	秦娅蓝	童　瑾			
东南大学附属中大医院	张　蔷				
东南大学医学院附属南京胸科医院	林　勇	王晓月	徐　姝		
复旦大学附属中山医院	计海婴	蒋进军	朱　蕾		
广州医科大学附属第一医院	黎毅敏	梁微波	刘晓青	桑　岭	徐远达
	孙庆文				
河北医科大学第二医院	冯改霞	阎锡新			
河南省人民医院	高胜浩	刘红梅	刘智达	张文杰	
湖州市中心医院	崔恩海	华　锋			
吉林大学白求恩第一医院	高金莹	高　云	李　丹	唐　颖	温中梅
	夏　欢	薛　洋			
空军军医大学西京医院	吕　行	屈朔瑶	宋立强		
昆明市第一人民医院甘美医院	陈　敏	秦　浩			
陆军军医大学新桥医院	李　琦	刘　熙	徐　静		
南方医科大学顺德医院	郭活成	刘长智	叶志钢	周柱江	朱瑞秋
	左六二				
宁夏医科大学总医院	侯　嘉	马丽娜	许　飞	张　锦	张　瑞
山西医科大学第一医院	郭淑芳	李爱民	林　志	刘志宏	扬柳婷
	张　潍				
首都医科大学附属北京朝阳医院	贺航咏	李绪言	孙　兵		
苏州大学附属第一医院	雷　伟	苏　楠	汪　泱	王佳佳	朱晔涵
长海医院	张　伟	董宇超			
浙江大学医学院附属邵逸夫医院	葛慧青	潘贤枝	徐培峰		
郑州大学第二附属医院	邵润霞				

郑州大学附属第一医院	曹凤安	马文涛	马晓旭	王 潇	邢丽华
	许爱国	赵世龙	周建霞		
中国人民解放军东部战区总医院	陈 晨	孙辉明	赵蓓蕾		
中国人民解放军总医院第一医学中心	李志杰	解立新	闫 鹏		
中国医科大学附属第一医院	侯海佳	赵洪文			
中南大学湘雅二医院	罗 红	龙颖姣	宋敏		
中南大学湘雅医院	安 健	侯茂丹	李园园	潘频华	杨文哲
中日友好医院	蔡 莹	黄琳娜	黄 絮	李 敏	李 洋
	田 野	夏金根	王可婧	王芊霖	吴小静
	于 歆	詹庆元	张若旸	张 帅	
中山大学附属第一医院	陈 燕	陈燕珠	何婉媚	黄旭斌	罗益锋
	梁文婕	秦家明	易 慧	杨国丽	曾 勉
	朱轶众				

学术秘书　杨　敏　（中南大学湘雅二医院）

前 言

呼吸与危重症医学科飞速发展,对临床医生的临床诊治能力,尤其是临床思维提出了更高的要求。建立科学的临床思维是诊断和治疗疾病的基础,需要临床医生不断学习、实践与总结。在临床工作中,我们遇到大量的病例,通过对这些宝贵的病例资源进行分析、总结,锻炼临床医生独立思考、分析和解决问题的能力,是培养良好临床思维事半功倍的方法,是临床学习必不可少的组成部分。

与普通患者相比,危重症患者的病情更重,合并症及并发症更多,能接受的检查与机会更少,因此培养处理危重症患者的临床思维十分重要。为此,中华医学会呼吸病学分会呼吸危重症医学学组及中国医师协会呼吸医师分会危重症专业工作委员会分别于 2016 年及 2017 年联合全国 30 余家医院收集 130 余份珍贵的呼吸危重症病例资料,编写成《呼吸危重症实践与临床思维 2015》及《呼吸危重症实践与临床思维 2016》,出版后,获得了广大同道的好评。今年,我们继续联合各家医院,精选出从诊断到治疗都很具代表性与挑战性的 60 份病历资料,并附有大量图片及参考文献,汇总成《呼吸危重症实践与临床思维 2018》。我们相信,不断的临床实践积累定会为大家的临床思维建立带来益处。

本书仍延续传统的六大专题:从重症肺炎及新发呼吸道传染病:呼吸危重症永远的话题;严重免疫抑制患者合并肺部感染:现实与挑战;急性肺动脉血栓栓塞症的诊治:不仅仅限于肺血管内;弥漫性实质性肺疾病所致呼吸衰竭:酷似肺炎但不是肺炎;脏器支持技术:指征与操作;肿瘤及其他相关呼吸危重症。从这些精彩的病例中,读者会发现技术的进步使我们对呼吸危重症的诊治水平有了很大的提高:高通量测序技术(NGS)让少见的呼吸道感染及严重免疫力低下患者的病原学诊断更加精准,肺部介入诊断技术使得感染与非感染性疾病的鉴别成为可能,ECMO、经鼻高流量氧疗等新技术的支持使更多的危重症患者获得治疗机会,床旁超声及跨肺压监测技术使我们对病理生理变化的了解更为准确。

《呼吸危重症实践与临床思维》是一个优秀的培养临床思维、分享经验的平台。由于时间紧迫,我们收集的病例资料有限,以及书中可能存在不足之处,望各位同行积极提出宝贵的意见。呼吸危重症医学学组将根据大家的意见和建议,尽最大努力,将此书每年更新并形成系列,同时推出纸质版和电子版,让更多的医者和患者受益。

詹庆元　王　辰
2019 年 8 月

目 录

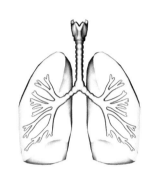

重症肺炎及新发呼吸道传染病：
呼吸危重症永远的话题

妊娠合并鹦鹉热衣原体感染重症肺炎、呼吸衰竭

王芊霖　李洋　吴小静　詹庆元
中日友好医院呼吸中心呼吸与危重症四部

鹦鹉热衣原体所造成的重症社区获得性肺炎发病率极低,且临床症状不特异,病原体在临床中为非常规检测,所以在早期识别该病十分困难。该病为全身性感染性疾病,在妊娠患者中鹦鹉热衣原体感染可能穿过胎盘,引起宫内胎儿损害,所以孕妇患该病时病情更加危重。本例患者病情进展迅速,合并呼吸及循环衰竭,治疗难度极大。

【临床资料】

患者,女性,27 岁,因"发热 10 天,咳嗽 3 天"于 2018 年 10 月 8 日入住我院 ICU。

患者 2018 年 9 月 29 日出现发热,体温最高达 40℃,伴畏寒、寒战,每 4~6 小时自服"对乙酰氨基酚(扑热息痛)"退热,发热无缓解。2018 年 10 月 4 日患者新发咳嗽、咳少量白色黏痰,伴乏力、食欲缺乏、多汗,无咯血、胸痛、头痛、肌肉及关节疼痛、皮疹、腹痛、腹泻等。患者就诊外院,查血常规:白细胞 7.69×10^9/L、中性粒细胞百分比 90.7%、淋巴细胞 0.43×10^9/L、血红蛋白 80g/L,胸部 CT 提示左肺舌叶及左下肺实变,诊断为"重症肺炎",予头孢呋辛及磷酸奥司他韦抗感染治疗,患者上述症状无缓解。2018 年 10 月 6 日就诊于我院急诊,BP 88/51mmHg、P 100~110 次/min、R 31 次/min,SpO_2 93%(鼻导管 4L/min)。血常规:WBC 6.04×10^9/L,N 86.1%,Hb 70g/L,PLT 138×10^9/L;ESR 88mm/h;肝、肾功能正常,清蛋白 26.1g/L,钾 3.3mmol/L,钠 130mmol/L;血气分析(FiO_2 0.29):pH 7.5,$PaCO_2$ 25mmHg,PaO_2 102mmHg,Lac 1.3mmol/L。予"头孢哌酮舒巴坦 3g q8h+ 阿奇霉素 500mg qd"抗感染,同时行补钾、补钠等对症支持治疗,后患者氧合恶化,面罩吸氧(吸氧浓度 100%)时测 SpO_2 87%,遂行气管插管,有创呼吸机辅助呼吸,于 10 月 8 日收入我科。患者自发病以来精神差,食欲欠佳,睡眠尚可,尿、便无明显异常,体重下降约 2kg。既往史、个人史、家族史无特殊。婚育史:24 岁结婚,育有 1 女,配偶及其女均体健。末次月经时间为 2018 年 5 月 6 日,目前孕 22+ 周,未行规律产前检查。

体格检查:T 36.3℃,P 90 次/min,R 20 次/min,BP 110/50mmHg,SpO_2 88%(FiO_2 0.45),BMI 18.4kg/m²。急性病容,自主体位,神志清楚。全身皮肤及黏膜无黄染。口唇无发绀,口腔黏膜正常,颈软无抵抗,颈静脉无怒张。呼吸急促,双肺呼吸音粗,左下肺呼吸音低,右肺

呼吸音清，未闻及干啰音及湿啰音，无胸膜摩擦音。心律齐，各瓣膜听诊区未闻及杂音，无心包摩擦音。腹部查体无特殊，双下肢对称凹陷性水肿，双侧病理征阴性。

入院诊断："①发热原因待查，重症社区获得性肺炎？Ⅰ型呼吸衰竭；②电解质紊乱，低钾血症，低钠血症；③低蛋白血症；④中度贫血；⑤妊娠状态，宫内孕 22 周"。

【诊治经过】

1. 感染　入科后查血常规：WBC 10.49×10^9/L、N 90.9%、淋巴细胞 0.69×10^9/L、Hb 69g/L、PLT 159×10^9/L；降钙素原 3.49ng/ml；C 反应蛋白 38.7mg/dl。胸部 X 线片示双肺内感染性病变，右肺病变有所加重。支气管镜示：患者主气道通畅，气管隆嵴稍有充血、水肿，左、右主支气管开口及各级支气管开口未见异常，黏膜易出血，肺泡灌洗液（BALF）送检检验科查病原体（细菌、真菌、PCP、结核分枝杆菌、肺炎支原体、肺炎衣原体、军团菌、CMV、EBV、甲/乙型流感、腺病毒等）并送检华大基因。入科后予以舒普深 3g q8h+ 阿奇霉素 0.5g qd+ 替加环素 50mg q12h+ 磷酸奥司他韦 750mg q12h 抗感染治疗，患者氧合进行性恶化，吸纯氧时 SpO_2 85%~90%，氧合指数 <80mmHg 持续超过 6 小时，于入科次日给予患者建立 VV-ECMO，参数：转速 3 000r/min、血流量 3.5~4.5L/min、氧流量 5L/min、氧浓度 100%，患者氧合维持在 95%~99%，血气 pH 7.46、$PaCO_2$ 32.1mmHg、PaO_2 102mmHg、HCO_3^- 22.4mmol/L、BE 0、Lac 2.5mmol/L。ECMO 使用期间持续肝素抗凝，密切监测血常规、ACT 及 APTT，间断输注血液制品。10 月 10 日起患者体温正常、C 反应蛋白及降钙素原均呈下降趋势，BALF 病原学及多次血培养回报均阴性，但多次床旁胸部 X 线片提示患者右肺实变进展迅速，10 月 11~15 日应用甲强龙 80mg qd×4 天→40mg qd×1 天，并予利尿、持续肾脏替代治疗负平衡治疗。10 月 14 日患者咳少量黄色黏痰，结合痰培养回报结果：铜绿假单胞菌，对特治星、美罗培南、多黏菌素、左氧氟沙星敏感，因警惕院内感染及呼吸机相关性肺炎，且患者出现皮疹并逐渐加重，不除外药疹可能，遂于 10 月 18 日将抗生素调整为美罗培南 1g q8h。患者症状及胸部 X 线片逐渐改善，10 月 19 日拔除气管插管并撤离 ECMO，予以经鼻高流量吸氧，10 月 21 日复查胸部 CT 示双肺实变较前明显吸收。10 月 15 日 BALF 华大基因病原检测结果回报：可见鹦鹉热衣原体序列，未检测到病毒，遂停用磷酸奥司他韦。因考虑鹦鹉热衣原体感染可能，送检患者 10 月 9 日、22 日及 24 日血样至协和医院鹦鹉热衣原体抗体检测，显示抗体滴度分别为 IgG 1:60/IgM 阴性、IgG 1:1 024/IgM 1:128、IgG 1:1 024/IgM 1:256，我院微生物室行鹦鹉热衣原体核酸检测提示鹦鹉热衣原体感染。追问病史，患者居住社区的保安饲养数十只鹦鹉，发病前数天患者近距离接触并抚摸鹦鹉 10 分钟余。

2. 循环　患者入院时循环相对稳定，心脏超声未见异常。10 月 9 日起出现血压逐渐下降伴心率增快，复查心脏超声提示 EF 28%，LA 28mm，LVd 53mm，RA 29mm，左室间隔中间段至心尖段运动减低，各段心室壁基底段运动尚可，下腔静脉近心段内径 24mm，吸气塌陷率 <50%。肺动脉收缩压 39mmHg，提示左室节段性室壁运动异常，应激性心肌病不除外。经

多学科会诊,考虑符合应激性心肌病,给予限制入量,10 月 11 日 ~20 日持续肾脏替代治疗以维持液体负平衡或零平衡,并同时予以左西孟旦及爱络,上调去甲肾上腺素剂量。患者循环逐渐稳定,缓慢下调去甲肾上腺素用量,10 月 23 日停用上述药物,血压、心率恢复至基线水平,复查心脏超声:LVEF 60%,LA 28mm,LVd 43mm,RV 31mm,室壁运动正常,下腔静脉宽度 10mm。

3. 妊娠　在我科治疗期间,每天请妇产科医师行床旁胎心监测及孕期超声检查,均未发现明显异常。2018 年 11 月 12 日于产科行引产术,过程顺利。

【讨论】

本文报道一例重症社区获得性肺炎伴呼吸衰竭,合并应激性心肌病、心力衰竭的孕妇,需 VV-ECMO 进行呼吸支持。在疾病早期,因临床症状及影像学表现不典型,无法早期诊断,通过追问接触鹦鹉病史以及鹦鹉热衣原体抗体滴度的动态变化以及鹦鹉热衣原体核酸检测阳性最终确定了该病的诊断。鹦鹉热衣原体所致重症肺炎发病率极低,且患者为妊娠状态,病情进展迅速,合并呼吸及循环衰竭,该病例治疗难度极大。

1. 鹦鹉热衣原体感染　鹦鹉热衣原体是人畜共患病的病原体,人类主要因接触患病鸟类而感染。鹦鹉热潜伏期通常为 5~14 天,患者发病后具有一些非特异临床表现,如高热、寒战、头痛、肌肉疼痛、干咳等。大多数患者表现为社区获得性肺炎,影像学主要表现为沿胸膜下分布的单发结节、实变或磨玻璃影,但该病实则是一种全身性感染性疾病,病原体可由血行播散至全身器官。极少数情况下可发生心肌炎、心内膜炎、脑炎、成人呼吸窘迫综合征,甚至多器官衰竭。本例中患者社区获得性肺炎病情进展迅速,症状及胸部影像学均无典型表现,且鹦鹉热衣原体所造成的重症社区获得性肺炎发病率低,该病原体在临床中为非常规检测,所以在早期识别该病十分困难。患者 BALF 基因序列检测结果提供了一定的方向性,追问患者起病前的鹦鹉接触史更高度怀疑鹦鹉热衣原体感染可能,随后血液中病原体抗体滴度的动态变化以及鹦鹉热衣原体核酸检测阳性更加确定了该病的诊断。

本病的治疗应选择细胞内活性高的抗生素,如四环素、大环内酯(红霉素、阿奇等)及新氟喹诺酮等抗生素。本例患者已在重症社区获得性肺炎早期时经验性使用阿奇霉素,虽治疗开始后体温快速恢复正常,但因重症感染时患者出现应激性心肌病导致循环衰竭,使该患者病情十分严峻。在此期间严格地限制液体平衡,同时积极寻找原发病、充分抗感染使得该患者应激性心肌病逐渐缓解。

此外,在妊娠患者中鹦鹉热衣原体感染可能穿过胎盘,引起宫内胎儿的损害,甚至导致流产、死胎,所以孕妇感染该病时病情更加危重,需要妇产科等多科协助诊治。

2. ECMO 支持　ECMO 是体外肺辅助技术中的一种,主要用于部分或完全替代患者心肺功能,使心肺得以充分休息,从而为原发病的治疗争取时间,目前已在世界范围内用于治疗心肺功能衰竭患者,尤其在 2009 年新型甲型 H1N1 流感危重症患者的救治中发挥了重要

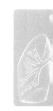

作用。ECMO 治疗的基本目标是提供相对于常规机械通气更为有效和安全的通气与氧合支持，从而为诊断和治疗原发病争取更多的时间。对于常规呼吸支持手段不能维持足够氧合与通气需求的重症呼吸衰竭，以 ECMO 可以获得部分或完全的呼吸支持，使患者不致因缺氧或 CO_2 潴留而死亡。对于部分重症患者，以常规呼吸支持可以维持相对稳定的通气与氧合，但需要较高的气道压及 FiO_2，为减少气压伤和高浓度氧的风险，可早期给予 ECMO。

患者早期病情不典型，且病情进展迅速，继续加大呼吸机支持条件存在极高的呼吸机相关肺损伤以及呼吸机相关感染可能，在氧合恶化时积极行 ECMO 治疗可避免这种可能性。上文所述，早期识别该病十分困难，得益于 ECMO 的支持，才能为后续原发病的诊断及治疗提供时间及机会。

参考文献

［1］ CHAU S,et al. Three cases of atypical pneumonia caused by Chlamydophila psittaci. Hong Kong Med J, 2015,21(3):272-275.

［2］ IONESCU AM,D KHARE,J KAVI. Birds of a feather:an uncommon cause of pneumonia and meningoencephalitis. BMJ Case Rep,2016.

［3］ HOGERWERF L,et al. Chlamydia psittaci(psittacosis) as a cause of community-acquired pneumonia:a systematic review and meta-analysis. Epidemiol Infect,2017,145(15):3096-3105.

［4］ BRODIE D,M BACCHETTA. Extracorporeal membrane oxygenation for ARDS in adults. N Engl J Med, 2011,365(20):1905-1914.

［5］ 詹庆元,李绪言,孙兵. 体外膜氧合治疗成人重症呼吸衰竭的指征. 中华结核和呼吸杂志,2013,36(6):479-480.

甲氧西林敏感金黄色葡萄球菌重症肺炎

钟雪锋　陈静　李燕明
北京医院呼吸与危重症医学科

金黄色葡萄球菌(简称金葡菌)是葡萄球菌属中最重要的致病菌,致病力极强,近年来耐药株逐渐增多。金黄色葡萄球菌是 G^+ 球菌,致病性强,可产生溶血素、血浆凝固酶、杀白细胞素等各种毒素和胞外酶,侵袭力强。另外,金葡菌有层粘连蛋白受体而容易通过血管壁引起转移性脓肿,其血浆凝固酶使细菌周围产生纤维蛋白,保护细菌使感染局限,形成脓肿。

所以金葡菌肺炎临床上起病急骤,病情严重,多有畏寒、高热、胸痛、大量脓痰、痰血,病情危重可有休克,可导致血行播散,形成转移性病灶或脓肿。本文通过介绍一例重症金葡菌肺炎的诊治过程,阐述重症金葡菌肺炎的诊治要点。

【临床资料】

患者,老年男性。因"发热、咳嗽、咳痰1周"于2017年9月14日入院。

患者1周前外出旅游(内蒙古、新疆、青海)时出现发热,体温最高39℃,伴咳嗽、咳黄白痰、头晕、食欲缺乏、腹泻(4~5次/d),自服泰诺等治疗。3天前出现痰中带血,并出现呼吸困难。入院前2天回北京,1天前买菜时晕倒在菜市场,急救车送入外院急诊科,查血气氧合指数(P/F)50mmHg,胸部CT示右上叶及左下叶大片高密度影,转入我院急诊科。既往史:高血压病10余年,糖尿病10余年,血糖和血压控制良好。同时旅游的人有发热及腹泻的表现。入院查体:BP 80/40mmHg,P 120次/min,R 35次/min,T 39℃。急性病容,嗜睡,眼眶部淤青,双瞳孔等大,呼吸急促,可见三凹征,双肺可闻及大量痰鸣音。心率120次/min,腹部无压痛、反跳痛,肝、脾未扪及,双下肢不肿。辅助检查:血常规WBC 13.56×10^9/L,N 91.8%,Hb 150g/L,PLT 180×10^9/L;CRP 42.7mg/dl;PCT 40ng/ml;血生化 Cre 184μmol/L,ALT 41U/L,CK 4 446U/L,LAT 7.6mmol/L,Alb 32g/L;心肌标志物 MYO>1 000ng/ml,CK-MB 47ng/ml,TNI 2.21ng/ml,NTproBNP 8 789ng/ml;D-dimer 2 339ng/ml;血气分析(储氧面罩)pH 7.49,$PaCO_2$ 22mmHg,PaO_2 37mmHg,SpO_2 76%,BE −4.4mmol/L,HCO_3^- 19.9mmol/L。

胸部X线片(图1):左下肺及右上肺实变影。

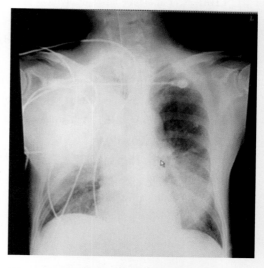

图1 入院时胸部X线片:左下肺及右上肺实变影

【诊疗经过】

入院诊断考虑为重症社区获得性肺炎(双肺)、脓毒症休克 Sofa 12分、Ⅰ型呼吸衰竭、横纹肌溶解综合征、急性肾损伤、乳酸酸中毒、急性胃黏膜病变、心功能不全。给予气管插管,有创呼吸机辅助呼吸(德国 DragerC500),模式 BIPAP,P_{high}14cmH$_2$O,f 16次/min,T_{high} 1.5秒,PS 10cmH$_2$O,PEEP 8cmH$_2$O,FIO$_2$ 1.0~0.6;SpO_2 96%~100%。同时给予液体复苏治疗,去甲肾上腺素升压。抗生素使用上,因患者有以下特点:①旅行者肺炎、腹泻;②多脏器功能不全,横纹肌溶解;③大叶性肺炎,进展较快;④ WBC 升高,CRP、PCT 明显升高。病原重点考虑军团菌、肺炎链球菌、肺炎克雷伯菌,给予美罗培南+莫西沙星治疗。第1天总入液体

4 000ml,补充蛋白 10g。

第 2 天:查乳酸正常;CVP12mmHg;尿量 1 500ml;去甲肾上腺素降至 0.1μg/(kg·min)。复查 WBC 12.97 × 10^9/L,N 92.3%,Hb 130g/L,PLT 131 × 10^9/L,CRP 57.6mg/dl,PCT>200ng/ml,Cre 420μmol/L,ALT 109U/L,CK 1 307U/L,LAT 1.6mmol/L,Alb 26g/L;MYO>1 000ng/ml,CK-MB 3.63ng/ml,TNI 2.21ng/ml,NTproBNP 3 851ng/ml;D-dimer 3 266ng/ml;血 气 分 析(氧 浓 度 50%):pH 7.29,$PaCO_2$ 37.9mmHg,PaO_2 80.3mmHg,SpO_2 96.1%,BE −7.5mmol/L,HCO_3^- −19.9mmol/L。军团菌尿抗原(−)。第二天调整治疗:继续补液,目标液体量 3 500ml,但要求 CVP<16cmH_2O;高度怀疑军团菌感染,且 PCT 仍然在升高,抗生素调整为美罗培南 + 莫西沙星 + 阿奇霉素。因无明显代酸、心功能不全和尿量减少,暂时不予血滤。

第 3 天:尿量 2 900ml,CVP 12cmH_2O,可停血管活性药物;Cre 505μmol/L;血气分析(氧浓度 45%):pH 7.49,$PaCO_2$ 31mmHg,PaO_2 100mmHg,SpO_2 96%,BE −1.1mmol/L,细菌室电话回报:血培养 G^+ 球菌,考虑患者出现耐甲氧西林金黄色葡萄球菌(MRSA)的可能性小,其他阳性球菌不能除外污染,未调整抗生素。

第 4~6 天:循环稳定;多尿期,每天尿量 4 500~5 000ml;肌酐降至 383μmol/L,CK 及 MYO 正常;PCT 64.86 → 4.11ng/ml;WBC 12.78 → 15.19 × 10^9/L;CRP 57 → 10.2mg/dl。血培养和痰培养结果回报均提示甲氧西林敏感金黄色葡萄球菌 MSSA,予停用阿奇霉素和美罗培南,改为阿莫西林 / 克拉维酸钾 + 莫西沙星抗感染。呼吸机条件:FIO_2 0.45,PS 6cmH_2O(ATC功能打开),PEEP 6cmH_2O;血气:pH 7.473,$PaCO_2$ 31.3mmHg,PaO_2 85.1mmHg,P/F 189,BE 0.2mmol/L。第 6 天复查胸部 X 线片示双肺实变影较前部分吸收(图 2)。行自主呼吸试验通过,拔管后序贯无创呼吸机 2 天,患者不耐受,改为高流量吸氧,吸氧浓度 45%,流速 45~50L/min。

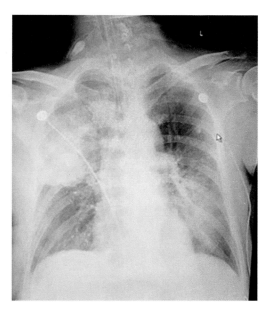

图 2　入院第 6 天胸部 X 线片示双肺实变影较前部分吸收

但患者体温 37.5~38℃,WBC (12~15)× 10^9/L,CRP 10~12mg/dl。UCG 正常;多次血培养(−);头 CT:脑干可疑低密度病灶;第 12 天复查胸部 X 线片(图 3)、第 14 天胸部 CT(图 4)可见肺内有空洞形成。

更改治疗计划:①抗感染疗程 6~8 周;②抗菌药物,轮替治疗;③停莫西沙星,改为利奈唑胺(组织浓度更好)+ 阿莫西林 / 克拉维酸钾治疗。

经过上述治疗。患者体温正常,病情改善,转出监护病房。之后予左氧氟沙星、利奈唑胺等轮替治疗,患者肺内空洞变小,肺内病灶逐渐吸收(图5),饮食、活动恢复。

【讨论】

患者来院时病情危重,考虑脓毒症休克及急性呼吸衰竭,合并多脏器功能不全,SOFA 评分 12 分,预期病死率超过 50%,需立即针对其休克及急性呼吸衰竭进行抢救。救治脓毒症休克的关键是早期进行复苏。2016 年脓毒症与脓毒性休克国际处理指南推荐在开始的 3 小时内,给予至少 30ml/kg 的晶体液,但患者的 NTproBNP 水平很高,实际操作中,我们结合了患者的血压、CVP、尿量、乳酸及 BNP,实时调整补液的量,通过血管活性药物增加患者的 MAP,

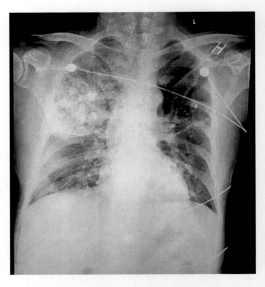

图 3　第 12 天胸部 X 线片可见肺内有空洞形成

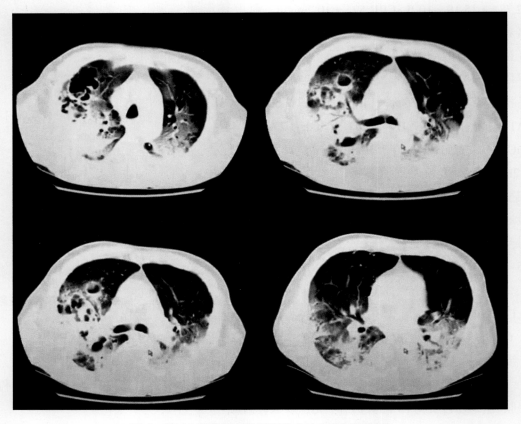

图 4　第 14 天胸部 CT 示双肺多叶实变影及空洞

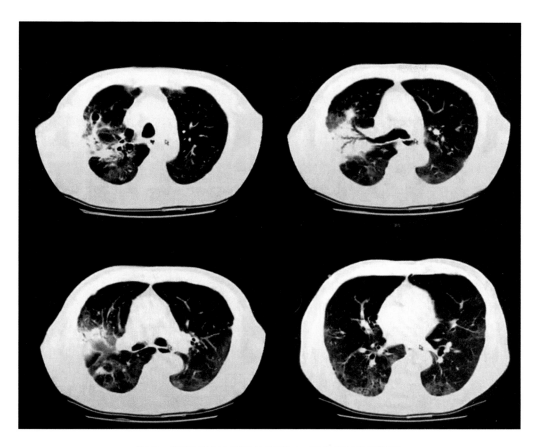

图 5　胸部 CT 示肺内空洞变小，肺内病灶逐渐吸收

以平衡容量限制带来的组织灌注不足，24 小时乳酸水平恢复正常，复苏成功，48 小时停用血管活性药物，休克纠正。

　　处理急性呼吸衰竭和处理休克同样重要。患者来院时Ⅰ型呼吸衰竭伴意识障碍，氧合指数低至 50mmHg，有气管插管机械通气指征，立即给予气管插管有创机械通气支持。该患者是否存在 ARDS？依据 2012 年的 ARDS 柏林定义该患者似乎符合 ARDS 的诊断。从 ARDS 和重症肺炎的诊断标准来看，两者都是急性起病、以肺泡实质损伤为主要的病理改变、临床表现为中至重度的低氧血症。但两者是有本质区别的：ARDS 的病理表现是弥漫肺泡损伤、富蛋白的渗出性肺水肿伴透明膜形成、炎症细胞浸润；而重症肺炎是微生物侵入肺部引起的炎症反应，其导致的肺部病变也多是以肺叶和肺段分布的，不仅有肺泡渗出，更多的是受累部位的大量炎性细胞浸润、实变、坏死，肺泡、支气管、肺间质均有损伤。当然两者也有联系，重症肺炎是 ARDS 的重要致病因素，特别是病毒性肺炎，可以激活全身的炎症反应，引起弥漫性肺损伤导致 ARDS。该患者胸部 X 线片以右侧上叶实变为主要表现，合并有左下叶的实变，而非弥漫性渗出或外周肺水肿表现，所以不符合 ARDS 的特点。区分 ARDS 和重症肺炎很有必要，ARDS 患者对液体管理更严格，对机械通气的需求更高（如高 PEEP、肺复张技术、俯卧位通气等）。

病原诊断对重症肺炎来说是重中之重。由于老年人免疫系统和呼吸防御功能减退及伴发基础疾病，故老年人重症肺炎有病情进展较快、病死率高的特点。合理使用抗生素是成功治疗老年人肺炎特别是重症肺炎的关键。该患者有以下病例特点：①旅行者肺炎合并腹泻，既往有糖尿病病史；②多肺叶受累，进展较快；③合并脓毒症休克、多脏器功能不全、横纹肌溶解；④ WBC 轻度升高，CRP、PCT 明显升高，考虑细菌性肺炎、军团菌感染可能性大，但患者病情进展快，病情危重，故初始经验性抗感染治疗予碳青霉烯类联合呼吸喹诺酮类，对绝大多数革兰氏阴性菌、革兰氏阳性菌、军团菌都能覆盖。该患者血培养和痰培养均提示 MSSA。但最初患者金葡菌肺炎的特点还不突出——金葡菌肺炎在检验上白细胞计数明显增高，中性粒细胞增多伴核左移占 90% 以上；影像检查肺浸润、肺脓肿、肺气囊肿和脓胸、脓气胸为金葡菌肺炎的 4 大 X 线征象，多形性和多变性为其特点；原发性感染者早期表现为大片絮状、密度不均的阴影，病变短期内变化大，可出现空洞或蜂窝状透亮区，或在阴影周围出现大小不等的气肿大疱。该患者后期金葡菌影像学的特点也比较典型。患者病情稳定后，抗菌治疗做了相应的更改，停用阿奇霉素和美平，改为阿莫西林/克拉维酸钾 + 莫西沙星抗感染，并成功拔管脱机。但拔管后患者很长一段时间内病情改善缓慢，表现为发热，精神不佳，血象及炎症指标升高，氧合仍不好，影像检查可见肺内空洞，治疗上遇到了瓶颈。分析原因，可能为肺内空洞形成，引流不好，局部血液循环差，抗生素不能很好地到达病变部位导致病变部位药物浓度不高。予调整抗感染药物为利奈唑胺，主要基于其良好的体液和组织穿透性，肺泡上皮衬液浓度达血浆浓度的 450%。经调整后患者体温正常，病情改善。

该患者 CK 明显升高 >1 000U/L，CK-MB 未成比例升高，伴血、尿肌红蛋白水平升高，诊断横纹肌溶解（RM）。肺炎并发横纹肌溶解的患者中，急性肾功能衰竭（ARF）的发生率为 24.0%。横纹肌溶解产生的大量肌红蛋白会导致肾小管阻塞、急性肾小管间质性肾炎，是导致 ARF 的主要原因。目前对于 RM 的治疗原则是去除诱因，补充血容量，早期积极补液，促进排尿、碱化尿液，能防止病情加重。如经充分补液后仍持续少尿，血肌酐水平进行性升高，或出现心功能不全，严重电解质紊乱或酸中毒，需尽快行血液净化治疗。有文献报道，横纹肌溶解症导致的肾衰竭患者中仅有约 4% 需行血液透析，患者中的非少尿型 ARF 有研究提示，虽然通过补液、利尿、碱化尿液等治疗肾功能也能恢复，病情严重需要同时使用机械通气和血液净化治疗的患者死亡风险更高，而存活患者的肾功能几乎都能够完全恢复。该患者经过积极抗感染、补液治疗，未出现急需血液净化的并发症，尿量逐渐恢复，肾功能好转。

最后，金葡菌肺炎的患者还要评估有无远处播散性病灶，如果出现远处播散性病灶，则抗菌治疗疗程也要做相应的延长。该患者评估无明确远处播散病灶，但有肺内脓肿形成，之后予左氧氟沙星、利奈唑胺等轮替治疗，患者肺内空洞变小，肺内病灶逐渐吸收，按肺脓肿的抗感染疗程抗感染治疗 6~8 周。

【专家点评】

李燕明(北京医院)：金葡菌肺炎是社区获得性肺炎最常见的病原体之一，具有感染中毒症状重，病情进展快，容易形成脓肿和远处迁移性病灶等特点，所以治疗金葡菌肺炎不仅要关注肺部病灶的变化，还要关注远处迁移病灶的评价和治疗。成人社区获得性 MRSA 肺炎极其少见，而 MSSA 对新青霉素、头孢菌素、喹诺酮类抗生素都有很好的敏感性，所以针对 MSSA 肺炎，并不需要碳青霉烯类、糖肽类、噻唑烷酮类等抗生素。该患者在明确 MSSA 肺炎诊断后，将美罗培南改为阿莫西林克拉维酸钾是合理的，而且还有研究显示，针对 MSSA，阿莫西林克拉维酸钾比美罗培南抗菌活性更好。由于万古霉素比 β 内酰胺类抗生素治疗 MSSA 菌血症时有更高的病死率，所以 IDSA 指南建议一旦明确是 MSSA，应将万古霉素改为 β 内酰胺类抗生素，所以针对 MSSA 也没有必要去选择有 MRSA 活性的药物。但该患者在阿莫西林克拉维酸钾联合莫西沙星的治疗过程中，后期病情改善缓慢，而换用利奈唑胺后收到很好的疗效，主要还是得益于利奈唑胺有很高的肺组织浓度。因此，临床上遇到问题要具体问题具体分析，灵活运用指南。

关于 ARDS 和重症肺炎，两者有区别，也有联系。ARDS 是炎症引起的肺损伤，炎症可以是肺内的，也可以是肺外的；可以是感染性的，也可以是非感染性的。ARDS 形成的原因是机体炎症反应失调，促炎因子大量增加引起的肺弥漫性损伤；而重症肺炎，更多的微生物感染引起感染部位的炎症反应和机体针对微生物抗炎反应，两者在病理上有本质差别。所以 ARDS 有更宽的病因谱，很多时候它只是作为全身炎症反应的一个部分。重症肺炎也可以引起 ARDS，而且一旦重症肺炎引起 ARDS，比单独的重症肺炎和非肺源性 ARDS 病死率更高。

该患者在旅行中发病，合并横纹肌溶解，这在军团菌肺炎很常见，而且患者开始白细胞水平升高不明显，故一开始还着重考虑军团菌感染，但其 CRP、PCT 很高，有很典型的细菌感染的临床特征，不符合军团菌感染的特点，白细胞不高的原因可能与金葡菌产生杀白细胞毒素(panton-valentine leukocidin, PVL)有关，该病例未在这方面有进一步追查。患者起病时有群体发病的特点，7 天时影像没有表现出金葡菌较特征的影像特点，也要考虑流感后感染金葡菌。

参考文献

［1］ SINGER M, DEUTSCHMAN CS, SEYMOUR CW, et al. The third international consensus definitions for sepsis and septic shock (Sepsis-3). JAMA, 2016, 315(8):801-810.

［2］ RHODES A, EVANS LE, ALHAZZANI W, et al. Surviving sepsis campaign:international guidelines for management of sepsis and septic shock:2016. Intensive Care Med, 2017, 43(3):304-377.

［3］ 谢立新. 重症肺炎合并低氧血症是急性呼吸窘迫综合征吗？中华结核和呼吸杂志, 2014, 37(11):801-

802.

［4］朱迎钢,瞿介明.老年人重症肺炎的难点和临床对策.中华老年医学杂志,2008,27(1):1-4.

［5］中华医学会呼吸病学分会.中国成人社区获得性肺炎诊断和治疗指南(2016年).中华结核和呼吸杂志,2016,39(4):1-27.

［6］TAKAYANAGI N,TOKUNAGA D,KUBOTA M,et al. Community-acquired pneumonia with rhabdomyolysis. Nihon Kokyuki Gakkai Zasshi,2005,43(12):731-735.

［7］BAGLEY WH,YANG H,SHAH KH. Rhabdomyolysis. Intern Emerg Med,2007,2(3):210-218.

［8］周庆涛,沈宁,孙丽娜,等.重症肺炎并发横纹肌溶解症与急性肾衰竭的诊断治疗并文献复习.中华医院感染学杂志,2015,25(1):134-136.

肺炎克雷伯菌肝脓肿致脓毒性肺栓塞

梁瀛　周庆涛

北京大学第三医院呼吸与危重症医学科

肺炎克雷伯菌是社区获得性感染的常见病原体之一,也是肝脓肿的常见病原体。近年来国内外报道显示,肺炎克雷伯菌可导致全身播散性感染,可引起肺脓肿、眼部感染、中枢神经系统感染,病情凶险,预后不良。此后,高黏度表型的肺炎克雷伯菌(hypermucoviscous *K. pneumoniae*)被发现并进行研究,毒力强大、播散能力强大是该表型菌株的主要特点。此外,脓毒性肺栓塞在临床上相对少见,且确诊困难,目前大多数为临床诊断,肺炎克雷伯菌是导致脓毒性肺栓塞最常见的革兰氏阴性杆菌,肝脓肿则是最为常见的原发感染灶。本文就一例肺炎克雷伯菌肝脓肿致脓毒性肺栓塞进行报道并分析讨论。

【临床资料】

患者,女性,52岁,52kg,152cm。主因"发热、乏力伴呼吸困难1周"于2018年3月16日入院。患者1周前无明显诱因出现发热,体温最高38℃,伴乏力、呼吸困难,伴胸背痛、头痛,无明显咳嗽、咳痰,无腹痛、腹泻、恶心、呕吐。6天前就诊于当地医院,头颅CT提示腔隙性脑梗死,予阿奇霉素静脉输液2天,发热、呼吸困难无明显改善。2天前至我院急诊,查外周血白细胞16.7×10^9/L,快速血糖18.5mmol/L,尿糖(++++),尿酮体(++++),动脉血气分析提示pH 7.17,$PaCO_2$ 14mmHg,PaO_2 91mmHg,HCO_3^- 5.1mmol/L,乳酸1.0mmol/L。肺部CT提示双肺多发结节影,转移瘤不除外。初步诊断为糖尿病酮症酸中毒,肺部感染、肺内多发转移瘤不除外。予补液及胰岛素进行消酮治疗，并予莫西沙星联合头孢他啶抗感染治疗，但患者仍发热，并逐渐出现昏睡，复查血气分析示 pH 6.89，$PaCO_2$ 50mmHg，PaO_2 52mmHg。即刻予无创呼吸机辅助呼吸，但呼吸衰竭未能纠正，遂给予气管插管、机械通气治疗。复查血气分析 pH 7.27，$PaCO_2$ 40mmHg，PaO_2 83mmHg（FiO_2 0.7），HCO_3^- 18.4mmol/L，乳酸 1.7mmol/L。复查胸腹联合 CT 提示肺内病变明显进展，并发现肝内多发占位性病变。为进一步诊治收入 RICU。

既往史及个人史：体健。否认糖尿病、肿瘤病史，否认近期拔牙及醉酒史，否认食物、药物过敏史。个人史及家族史无特殊。

查体：T 38.6℃，P 110bpm，R 28 次/min，BP 110/60mmHg。呼吸机模式 A/C-PC，f 20 次/min，Pi 18cmH_2O，PEEP 15cmH_2O，FiO_2 0.8。镇静状态，双侧瞳孔等大等圆，直径 3mm，对光反应灵敏。双肺呼吸音清晰，双肺可闻及散在湿啰音。心律齐，各瓣膜听诊区未闻及杂音。腹软，肝、脾肋下未触及，无肌紧张，肠鸣音正常。双下肢无明显水肿。

辅助检查：血常规示 WBC 16.7 × 10^9/L，Neu 87.0%，HGB 136g/L，PLT 175 × 10^9/L。肝功能、肾功能、心肌酶谱大致正常。PCT 17ng/ml。快速血糖 18.5mmol/L。糖化血红蛋白 14.3%。尿常规示尿糖（++~++++），尿酮体（+~+++）。胸部 CT（图 1 与图 2）示双肺多发随机分布、大小不等结节影，部分结节可见"滋养血管征"，胸膜下结节影伴反晕征；肺部病变在 2 天内迅速进展，部分结节融合成大片实变及团块影。腹部增强 CT（图 3）：肝内多个类圆形不

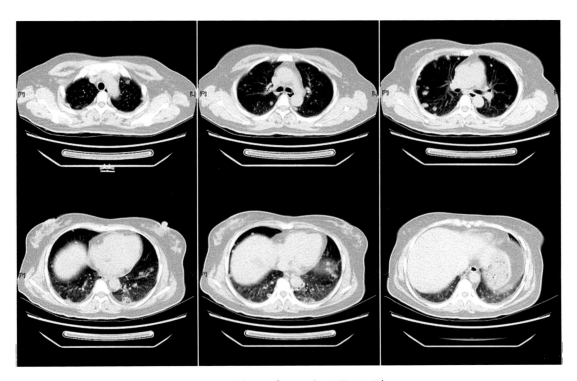

图 1 胸部 CT（2018 年 3 月 14 日）

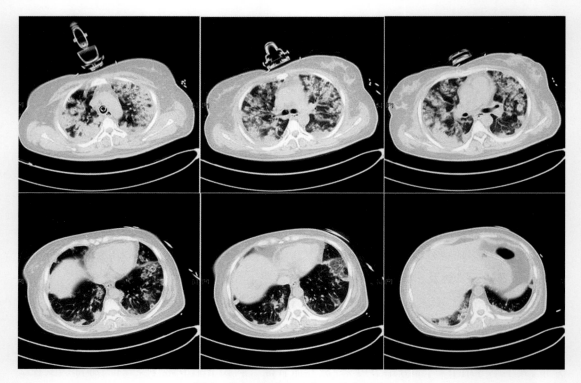

图 2　胸部 CT(2018 年 3 月 16 日)

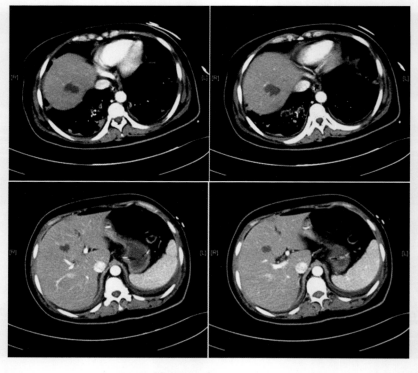

图 3　腹部增强 CT(2018 年 3 月 16 日)

均匀强化区,大者位于肝右叶,2.7cm×2.0cm×1.7cm,盆腔少量积液。

初步诊断:双肺多发结节性质待查,血源性肺脓肿可能;肝内病变,肝脓肿可能;呼吸衰竭;糖尿病酮症酸中毒。

2018年3月16日:入院后留取血液培养及支气管肺泡灌洗液培养,3天后细菌培养结果均提示肺炎克雷伯菌,对氨苄西林/舒巴坦、哌拉西林、头孢菌素类、碳青霉烯类、喹诺酮类、氨基糖苷类、四环素类等多种抗生素均敏感,故肺炎克雷伯菌致肝脓肿、血流感染、血源性肺脓肿诊断明确;在病原学结果回报前,给予亚胺培南/西司他丁0.5g q8h联合万古霉素1.0g q12h经验性抗感染治疗。继续给予机械通气、营养支持、补液及胰岛素控制血糖,纠正酮症酸中毒及维持水、电解质平衡。

2018年3月17日:患者呼吸衰竭加重,在机械通气PEEP 10cmH$_2$O、FiO$_2$ 1.0条件下,动脉血气PaO$_2$ 45mmHg,计算氧合指数<50mmHg,复查胸部X线片提示双肺渗出性病变较前进展,给予患者静脉—静脉体外膜氧合(VV-ECMO)进行呼吸支持,低氧血症得以纠正,机械通气PEEP 8cmH$_2$O、FiO$_2$ 0.5条件下,动脉血气PaO$_2$ 79.5mmHg;并继续亚胺培南/西司他丁0.5g q8h联合万古霉素1.0g q12h抗感染治疗。

2018年3月29日:呼吸衰竭基本纠正,在此期间,患者体温正常,胸部X线片提示双肺渗出性病变较前吸收,氧合情况逐渐改善。于当日撤除ECMO,继续机械通气治疗,并继续亚胺培南/西司他丁0.5g q8h联合万古霉素1.0g q12h抗感染。

2018年4月4日:患者神志清楚,咳嗽反射好,辅助撤机模式下(PEEP 6.0cmH$_2$O,FiO$_2$ 0.4),监测呼出潮气量300ml左右,呼吸频率21次/min,外周血氧饱和度100%,复查胸部CT(图4)

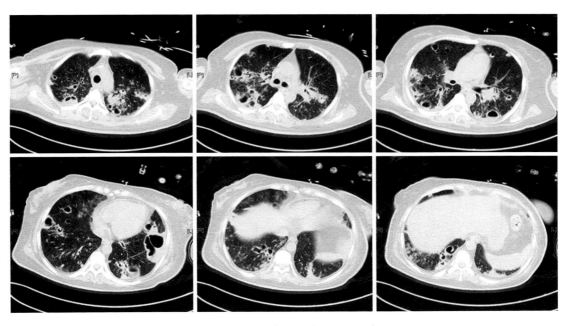

图4 胸部CT(2018年4月4日)

提示双肺浸润影较前明显吸收、伴双肺多发结节、团块及空洞影,可见液平,于当日撤离呼吸机、拔除气管插管,序贯经鼻高流量氧疗。

2018 年 5 月 10 日:患者病情稳定,未再发热,可自主咳嗽、咳痰,咳痰有力;未吸氧状态下外周血氧饱和度可维持在 95% 以上。期间多次复查腹部 B 超提示肝内病变呈逐渐缩小、吸收的趋势,至 5 月 7 日腹部 B 超仅在肝右叶发现一个混合回声结节,大小 1.8cm×1.3cm;胸部 CT(图 5)提示双肺病灶进一步吸收,空洞性病变已完全闭合。

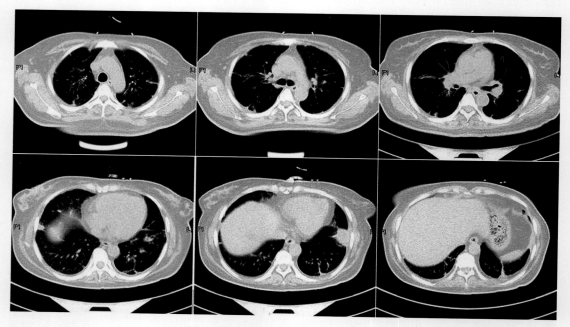

图 5　胸部 CT(2018 年 5 月 10 日)

2018 年 5 月 11 日:患者出院,因考虑患者肝内病变未完全吸收,予调整为厄他培南 1g qd 并于院外输液,并嘱患者定期复查腹部 B 超及胸部 CT,院外口服降糖药,监测血糖。

【讨论】

1. 诊断方面　肺炎克雷伯菌是社区获得性感染的常见病原体之一。国内的研究显示,肝脓肿患者肺炎克雷伯菌培养的阳性率最高,为 85.5%,大肠埃希菌次之,为 9.7%;而在合并糖尿病的肝脓肿患者中,肺炎克雷伯菌培养的阳性率高达 95.0%,非糖尿病的肝脓肿患者肺炎克雷伯菌培养的阳性率为 68.2%。国外的研究则显示,在肺炎克雷伯菌所致肝脓肿的患者中,合并糖尿病的比例高达 86%。因此,结合国内外的研究数据,对于临床诊断为肝脓肿的患者,如果同时合并糖尿病,应高度怀疑肺炎克雷伯菌感染。该患者既往未发现糖尿病,但在入急诊后发现糖尿病酮症酸中毒,感染是糖尿病酮症酸中毒主要诱因,此后的血液培养及支气管肺泡灌洗液培养均提示肺炎克雷伯菌,且为同一株细菌,与既往的研究结果基本一致。

该患者的病例特点是病情进展迅速,致病菌的播散能力及侵袭性特别强。过去的观点认为,某些革兰氏阳性球菌(如金黄色葡萄球菌、链球菌属)能导致感染全身播散,也是这一类细菌的常见特点,而革兰氏阴性的肠杆菌科细菌(如大肠埃希菌、变形杆菌属、肺炎克雷伯菌)则很少引起细菌的肠道外播散,除非是免疫缺陷的宿主(如粒细胞缺乏)。然而,在20世纪80年代,中国台湾学者首次报道在7例社区获得性肺炎克雷伯菌致肝脓肿患者中,所有患者均并发脓毒性眼内炎,其中4例患者并发血源性肺脓肿、1例患者并发化脓性脑膜炎、1例患者并发前列腺脓肿。因此,中国台湾学者将这一特殊的临床表现命名为"侵袭性肝脓肿综合征"(invasive liver abscess syndrome)。在此后的20年中,类似的病例在世界范围内先后被报道,而导致这一临床综合征的致病菌——肺炎克雷伯菌在经过深入研究后发现,这是一类不同于以往"经典"的肺炎克雷伯菌("classic" *K. pneumoniae*)的变异株,这类变异株在琼脂平板的菌落上能用细菌接种环或细针拉出 >5mm 的黏液丝,故被命名为高黏度表型的肺炎克雷伯菌(hypermucoviscous *K. pneumoniae*),而由于其强大的细菌毒力和侵袭性,也有学者认为用高毒力表型的肺炎克雷伯菌(hypervirulent *K. pneumoniae*,hvKP)进行命名可能更为恰当。肺炎克雷伯菌的毒力和致病机制与细菌荚膜、脂多糖、黏附素和铁载体等因素有关。荚膜多糖是肺炎克雷伯菌的一个主要的毒力因子,根据荚膜多糖的不同,可将肺炎克雷伯菌分为不同的血清型。其中,K1血清型是高毒力肺炎克雷伯菌的主要类型,其生长及存活能力是"经典"肺炎克雷伯菌的4倍,可抵御抗菌肽、补体及巨噬细胞对菌体的杀伤。而且,高毒力表型的肺炎克雷伯菌还可以形成更多的生物被膜,抵抗宿主的防御机制并产生抗生素耐药,此外,生物被膜本身也可增强细菌的毒力。由于客观条件限制,该病例患者未进行黏液拉丝试验及血清型鉴定,但结合临床表现及疾病进展,推测为高毒力表型的肺炎克雷伯菌的播散性感染。

该患者另一个突出的病例特点为胸部影像学:双肺多发随机分布、大小不等的结节影及胸膜下结节影,而且在2天内迅速进展。病灶变化如此迅速,临床上可基本排除肺转移瘤、肺结核等疾病,更符合急性感染性疾病,特别是血流播散性感染。该患者影像学可归结以下3种特征性表现(图6):①外周分布为主的结节,且在随后观察中出现空洞及液平;②滋养血管征;③胸膜下楔形影(直径 <3cm),结合该患者血培养阳性,可诊断脓毒性肺栓塞(septic pulmonary embolism)。脓毒性肺栓塞是一种非血栓性肺栓塞,是含有病原体的栓子脱落后随血流进入肺动脉系统而导致肺小动脉栓塞(或梗死)和局灶性肺脓肿。一项系统综述研究显示,金黄色葡萄球菌是导致脓毒性肺栓塞的主要病原微生物,所占比例约为55%,而肺炎克雷伯菌则是导致脓毒性肺栓塞最常见的革兰氏阴性杆菌,所占比例约为8%,在这部分病例

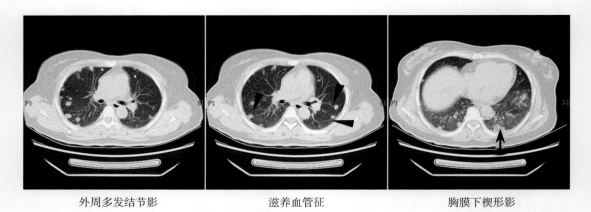

外周多发结节影 滋养血管征 胸膜下楔形影

图 6 胸部 CT 的特征性改变

中,肝脓肿又是最为常见的原发感染灶。此外,由于感染为全身播散性,除了肺部侵犯,还可能侵犯眼部、心包及中枢神经系统,而且,一旦累及中枢神经系统,提示预后不良,易并发难治性休克。

2. 治疗方面　从目前的报道来看,大部分高毒力表型的肺炎克雷伯菌菌株对氨苄西林以外的抗生素都非常敏感,然而,少部分报道的病例已发现多耐药的高毒力表型肺炎克雷伯菌,而且这部分患者临床治疗结局更差。国内的研究显示,与经典的肺炎克雷伯菌(35.4%)相比,高毒力株(95.5%)中社区获得性感染率更高,且 40.9% 的高毒力株感染的患者没有基础疾病。在抗生素敏感性试验中,经典的肺炎克雷伯菌产 ESBLs 的比例是 50.0%,而高毒力型肺炎克雷伯菌产 ESBLs 的比例仅为 9.09%。高毒力株对碳青霉烯类及氨基糖苷类的敏感性为 100%,对三代头孢菌素类的敏感性在 90% 以上。由于目前高毒力型的肺炎克雷伯菌对多种抗生素均保持较高的敏感性,抗感染的药物选择似乎并不存在太大的困难。该病例中的肺炎克雷伯菌对药敏试验中的所有抗生素均敏感,在住院期间给予亚胺培南/西司他丁治疗,出院后考虑患者病情稳定,为方便治疗给予厄他培南,临床治疗反应良好。然而,我们也需要随时警惕泛耐药或全耐药高毒力肺炎克雷伯菌的出现,这种风险是潜在的,但一旦出现,我们将面临又一种"超级细菌"的挑战。

关于用药剂量,该患者为重症感染,亚胺培南为时间依赖性抗菌药物,0.5g q8h 的用药方案似乎剂量偏小、频次偏少。但该患者体型瘦小,体重仅为 52kg,且病原菌对亚胺培南非常敏感,MIC 值 ≤1,目前的治疗剂量亦达到了满意的临床疗效,故抗菌药物给药方案需要结合患者生物学特征及病情严重程度、病原菌 MIC 值、抗菌药物 PK/PD 来决定。

除了积极、充分的抗感染治疗以外,对于化脓性感染的基本治疗原则是脓肿引流或封闭化脓的腔隙,另外则是积极控制感染的源头。对细菌性肝脓肿的患者,应积极考虑脓腔的穿刺及引流。该患者肝脓肿为本次感染的主要源头,在临床治疗过程中曾考虑过 B 超引导下肝脓肿穿刺引流,但在疾病早期,肝脓肿未完全液化,而到了疾病的中后期,随着药物治疗起效,肝脓肿在吸收、缩小,而穿刺过程中出血风险较大,因此,在维持药物抗感染治疗的同时,通过腹部超声密切观察肝脓肿的动态变化,抗感染的疗程应维持到肝脓肿和肺脓肿的脓腔完全吸收和闭合之后。

【专家点评】

孙永昌(北京大学第三医院):肝脓肿最常见的病原菌为肺炎克雷伯菌,而糖尿病患者罹患肝脓肿时肺炎克雷伯菌更多见,所占比例高达 90% 左右。脓毒性肺栓塞是一种非血栓性肺栓塞,是含有病原体的栓子脱落后随血流进入肺动脉系统而导致肺小动脉栓塞(或梗死)和局灶性肺脓肿,影像学具有一定特征性表现。在导致脓毒性肺栓塞的病原菌中,金葡菌最常见,肺炎克雷伯菌则是最常见的革兰氏阴性杆菌,而肝脓肿则是最常见的原发感染灶。根据患者基础疾病和临床表现,对肝脓肿、脓毒性肺栓塞做出正确诊断,同时正确判断病原菌、给予合理抗感染治疗,危重症患者还需辅以恰当的机械通气、ECMO 等生命支持手段,才能取得临床治疗成功。

参考文献

[1] 赵海平,杜铁宽. 糖尿病与非糖尿病肝脓肿患者的病原菌比较. 中国急救医学,2015,35(9):808-810.

[2] CHOU DW,WU SL,CHUNG KM,et al. Septic pulmonary embolism caused by a Klebsiella pneumoniae liver abscess:clinical characteristics,imaging findings,and clinical courses. Clinics,2015,70(6):400-407.

[3] SHON AS,BAJWA RP,RUSSO TA. Hypervirulent(hypermucoviscous)Klebsiella pneumoniae:a new and dangerous breed. Virulence,2013,4(2):107-118.

[4] LIU YC,CHENG DL,LIN CL. Klebsiella pneumoniae liver abscess associated with septic endophthalmitis. Arch Intern Med,1986,146(10):1913-1916.

[5] IWASAKI Y,NAGATA K,NAKANISHI M,et al. Spiral CT findings in septic pulmonary emboli. Eur J Radiol,2001,37:190-194.

[6] YE R,ZHAO L,WANG C,et al. Clinical characteristics of septic pulmonary embolism in adults:a syst Eematic review. Respir Med,2014,108(1):1-8.

[7] 黎斌斌,刘颖梅,王春雷,等. 肺炎克雷伯菌血流感染的临床及分子特征. 中华检验医学杂志,2015(9):627-631.

非中性粒细胞减少患者念珠菌血症伴休克

李绪言　孙兵

首都医科大学附属北京朝阳医院呼吸与危重症医学科

念珠菌属（Candida species）是机会真菌或条件致病真菌中最常见者，其所致疾病在侵袭性真菌病（invasive fungal disease，IFD）中占首位。念珠菌病，尤其是侵袭性念珠菌病的早期诊断常很困难，导致延误抗真菌治疗，并影响患者预后。念珠菌属是人体内最大的真菌正常菌群，在与外界相通的呼吸道、消化道、泌尿生殖道等器官中广泛存在，采自这些部位的标本极易检出念珠菌，而临床上往往将痰液、尿液、粪便等临床标本中仅培养出念珠菌属作为诊断念珠菌病的依据，导致抗真菌药不合理的过度应用，因此早期正确诊断念珠菌病是当前面临的重要议题。现报道 1 例我中心救治的非中性粒细胞减少的念珠菌血症伴休克患者，并结合文献对该病例进行讨论。

【临床资料】

患者，男，47 岁，农民。主因"发热、咳嗽、咳痰、腹泻 2 天，恶心、呕吐 1 天"于 2017 年 7 月 3 日入院。入院 2 天前无明显诱因出现发热，体温最高 38.8℃，伴畏寒、寒战，有咳嗽、咳少量黄痰，伴有腹泻（每天大便约 6 次、不成形，部分为水样便）、恶心、呕吐，呕吐物为胃内容物，呈非喷射性，无粉红色泡沫痰、铁锈样痰、胶冻样痰，无胸痛、咯血，不伴鼻塞、流涕、咽痛、声嘶、头晕、头痛、腹痛，不伴尿频、尿急、尿痛，就诊于通州区宋庄社区卫生服务中心，诊断为"腹泻待查、发热待查、肺炎"，给予静脉滴注左氧氟沙星 0.5g 抗感染，退热、祛痰对症治疗，症状无好转，后就诊于北京中医药大学东直门医院，测血压 90/50mmHg、心率 130 次 /min，四肢皮温低，诊断为"重症肺炎、感染中毒性休克"，给予抗感染（具体不详）及补液、抗休克对症治疗，上述治疗症状仍无改善，为进一步诊治就诊于本院急诊后，肺 CT 提示"右肺大片实变影"（图 1），以"重症肺炎"收入我科。

既往史：否认肝炎史、疟疾史、结核史，否认高血压史、冠心病史，否认糖尿病史、脑血管病史、精神病史，2 个月前外伤后尾骨骨裂，现休息后好转。否认手术史、输血史，否认过敏史，预防接种史不详。饮酒 20 余年，以饮用白酒为主，平均每天 2 两，未戒酒。吸烟 20 年，平均每天 40 支，未戒烟。已婚，20 岁结婚，配偶健在。育 1 女，健在 1 女，女儿体健。

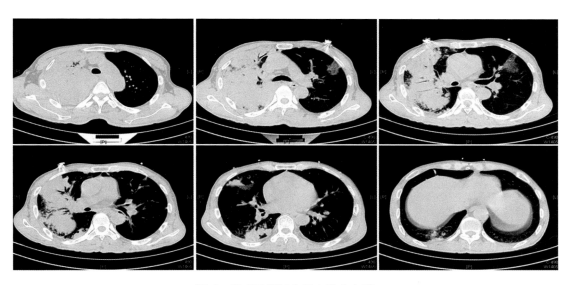

图 1 肺 CT 提示右肺大片实变影

入院体格检查：T 37.0℃、P 120 次 /min、R 40 次 /min、BP 94/58mmHg。发育正常，营养欠佳，自主体位，体型消瘦。神志清楚，表情与面容淡漠，查体合作。听诊双侧呼吸音粗，右上肺可闻及湿啰音，余未闻及干啰音和胸膜摩擦音。心尖冲动正常，心率 120 次 /min，律齐，各瓣膜听诊区未闻及杂音，无心包摩擦音。腹部无压痛、反跳痛、肌紧张，肝、脾未触及，墨菲（Murphy）征阴性，肠鸣音正常，4 次 /min。双下肢无水肿。神经系统无阳性体征。

辅助检查：血常规（2017-07-03）示 WBC 4.12×10^9/L，RBC 3.92×10^{12}/L，HGB 132g/L，PLT 91×10^9/L，N% 32.1%。CRP>160mg/L。

血气分析（2017-07-03）示 pH 7.456，$PaCO_2$ 21.1mmHg，PaO_2 70.5mmHg，HCO_3^- 14.5mmol/L，BE −7.8mmol/L，乳酸 8.6mmol/L。

降钙素原 PCT（2017-07-03）33.33ng/ml。

入院初步诊断：重症肺炎、Ⅰ 型呼吸衰竭，脓毒症休克，感染性腹泻可能性大。

【诊疗经过】

1. **感染方面**　入院后持续发热、体温最高 38.3℃，仍有间断腹泻，完善各项常规检查及气管镜病原学检查，血常规提示 WBC13.64×10^9/L，NE% 87.6%，PCT 39.39ng/ml，给予亚胺培南西司他丁钠（泰能）0.5g ivgtt q8h、莫西沙星 0.4g ivgtt qd 经验性联合抗感染治疗。循环方面应用去甲肾上腺素泵入维持血压的同时，积极给予液体复苏，同时纠正电解质紊乱、维持内环境稳定，乳酸逐渐降低到 2.4mmol/L。7 月 5 日患者血压再次降低、血流动力学不稳定，乳酸升高至 13.1mmol/L，多巴胺和去甲肾上腺素泵入升压、继续液体复苏（当日正平衡

4 610ml),同时给予气管插管有创正压通气,调整莫西沙星为替考拉宁(他格适)联合泰能抗感染。因血培养报警真菌孢子,痰、支气管肺泡灌洗液和便培养均为念珠菌属,结合患者细胞免疫较低(T 细胞亚群 CD3 阳性 T 细胞 242 个 /μl、CD3 与 CD4 双阳性细胞 146 个 /μl),加用卡泊芬净(科赛斯)抗感染治疗,于 7 月 7 日患者血流动力学稳定,停用血管活性药物。7 月 10 日血培养回报肺炎克雷伯菌、热带念珠菌感染,停用替考拉宁,继续给予泰能、科赛斯抗感染治疗。泰能应用 2 周、PCT 降低至 0.62ng/ml,调整为头孢哌酮舒巴坦(舒普深)抗感染 10 天后停用,期间 7 月 25 日复查肺 CT 右肺渗出影有所吸收(图 2);科赛斯共应用 22 天,痰和便培养均阴性,血培养转阴后 14 天,患者细胞免疫恢复(T 细胞亚群 CD3 阳性 T 细胞 848 个 /μl、CD3 与 CD4 双阳性细胞 635 个 /μl)且患者体温及血常规正常后停用。

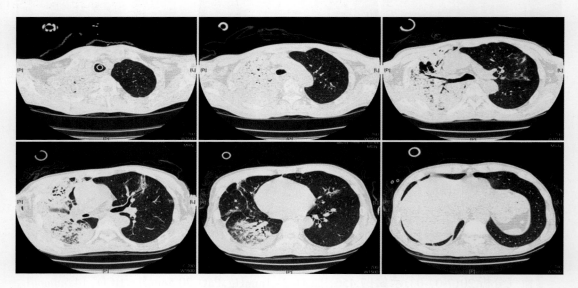

图 2　复查肺 CT 右肺渗出影有所吸收

2. 呼吸支持方面　患者病情较重、营养状态欠佳,肺部病变吸收较为缓慢,考虑短时间内难以拔除气管插管,为便于气道管理、预防呼吸机相关性肺炎,于 7 月 10 日行气管切开接有创呼吸机辅助通气,后带机进行康复锻炼,于 7 月 30 日拔除气管套管。

出院情况:患者体温正常,无咳嗽、咳痰,无胸闷、憋气,无腹痛、腹泻。查体:神清、精神可,听诊双肺呼吸音粗,右上肺可闻及少许湿啰音,心律齐,未闻及杂音,腹软,双下肢不肿。血常规 WBC $8.91 \times 10^9/L$,NE% 58.2%,PCT 0.12ng/ml。于 2017 年 8 月 1 日出院,后定期门诊随访,11 月 15 日复查肺 CT 提示肺内影像吸收较好(图 3)。

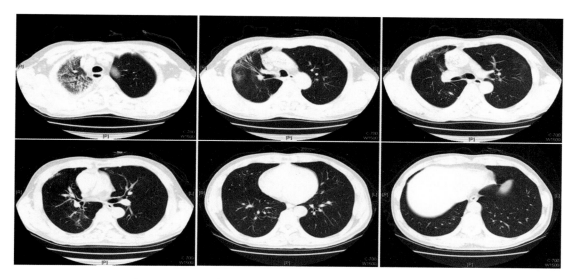

图 3　复查肺 CT 提示肺内影像吸收较好

【讨论】

念珠菌属广泛存在于人体和环境中，是人体正常菌群之一，定植于人体与外界相通的各个器官，包括口咽部、鼻咽部、胃肠道、前尿道和阴道等。在念珠菌属中引起人类感染者主要为白念珠菌、光滑念珠菌、热带念珠菌、近平滑念珠菌、克柔念珠菌等 10 余种。内源性感染是其主要的感染途径，也存在人与人之间的传播。可以引起皮肤及黏膜感染或涉及某些脏器的侵袭性念珠菌病。在 IFD 中念珠菌是最常见的机会真菌。本例患者入院后完善病原学检查，痰、支气管肺泡灌洗液、便及血中均有念珠菌受累，感染途径考虑患者发病时腹泻较为严重而引起的内源性感染，导致念珠菌血症。

侵袭性念珠菌病可使入住 ICU 和住院时间分别延长 12.7 天和 15.5 天，并增加医疗费用。发生侵袭性念珠菌病的主要危险因素包括念珠菌定植、接受广谱抗菌药治疗、使用中央静脉导管、全胃肠外营养、胃肠道或心脏外科手术、住院时间延长、入住 ICU、烧伤、早产、中性粒细胞减少、全身应用糖皮质激素、HIV 感染、糖尿病。但该类患者发病考虑与营养不良及念珠菌定植相关。

念珠菌定植是导致感染的危险因素已被许多研究证实，定植是后期发生感染的先决条件，在发生侵袭性感染前，念珠菌可从肠道逐渐播散到全身其他部位，这一理论首先由 Solomkin 等于 1980 年提出。肠道内念珠菌大量定植预示可能发生 IFD，肿瘤患者和低体重新生儿粪中出现较多念珠菌是发生念珠菌血症的危险因素，多部位念珠菌定植是发生侵袭性念珠菌病的独立危险因素。念珠菌定植后导致侵袭性感染的途径可能有：①破坏胃肠道黏膜屏障入血；②从中心静脉导管入血；③从局部感染蔓延至全身。然而，区分重症患者念珠菌感染和定植是十分困难的，住院患者只有 5%~15% 在入院时即有念珠菌定植,随着患者暴露于诸多危险因素中,以及住院时间和在 ICU 内停留时间延长,有 50%~86% 的重症患者发生念珠菌定植,临床只有 5%~30% 发展成严重 IFD,但是,当机体免疫功能低下,屏障防御机制被破坏,定植于机体浅表部位的念珠菌即进入深部组织发病。

治疗方面,非中性粒细胞减少患者念珠菌血症推荐初始治疗方案选用棘白菌素类,该患者给予卡泊芬净(科赛斯):首剂 70mg,继以 50mg/d 静脉滴注抗真菌治疗。推荐无明显播散性并发症念珠菌血症的治疗疗程为 2 周,自血培养转阴和症状消失后开始计算,该患者的治疗符合指南推荐疗程。

【总结】

临床经验性诊断或得到微生物结果确诊后,进行有效、足量的抗真菌治疗对念珠菌血症的控制至关重要,但临床上常存在抗菌药物治疗剂量不足等现象,不充分的经验性治疗(剂量不足或药物选择不当)是导致念珠菌感染患者死亡的独立危险因素。早期进行感染源控制亦是决定预后的重要因素,例如拔除深静脉导管、脓腔引流等,但并非所有感染源都能得到及时、有效的控制,如本例患者腹泻间断发作是感染未能及时控制的问题所在。总体来说,早期识别念珠菌血症、尽可能去除危险因素、有效控制感染源及早期充分治疗是治疗念珠菌血症的关键。

参考文献

[1] PLALLER MA,DIEKEMA DJ. Epidemiology of invasive candidiasis:a persistent public health problem. Clin Microbiol Rev,2007,20(1):133-163.

[2] OLAECHEA PM,PALOMAR M,LEON-GIL C,et al. Economic impact of Candida colonization and Candida infection in the critically ill patient. Eur J Clin Microbiol Infect Dis,2004,23(4):323-330.

[3] SPELLBERG BJ,FILLER SG,EDWARDS JE Jr. Current treatment strategies for disseminated candidiasis. Clin Infect Dis,2006,42(2):244-251.

[4] EGGIMANN P,GARBINO J,PITTET D. Epidemiology of Candida species infections in critically ill non-immuno suppressed patients. Lancet Infect Dis,2003,3(11):685-702.

[5] SOLOMKIN JS,FLOHR AB,QUIE PG,et al.The role of Candida in intraperitoneal infections. Surgery,1980,88(4):524-530.

[6] LIPSETT PA. Surgical critical care fungal infections in surgical patients. Crit Care Med,2006,34(9 Suppl):S215-224.

[7] PAPPAS PG,KAUFFMAN CA,ANDES DR,et al. Clinical practice guideline for the management of Candidiasis:2016 Update by the Infectious Diseases Society of America. Clin Infect Dis,2016,62(4):e1-50.

[8] KOLLEF M,MICEK S,HAMPTON N,et al. Septic shock attributed to Candida infection:importance of empiric therapy and source control. Clin Infect Dis,2012,54(12):1739-1746.

［9］ DAMONTI L，ERARD V，GARBINO J，et al. Catheter retention as a consequence rather than a cause of unfavorable outcome in candidemia. Intensive Care Med，2017，43（6）：935-939.

［10］王中新，叶乃芳，张博筠，等 . 92 例医院获得性念珠菌血症患者临床特点及危险因素分析 . 中华传染病杂志，2016，34（4）：232-236.

重症社区获得性铜绿假单胞菌肺炎

张若旸　吴小静　詹庆元

中日友好医院呼吸与危重症医学科

铜绿假单胞菌（Pseudomonas aeruginosa）是一种多见于免疫功能低下或结构性肺病人群中的机会性致病菌，也是院内感染的常见病原菌。健康人群的社区获得性肺炎中（community acquired pneumonia，CAP），铜绿假单胞菌比较少见，但往往侵袭性较强。本文报道重症社区获得性铜绿假单胞菌肺炎 1 例。患者病情进展迅速，伴随多脏器功能衰竭，虽然经明确诊断和积极治疗，仍死于感染性休克。

【临床资料】

患者，男性，31 岁。因"发热、咳嗽、胸痛 3 天，呼吸困难 6 小时"于 2018 年 5 月 12 日入院。患者入院前 3 天出现发热，体温最高 39.5℃，无畏寒、寒战，伴随咳嗽，咳黄白色黏痰，偶有痰中带血，感右侧胸背部疼痛明显，服用罗红霉素效果不佳。5 月 12 日于当地医院查血常规：WBC 12.2×10⁹/L，NE 93.6%；胸部 CT：右肺上叶大片实变影伴空洞形成（图 1）。6 小时前患者呼吸困难进行性加重，至我院急诊就诊。查血常规：WBC 4.03×10⁹/L，NE 92.3%，HGB 150g/L，PLT 107×10⁹/L；PCT 16.18ng/ml；生 化：AST 45U/L，TBIL 14.71μmol/L，DBIL 11.04μmol/L，TP 58g/L，ALB 37g/L，LDH 696U/L，CK-MB 45U/L，Urea 21.24mmol/L，CR 351.6μmol/L，K 3.3mmol/L，Na 141mmol/L；心梗四项：cTNT 0.732ng/ml，NT-proBNP 25 333pg/ml；血气分析：pH 7.10，PaO₂ 57mmHg，PaCO₂ 57mmHg，HCO₃⁻ 17.7mol/L，BE −12.4mmol/L，Lac 5.7mmol/L。予无创呼吸机辅助通气，1 小时后复查血气分析患者酸中毒及氧合水平无改善，且出现嗜睡状态。为进一步诊治收入我科。

患者为电焊工人。既往体健，无吸烟、饮酒史，无毒物、家禽、家畜接触史。无家族遗传病史。

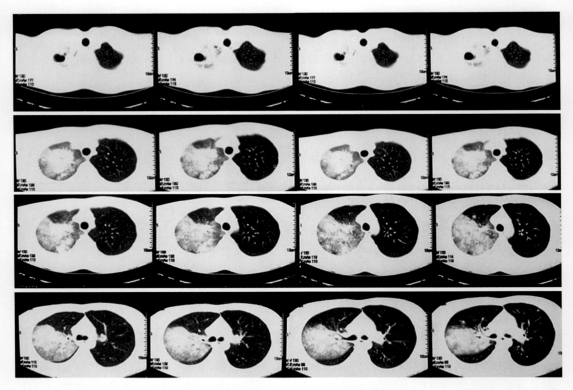

图 1 胸部 CT:右肺上叶大片实变影伴空洞形成

入院查体:T 36.2℃,P 154 次/min,R 37 次/min,BP 84/50mmHg,嗜睡状态,四肢冰凉,口唇发绀,右肺呼吸音低,双肺散在湿啰音,心律齐,各瓣膜区未闻及杂音。

急查血气分析(FiO$_2$ 1.0):pH 7.06,PaO$_2$ 60.8mmHg,PaCO$_2$ 72.4mmHg,HCO$_3^-$ 16.4mol/L,Lac 5.8mmol/L;血常规:WBC 1.09×10^9/L,NE 0.5×10^9/L,Hb 158g/L,PLT 93×10^9/L;生化:肝功能大致正常,Urea 23.03mmol/L,Crea 410μmol/L;PCT 23.28ng/ml;心梗四项:cTnT 0.998ng/ml,NTproBNP>35 000ng/ml;凝血功能:APTT 52.5 秒,D-D 2.78mg/L。床旁胸部 X 线片

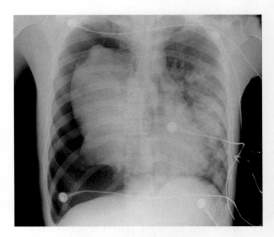

图 2 床旁胸部 X 线片:右侧气胸,肺叶压缩约50%,右肺均匀致密影,左肺团片状致密影

(图 2)可见右侧气胸,肺叶压缩约 50%,右肺均匀致密影,左肺团片状致密影。

入院诊断:1. 重症社区获得性肺炎Ⅱ型呼吸衰竭、脓毒性休克、暴发性心肌炎?代谢性酸中毒、气胸(右侧);2. 粒细胞缺乏;3. 急性肾损伤;4. 血小板减少。

入院后立即行气管插管接呼吸机辅助呼吸(PC 模式:PC 14cmH$_2$O,PEEP 3cmH$_2$O,

FiO₂ 1.0),并行胸腔闭式引流术,积极液体复苏纠正休克,亚胺培南西司他汀 1g q8h+ 万古霉素 0.5g q8h + 奥司他韦 75mg q12h+ 阿奇霉素 0.5g qd 抗感染治疗,但患者氧合仍难以维持。入院 5 小时后建立 VV-ECMO,氧合改善,但循环衰竭仍难以纠正[去甲肾上腺素 4.8μg/(kg·min),HR 150~160 次 /min,血压仅 60~70/30~45mmHg]。心脏彩超提示全心收缩功能减低,EF 约 10%。考虑脓毒性休克合并心源性休克,ECMO 更改为 VAV 模式。

在积极对症支持和充分抗感染的情况下,围绕患者主要问题进行进一步检查。感染方面:入院第 3 天(5 月 14 日)行气管镜检查:气管黏膜轻度充血水肿,气管隆嵴锐利,双肺各叶段黏膜充血水肿较明显,黏膜未见明显出血及糜烂;各叶段开口通畅,未见新生物;各叶段可见中等量黄褐色稀薄分泌物(当日床旁胸部 X 线片见图3)。留取支气管肺泡灌洗液(BALF)后送检病原学,于入院后第 5 天(5 月 16 日)回报结果为铜绿假单胞菌,药敏结果见表1。同时,患者右侧胸腔闭式引流液为黄色混浊液体,经反复送检,培养结果与 BALF 相同。其他细菌、病毒、真菌、结核等检查均阴性。在明确病原学后,抗菌药物调整为亚胺培南西司他丁 1g q8h+ 万古霉素 0.5g q8h。

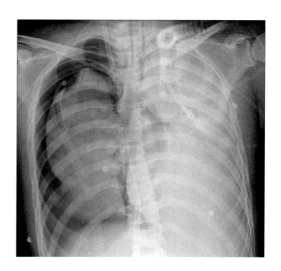

图3 5月14日床旁胸部 X 线片

表 1　BALF 培养药敏结果

抗生素	最小抑菌浓度(mg/L)	药敏结果
氨曲南	22	S
头孢吡肟	2	S
亚胺培南	2	S
头孢哌酮 / 舒巴坦	≤8	S
阿米卡星	≤2	S
替卡西林	32	I
头孢他啶	2	S
左氧氟沙星	0.5	S
粘菌素	≤0.5	S
哌拉西林 / 他唑巴坦	8	S
美罗培南	≤0.25	S
环丙沙星	≤0.24	S
妥布霉素	≤1	S

呼吸支持方面：采用保护性通气策略，同时保证胸腔闭式引流气泡无明显增多，PC 10~16cmH$_2$O，PEEP 3~10cmH$_2$O，潮气量 100~150ml。ECMO 血流量控制在 4.5~5.5L/min，气流量 5~9L/min，根据氧合及循环情况调整 ECMO 流量分配，血氧饱和度维持在 90% 以上。

循环支持方面：监测 NTproBNP 持续 >35 000ng/ml，CK-MB 持续升高，最高达 89.4ng/ml、cTnI 最高达 4.28ng/ml。入院第 3 天（5 月 14 日），床旁心脏超声示心脏收缩功能有所改善（射血分数 54%），当日下午，患者 VAV-ECMO 的 A 端血流速度明显减慢，且在 A 端近右侧股动脉端肉眼可见明显暗区，可疑血栓形成。遂离断 A 端，改为 VV-ECMO，同时持续给予胶体为主的液体复苏、CRRT 替代肾功能及脱水。入院当天（5 月 12 日）及第 2 天（5 月 13 日）液体正平衡分别为 4 200ml 和 2 000ml，此后每天液体平衡控制在 500~1 000ml。

血液系统方面：患者入院时表现为粒细胞缺乏，复查血红蛋白、血小板进行性下降，凝血功能异常，PT 最高达 21.5 秒，APTT 最高达 58.8 秒。外周血涂片见：白细胞数量正常，可见大量异常幼稚细胞，偶见异型淋巴细胞，血小板减少，可见大血小板。入院第 3 天（5 月 14 日）行骨髓穿刺，骨髓病理见造血成分约占 60%，三系均可见，幼稚粒系增多，分叶核粒系减少，红系相对少见，巨核系未见显著改变，吞噬细胞增多，可见噬血现象，网织纤维（++）。外送 NK 细胞活性：12.81%（参考范围≥15.11%）。血清铁蛋白（5 月 15 日）2 991μg/L。持续输注血浆、血小板支持治疗，予重组人粒细胞刺激因子促进造血。

虽经过全力积极的抢救，患者仍持续休克难以纠正，入院第 6 天下午（5 月 17 日），生命体征急剧恶化，意识状态陷入深昏迷，对血管活性药物无反应，最终家属要求放弃治疗自动出院。

最终诊断为：1. 重症社区获得性肺炎（铜绿假单胞菌）、脓毒性休克、Ⅱ型呼吸衰竭、代谢性酸中毒、脓气胸（右侧）；2. 脓毒症心肌病、心源性休克；3. 急性肾损伤；4. 急性肝衰竭；5. 噬血细胞综合征？粒细胞缺乏、血小板减少、中度贫血；6. 凝血功能异常；7. 电解质紊乱、高钠血症。

【讨论】

本文报道重症社区获得性铜绿假单胞菌肺炎 1 例，该病原体引起健康群体社区获得性肺炎较少见，但往往病情危重。病程中该患者相继出现呼吸衰竭、休克及心脏、肝、肾、凝血系统、血液系统等多器官功能衰竭，治疗难度极高。虽然应用了机械通气、CRRT、ECMO 等器官支持手段，但患者仍因感染性休克难以纠正最终死亡。

1. 社区获得性铜绿假单胞菌肺炎（*P. aeruginosa* associated CAP，PCAP） 本例患者为青年男性，既往无基础疾病，以发热、咳嗽、胸痛起病，胸部 CT 见右上肺实变伴空洞形成，随后出现气胸，迅速进展至双肺病变，并合并脓毒性休克，需要呼吸机及更高级的方式支持治疗。患者 BALF 和胸腔引流液均培养出敏感铜绿假单胞菌，故重症社区获得性肺炎（铜绿假单胞菌）诊断明确。

铜绿假单胞菌是一种广泛分布在自然界中的革兰氏阴性杆菌，毒力很强，能够产生多种毒素，包括外毒素和一些酶。另外，它们产生的生物膜可以保护菌群，减少宿主内环境和免疫系统对其的影响。社区来源的铜绿假单胞菌感染常见于皮肤、外耳等表皮及软组织感染，肺部感染则多发生在既往有结构性肺病，如慢性阻塞性肺疾病、支气管扩张、囊性纤维化等患者中。而既往健康的人罹患 PCAP 的情况非常罕见，过去近 60 年，中国内外公开报道的此类病例约 20 例。这类肺炎往往进展迅速，并发症多，病死率可达 40%~60%。本例患者还同时合并了脓气胸、脓毒症性心肌病、全血细胞减少及多脏器功能衰竭等众多并发症，与已有报道的病例相比更加危重。

PCAP 患病人群中男女比例为 1.15∶1，中位发病年龄为（44 ± 13.54）岁，发热、咳嗽、胸痛是本病最常见的症状，少数患者体温可达 39℃以上，还可以表现为呼吸困难、肩痛、背痛等，一些患者起病时可以仅表现为单侧肩痛。右上肺叶是最常受累的肺叶，约有 2/3 的患者首次胸部 X 线片表现为右肺上叶实变。与其他 CAP 相比，这类患者非常容易出现呼吸衰竭和感染性休克。

PCAP 可能与暴露于受污染的气溶胶中有关，有文献报道一些 PCAP 患者曾应用过家用湿化器和水疗仪，并且从可疑的污染水源中分离培养出了与患者肺内相同的铜绿假单胞菌。此外，从事金属铸造和焊接的工人可能因为吸入了受铜绿假单胞菌污染的粉尘而罹患 PCAP。这提示患者可能是由于吸入了污染的气溶胶而感染这些细菌。本例患者从事金属焊接工作，存在可疑的高危职业接触史。我们曾与患者所在工厂进行沟通，希望获取工作环境中的标本进行进一步分析，但被拒绝。另外，吸烟可能也是 PCAP 的危险因素。

本例患者感染的铜绿假单胞菌药敏结果显示其几乎对所有抗生素均敏感，即便如此，在我们经验性选择亚胺培南西司他丁 1g q8h+ 万古霉素 0.5g q8h 的情况下，感染依然没有得到有效控制，并且病情持续恶化。有研究显示，与囊性纤维化相比，导致急性感染的铜绿假单胞菌中能够表达Ⅲ型分泌蛋白的菌株更多，而Ⅲ型分泌蛋白包括 ExoS、ExoT、ExoU 及 ExoY 等外毒素，它们的表达明显增加了患者的死亡风险。这可能是 PCAP 患者病死率高的机制之一。

目前对发生在健康人群中的 PCAP 尚无公认的治疗意见和经验。尽早开始经验性治疗，积极地进行脏器支持，严格隔离避免院内感染发生可能能够降低患者的病死率。

2. 脓毒症心肌病　脓毒症心肌病（sepsis-induced cardiomyopathy，SICM）是严重脓毒症和感染性休克的并发症之一，是由于细胞因子和线粒体功能失调而引起的可逆的心肌结构和功能异常。其主要表现是左心室扩大，射血分数降低（EF<50%）并且能够在 7~10 天内恢复。根据不同研究报道，在脓毒症和感染性休克患者中，脓毒症心肌病的发病率为 13.8%~64%，且男性更容易发病，而青年、高乳酸水平和既往有心衰病史可能是脓毒症心

肌病的危险因素。但 SICM 患者的 30 天病死率与其他脓毒症和感染性休克患者无明显差异。

本例患者发病初期出现心力衰竭、心源性休克,心肌损伤标志物如 cTnT 及 CK-MB 升高,床旁心脏超声见全心收缩力明显减低,经 VAV-ECMO 支持后心功能恢复较快,结合患者的原发病,考虑患者心力衰竭的原因为脓毒症心肌病。

脓毒症心肌病的治疗与无心功能异常的感染性休克患者类似,仍以控制感染、稳定血流动力学为主要原则。新型抗心力衰竭药物如左西孟旦或者 IABP、ECMO 等机械支持手段在将来可能成为 SICM 治疗的选择。

【总结】

发生于健康人的 PCAP 非常少见,但该病进展迅速,并发症多,病死率极高。故提高对该病的认识很有必要,对社区起病、既往体健、免疫功能正常的重症肺炎患者,应想到该病可能。但目前该病治疗经验较少,力争通过及时、充分地进行药物治疗并进行相应的器官功能支持以改善患者的预后。

参考文献

[1] FUJITANI S,SUN HY,YU VL,et al. Pneumonia due to Pseudomonas aeruginosa:part I:epidemiology, clinical diagnosis,and source. Chest,2011,139(4):909-919.

[2] RAHDAR HA,KAZEMIAN H,BIMANAND L,et al. Community acquired Pseudomonas aeruginosa pneumonia in a young athlete man:a case report and literature review. Infect Disord Drug Targets,2018,18(3): 249-254.

[3] 王方文,曹国强. 社区获得性重症铜绿假单胞菌肺炎 1 例并文献复习. 重庆医学,2013,42(28):3461-3463.

[4] HATCHETTE TF,GUPTA R,MARRIE TJ. Pseudomonas aeruginosa community-acquired pneumonia in previously healthy adults:case report and review of the literature. Clin Infect Dis,2000,31(6):1349-1356.

[5] CORDES LG,BRINK EW,CHECKO PJ,et al. A cluster of acinetobacter pneumonia in foundry workers. Ann Intern Med,1981,95(6):688-693.

[6] ROY-BURMAN A,SAVEL RH,RACINE S,et al. Type III protein secretion is associated with death in lower respiratory and systemic Pseudomonas aeruginosa infections. J Infect Dis,2001,183(12):1767-1774.

[7] SATO R,KURIYAMA A,TAKADA T,et al. Prevalence and risk factors of sepsis-induced cardiomyopathy:A retrospective cohort study. Medicine(Baltimore),2016,95(39):e5031.

[8] SATO R,NASU M. A review of sepsis-induced cardiomyopathy. J Intensive Care,2015,3:48.

军团菌合并曲霉感染

吴小静　张帅　詹庆元

中日友好医院呼吸中心,中日友好医院呼吸与危重症医学科,国家呼吸疾病临床研究中心

军团菌是引起重症社区获得性肺炎的常见病原体之一,而曲霉是免疫抑制患者中常见的条件致病菌之一。近年来大家越来越多地认识到侵袭性肺曲霉菌病不仅好发于使用经典免疫抑制剂患者,糖尿病、结构性肺病、严重肝肾疾病等患者都可能发生,重症流感病毒性肺炎后更是高发。本文分享一例重症军团菌肺炎后继发曲霉感染的案例,希望对大家有所提示,警惕重症军团菌感染后合并其他感染及相关并发症。

【临床资料】

患者,52 岁,男性,货车司机,于 2018 年 8 月 4 日入住我科。主诉"咳嗽 10 余天,发热 7 天,呼吸困难 2 天"。10 天前患者无明显诱因出现咳嗽,偶有咳痰,痰量、颜色及性状不详。7 天前发热,体温最高 40.0℃,伴食欲缺乏及乏力,无畏寒、寒战。3 天前患者出现头晕伴视物模糊,于我院急诊查血常规示 WBC 7.95×10^9/L,NE 7.07×10^9/L;PCT 23.28ng/ml;血生化示 ALT 65U/L,AST 191U/L,CK 1 194U/L,CK-MB 122U/L,CR 626.1μmol/L,K^+ 4.2mmol/L,Na^+ 119mmol/L。头颅 CT 检查未见明显异常,给予"左氧氟沙星"等对症治疗后疗效不佳。2 天前患者出现呼吸困难,再次就诊于我院急诊,鼻导管 2L/min 下动脉血气示:pH 7.21,$PaCO_2$ 13mmHg,PaO_2 91mmHg,HCO_3^- 5.2mmol/L,BE −20.3mmol/L,Lac 1.1mmol/L。胸部 CT(图 1)示右肺下叶见斑片实变影,双肺支气管血管束增粗。予吸氧、"莫西沙星"抗感染治疗、"托拉塞米"利尿等对症处理,改善不明显。1 天前患者呼吸困难加重伴血氧饱和度下降,给予气管插管呼吸机辅助呼吸,复查肾功能示肌酐明显上升,且患者无尿,给予 CRRT 治疗,考虑患者"肺部感染,呼吸衰竭"收入我科继续治疗。

既往患高血压 5 年,平素口服"替米沙坦 1 片 qd,硝苯地平缓释 1 片 qd",平素血压控制在 130/90mmHg。吸烟 20 余年,平均每日

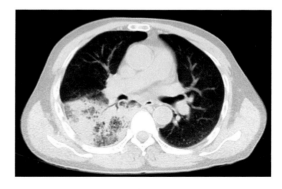

图 1　入院前胸部 CT

5~6支,未戒烟。

入院查体:T 36.0 ℃,P 90次/min,R 15次/min,BP 120/75mmHg,被动体位,镇静状态,RASS评分–4分。查体不合作。保留经口气管插管接呼吸机辅助呼吸(PCV模式:PC 15cmH₂O,PEEP 5cmH₂O,FiO₂ 0.4,f 15次/min),瞳孔等大等圆,约2mm,对光反应正常,右下肺呼吸音减低,左下肺可闻及散在细湿啰音,心律齐,各瓣膜听诊区未闻及杂音,腹部平软,按压腹部未见痛苦表情。

入院后行支气管镜检查。气管:可见中量黄色黏稠分泌物,黏膜充血水肿;气管隆嵴:光滑,欠锐利;右肺:右主支气管可见大量黄色黏稠分泌物,黏膜充血水肿,右肺上叶、中叶各段可见大量黄色黏稠分泌物,右肺下叶基底段可见大量黄褐色黏稠分泌物,黏膜充血水肿,触之易出血,未见新生物及糜烂溃疡;左肺:左主支气管管腔通畅,黏膜充血水肿,左肺各叶段可见少量黄白色黏稠分泌物,左舌叶开口狭窄,镜身无法通过,余各叶段开口通畅,黏膜充血水肿,触之易出血,左肺上叶为著,未见新生物及糜烂溃疡。

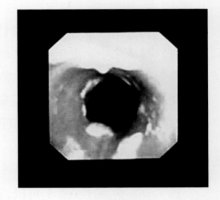

图2 8月8日气管镜检查:气道黏膜散在白苔附着

军团菌尿抗原(+),支气管肺泡灌洗液军团菌核酸(+)。予莫西沙星+哌拉西林/他唑巴坦抗感染,CRRT肾脏替代及改善心功能治疗。8月7日,行漏气试验和自主呼吸试验均通过,遂拔出气管插管。

8月8日复查支气管镜,痰量较前有所减少,但气道黏膜可见散在白苔附着(图2)。病原学检查回报:BALF真菌培养 黄曲霉。血GM试验0.26ng/ml,BALF GM 11.95ng/ml。复查胸部CT示:双肺多发斑片模糊影,双肺下叶见大片实变影(图3)。遂加用伏立康唑抗真菌治疗。

患者氧合逐渐改善,于8月14日转至普通病房继续治疗。转入普通病房后患者尿量逐

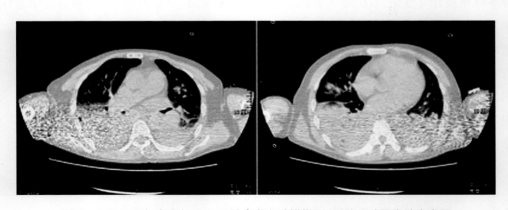

图3 8月8日复查胸部CT:双肺多发斑片模糊影,双肺下叶见大片实变影

渐增加，肾功能恢复。

【讨论】

军团菌是重症社区获得性肺炎的常见病原之一。除肺部以外，还可累及肾、中枢神经系统、消化系统、心脏、内分泌系统等，影像学主要表现为单个肺叶的片状渗出影。军团菌培养周期长，阳性率低，可通过尿抗原检测或下呼吸道标本核酸检测明确诊断。

侵袭性肺曲霉菌病的诊断主要由宿主因素、临床特征、微生物学检查和组织病理学检查4个方面组成。具体诊断标准，见表1。传统观念的宿主因素包括粒细胞缺乏、骨髓或其他实体器官移植受体、长期口服激素、接受其他T细胞免疫抑制剂治疗或获得性免疫缺陷病患者。

表1　诊断 IPA 的3个级别

	宿主因素 *	临床特征	微生物学△	组织病理学
确诊	+	+	+	+
临床诊断	+	+	+	−
拟诊	+	+	−	−

*.原发者可无宿主因素；△.肺组织、胸液、血液真菌培养阳性（除外肺孢子菌）

半乳甘露聚糖（GM）是曲霉菌特有的细胞壁多糖成分，菌丝生长时从菌丝顶端释放，释放量与菌量成正比，可以反映感染程度。在非粒细胞减少的患者中，BALF GM 试验较血 GM 试验更敏感。

该患者符合侵袭性肺曲霉菌病的临床及微生物学特征，诊断明确，但却并不是传统意义上的"高危人群"。在 Pubmed 中进行的文献搜索发现，军团菌肺炎合并侵袭性肺曲霉病也只有数份个案报道。报道的病例中大多病情进展迅速，伴多脏器受累，预后不良。由于初期影像学不典型，无明确的宿主因素，部分患者在检出曲霉菌后，被误以为是定植，仅仅给予抗军团菌治疗，随后出现病情加重，伴典型的影像学改变，但此时已错过最佳的治疗时机，造成患者不良预后。该患者的成功救治，得益于侵袭性肺曲霉菌病的早期诊断和治疗，因此，曲霉菌定植与感染的鉴别至关重要，需根据患者症状、胸部影像学、气管镜下改变、生物标志物及病原学特征等因素综合判断。

参考文献

[1] PATTERSON TF, THOMPSON GR, 3rd, DENNING DW, et al. Practice Guidelines for the Diagnosis and Management of Aspergillosis:2016 Update by the Infectious Diseases Society of America［J］. Clin Infect Dis, 2016.

[2] DE PAUW B, WALSH TJ, DONNELLY JP, et al. Revised definitions of invasive fungal disease from the

European Organization for Research and Treatment of Cancer/Invasive Fungal Infections Cooperative Group and the National Institute of Allergy and Infectious Diseases Mycoses Study Group (EORTC/MSG) Consensus Group [J]. Clin Infect Dis, 2008, 46(12): 1813-1821.

[3] MEERSSEMAN W, LAGROU K, MAERTENS J, et al. Galactomannan in bronchoalveolar lavage fluid: a tool for diagnosing aspergillosis in intensive care unit patients[J]. Am J Respir Crit Care Med, 2008, 177(1): 27-34.

[4] SAIJO T, IZUMIKAWA K, TAKAZONO T, et al. A case of Legionella pneumophila pneumonia followed by invasive aspergillosis [J]. Jpn J Infect Dis, 2008, 61(5): 379-381.

[5] GUILLOUZOUIC A, BEMER P, GAY-ANDRIEU F, et al. Fatal coinfection with Legionella pneumophila serogroup 8 and Aspergillus fumigatus [J]. Diagn Microbiol Infect Dis, 2008, 60(2): 193-195.

[6] JIVA TM, KALLAY MC, MARIN MG, et al. Simultaneous legionellosis and invasive aspergillosis in an immunocompetent patient newly treated with corticosteroids [J]. Chest, 1993, 104(6): 1929-1931.

[7] VERGNE S, LATHUILE D, BENOSA B, et al. Severe Legionnaire's disease revealing an invasive aspergillosis in an apparently immunocompetent patient [J]. Presse Med, 2003, 32(34): 1604-1606.

[8] TEMIME J, MALLAT J, VAN GRUNDERBEECK N, et al. Fulminant invasive tracheobronchial aspergillosis [J]. Am J Respir Crit Care Med, 2015, 191(7): 848-849.

利奈唑胺有效治疗肺结核合并重症肺炎

夏欢　李丹

吉林大学第一医院呼吸与危重症医学科

肺结核的临床表现和影像学改变可多种多样,缺乏特异性,给临床诊断带来困境。部分肺结核合并肺部感染,进一步加大了诊断难度。现报道我科收治的 1 例合并重症肺炎的肺结核,诊断过程曲折,经利奈唑胺治疗有效,进而讨论初始经验性治疗失败的诊疗策略以及利奈唑胺治疗肺结核的有效性和安全性。

【临床资料】

第 1 次住院

患者,男,59 岁。因"间断发热、乏力 1 个月,加重伴呼吸困难 10 天"收入我院 RICU。1 个月前受凉后出现发热、乏力,未测体温,就诊于当地诊所,静脉滴注"头孢类抗生素"3 天,症状略好转。其后仍有发热,体温最高达 38.0℃,多于夜间出现,口服退热药物后体温降至正常。10 天前上述症状加重，体温最高 39.0℃，伴畏寒、寒战，口服退热药物后，2~3 小时再次出现体温升高，伴呼吸困难，活动时加重，并出现双下肢水肿。就诊于当地医院，先后给予"头孢吡肟、莫西沙星 + 美罗培南"等抗感染、对症支持治疗 9 天，无好转。仍有发热，呼吸困难无缓解，为求进一步诊治于 2017 年 9 月 28 日入我院 RICU。病程中无胸痛及咯血，无头晕、头痛，无腹痛、腹泻，无尿频、尿急、尿痛，饮食、睡眠欠佳，体重无明显变化。

既往糖尿病病史 6 年，近期三餐前分别注射诺和锐 10U，睡前注射长秀霖 16U，血糖控制欠佳。吸烟史 20 包 / 年，已戒烟 17 年。偶有饮酒。

入院查体：T 37.1℃，BP 116/72mmHg，P 72 次 /min，R 30 次 /min，血氧饱和度 82%。口唇发绀。双肺可闻及湿啰音，双下肺呼吸音减弱。双下肢轻度凹陷性水肿。

入院时辅助检查：血常规示白细胞 16.28 × 10⁹/L，中性粒细胞 88%，血红蛋白 99g/L，红细胞 3.21 × 10¹²/L。超敏 C 反应蛋白 123.54mg/L。降钙素原（PCT）0.27ng/ml（正常值 <0.5ng/ml），1,3-β-D- 葡聚糖抗原检测试验（G 试验）10pg/ml（正常值 <60pg/ml）。血沉 55mm/h。动脉血气分析示 pH 7.52，$PaCO_2$ 33mmHg，PaO_2 47mmHg，SO_2 80%，BE 4.0mmol/L，Lac 1.2mmol/L。肝功能示总蛋白 51.5g/L，清蛋白 23.4g/L。离子：K^+ 3.33mmol/L，Na^+ 131.3mmol/L，Cl^- 97.3mmol/L。D- 二聚体 915μg/L，纤维蛋白原降解产物 9μg/ml。B 型钠尿肽前体 1 400pg/ml。心肌损伤标志物：肌红蛋白 I 正常范围。糖化血红蛋白 10.4%。细胞免疫：CD3⁺、CD4⁺、CD8⁺T 细胞计数正常。心脏彩超：左室舒张功能减低，心包腔微量积液。腹部彩超：肝实质弥漫性病变，胆囊壁水肿，左肾囊性改变，腹腔积液 30mm。胸部 CT（2017.9.15，当地医院）：双肺各叶炎症，以左肺下叶及右肺上叶为著（图 1）。胸部 CT（2017 年 9 月 27 日，当地医院）：双肺炎症，伴间质改变，部分实变。双侧胸腔积液。左肺上叶前段、舌段，右肺下叶结节影。双侧胸膜局限性增厚、粘连。纵隔淋巴结增大（图 2）。

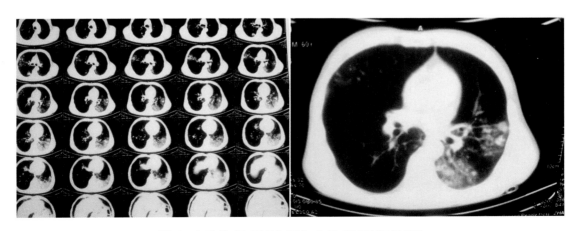

图 1　入院前 12 天（2017 年 9 月 15 日）胸部 CT

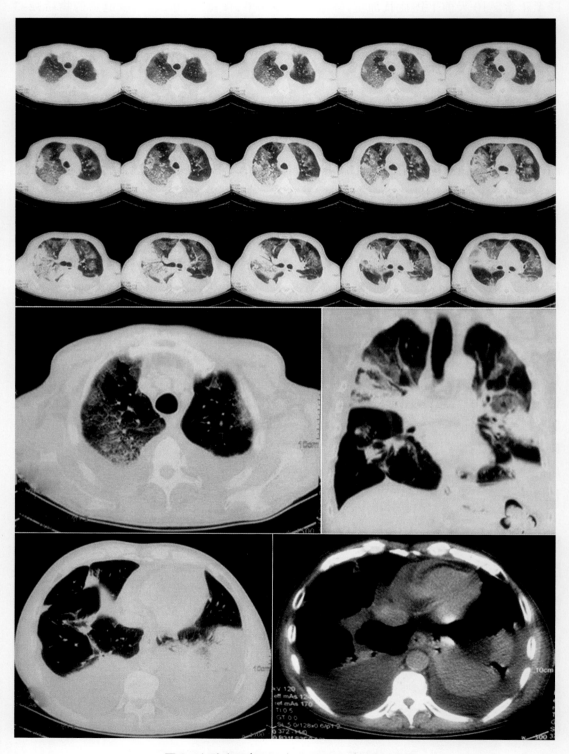

图 2　入院当日(2017 年 9 月 27 日)胸部 CT

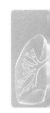

诊治经过：入院后临床诊断为重症社区获得性肺炎（community acquired pneumonia，CAP）、Ⅰ型呼吸衰竭、2型糖尿病、电解质紊乱-低钾、低钠、低氯血症、低蛋白血症、贫血（轻度）。入院后即给予无创呼吸机辅助通气（S/T模式，IPAP 12cmH₂O，EPAP 5cmH₂O，FiO₂ 80%）。结合患者发热伴畏寒、寒战、WBC及NE升高，CRP明显升高，胸部CT提示双肺弥漫渗出、部分实变，考虑患者细菌感染，根据我国CAP指南推荐，该患者重症CAP、有基础疾病及抗生素暴露，经验性给予美罗培南联合莫西沙星抗细菌感染。患者发热1个月，抗感染治疗效果差，不除外合并病毒感染，给予奥司他韦抗病毒感染，同时给予化痰、补充清蛋白、纠正离子紊乱、调节血糖治疗。此外，患者合并糖尿病，病程中有乏力，血沉增快，于当地医院抗感染治疗效果差，且胸部CT明显加重，也不能除外结核感染。

为尽快获得病原学结果，于入院第2天行支气管镜检查，镜下未见明显异常，于右肺中叶及左肺下叶行肺泡灌洗，送检相关化验。拟行经支气管镜肺活检（transbronchial lung biopsy，TBLB），患者呼吸困难无法耐受。肺泡灌洗液（bronchoalveolar lavage fluid，BALF）：CMV 1.11E3 copies/ml，EB 8.44E2 copies/ml，其余化验阴性。因此治疗上加用更昔洛韦抗病毒治疗。入院第4天，患者仍发热，体温最高38℃，复查血常规：WBC 13.7×10⁹/L，NE% 85%，PCT 0.27ng/ml。分析病情：患者入院前曾应用美罗培南联合莫西沙星2天，入院后应用该方案3天，仍发热、WBC及NE仍高，感染控制欠佳，初始治疗失败。此患者并未出现局部或全身并发症，同时基本排除了非感染疾病，考虑患者仍为感染性疾病，分析初始治疗失败的原因可能是经验性治疗未能覆盖可能的病原体，因此进行治疗上调整，入院第4天将莫西沙星更换为利奈唑胺，加强革兰氏阳性球菌的治疗，同时仍考虑不能除外结核。入院第5天，患者无发热，复查血常规提示WBC数降至正常，NE 77%，且患者症状明显缓解。此时T-SPOT.TB结果回报为阳性，且应用利奈唑胺后患者病情明显缓解，仍考虑患者不除外结核感染，遂将美罗培南降级为美洛西林舒巴坦。入院第6天，患者仍无发热，经积极补蛋白、利尿治疗后胸腔积液无明显吸收，遂行胸腔穿刺术，胸腔积液化验：蛋白26.4g/L，LDH 223U/L，ADA 6.5U/L，CEA 2.95ng/ml，结核抗体（−），提示渗出性胸腔积液。于入院第10天，复查胸部CT（图3），病变较9月27日明显吸收。

此后患者未再发热，复查血常规WBC及NE均为正常范围，综合分析病情，不除外结核合并细菌感染，建议患者再次行支气管镜检查，患者及家属拒绝，于2018年10月11日出院。建议患者于结核病院会诊。

第2次住院

患者出院2天后受凉后再次出现发热，伴寒战、乏力，体温最高39.7℃，自行口服"安瑞克"后仍间断发热，就诊于我院急诊，给予磺苄西林抗感染治疗3天，仍有发热，为求进一步诊治于2017年10月17日再次入我科（图4）。患者曾于结核病院就诊，未确诊结核，未给予抗结核治疗。血常规：WBC 11.44×10⁹/L，NE% 77%，PLT 368×10⁹/L，HGB 92g/L，RBC 3.06×10¹²/L。尿常规：尿糖（+++）。生化：TLB 58.4g/L，ALB 29.5g/L。Na⁺ 135.4mmol/L。PCT

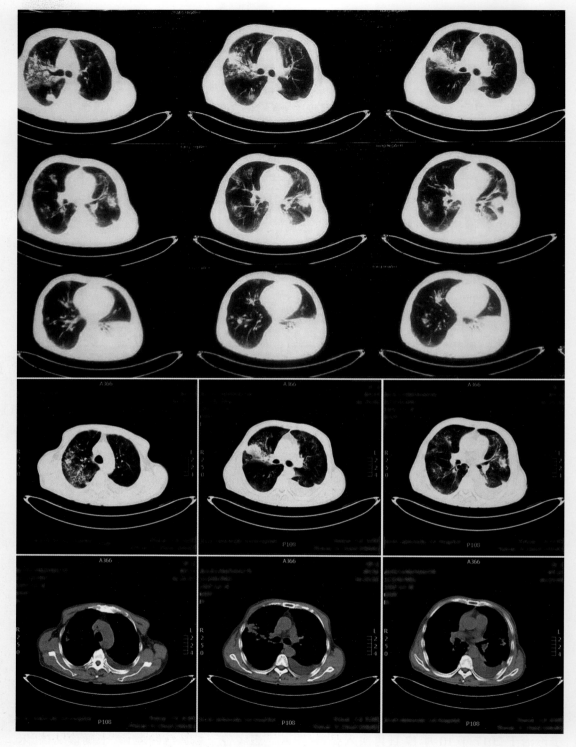

图 3　入院第 10 日(2017 年 10 月 6 日)胸部 CT

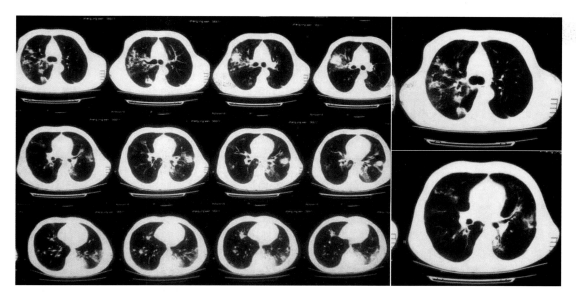

图4　第2次入院前3天(2017年10月14日)胸部CT

0.65ng/ml。真菌 D- 葡聚糖检测 53.45ng/ml。血沉 80mm/h。CRP 115mg/L。

患者体温再次升高，分析可能原因：①患者再次出现发热，且 WBC 及 NE 再次升高，PCT、CRP 及血沉均升高，抗阳性菌治疗疗程不足？第一次住院应用了利奈唑胺12天。②结核未控制。因此抗感染治疗给予美洛西林舒巴坦联合利奈唑胺，同时再次行支气管镜检查，以明确病变性质。支气管镜下大致正常，于左肺下叶内基底段行肺泡灌洗，行 TBLB，送检相关化验、检查。入院第4天起患者无发热。10月20日 TBLB 病理回报肉芽肿性炎，形态学不除外结核。10月21日 BALF 培养回报肺炎克雷伯菌肺炎亚种，对氨苄西林耐药，其余均敏感。10月23日患者出院。

随访：患者出院后于结核病院抗结核治疗，随访1个月余，未再发热，症状基本缓解。12月12日患者于当地医院复查胸部 X 线片，病变基本吸收(图5)。

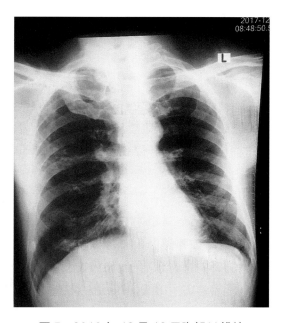

图5　2018年12月12日胸部 X 线片

【讨论】

重症 CAP 通常被定义为需要入住 ICU 的 CAP，其诊断标准如下。主要标准：①需要气管插管行机械通气治疗;②脓毒症休克经积极液体复苏后仍需要血管活性药物治疗。次要标准:①呼吸频率≥30 次 /min;②氧合指数≤ 250mmHg;③多肺叶浸润;④意识障碍和 / 或定向障碍;⑤血尿素氮≥7.14mmol/L;⑥收缩压<90mmHg,需要积极的液体复苏。符合上述1 项主要诊断标准或≥3 项次要标准者可诊断为重症肺炎。重症 CAP 预后差,其院内病死率高达 18%~54.6%。本例患者为中年男性,起病急,病程长,近期加重,进展快,呼吸频率快,存在 I 型呼吸衰竭,肺 CT 示多肺叶浸润,符合重症肺炎诊断标准。

CAP 强调早期抗感染治疗,然而尽管根据指南推荐进行初始经验性抗感染治疗,仍有6%~15% 的 CAP 患者初始治疗失败,ICU 患者可高达 40%。而初始治疗失败患者的并发症、住院天数、入住 ICU 和总体病死率是显著升高的。根据我国 2016 版《社区获得性肺炎(CAP)诊断和治疗指南》推荐,有基础疾病需要入住 ICU 的患者,初始经验性抗感染药物可选择碳青霉烯类联合呼吸喹诺酮类。因此本患者初始抗生素选择了美罗培南联合莫西沙星。然而,72 小时后,患者症状无任何缓解,感染指标无明显下降,可认定为初始治疗失败。而初始治疗失败后的诊治策略如何? 我国 2016 版《社区获得性肺炎(CAP)诊断和治疗指南》给出了初始治疗失败的诊疗流程图,现结合临床归纳如下。第一,需要重新评估诊断是否正确。尽早进行抗感染治疗应该建立在充分的 CAP 鉴别诊断上。是否可排除一些与 CAP 容易混淆的非感染性疾病,包括肺栓塞、肿瘤引起的阻塞性肺炎、淋巴瘤、隐源性机化性肺炎、血管炎、各种间质性肺疾病、过敏性肺炎、药物相关的肺疾病、嗜酸性肺炎等。除了常规检查,必要时需要果断进行有创检查。结合本患者的相关化验、检查,当时基本可排除非感染性疾病。第二,评估目前的抗感染治疗是否未覆盖可能的病原体。除了 CAP 常见的致病菌,是否忽视了细菌以外的特殊病原体,如结核分枝杆菌、支原体、衣原体、真菌、病毒、寄生虫等。研究显示,CAP 混合感染发生率很高,20%~25% 的肺部感染患者可能与结核或合并结核有关。而在流感流行季节一定要考虑到病毒性肺炎的可能。对于怀疑流感病毒感染的 CAP 患者,首先应积极进行抗病毒治疗,不必等待病原学结果。其次,也要考虑到是否出现了耐药的致病菌,比如耐甲氧西林金黄色葡萄球菌(MRSA)、产超广谱 β- 内酰胺酶(ESBL)的革兰氏阴性菌等,通常这类患者可能有近期住院史或抗生素应用等危险因素。第三,分析可能影响药效的因素,包括宿主相关因素、药物相关因素及细菌相关因素。评估患者是否出现了局部或全身并发症,如肺炎旁积液、脓胸、肺脓肿、败血症等,如发生,应及时处理。宿主合并的基础疾病也会影响患者预后,比如未控制的糖尿病、心脏病、肝肾疾病、排痰困难及反复误吸等,应尽可能改善宿主因素。药物的通透性差、给药剂量或频率不足,血浓度或组织浓度不能达到治疗要求,也会影响抗感染效果,因此应根据抗菌药物的 PK/PD 特性来用药。

肺结核可合并肺部感染,可能的机制包括肺结核病变导致呼吸系统防御机制破坏,导致阻挡、拦截和清除病原体的功能减弱,进而合并肺部感染。另外,变态反应可能削弱细胞防御机制,进而对病原体的吞噬及杀伤作用减弱。此外,肺结核患者本身营养不良也可能是并发肺部感染的原因。常有一部分肺结核患者在诊断前是按照 CAP 治疗的,抗生素的应用可

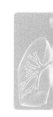

能导致菌群失调，并发肺部感染。关于肺结核合并肺内感染缺乏大规模临床研究数据。近期的一项研究结果发现，肺结核（非 HIV 感染）患者合并细菌感染高达 28.5%，其中最常见的是流感嗜血杆菌和肺炎链球菌。也有关于肺结核合并真菌感染的病例报道。再次回到本例患者的诊断问题，究竟是肺结核合并肺部感染还是单纯的肺结核？本例患者急性起病，结合发热、呼吸困难的呼吸道症状、肺部浸润影、外周血 WBC 及 CRP 明显升高，首先考虑 CAP。且患者既往长期吸烟史、合并糖尿病且血糖控制欠佳，考虑有宿主免疫功能受损，存在革兰氏阴性杆菌感染可能，第 2 次入院 BALF 培养出肺炎克雷伯菌，也证实了此点。因此我们考虑本例患者存在细菌感染。同时，该患者既往长期吸烟史、合并糖尿病，于当地医院抗感染效果差，而白细胞、CRP 及 PCT 的升高并不能作为排除肺结核的指标，虽然肺部影像并非典型的结核表现，但结核可表现出影像征象的多样性，综上，自入院起即考虑结核的可能。最终经 TBLB 病理结果、利奈唑胺治疗有效、出院后规律抗结核治疗后病变吸收好，综合考虑肺结核合并肺部感染。而初始治疗失败的原因考虑为结核未得到控制，因此虽然初始经验性给予美罗培南联合莫西沙星的抗感染治疗方案，患者临床症状及客观指标并没有好转。而在抗生素调整为利奈唑胺后患者症状明显改善、白细胞明显下降、影像吸收好，综上，分析本病例的主要致病菌为结核菌。

利奈唑胺除了对革兰氏阳性球菌具有良好的抗感染治疗效果外，近年来研究发现，利奈唑胺亦具有良好的抗结核分枝杆菌（MTB）的作用，对 MDR-TB 及 XDR-TB 也表现出强大的抗菌活性。世界卫生组织在《耐药结核病治疗指南（2016 年更新版）》中将利奈唑胺归为 MDR-TB 的核心治疗药物。中华医学会结核病学分会也在 2018 年公布了利奈唑胺抗结核治疗专家共识，对利奈唑胺抗结核的作用机制、药效学、药代学、临床应用研究结果及适应证、禁忌证、应用方案等进行了详细阐述。在本病例中，利奈唑胺几乎达到了立竿见影的抗结核效果。关于利奈唑胺治疗肺结核，可在今后的临床工作中多多积累经验。

本病例病程长，进展快，应用利奈唑胺后患者临床症状快速缓解，肺部影像学吸收好，而停药后很快复发，再次应用利奈唑胺后临床症状再次快速缓解。最终气管镜 TBLB 证实存在肺结核合并重症肺炎。本病例提示，对于弥漫性实质性肺疾病，鉴别诊断至关重要，而初始治疗失败后，需要重新评估诊断是否正确，并充分评估宿主、病原体、药物等因素，及时调整治疗方案。

参考文献

[1] 中华医学会呼吸病学分会 . 中国成人社区获得性肺炎诊断和治疗指南（2016 年版）. 中华结核和呼吸杂志，2016，39：241-242.

[2] SAKAMOTO Y，YAMAUCHI Y，YASUNAGA H，et al. Guidelines-concordant empiric antimicrobial therapy and mortality in patients with severe community-acquired pneumonia requiring mechanical ventilation. Respir Investig，2017，55：39-44.

［3］ ROSON B,CARRATALA J,FERNANDEZ-SABE N,et al. Causes and factors associated with early failure in hospitalized patients with community-acquired pneumonia. Arch Intern Med,2004,164:502-508.

［4］ ALIBERTI S,AMIR A,PEYRANI P,et al. Incidence,etiology,timing,and risk factors for clinical failure in hospitalized patients with community-acquired pneumonia. Chest,2008,134:955-962.

［5］ GARCIA-VIDAL C,CARRATALA J. Early and late treatment failure in community-acquired pneumonia. Semin Respir Crit Care Med,2009,30:154-160.

［6］ DING RD,ZHANG HJ. Effect of linezolid on serum PCT,ESR,and CRP in patients with pulmonary tuberculosis and pneumonia. Medicine(Baltimore),2018,97:e12177.

［7］ SHIMAZAKI T,TANIGUCHI T,SALUDAR NRD,et al. Bacterial co-infection and early mortality among pulmonary tuberculosis patients in Manila,The Philippines. Int J Tuberc Lung Dis,2018,22:65-72.

［8］ AGYEMAN AA,OFORI-ASENSO R. Efficacy and safety profile of linezolid in the treatment of multidrug-resistant(MDR)and extensively drug-resistant(XDR)tuberculosis:a systematic review and meta-analysis. Ann Clin Microbiol Antimicrob,2016,15:41.

［9］ WHO Guidelines Approved by the Guidelines Review Committee. WHO Treatment Guidelines for Drug-Resistant Tuberculosis,2016 Update. Geneva:World Health Organization Copyright(c)World Health Organization 2016,2016.

［10］ 中华医学会结核病学分会. 利奈唑胺抗结核治疗专家共识. 中华结核和呼吸杂志,2018.

耐药肺炎克雷伯菌导致重症社区获得性肺炎

温中梅　李丹
吉林大学第一医院

【临床资料】

老年女性患者,64 岁。因"间断咳嗽、咳痰 50 年,加重伴发热 10 天"于 2017 年 9 月 13 日入院。患者于 50 年前吸烟后间断出现咳嗽、咳痰症状,每年冬、春季节好发,抗感染及对症治疗后好转,病情时好时坏;10 天前出现发热,体温最高达 38.5℃,多于午后发热,伴畏寒、乏力、出汗、咳嗽,呈阵发性,咳胶冻样黄色痰,量多,活动后胸闷、气短,无胸痛,无痰中带血,就诊于当地医院,行肺部 CT 提示双肺多发斑片影(图 1),给予"哌拉西林他唑巴坦"治疗 8 天后,复查肺部 CT 提示双肺弥漫性病变,其内并有间质性改变进一步加重(图 2),为求进一步治疗转入我院。病程中无腹痛、腹泻,无尿路刺激症状,近期体重无明显增减。个人史:吸

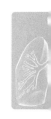

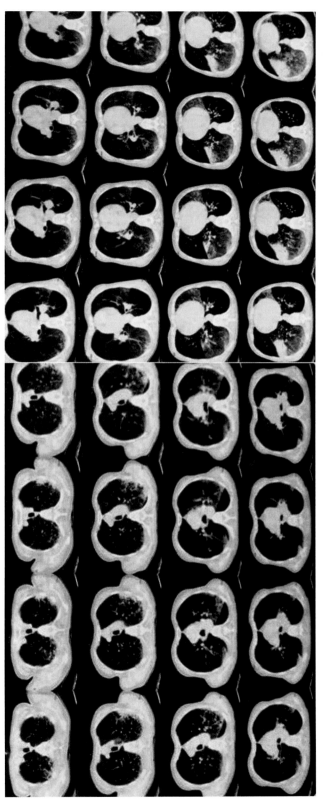

图 1　肺部 CT：双肺多发斑片影

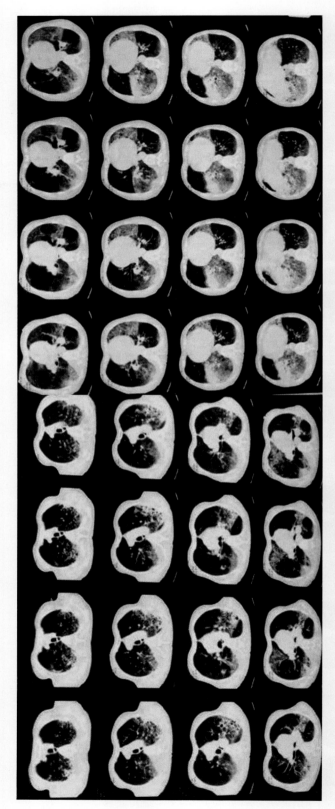

图 2 复查肺部 CT：双肺弥漫性病变，并由间质性改变进一步加重

烟 50 年，平均每天 20 支，未戒烟。

入科查体：T 37.8℃，P 102 次/min，R 28 次/min，BP 118/78mmHg，SpO₂ 83%，呼吸急促，桶状胸，肋间隙增宽，双侧语颤减弱，双下肺听诊可闻及湿啰音，右下肺为著，双下肢中度凹陷性水肿。

入院诊断：重症社区获得性肺炎，慢性支气管炎急性发作期，慢性阻塞性肺气肿，Ⅱ型呼吸衰竭。

入院后给予完善相关检查，查血常规示白细胞 9.74×10⁹/L，中性粒细胞百分比 87%，淋巴细胞百分比 7%；血沉 70mm/h，CRP 121.03mg/dl，PCT 0.07ng/ml，真菌 D 10pg/ml，巨细胞病毒核酸定量 <50 000 copies/ml，呼吸道病原体九项、抗核抗体系列、ANCA 筛查及确证试验均阴性。痰细菌涂片、痰结核菌涂片均阴性。细胞免疫：CD4 细胞绝对计数 264 个/μl，CD8 细胞绝对计数 212 个/μl。入院查血气分析示 pH 7.47，PaCO₂ 61mmHg，PaO₂ 38mmHg，HCO₃⁻ 44.4mmol/L（未吸氧条件下）。给予经鼻高流量吸氧，复查血气分析：pH 7.47，PaCO₂ 75mmHg，PaO₂ 52mmHg，HCO₃⁻ 43.4mmol/L（经鼻高流量吸氧，氧浓度 70%）。患者出现意识淡漠，考虑存在肺性脑病，改为无创呼吸机辅助通气：IPAP 18cmH₂O，EPAP 6cmH₂O，f 12 次/min，FiO₂ 70%。入院查痰培养提示：肺炎克雷伯菌肺炎亚种，ESBLs（-）（美罗培南 S，哌拉西林/他唑巴坦 S，亚胺培南 S，环丙沙星 R）。入院第 6 天床头气管镜检查：双肺下叶基底段及背段支气管内可见大量黄色的黏稠分泌物溢出管腔，给予吸净，吸净后可见黏膜充血水肿，管腔通畅。BALF 培养：鲍曼不动杆菌（MDR）；复查痰培养（3 次）：鲍曼不动杆菌。

治疗上，当地痰培养提示肺炎克雷伯菌，患者外院应用哌拉西林他唑巴坦治疗 8 天，仍有发热，影像学有进展，入院后痰培养仍提示肺炎克雷伯菌，给予美罗培南 1.0g，静脉滴注（9 月 14 日至 10 月 2 日），治疗期间患者仍有发热，体温 37.3~38.0℃，且仍咳大量黄色胶冻样痰，9 月 19 日复查肺部 CT 对比自带肺病 CT 炎症进展（图 3）；多次复查血常规提示中性粒细胞百分比为 90%，复查胸部 X 线片变化不明显（图 4），考虑患者肺炎克雷伯菌为致病菌，美罗培南已覆盖，但由于患者为慢性肺病的患者，存在免疫功能下降，容易出现条件菌的感染，多次病原学培养提示鲍曼不动杆菌，患者可能存在肺炎克雷伯及鲍曼不动杆菌的复合感染，调整感染治疗方案为美罗培南+替加环素（9 月 26 日至 10 月 2 日），10 月 1 日复查肺部 CT

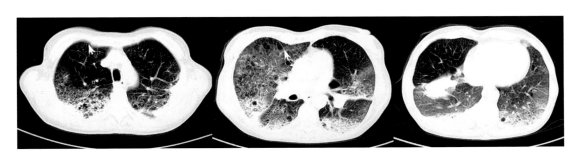

图 3　9 月 19 日复查肺部 CT：炎症进展

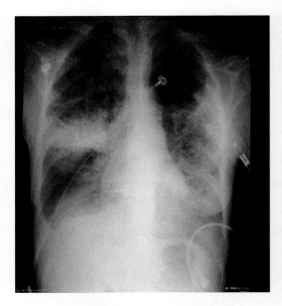

图 4　复查胸部 X 线片：变化不明显

对比 9 月 19 日，炎症有所吸收（图 5），氧合好转，逐渐脱机，将美罗培南更换为舒普深，继续应用替加环素（舒普深 + 替加环素 10 月 2 日至 10 月 10 日）患者咳嗽、咳痰好转，体温逐渐正常，患者转出 RICU（图 6）。

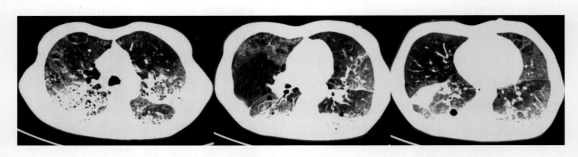

图 5　10 月 1 日复查肺部 CT 对比 9 月 19 日：炎症有所吸收

【讨论】

肺炎克雷伯菌流行病特点：社区获得性肺炎（CAP）中肺炎克雷伯菌为不常见的致病菌，在普通 CAP 中发病率约为 5%，在革兰氏阴性杆菌导致的 CAP 中，肺炎克雷伯菌占 G⁻ 杆菌的 16%~64%。肺炎克雷伯菌肺炎的特点为急性起病，迅速出现呼吸困难，咳大量脓痰，可伴血性痰，白细胞数升高，少数白细胞数不高或下降，影像学可呈大叶实变，好发于右肺上叶，双肺下叶，有多发性蜂窝状肺脓肿 / 叶间隙下坠。肺炎克雷伯菌导致的社区获得性肺炎的高危人群多为老年患者，ICU 患者，酗酒、营养不良、慢性肺病、糖尿病、慢性肝病、免疫抑

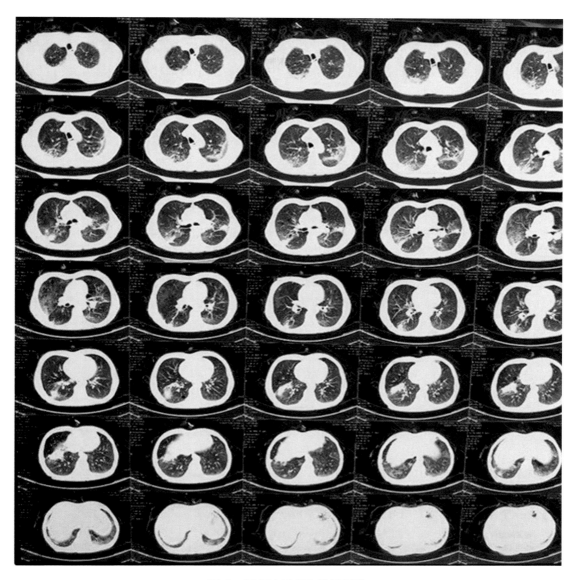

图6　复查肺部CT：较前好转

制患者。Lin等观察了2001—2008年93例CAP患者，感染肺炎克雷伯菌和肺炎链球菌的患者除上述高危因素，还多为APACHE Ⅱ score>25分，发病初期即出现感染性休克及呼吸衰竭，ICU患者，或者发病48小时内死亡的患者，并且研究中发现早期出现呼吸衰竭或感染性休克是肺炎克雷伯菌死亡的独立危险因素。肺炎克雷伯菌导致的CAP的影像学特点多为磨玻璃影，肺叶的实变或小叶间隔增厚，治疗上评估患者的年龄及基础疾病，院外是否应用抗生素治疗，是否存在产生ESBLs的高危因素，肺炎克雷伯菌导致的CAP患者多存在酗酒、慢性阻塞性肺疾病或者糖尿病的高危因素，而医院获得性的肺炎克雷伯菌多为ICU患者或者应用呼吸机的患者，存在产生ESBL的高风险。本病例中患者为老年女性，慢性肺病病史,咳嗽、咳痰,咳大量黄色胶冻样痰,肺部影像学可见多个肺叶的实变及磨玻璃样的渗出,痰培养提示肺炎克雷伯菌,ESBLs(−),考虑该菌为本次发病的主要责任致病菌。患者入院前有抗生素的暴露史,入院后给予碳青霉烯类抗生素,抗感染治疗效果不佳,治疗过程中是否会出现抗生素诱导产生耐碳青霉烯类肺炎克雷伯菌? 多次痰培养未培养出肺炎克雷伯菌,是否还合并其他的致病菌?

近年来,MDR 鲍曼不动杆菌的分离率呈逐年上升的趋势,MDR 鲍曼不动杆菌要结合临床综合考虑定植还是感染。结合本文中的病例,患者为老年女性患者,既往慢性肺病的病史,入住监护室,存在鲍曼不动杆菌的高危因素,BALF 及多次痰培养均提示该菌,鲍曼不动杆菌是治病菌还是干扰因素? 治疗中将美罗培南联合替加环素,针对鲍曼不动杆菌治疗,复查肺部 CT 好转,将美罗培南更换为舒普深,患者体温逐渐好转。鲍曼不动杆菌是否致病?

综合分析该患者的整个病情,整个治疗过程似乎着重针对鲍曼不动杆菌治疗后好转,但其实不然。患者入院后主要针对肺炎克雷伯菌用药,但患者发热无变化,仍咳大量黄色胶冻样痰,复查血常规及 CRP 无明显变化,复查肺部 CT 呈进展趋势,治疗过程中继发鲍曼不动杆菌的感染,用鲍曼不动杆菌致病难以解释患者从发病以来的症状、体征及辅助检查的变化。患者治疗的转折在应用替加环素后,还考虑肺炎克雷伯菌为主要责任致病菌,考虑可能肺炎克雷伯菌在治疗过程中产生耐药,鲍曼不动杆菌为干扰因素。

参考文献

[1] LAUDERDALE TL,CHANG TY,BEN RJ, et al. Etiology of community acquired pneumonia among adult patients requiring hospitalization in Taiwan. Respiratory Medicine,2005,99:1079-1086.

[2] BLOT SL,VANDEWOUDE KH,COLARDYN FA. Clinical impact of nosocomial Klebsiella bacteremia in critically ill patients. Eur J clin microbiol infet dis,2002,21:471-473.

[3] Paganin F,Lilienthal F,Bourdin A,et al.Severe community-acquired pneumonia:assessment of microbial aetiology as mortality factor. Eur Respir J,2004,24:779-785.

[4] 中华医学会呼吸病分会.中国成人社区获得性肺炎诊治和治疗指南(2016年版).中华结核和呼吸杂志,2016,39(4):241-242.

[5] LIN YT,JENG YY,CHEN TL,et al. Bacteremic community-acquired pneumonia due to Klebsiella pneumoniae:clinical and microbiological characteristics in Taiwan,2001-2008.BMC Infections diseases,2010,10:307.

[6] OKADA F,ANDO Y,HONDA K,et al. Clinical and pulmonary thin-section CT findings in acute Klebsiella pneumoniae pneumonia. Eur Radiol,2009,19(4):809-815. 2010,83(994):854-860.

[7] OKADA F,ANDO Y,HONDA K,et al. Acute Klebsiella pneumoniae pneumonia alone and with concurrent infection:comparison of clinical and thin-section CT findings. Br J Radiol,2010,83(994):854-860.

病毒性肺炎 ARDS 继发系统性念珠菌感染休克、并发脓毒症脑病

冯改霞　阎锡新
河北医科大学第二医院

重症病毒性肺炎 ARDS 肺炎继发细菌、真菌感染均不少见，后者引起的全身炎症反应和多器官功能衰竭，可以伴随颅内梗死、出血导致的脑功能障碍，甚至出现脑出血、脑脓肿。脑功能障碍又会影响气道自洁，甚至引起撤机失败。适时进行脑电图、MR 检查，对脓毒症相关性脑病的早期诊断及治疗具有重要意义。本文病例为重症病毒性肺炎 ARDS，先后继发肺脓肿、系统性念珠菌血症脓毒症休克、脓毒症相关性脑病，累计住院时间达 116 天。病情曲折，救治困难，代价昂贵，值得借鉴。

【临床资料】

患者，女，28 岁。第三胎分娩后 3 天发热，伴咳嗽、咳少量白色黏痰，继而出现呼吸困难，体温最高达 38.9℃，当地行咽拭子 PCR 检测（1 月 17 日），诊为 H3N1 "双肺重症病毒性肺炎"，给予气管插管机械通气、抗感染等治疗。发病 10 天复查肺 CT（1 月 23 日）示 "双肺炎症伴多发空洞形成"，给予美罗培南、利奈唑胺及伏立康唑经验治疗 2 周，病情好转，予以拔管，1 周后因呼吸困难伴发热、咳嗽、咳少量黄白色黏痰加重，再次气管插管，并于 2018 年 2 月 12 日转至我科 RICU。患者既往体健。入院查体 T 37.5℃，P 114 次 /min，R 27 次 /min，BP 144/105mmHg。镇静、镇痛下机械通气，双肺呼吸音粗，双肺可闻及较多痰鸣音；血气分析：pH 7.372，PaO_2 108.3mmHg，$PaCO_2$ 67.3mmHg（FiO_2 50%）。肺部 CT（2 月 12 日）：考虑左肺上叶感染性病变；两肺多发支气管扩张，两肺多发炎症；左侧包裹性胸腔积液；纵隔内多发淋巴结，部分稍大；气管插管术后（图 1）。

入院初步诊断 "重症病毒性肺炎继发金葡菌感染"、Ⅱ型呼吸衰竭、化脓性肺炎，给予呼吸机辅助通气，美罗培南（2 月 12 日至 2 月 16 日）、利奈唑胺（2 月 12 日至 2 月 26 日）抗感染治疗，开始呼吸康复、加强气道管理、营养支持等措施，2 月 19 日拔管，转入普通病房。患者摄入少、咳痰无力、痰液黏稠、营养不良。3 月 12 日患者再次间断发热，体温最高 39.5℃，3 月 16 日血培养示近平滑念珠菌感染，给予氟康唑（3 月 16 日至 5 月 4 日）、米卡芬净（3 月 16 日至 4 月 16 日）抗真菌治疗。同日下午患者呼吸困难加重，血气呈现Ⅱ型呼吸衰竭，再

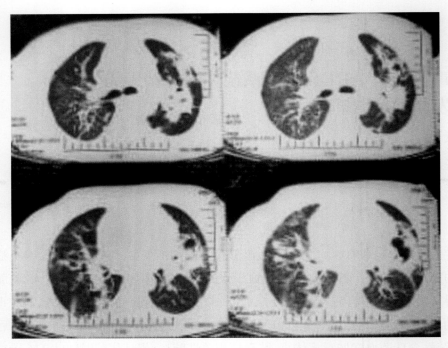

图 1　肺部 CT(2 月 12 日):考虑左肺上叶感染性病变;两肺多发支气管扩张,两肺多发炎症;左侧包裹性胸腔积液;纵隔内多发淋巴结,部分稍大;气管插管术后

次转入 RICU 气管插管,继而呈现血压下降、神志恍惚、多脏器衰竭。血常规:WBC 2.34×10^9/L,NE 70.9%,Hb 68g/L,PLT 20×10^9/L;PCT 0.75ng/ml;CREA 324μmol/L;ALT 68.4U/L,AST 130.6U/L;DIC 常规:D- 二聚体 6.95mg/L,PT 12.8 秒,PT(%)78%,Fib 1.69g/L。给予小潮气量 + 适当 PEEP 治疗,实施 CRRT,患者生命体征逐渐平稳。但停用镇静、镇痛药物 3 天患者仍未清醒,在昏迷 1 周后神志转清,精神可,无明显肢体活动障碍。2018 年 3 月 26 日查头颅 CT 未见明显异常。

3 月 27 日患者无明显诱因出现抽搐,表现为双眼上吊,四肢强直性痉挛,后间断发作上诉症状 2~3 次,每次持续 10~30 秒;间断出现双眼右侧凝视,神经查体:神志清楚、反应迟钝,双侧瞳孔不等大,左侧瞳孔直径大于右侧,对光反应存在,右侧肢体肌力 I 级,右侧病理征阳性。行腰椎穿刺示:脑脊液压力 185mmH$_2$O,常规生化、G 实验未见异常,细胞学示以淋巴细胞为主的混杂细胞。3 月 30 日脑电图示广泛高度异常。复查头颅 CT 示双侧脑实质内多发低密度影,双侧枕叶散在点状高密度结节影,建议 MRI 检查(图 2)。神经内科会诊:结合脑脊液结果除外真菌血症引起的颅内真菌感染,考虑缺血缺氧性脑病继发癫痫可能性大,给予丙戊酸钠片口服、静脉滴注甘露醇等降颅压。4 月 4 日行气管切开术,间断脱机高流量吸氧。4 月 10 日行颅脑 MR+MRA+DWI 示左侧放射冠、外囊区血肿;右侧放射冠及基底节区多发急性梗死灶;两侧颞顶枕叶近皮层多发异常信号,考虑多发小出血灶;双侧大脑半球白质区

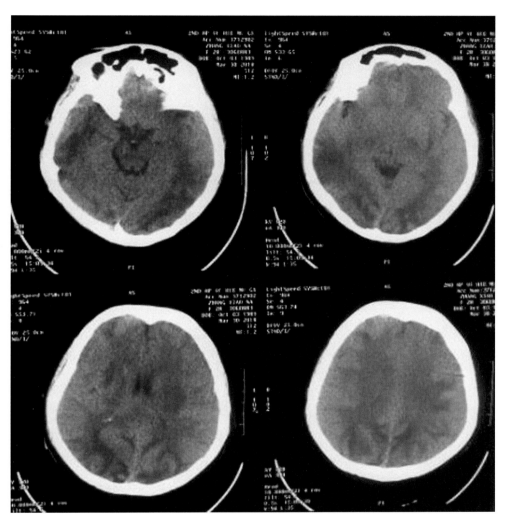

图 2　复查头颅 CT：双侧脑实质内多发低密度影，双侧枕叶散在点状高密度结节影，建议 MRI 检查

大片异常信号，符合缺血后改变两侧筛窦、左侧上颌窦及蝶窦炎症；双侧乳突炎症；双侧大脑前、中、后动脉近端主干纤细、局部粗细不均匀，符合血管痉挛改变（图 3）。神经内科会诊考虑为后循环血管痉挛导致梗死及出血，考虑脓毒症相关性脑病可能性大。给予酌情降颅压、营养神经、尼莫地平改善血管痉挛、抗癫痫等综合治疗。4 月 25 日复查头 CT 示原双侧脑实质内多发低密度影大部分消失，新增左侧放射冠 - 外囊区大片低密度影。最终患者神志恢复正常，右侧肢体肌力从 Ⅰ 级逐渐恢复到可以下床行走，拔除气管套管，于 5 月 13 日出院。7 月 25 日复查肺部空腔基本消失，仍有少数支气管扩张病灶。肺功能呈重度通气功能障碍，重度弥散功能降低。

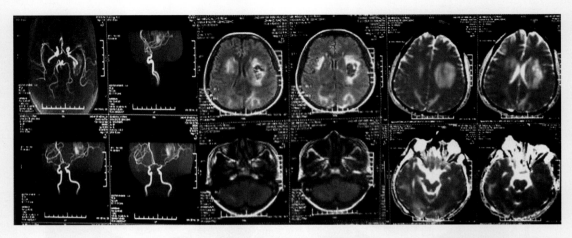

图3　4月10日行颅脑MR+MRA+DWI：左侧放射冠、外囊区血肿；右侧放射冠及基底节区多发急性梗死灶；两侧颞顶枕叶近皮层多发异常信号，考虑多发小出血灶；双侧大脑半球白质区大片异常信号，符合缺血后改变两侧筛窦、左侧上颌窦及蝶窦炎症，双侧乳突炎症；双侧大脑前、中、后动脉近端主干纤细、局部粗细不均匀，符合血管痉挛改变

【讨论】

1. **重症病毒性肺炎继发金黄色葡萄球菌感染**　流感病毒肺炎危重症患者继发细菌性肺炎与真菌性血流感染近年来受到广泛关注。病毒侵袭对呼吸道防御细菌感染能力降低原理复杂，有些患者可以在病毒性肺炎后早期继发细菌甚至真菌感染。英国的一项研究表明，在140份医院甲型流感确诊病例中，金葡菌的检出率为27%，均高于肺炎链球菌及嗜血杆菌的检出率（分别为15%和4%）。国内也有相关研究，2016年包庆洋等对2011—2015年部分地区小儿下呼吸道感染病原学分布构成进行分析，结果发现金葡菌阳性率为28.96%。若流感患者经积极抗病毒效果不佳时，临床医师应警惕继发金葡菌感染，尤其胸部X线片早期可见空洞或液气囊腔形成等影像学表现，需反复送检痰/肺泡灌洗液培养，寻找病原学证据。本例患者为产后出现高热、呼吸困难，考虑机体免疫力降低是疾病发生的危险因素。影像学两肺弥漫性病变，伴随多发空洞形成，由于肺脓腔巨大，气道痰液黏稠、咳痰无力，咳嗽频繁，营养不良，影响呼吸功能恢复，出现呼吸机依赖，导致拔管失败、脱机困难。因此，给予呼吸支持、控制感染的同时，制定气道管理、呼吸康复、静脉营养支持（经PICC）等集束化救护方案显得非常重要。

2. **系统性念珠菌感染**　医院内侵袭性念珠菌血症多见于ICU患者，往往存在多个高危因素，包括广谱抗生素应用、气管插管术、中心静脉导管、静脉营养、血液透析、长期留置尿管、粒细胞缺乏及免疫抑制治疗。该患者发生近平滑念珠菌血症可能存在以下几个危险因素：①病毒感染后继发多种细菌感染，持续应用高端抗生素，在杀菌同时也破坏了正常的菌群分布，导致肠道菌群失调，且患者肠内营养供给不足，持续静脉营养支持也促进了念珠菌的滋长；②多次气管插管及支气管镜检查，损伤口腔及气管黏膜，而且口腔卫生清洁不及时、不完全，导致口腔定植菌生长，经黏膜、气道侵入机体血液及各个脏器等；③长期留置PICC 导管，使皮肤等生理性保护屏障破坏，导致正常定植于体表的条件致病菌经皮或导管入血，发生导管相关性念珠菌感染；④产后免疫力低下，也是导致侵袭性真菌感染的基础因素。有研究表明，相关导管感染是近平滑念珠菌血症发生的一个危险因素。2016 版《IDSA 临床实践指南：念珠菌病的管理（更新版）》指出，近平滑念珠菌感染常发生于导管的原因可能是静脉营养液中的高浓度血糖有利于菌群的选择性生长，而且有助于近平滑念珠菌生物膜的形成。本例患者入院时严重营养不良（血红蛋白 6g/L，血清蛋白 17g/L），即使拔除气管插管后仍咳嗽频繁，严重影响进食与休息，因此经外周静脉给予营养支持也是疾病恢复的重要治疗。患者有明确的中心静脉导管危险因素，2 次血培养阳性，尽管导管尖段培养阴性，仍不除外近平滑念珠菌来源于导管相关性血流感染。

3. 脓毒症和脓毒症相关性脑病　脓毒症是宿主对感染反应失调引起的威胁生命的器官功能障碍。脓毒症相关性脑病是指非中枢神经系统感染的脓毒症所致的弥漫性脑功能障碍，临床症状多样，但无特异性，一般表现为迟钝、谵妄、嗜睡或精神错乱，重者可出现抽搐、昏睡或昏迷。有临床症状同时须具备下列条件：①存在感染；②有 SIRS- 阳性或 SIRS- 阴性脓毒症的临床表现；③没有直接中枢神经系统感染的证据；④无任何可鉴定的其他脑病原因（如肺性脑病、颅内占位、中枢镇静药物的效果等）。Sharshar 等的研究表明，脓毒症相关的脑部病理改变包括脑缺血、脑出血、微脓肿和多灶性坏死性白质脑病，血管源脑水肿最为常见。本例患者有明确肺部感染、念珠菌血症、脓毒性休克继发急性多脏器功能障碍病史，完善相关检查，腰椎穿刺提示脑脊液压力不高，常规生化、G 实验及细胞学检查未见异常，可除外真菌性脑炎；早期头颅 CT 检查未见明显异常，且患者既往无颅内疾病史，可除外占位、脓肿；早期药物及床旁血滤治疗，使急性肝肾功能损伤得以纠正，且患者曾一度出现昏迷后神志转清，故不考虑肝肾性脑病或药物代谢缓慢导致；患者无诱因出现抽搐，既往休克期间出现严重呼吸、循环衰竭，考虑缺血再灌注引起脑损伤或缺血缺氧性脑病继发癫痫可能性大。由于临床类似症状少见，且患者病重，不能及时行头颅 MR 检查，发现脑梗死、脑出血难度极大，亟须临床医护人员对脓毒症相关性脑病的充分认识和高度怀疑。而后患者表现出神志淡漠、不与人交流，伴随肢体活动障碍，行脑电图示广泛高度异常，头颅磁共振（气管切开后）示多发急性梗死灶、多发小出血灶及双侧大脑半球白质区大片异常信号。因此，对于临床出现"昏迷—清醒—抽搐—神志淡漠"等多变的意识障碍，进而伴或不伴肢体障碍时，鉴别诊断应考虑脓毒症相关性脑病。目前脓毒症相关性脑病缺少诊断金标准，无特异的临床及影像学表现，因此，在脓毒症诊断明确而实验室检查无法解释临床症状时，及时完善脑电图、头颅 CT+MR+MRA 有助于临床医师早期认识这类疾病，尽早确诊。尽管脓毒症相关性脑病治疗重在及时对脓毒症的诊治，但早期针对性治疗可延缓疾病进展，减少病死率。

【总结】

1. 重症流感病毒性肺炎可以在发病较早期即可出现继发严重细菌感染,严密观察痰液性状与肺部体征,一旦有痰液性质改变、痰鸣音增多,即应复查肺部 CT,早期发现。

2. 营养支持与呼吸道管理、呼吸康复对重症肺炎非常重要,要纠正过分依赖高端抗菌药物,忽略其他综合治疗措施的现象。

3. 多重感染性休克出现的脑病,在积极抗感染基础上,提高脓毒症相关性脑病的诊疗水平对危重患者的救治及后期生存质量具有重大意义。

参考文献

[1] ROBERTSON L, CALEY JP, Moore J. Importance of Staphylococcus aureus in pneumonia in the 1957 epidemic of influenza A[J]. Lancet, 1958, 2(7040): 233-236.

[2] 包庆洋, 李昌崇, 张冰, 等. 2011-2015 年小儿下呼吸道感染病原学分布及药敏分析[J]. 中国妇幼保健, 2016, 31(6): 3282-3286.

[3] LUIS OSTROSKY-ZEIHER, PETER G, PAPPAS, et al. Invasive candidiasis in the intensive unit[J]. Crit Care Med, 2006, 34: 857-863.

[4] WOUTER MEERSSEMAN, KATRIEN LAGRON, JOHAN MAERTENS, et al. Invasive aspergillosis in the intensive unit. Aspergillosis in the ICU[J]. CID, 2007, 45(15): 205-216.

[5] HACHEM R, HANNA H, KONTOYIANNIS D, et al. The changing epidemiology of invasive candidiasis: candida glabrata and candida krusei as the leading causes of candidemia in hematologic malignancy. Cancer, 2008, 112(11): 2493-2499.

[6] PAPPAS PG, KAUFFMAN CA, ANDES DR, et al. Clinical practice guideline for the management of candidiasis: 2016 update by the infectious diseases society of America[J]. clin infect dis, 2016, 62(4): e1-50.

[7] SHANKAR-HARIM, PHILLIPS GS, LEVY ML, et al. Developing a new definition and assessing new clinical criteria for septic shock: for the third international consensus definitions for sepsis and septic shock (Sepsis-3)[J]. JAMA, 2016, 315(8): 775-787.

[8] 谢志超, 廖雪莲, 康焰. 脓毒症相关性脑病的诊疗与研究新进展[J]. 中国感染与化疗杂志, 2015, 15(6): 609-613.

[9] GOFTON TE, YOUNG GB. Sepsis associated encephalopathy[J]. Nat Rev Neurol, 2012, 8(10): 557-566.

[10] TAREK S, DJILLALI A, LORIN GG, et al. The neuropathology of septic shock[J]. Brain Pathol, 2004, 14(1): 21-33.

成人重症腺病毒肺炎

安健　侯茂丹　潘频华
中南大学湘雅医院呼吸与危重症医学科

呼吸道腺病毒感染常见于婴幼儿,占成人 CAP 的 3%~5%。免疫功能正常的成人出现腺病毒呼吸道感染多为隐性感染,尤其重症感染的发生率较低。但近年呼吸道腺病毒感染进展成肺炎甚至重症肺炎的病例逐渐增多,且有死亡病例出现。腺病毒有 65 个血清类型,7 个亚属,是 DNA 病毒,主要在细胞核内繁殖,耐温、耐酸、耐脂溶剂的能力较强,可以在咽、结膜、淋巴组织及肠道多处繁殖,有研究报道腺病毒可引起人类呼吸道、消化道、尿路和膀胱等多个系统与器官的感染。3 型和 7 型腺病毒为腺病毒肺炎的主要病原,腺病毒肺炎存活者有 14%~60% 可遗留不同程度的肺后遗症,重症患者病死率 10%~40%。本病例报道腺病毒 7 型感染所致重症肺炎的诊治过程及转归。

【临床资料】

患者,男性,25 岁。因"发热 9 天、咳嗽、咳痰、气促 5 天"于 2018 月 9 月 20 日入住我院呼吸 ICU。

患者于 2018 年 9 月 11 日淋雨后出现发热,体温最高达 40℃,伴有畏寒、寒战,服用"布洛芬混悬液"退热后体温可下降至正常,无胸痛、咯血,无盗汗等不适。9 月 15 日开始出现咳嗽、咳痰,咳黄白色黏液痰,量多,无痰中带血。当地胸部 CT(图 1)提示:"右下肺炎症可能"。血常规示:WBC 5.65×10^9/L,中性分叶粒细胞 NEUT 80.04%,血小板 PLT 66×10^9/L,予舒普深抗感染及对症处理后仍有发热、咳嗽、咳痰,咳大量白色黏液痰,气促进行性加重。9 月 19 日转入我院急诊科予无创呼吸机辅助呼吸,予以"美罗培南 + 莫西沙星静脉滴注"抗细菌及对症支持治疗,上述症状无缓解,氧合进行性下降,遂给予气管插管有创呼吸机辅助呼吸,于 9 月 20 日收入我科(RICU)进一步治疗,患者自起病以来有腹泻症状,小便尚可,体重无明显下降,既往有慢性乙型肝炎病史,未治疗。

入我科查体:T 38.5℃,P 104 次 /min,R 27 次 /min,BP 96/44mmHg,镇静状态,危重病容,口唇发绀,眼结膜稍充血,全身淋巴结无肿大。呼吸运动双侧对称,呼吸急促,右下肺语颤增强,双下肺可闻及中量湿啰音,完善相关检查。结果:血常规示血细胞五分类 WBC 11.3×10^9/L,中性分叶粒细胞 NEUT 87%,血小板 PLT 74×10^9/L,PCT 54.37ng/ml。动脉

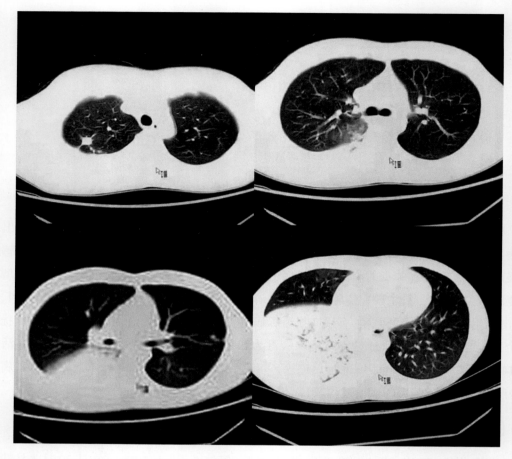

图 1 2018 年 9 月 17 日胸部 CT：考虑右下肺感染可能，双上肺多形性病变，考虑结核可能（部分纤维化及钙化）

血气分析示：pH 7.32，$PaCO_2$ 28mmHg，PaO_2 105mmHg，FIO_2 90%，脑利尿钠肽前体 ProBNP 4 269.0pg/ml；肌酐 CREA 157.8μmol/L；心肌酶：肌红蛋白 118.8μg/L，肌酸激酶 CK 307U/L，肌钙蛋白 0.16ng/ml，肌酸激酶同工酶 CK-MB 36.2U/L，丙氨酸氨基转移酶（ALT）90.7U/L，天冬氨酸氨基转移酶（AST）264.4U/L，乳酸脱氢酶（LDH）824U/L，CRP 124.73mg/L。凝血功能：活化部分凝血酶原时间 APTT 59.3 秒，血浆纤维蛋白（原）降解产物 FDP 10.3mg/L；G 试验、GM 试验、呼吸道九联症、病毒全套皆阴性。电解质、血糖、血沉皆正常。心电图示：窦性心动过速，非特异性室内传导延迟，肢导联低电压，ST 段稍抬高。腹部彩超：肝大、脾大。EB 病毒 DNA 定量：3.458E+003IU/ml，巨细胞病毒 DNA 定量检测（–）。输血四项：HBSAg（+），余无异常。

入院诊断：①重症肺炎（病毒＋细菌），Ⅰ 型呼吸衰竭；②脓毒症，脓毒性休克，中毒性心肌炎，心功能不全；③低蛋白血症；④陈旧性肺结核；⑤急性胃肠炎；⑥慢性乙型病毒性肝炎。

转入我科后，给予气管插管有创呼吸机辅助通气（SPONT 模式，PS 16cmH_2O，PEEP 4cmH_2O，氧浓度 75%）；予亚胺培南西司他汀（9 月 20 日至 9 月 22 日）、利奈唑胺（9 月 20 日至 9 月 21 日)抗感染;奥司他韦(9 月 20 日至 9 月 25 日)抗病毒 CRRT:透析炎症介质及脱水,补充蛋白、化痰、增强免疫力、液体复苏、营养支持、维持水电解质平衡等处理。综上治疗,患者氧合改善不佳,未见明显出血、新生物,留置标本送检(细菌 + 真菌培养、GM 试验、抗酸染色、华大 NGS 基因检测)。复查心肌酶仍有继续上升。重症超声提示:右室明显增大,EF 50%,CO 4.5L/min,下腔静脉宽度 21mm,呼吸变异度 10%,考虑右肺实变,右心急性增大,不排除肺动脉压力升高导致。给予 ECMO 辅助治疗。间断俯卧位,促进肺复张。调整抗生素:舒普深(9 月 23 日至 10 月 5 日)联合稳可信(9 月 23 日至 10 月 1 日)抗感染,甲泼尼龙琥珀酸钠 40mg ivgtt q12h,肺泡灌洗液华大 NGS 基因检测回报:人类腺病毒 7 型,外周血序列数:1 233,支气管肺泡灌洗液序列数 3 170,予以停用奥司他韦及阿昔洛韦,给予利巴韦林(9 月 26 日至 9 月 27 日)抗病毒治疗。西多福韦(9 月 28 日至出院)抗病毒治疗。患者症状好转,氧合指数上升至 350mmHg,复查肺部 CT(图 2)好转。

于 10 月 1 日撤离 ECMO,10 月 3 日拔气管插管续贯 HFNC,同时复查血常规、心肌酶、肌钙蛋白等指标基本恢复正常,10 月 5 日好转出院,回当地继续治疗,当地复查肺部 CT 进一步好转(图 3)。

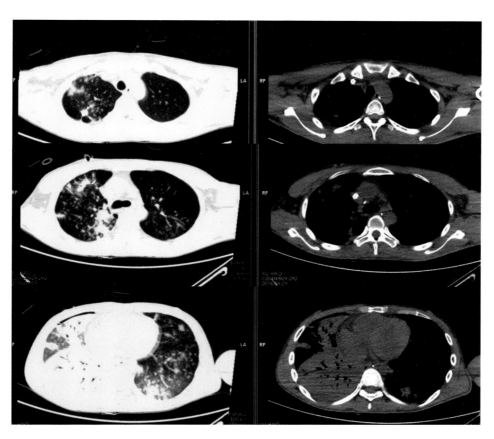

图 2　2018 年 9 月 29 日肺部 CT:1. 双肺弥漫性病变:感染?请结合临床,右中下肺实变;
2. 右侧少量气胸;3. 右上肺尖段少许陈旧性结核灶

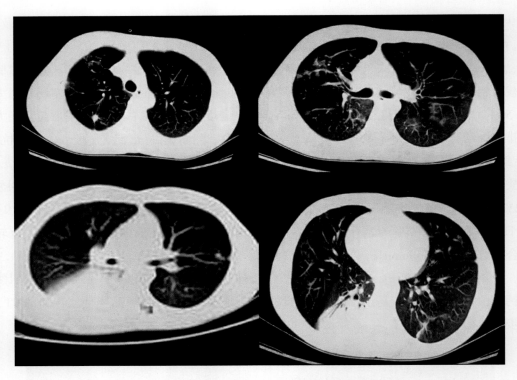

图 3　2018 年 10 月 30 日肺部 CT：双肺病变较前明显好转

【讨论】

本文报道成人腺病毒感染所致重症肺炎、呼吸衰竭、脓毒症、脓毒性休克、MODS 一例，病情进展迅速，病情危重，治疗难度大。

1. 腺病毒所致成人重症肺炎特点　腺病毒肺炎临床表现较其他病毒感染无特异性。腺病毒肺炎的影像学特点为：以腺泡为中心大片实变影，可融合成片，密度高，边缘模糊或多个肺叶受累，融合成大叶性实变，内可见支气管充气征；以间质改变或肺实质改变为主，表现为支气管血管相对增多、模糊，可见沿支气管分布的细小点片状影。可有少量胸腔积液，多为单侧，可出现纵隔气肿或气胸。

成人腺病毒肺炎出现以下项目中一项易发展为重症：①持续高热（T ≥39℃）超过 3 天；②剧烈干咳、胸闷、气短、精神差、食欲缺乏；③呼吸急促，呼吸 >30 次 /min、心率 >100 次 /min，血氧饱和度 <90%；④血压、淋巴细胞及血小板计数有下降趋势或低于正常值；⑤凝血功能异常，纤维蛋白原降低及 D - 二聚体进行性升高；⑥肺部病变进展快，尤其毛玻璃病变范围迅速增大。

腺病毒重症肺炎患者可累及多系统，可出现的肺内并发症包括呼吸衰竭、胸腔积液、气胸、肺不张。肺外并发症包括电解质紊乱、脓毒症休克、心肌损害、肝功能损害、中毒性脑病等。呼吸道症状重，受累肺叶数及肺内外并发症种类数多的患者病情进展较快，较早出现脏器功能衰竭。早期的 LDH、AST、血清 ALB 水平、血小板数量可能可以作为腺病毒肺炎预后的早期预测指标，此病例患者早期 LDH、AST 水平升高，血小板数量下降，治疗后好转。重症肺炎通常因为肺部原发病灶导致全身炎性反应综合征或脓毒血症，进而引起肺外脏器功能障碍，同时可因肺部病变广泛出现右心增大，心功能不全。在此例重症患者上也有体现。

2. 腺病毒所致成人重症肺炎的治疗　腺病毒所致重症肺炎的治疗上，早期对症支持很重要。①氧疗：必要时机械通气，ECMO。②维持水、电解质平衡。③保持呼吸道通畅。④CRRT：早期床旁持续血液净化治疗可能有助于改善病情。⑤丙球：早期大剂量应用可调节免疫功能，改善其预后。病情初期使用有一定疗效，推荐用量 400mg/(kg·d)，连用 3~5 天或 1g/(kg·d)，连用 2 天。⑥激素：小剂量，中短疗程。其机制与激素抑制 T 细胞和巨噬细胞等引起宿主过强免疫反应，减轻严重全身炎症反应有关，可阻断肺纤维化或闭塞性细支气管炎疾病。激素的具体剂量依据病情及机体差异调整。机械通气难以维持氧合者（FiO_2 100%，PEEP 10cmH$_2$O，PaO$_2$<60mmHg）超过 24 小时，考虑应用 ECMO。尽早使用 ECMO 维持氧合，减少其他重要脏器的损伤。⑦重症监护非常重要，注意生命支持。⑧抗病毒治疗，目前抗病毒方面无针对性治疗，有推荐西多福韦，5mg/(kg·w)，使用 2 周，然后每 2 周 1 次，病毒载体量下降预示临床有效，西多福韦、利巴韦林可用于严重的腺病毒感染，但利巴韦林的治疗效果不肯定，仅少数血清型体外对利巴韦林敏感。另外，阿糖腺苷及更昔洛韦在体外对腺病毒有活性，但临床资料匮乏。免疫功能恢复，CD4 细胞升高，血清特异性中和抗体与病毒清除相关。

【总结】

腺病毒肺炎早期诊断非常重要，可从年龄、影像学特征、腺病毒检测等方面识别，尽早寻找病原体早期覆盖，拿到病原学标本后，有针对性治疗使患者受益。重症腺病毒肺炎目前无特效药物，以支持治疗为主。注意呼吸功能衰竭、气胸等并发症的早期识别与干预。对机械通气难以维持氧合者，需尽早使用 ECMO 治疗，在过程中进行严密监测是成功脱离和脱离后延续治疗的关键。

参考文献

［1］ HOMAIRA N，LUBY SP，HOSSAIN K，et al.Respiratory viruses associated hospitalization among children aged <5 years in Bangladesh：2010-2014.PLoS One，2016，3（2）：e0147982.

［2］ 郑申健，胡俊，汪珍珍，等 . 重度腺病毒肺炎患儿预后不良相关危险因素［J］. 中国感染控制杂志，2016，15（8）：587-591.

［3］ SHEN CF，WANG SM，HO TS，et al.Clinical features of community acquired adenovirus pneumonia during the 2011 community outbreak in Southern Taiwan：role of host immune response. BMC Infect Dis，2017，7（1）：196.

［4］ 刘成军，王华华，李静，等，重症腺病毒肺炎患儿的临床胸部影像学特征分析．华中科技大学学报，2012，41（3）：379-381.

［5］ 腺病毒感染诊疗指南．解放军医学杂志，2013，38（7）：529-534.

［6］ 李燕．小儿腺病毒肺炎临床与影像学表现研究进展．中国中医结合影像学杂志，2012，10（4）：363-364.

［7］ 李红梅，郭青云，蒲秀红，等．腺病毒 7 型致呼吸道感染暴发流行的临床特点与治疗探讨．内科急危重症杂志，2015，21（3）：183-185.

［8］ 陈韦，卓安山，曹玉书．成人重症腺病毒肺炎临床研究．转化医学杂志，2018，7（3）：171-174.

［9］ DIA N，RICHARD V，KIORI D，et al.Respiratory viruses associated with patients older than 50 years presenting with ILI in Senegal，2009 to 2011. BMC Infect Dis，2014，8（14）：189.

［10］ 龙村．体外膜肺氧合的临床应用现状和发展趋势．内科急危重症杂志，2013，19（3）：132-134.

［11］ LU QB，TONG YG，WO Y，et al. Epidemiology of human adenovirus and molecular characterization of human adenovirus 55 in China，2009-2012.Influenza Other Respir Viruses，2014，8（3）：302-308.

［12］ 黄晗，卢红霞，宋春兰.IVIG 治疗儿童重症腺病毒肺炎的临床疗效和并发症观察．临床肺科杂志，2016，21（2）：271-273.

［13］ JAY P. Sanford. 热病 抗微生物治疗指南 第 44 版．

［14］ THE JOHNS HOPKINS ABX 指南 感染性疾病的诊断与治疗 第 2 版．

［15］ 陈伟．王盛书．张文义，等．我国呼吸道腺病毒疾病流行病学现况分析．军事医学，2017，41（10）：814-821.

重症人感染禽流感病毒肺炎合并急性呼吸窘迫综合征

刘红梅　刘智达　张文杰　高胜浩

河南省人民医院呼吸与危重症医学科 RICU

人感染 H7N9 禽流感是由甲型 H7N9 禽流感病毒感染引起的急性呼吸道传染病，其中重症肺炎患者常并发急性呼吸窘迫综合征（ARDS）、脓毒性休克、多器官功能障碍综合征（MODS），导致病死率增加。针对重症人感染禽流感病毒肺炎合并 ARDS 患者的救治，除了早期诊断，早期抗病毒治疗，有效的呼吸支持策略可以改善氧合，避免呼吸机相关肺损伤的发生。现就我科救治的一例重症人感染禽流感病毒肺炎合并 ARDS 患者的相关资料汇报如下。

【临床资料】

中老年男性患者,58 岁。以"发热伴咳嗽、咳痰 7 天"为主诉,2017 年 5 月 3 日转入我院。患者 7 天前受凉后出现发热、咳嗽、咳黄色黏稠痰,体温最高 38.5℃,伴双下肢乏力,无恶心、呕吐,就诊于当地诊所,给予"头孢类"等药物,症状无好转,并出现痰中带血。5 天前到舞阳县人民医院,肺 CT 检查示:双肺多发斑片状阴影,左肺为重;诊断为"肺炎",给予药物治疗(具体不详),以上症状无明显好转。4 天前就诊于河南省胸科医院,按"肺结核"治疗,给予 4 联抗结核药物,3 天前出现呼吸困难,伴头痛、恶心、口唇发绀,体温最高 39.9℃,急转入我院治疗。患者自发病以来,神志清,尿、便无异常,体重无明显变化。既往史:"高血压病"30 余年,口服"硝苯地平、替米沙坦",血压控制可;"2 型糖尿病"5 年,未定期检测,未治疗。"高脂血症"10 年,未治疗。患者饲养 3 头藏獒,经常杀鸡、鸭、鹅类内脏喂养。个人史:吸烟史 30 年,每日 40 支,已戒烟 6 个月。饮酒史 30 年,每日 8 两。无家族遗传病史。

查体:T 39.4℃,P 92 次 /min,R 34 次 /min,BP 110/80mmHg(小剂量去甲肾上腺素维持),神志清,呼吸窘迫,双肺叩诊呈清音,双肺呼吸音清,可闻及湿啰音;心前区无隆起,心率 92 次 /min,律齐,未闻及病理性杂音。

胸部 CT(2017 年 4 月 29 日):双肺多发斑片状阴影,左肺为重,左下肺实变(图 1);胸部 CT(2017 年 5 月 3 日):双肺多发斑片状阴影,实变影较前加重(图 2);血常规:白细胞 3.89×10^9,淋巴细胞 0.63×10^9;肝功能:谷草转氨酶 70U/L,清蛋白 28.2g/L,乳酸脱氢酶

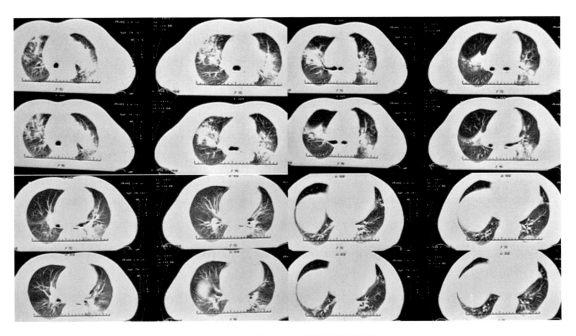

图 1 2017 年 4 月 29 日肺部 CT

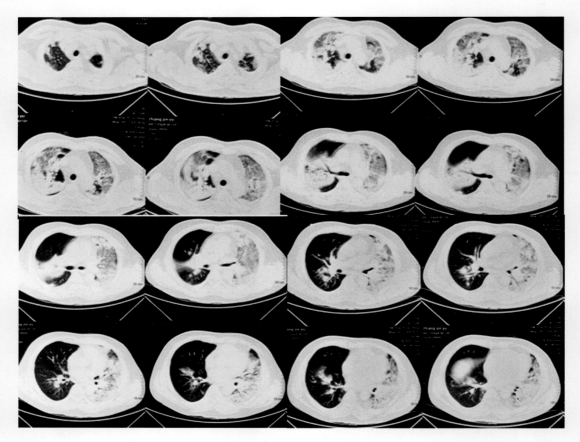

图 2　2017 年 5 月 3 日肺部 CT

738U/L；C 反应蛋白定量 85.07mg/L；降钙素原定量：1.36ng/ml。入院后血气分析：pH 7.45，PaO_2 41mmHg，$PaCO_2$ 34.9mmHg，BE 0.7，Lac 1.25（面罩吸氧，吸氧浓度 80%）。

入院诊断：重症肺炎，人感染禽流感病毒 H7N9 肺炎？呼吸衰竭；脓毒症；高血压病；2 型糖尿病。

初始治疗：①呼吸支持治疗，无创呼吸机 IPAP 10cmH_2O，EPAP 8cmH_2O，FiO_2 100%，SpO_2 78%，紧急气管插管，呼吸机辅助呼吸 P-CMV，FiO_2 100%，PEEP 20cmH_2O，SpO_2 84%。②抗感染，奥司他韦、美罗培南、莫西沙星、伏立康唑。第一阶段治疗（5 月 4 日至 5 月 8 日）：咽拭子 H7N9 核酸检测（+）；痰涂片 G（－）杆菌；血清学呼吸道病毒检测、非典型病原体检测、G、GM 实验（－）；抗感染药物调整为帕拉米韦、美罗培南、伏立康唑。抗感染：甲强龙 40mg bid；增强免疫力：胸腺肽、免疫球蛋白；保肝治疗、营养支持治疗；血压偏低给予低剂量去甲肾上腺素；持续胰岛素泵入控制血糖。呼吸支持：患者 100kg，通过食管压检测跨肺压（图 3），指导 PEEP 选择，呼吸机辅助通气 P-CMV，FiO_2 100%，PEEP 20~22cmH_2O；为了避免呼吸机相关肺损伤及改善氧合，给予充分镇静、镇痛、肌松剂联合俯卧位通气、肺复张；应用断层电阻抗成像 EIT 技术和氧合改善情况检测肺通气效果（图 4），经过高 PEEP、镇静及镇痛肌松下俯

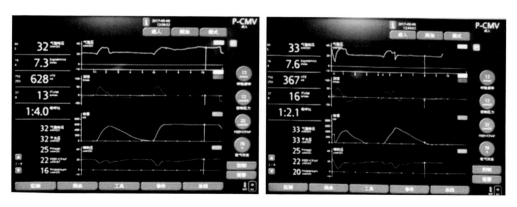

图3　左图:吸气末跨肺压 12cmH$_2$O;右图:呼气末跨肺压 1cmH$_2$O

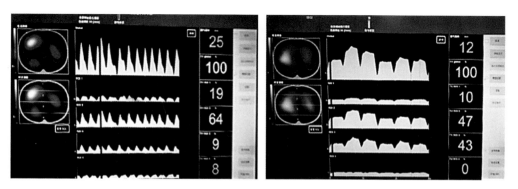

图4　PEEP 20cmH$_2$O,吸氧浓度 90%,电阻抗成像技术(EIT);左图为俯卧位前;右图为俯卧位 20 小时,肺通气三区较前明显改善

卧位通气、肺复张等呼吸支持治疗后,患者氧合逐渐改善,SpO$_2$>90%。5 月 8 日,T 37.6℃,P 68次 /min,R 24 次 /min,BP 130/80mmHg,呼吸机模式调整为 ASV,FiO$_2$ 60%,PEEP 16cmH$_2$O,氧合指数 110mmHg;抗生素调整为帕拉米韦、舒普深、伏立康唑。

　　第二阶段(5 月 10 日至 5 月 18 日):患者再次出现发热,T 39℃,P 88 次 /min,R 15 次 /min,BP 110/70mmHg,呼吸机模式 ASV,FiO$_2$ 55%,PEEP 14cmH$_2$O,氧合指数 120mmHg;白细胞及 C 反应蛋白、PCT 增高,查找发热原因,右侧颈内静脉导管管头培养(+);痰培养(+)均为泛耐药肺炎克雷伯菌,仅替加环素敏感。拔除中心静脉导管,调整抗生素美平 1.0 q8h+ 替加环素 100mg,q12h,帕拉米韦,口服伏立康唑。加强气道管理,雾化及湿化,停舒普深及甲泼尼龙。5 月 12 日气管镜检查左下肺各叶段及右上叶有中等量黄色脓性分泌物。BAL:H7N9核酸检测(+);泛耐药肺炎克雷伯菌;GM1.0。5 月 15 日气管镜检查左下肺各叶段及右肺上叶有少量黄色脓性分泌物。BAL:H7N9 核酸检测(+),拷贝数较前减少;泛耐药肺炎克雷伯菌量较前减少,少量泛耐药鲍曼不动杆菌(均对替加环素敏感);GM 0.43。5 月 10 日后体温正常后又再次发热,5 月 18 日 T 38℃,P 88 次 /min,R 15 次 /min,BP 110/70mmHg,呼吸机模式 PCV,FiO$_2$ 40%,PEEP 8cmH$_2$O,氧合指数 200mmHg;结合 5 月 15 日气管镜检查,提示气道内感染较前改善,血清学肺炎支原体 IgM 阳性。调整治疗方案左氧氟沙星 0.5 qd,美平 1.0 q8h+ 替加环素 100mg,q12h,帕拉米韦,口服伏立康唑。加强气道管理,雾化及湿化。

第三阶段(5 月 18 日至 5 月 22 日)疗效:T 37.2 ℃,P 64 次 /min,R 18 次 /min,BP 134/88mmHg,呼吸机模式 ASV,80% 分钟通气量,FiO$_2$ 30%,PEEP 6cmH$_2$O,氧合指数 310mmHg;5 月 19 日复查肺部 CT 双肺斑片影较前好转(图 5)。5 月 22 日 BALF H7N9 核酸检测(−)。患者四肢肌力 2 级,咳嗽能力强,给予脱机拔管,无创呼吸机及高流量氧疗序贯治疗。同时给予主动康复治疗。2 周后康复出院。

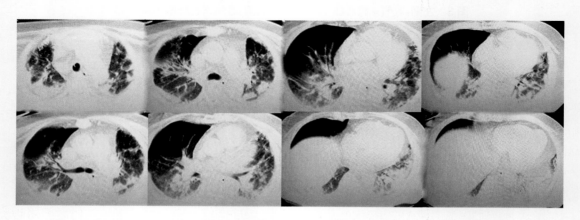

图5　2017 年 5 月 19 日肺部 CT

【讨论】

此例患者为重症人感染禽流感病毒肺炎合并细菌感染,重度 ARDS,有高血压、糖尿病基础疾病,在救治过程中遇到的问题首先是抗感染治疗方案的选择,同时针对重度 ARDS 呼吸支持的选择。

1. 人上呼吸道组织和气管主要分布唾液酸 α-2,6 型受体(人流感病毒受体);人肺组织分布有唾液酸 α-2,3 型受体(禽流感病毒受体)和唾液酸 α-2,6 型受体。H7N9 禽流感病毒可以同时结合唾液酸 α-2,3 型受体和唾液酸 α-2,6 型受体,而 H7 血凝素与唾液酸 α-2,3 型受体亲和力更高,较季节性流感病毒更容易感染人的下呼吸道上皮细胞,重症病例病毒核酸阳性可持续 3 周以上。H7N9 禽流感病毒感染人体后,引起呼吸道黏膜损伤,同时容易黏附其他病原学感染,并可诱发细胞因子风暴,如白细胞介素 6 和 8(IL-6,IL-8)等,导致全身炎症反应,出现 ARDS、休克及 MODS。病理检查显示肺急性渗出性炎症改变,肺出血、弥漫性肺泡损伤和透明膜形成等。此病例病原学经过肺泡灌洗液 H7N9 核酸检测确诊,给予帕拉米韦治疗 18 天后病毒转阴,同时合并呼吸道泛耐药肺炎克雷伯菌感染,后期有肺炎支原体的感染。此例患者救治成功的原因之一是针对每次病情反复均早期明确病原学并进行目标治疗,有重要意义。

2. 此患者早期有发热,呼吸道症状,迅速出现呼吸困难,肺部影像学典型的双肺多发磨玻璃、斑片影及肺实变。呼吸机辅助通气下,PEEP 20cmH$_2$O 下 SpO$_2$ 84%,为重度 ARDS。ARDS 是致病因子损伤肺泡上皮细胞及毛细血管内皮细胞造成弥漫性肺间质及肺泡水肿,导致的急性低氧性呼吸功能不全。肺容积减少、大量肺泡塌陷导致通气血流比失衡是 ARDS 的重要病理生理改变。ARDS 协作网(ARDS net)研究结果及 ARDS 治疗指南推荐肺开放 + 肺保护通气策略,肺开放是指对于 ARDS 患者给予肺复张手法使塌陷肺泡开放,然后给予小潮气量(6~8ml/kg)及限制气道平台压(Pplat)≤ 30cmH$_2$O 及最佳 PEEP 下进行通气。如以上治疗无效,可以给予体外膜肺氧合技术(ECMO)治疗,但费用高,并有血流感染、出血等风险。

ARDS 患者肺内病变不均一性,有通气较正常、通气差如肺泡塌陷区域,呼吸支持手段既要改善通气,同时也要避免通气良好区域的过度通气,避免呼吸机相关肺损伤的发生,此患者救治成功的原因是合理地应用多种呼吸支持手段改善重症 ARDS 患者的氧合,包括肺复张,食管压监测跨肺压来选择合适的 PEEP 有效镇静及镇痛、肌松下俯卧位通气,改善背部肺泡塌陷区域的通气,避免胸侧通气好的区域过度通气、应用 EIT 技术监测 PEEP 及俯卧位通气效果。此患者肥胖,胸壁顺应性降低,应用平台压(Pplat)≤30cmH$_2$O 的原则调节 PEEP 并不适用。合适的 PEEP 是促进塌陷肺泡复张及改善顽固性低氧血症的重要手段,跨肺压(Ptp)为肺泡内压与胸腔内压的差值,是扩张肺组织的压力。在呼气末应用 Ptp>0 来指导 PEEP 选择,可防止肺泡塌陷;吸气末监测 Ptp<25cmH$_2$O 可防止肺泡过度膨胀,防止呼吸机相关肺损伤的发生。此例患者测量食管压来监测跨肺压,选择 PEEP 为 22cmH$_2$O,吸气末跨肺压 12cmH$_2$O,呼气末跨肺压 1cmH$_2$O,避免呼气末肺泡塌陷。

ARDS 患者仰卧位时重力承受区胸膜腔内压升高,跨肺压减小,易引起肺不张。在镇静状态下膈肌紧张度下降,对腹腔内容物的约束减弱,腹腔内压大于胸腔内压,造成膈肌向胸腔移位,背侧比胸侧肺组织不张更加明显,在机械通气时,大部分气体通向胸侧肺组织,患者背侧肺泡大量塌陷,有效肺通气减少,而胸侧肺泡过度膨胀的风险增加。俯卧位时跨肺压重新分布,背侧肺泡跨肺压升高利于肺泡开放,胸侧肺泡跨肺压降低,避免肺泡过度膨胀损伤。背侧与胸侧肺区的通气血流比值更加匹配,分流减少,从而改善氧合。同时,由于重力作用,痰液引流更为充分,可降低气道阻力,改善肺泡通气。此患者为避免高 PEEP 下呼吸机相关肺损伤及进一步改善氧合,在有效镇静、镇痛、肌松下给予俯卧位通气治疗。第一天俯卧位通气 22 小时后,患者的氧合得到明显改善,并逐渐下调 PEEP 值及吸氧浓度。采用电阻抗断层成像(EIT)技术监测 PEEP 的调节及俯卧位通气肺内通气的效果。EIT 是通过监测肺内通气引起的胸内阻抗变化,提供局部肺组织的力学特征,达到于床旁通过直观的影像学资料,实时监测肺呼吸运动及肺内气体分布的情况,所获得的电阻抗断层图像分成四部分 ROI1、ROI2、ROI3 和 ROI4(图 1),ROI3~ROI4 区认定为重力依赖区,此患者俯卧位通气后背侧区域（ROI 3 和 ROI 4）数值明显增大，提示背侧通气的改善。

【总结】

重症人感染禽流感病毒肺炎合并急性呼吸窘迫综合征患者发病快，病死率高。早期明确病原学，早期治疗具有重要意义。在重症 ARDS 救治过程中，采取个体化方案，给予肺开放＋肺保护性通气策略，如肺复张、根据跨肺压选择合适的 PEEP，镇静、镇痛及肌松下给予俯卧位通气治疗，可有效改善氧合和肺通气，避免呼吸机相关肺损伤的发生。同时应用 EIT 技术及氧合情况实时监测 PEEP 的选择及俯卧位通气效果，可针对通气不好区域早期采取有效措施。

【专家点评】

马利军（河南省人民医院呼吸与危重症医学科）：①经历几家医院最后确诊为 H7N9 禽流感病毒感染，提示对发热患者初诊时要详尽询问病史、生活接触史，该患者在省医院被确诊与患者个人生活史有关；②抗病毒治疗同时激素治疗要慎重，可能会加快病毒复制，使病情加重；③ARDS 呼吸支持 PEEP 是必选参数，采用食管压测定跨肺压设定"最佳 PEEP"较平台压，P-V 环上下拐点设定 PEEP 准确、安全，值得推广；④EIT 床旁肺成像动态监测可以及时、有效地评估肺顺应性、局部肺复张、呼期末容积，便于及时调整呼吸机模式、参数，气道管理与 ECMO 应用时机，未来应用会越来越广。

参考文献

［1］ 中华人民共和国国家卫生和计划生育委员会. 人感染 H7N9 禽流感诊疗方案（2017 年第一版）. DOI：10.376 0/CMA.j.issn.1674-2397.2017.01.001. 中华临床感染病杂志，2017，1（10）.

［2］ CHIUMELLO D，CARLESSO E，CADRINGHER P，et al. Lung stress and strain during mechanical ventilation for acute respiratory distress syndrome ［J］. Am J Respir Crit Care Med，2008，178（4）：346-355.

［3］ RODRIGMEZ PO，BONELLI I，SETTEN M，et al. Transpulmonary pressure and gas exchange during decremental PEEP titration in pulmonary ARDS patients ［J］. Respir Care，2013，58（5）：754-763.

［4］ GATTINONI L，CAIRONI P. Prone positioning：beyond physiology ［J］. Anesthesiology，2010，113（6）：1262-1264.

［5］ KOTANI T，TANABE H，YUSA H，et al. Electrical impedance tomography-guided prone positioning in a patient with acute cor pulmonale associated with severe acute respiratory distress syndrome［J］. J Anesth，2016，30（1）：161-165.

［6］ BIKKER IG，LEONHARDT S，BAKKER J，et al. Lung volume calculated from electrical impedance tomography in ICU patients at different PEEP levels ［J］. Intensive Care Med，2009，35（8）：1362-1367.

［7］ BIKKER IG，PREIS C，EGAL M，et al. Electrical impedance tomography measured at two thoracic levels can visualize the ventilation distribution changes at the bedside during a decremental positive end-expiratory lung pressure trial［J］. Crit Care，2011，15（4）：R193.

成人重症肺炎支原体肺炎

华锋　崔恩海

湖州市中心医院　浙江大学湖州医院　湖州市呼吸病研究所

肺炎支原体是引起社区获得性肺炎常见的病原体,其导致的肺部感染通常是轻症的,部分呈自限性。如果发生于特定人群,特别是起始抗生素治疗不当,容易发生重症感染。现报道 1 例成人重症肺炎支原体肺炎,并结合文献对该病例进行讨论。

【临床资料】

患者,男性,51 岁,办公室工作。因"咳嗽伴发热 2 周"于 2017 年 12 月 21 日入住我院综合内科。患者既往有高血压病史,自服缬沙坦片 80mg/d。2 周前患者无明显诱因出现阵发性咳嗽,咳少量黄白色黏痰。伴发热,体温最高 39.2℃,有畏寒。活动后感胸闷。无胸痛,无咯血,胃纳减退。外院予"阿莫西林克拉维酸钾针、阿米卡星针及利巴韦林针"抗感染治疗 3 天体温下降,但咳嗽及胸闷呈加重趋势,遂来我院就诊。门诊查胸部 CT 平扫提示"两肺弥漫性病变",门诊拟"肺部感染"收入院。

入院查体:T 36.8℃,P 98 次 /min,R 24 次 /min,BP 119/84mmHg,神清,自主体位。口唇无发绀,颈软,气管位置居中,三凹征阴性。甲状腺未及肿大,浅表淋巴结未及。成人胸,双肺叩诊音清音。听诊呼吸音粗,两中下肺可闻及湿啰音。心界不大,心率 98 次 /min,律齐,各瓣膜听诊区未及杂音,腹平软,无压痛、反跳痛,肝、脾肋下未及肿大,双肾区无叩痛,双下肢无水肿,神经系统检查阴性。

入院时辅助检查:我院 2017 年 12 月 21 日胸部 CT 平扫示两肺弥漫性斑片状渗出灶,建议复查(图 1)。血常规:白细胞计数 11.1×10^9/L,超敏 C 反应蛋白 21.6mg/L,中性粒细胞百分比 70.2%。

入院后予头孢曲松针静脉滴注抗感染,辅以止咳化痰等对症处理;患者入院后出现胸闷、气促逐渐加重。12 月 21 日 19 时急诊血气分析:pH 7.497,血氧饱和度 93.1%,$PaCO_2$ 33.0mmHg,PaO_2 56.2mmHg;D- 二聚体 0.79mg/L;急诊 B 型钠尿肽、急诊肌钙蛋白 I 未见明显异常。初步诊断 I 型呼吸衰竭、社区获得性肺炎,与家属沟通后于 12 月 22 日转入 RICU 进一步治疗。入住 RICU 后查血降钙素原 0.03ng/ml。白细胞计数 14.2×10^9/L,超敏 C 反应蛋白 5.9mg/L,中性粒细胞百分比 65.8%。予鼻导管吸氧(5L/min,静息状态下指氧 90%~93%),

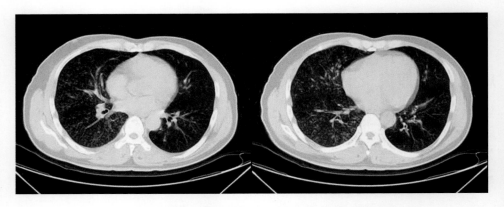

图 1 胸部 CT 平扫：两肺弥漫性斑片状渗出灶，建议复查

予亚胺培南西司他丁针（泰能）联合莫西沙星针抗感染，予甲泼尼龙 40mg/d 等治疗；12 月 23 日血支原体抗体（IgM）阳性，复查血气分析示 pH 7.426，PaO_2 55.1mmHg，$PaCO_2$ 41.2mmHg。在密切监护下于 12 月 25 日行（床边）支气管镜检查：双侧各段管腔通畅，黏膜充血，多量脓性分泌物，以右下基底段明显。治疗 6 天后患者氧合逐渐改善，12 月 28 日血气分析示 pH 7.435，PaO_2 74mmHg，$PaCO_2$ 39.6mmHg，转至普通病房，并调整药物为单用莫西沙星针抗感染，停用甲泼尼龙针治疗。患者支气管镜肺泡灌洗液病原学 PCR 回报：肺炎支原体阳性；血检 2017 年 12 月 29 日冷凝集素试验 >1∶256，血支原体抗体（IgM）阳性；诊断"支原体肺炎"明确，遂继续予莫西沙星针抗感染治疗；2018 年 1 月 2 日复查胸部 CT 平扫提示两肺弥漫感染性病变，较前片有吸收（图 2），于 1 月 3 日出院。1 月 23 日门诊复查冷凝集素试验仍为 >1∶256，胸部 CT 示两肺渗出基本吸收（图 3）。

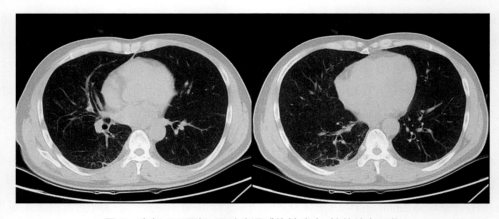

图 2 胸部 CT 平扫：两肺弥漫感染性病变，较前片有吸收

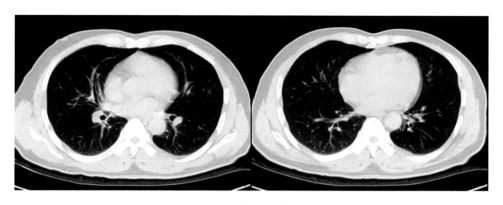

图 3　胸部 CT:两肺渗出基本吸收

【讨论】

这是一例由肺炎支原体感染导致的成人重症非典型肺炎。患者为中年男性,临床表现为发热、干咳、呼吸困难。外周血白细胞总数及 C 反应蛋白轻度升高,入院前 β 内酰胺类抗生素治疗无效。血肺炎支原体抗体(IgM)阳性、冷凝集试验显著升高、肺泡灌洗液支原体PCR 阳性,肺炎支原体肺炎(mycoplasma pneumoniae pneumonia,MPP)诊断明确。本例患者存在呼吸窘迫,肺部 CT 迅速呈多肺叶浸润影,动脉血气分析示 I 型呼吸衰竭,符合重症社区获得性肺炎(community acquired pneumonia,CAP)的诊断标准。

MPP 发病率居高不下,在亚洲地区占 CAP 的 20% 左右。0.5%~2% 的 MPP 病例是重症感染,主要影响青年及健康人群,特别是有吸烟史者。尽管 MPP 被认为是良性感染,但有报道 2007—2012 年共 416 例 MPP 感染中,68 例(16.3%)需要入住 ICU,入住 ICU 的患者病死率为 29.4%。

重症 MPP 的确切发病机制还不清楚,目前认为是由于过度的免疫反应所致。重症 MPP的关键临床线索为呼吸衰竭合并影像上弥漫性改变。更严重的病例可发生 ARDS 或弥漫性肺泡出血。呼吸衰竭多发生于症状开始后的 5~21 天。在合并呼吸衰竭的病例中,大多起始治疗是 β 内酰胺类而非合适的抗支原体抗生素。本病例呼吸衰竭的发生时间窗以及前期抗生素应用情况,与既往的重症 MPP 报道相一致。

目前诊断 MPP 主要基于血清学方法,联合使用 PCR 及血清学可提高 MPP 诊断的可靠性和准确性。有时 PCR 结果与血清学结果并不一致,特别在婴幼儿和老年人,可能是由于这些人对于支原体感染的免疫反应低所致。目前基于光谱和质谱分析的肺炎支原体检测,还缺乏广泛临床应用的有效数据。

既往的研究发现,延迟使用抗肺炎支原体药物与发生重症肺炎支原体感染有关。此例患者入院前期不适当的抗生素应用可能是疾病进展的重要原因。有报道,MPP 的抗生素不适当治疗率达到 78.8%。有关激素在重症 MPP 中的应用目前存在争议。有学者认为激素能抑制过度的免疫反应,是治疗重症 MPP 的有效药物。由于 MPP 的影像学特征为非特征性的,在决定是否早期使用激素治疗上,影像学的帮助不大。尽管很难定义激素治疗的最佳时间与剂量,但有学者认为对于机械通气的 MPP 患者,甲泼尼龙起始 500~1 000mg/d 持续 3~5 天也许是需要的。>20mg/d 泼尼松 5~7 天用于没有呼吸衰竭,但持续发热或咳嗽,呼吸困难、喘息或弥漫性肺炎患者。目前这些报道多来源于小样本的病例。我们还需要更多的前瞻性研究来确定重症 MPP 激素治疗适当的持续时间及剂量。

最近,日本的多中心回顾性研究 2 228 例成人 MPP,发现激素辅助治疗并不降低 30 天病死率,而且激素治疗与延长住院时间相关。因此,激素治疗 MPP 的获益需要进一步探讨。

【总结】

崔恩海(湖州市中心医院):重症 MPP 的病死率很高。当患者存在肺部弥漫性病变合并呼吸衰竭,需要考虑重症 MPP 的可能。特别对于具有预后不良高危人群,如严重基础病、老年人、需要住院的人群,推荐早期抗肺炎支原体感染治疗。

【专家点评】

尽管 MPP 通常是一种轻症的疾病,病死率也很低。但这个病例提示它在健康成人中具有潜在严重性。重症 MPP 需要早期合适的抗生素联合激素治疗,早期治疗决定了疾病的走向。

参考文献

[1] IZUMIKAWA K. Clinical features of severe or fatal mycoplasma pneumoniae Pneumonia. Front Microbiol, 2016,7:800.

[2] BAJANTRI B,VENKATRAM S,DIAZFUENTES G. Mycoplasma pneumoniae:A potentially severe infection. J Clin Med,2018,10(7):535-544.

[3] IZUMIKAWA K,IZUMIKAWA K,TAKAZOZO T,et al. Clinical features,risk factors and treatment of fulminant Mycoplasma pneumoniae pneumonia:a review of the Japanese literature [J]. J Infect Chemother, 2014,20(3):181-185.

[4] TORRES A,SIBILA O,FERRER M,et al. Effect of corticosteroids on treatment failure among hospitalized patients with severe community-acquired pneumonia and high inflammatory response:a randomized clinical trial. JAMA,2015,313(7):677-686.

[5] SARAYA T,WATANABE T,TSUKAHARA Y,et al. The correlation between chest X-ray scores and the clinical findings in children and adults with mycoplasma pneumoniae pneumonia. Intern Med,2017,56(21): 2845-2849.

[6] MIYASHITA N,KAWAI Y,INAMURA N,et al. Setting a standard for the initiation of steroid therapy in refractory or severe Mycoplasma pneumoniae pneumonia in adolescents and adults [J]. J Infect Chemother, 2015,21(3):153-160.

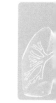

［7］ TASHIRO M，FUSHIMI K，KAWANO K，et al. Adjunctive corticosteroid therapy for inpatients with mycoplasma pneumoniae pneumonia. BMC Pulm Med，2017，17（1）：219.

高毒力肺炎克雷伯杆菌引起脓毒性肺栓塞、感染性休克、肝脓肿、前列腺和精囊脓肿

林志　李爱民　郭淑芳　刘志宏
山西医科大学第一医院呼吸与危重症医学科

高毒力肺炎克雷伯菌（hypervirulence Klebsiella pneumonia，hvKP）主要感染健康人群并引起严重的社区获得性感染，逐渐被临床医师所关注和认识，常引起感染性眼内炎、颅内感染、坏死性筋膜炎等。高毒力肺炎克雷伯菌同时引起脓毒性肺栓塞（septic pulmonary embolism，SPE）、感染性休克、肝脓肿、前列腺和精囊脓肿国内外文献尚未见报道，病死率高、预后差。现报道高毒力肺炎克雷伯菌引起 SPE、感染性休克、肝脓肿、前列腺和精囊脓肿一例，以提高对高毒力肺炎克雷伯菌引起全身播散性感染的认识，提高对它的早期诊断意识和治疗水平，以期改善预后。

【临床资料】

患者，男性，46 岁。因"乏力、食欲缺乏 6 天，加重伴发热 3 天"于 2017 年 9 月 14 日入院。

患者入院 6 天前无明显诱因出现乏力、食欲缺乏，不伴有咳嗽、咳痰、发热、胸痛、气短等症状，未引起足够重视，未经诊治。3 天前患者坐车时因头晕不慎跌倒，但当时神志清楚、四肢可以自由活动，被路人送往当地医院诊治，化验血常规：WBC 27.6×10^9/L，PLT 77×10^9/L，LYM% 2.8%，NEU% 89.7%；空腹血糖 19.38mmol/L，头颅 CT 未见异常。测血压 80/50mmHg，予以抗感染、升压支持对症等治疗，效果欠佳，遂于当日转入我院急诊科，于急诊科就诊时患者出现寒战、发热，测体温最高 42℃。尿液检查：镜检白细胞满视野 / 高倍显微镜；餐后 2 小时血糖 >33.3mmol/L，糖化血红蛋白 HbA1c 12.17%（正常值 4.8%~5.9%）。9 月 13 日胸部影像：双肺胸膜表面多发斑片影及大小不等的结节影，右侧膈肌抬高（图 1）。全腹部 CT：肝右前叶近膈顶处类圆形低密度影，肝周少量积液；左肾精囊腺体积增大，密度不均匀；膀胱左侧壁增厚。给予吸氧、地塞米松、冰毯物理降温，胰岛素控制血糖，美罗培南联合莫西沙星抗感染，去甲肾上腺素升压等正常对症治疗，9 月 14 日转入我科 RICU。患者既往体健，无食物、

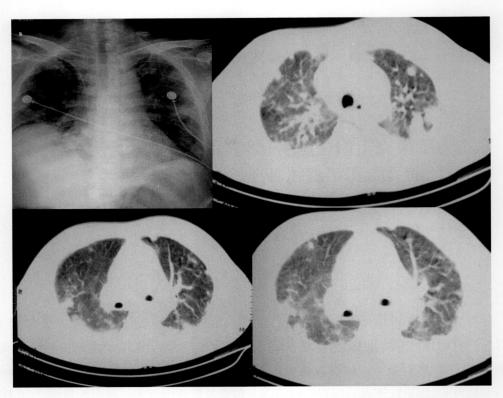

图 1　9 月 13 日胸部平片、胸部 CT:双肺胸膜表面可见多发斑片影及大小不等结节影,右侧膈肌明显抬高

药物过敏史。

入我科时查体:T 39.0 ℃,P 120 次 /min,R 30 次 /min,BP 99/59mmHg(去甲肾上腺素 10μg/min),神志清楚,言语清晰,口唇发绀,双肺呼吸音粗,未闻及干啰音及湿啰音,腹软,无压痛、反跳痛。9 月 13 日化验:PCT 19.483ng/ml(正常值 0~0.05ng/ml)。血常规:WBC 23×10^9/L,PLT 47×10^9/L,LYM% 6.1%,NEU% 87.2%,清蛋白 20.7g/L。

入科完善相关实验室检查:9 月 15 日化验 PCT 17.262ng/ml,血常规:WBC 20.6×10^9/L,PLT 41×10^9/L,LYM% 3.1%,NEU% 90.2%;凝血酶原时间(PT-S)47.70 秒,凝血酶原时间活动度(PT%)16.00%。血气分析(2017 年 9 月 15 日,FIO₂ 4L/min):pH 7.457,PaCO₂ 24.6.1mmHg,PaO₂ 55.7mmHg。 血 生 化:ALT 43U/L,AST 45U/L,ALB 24.9g/L,Urea 10.23mmol/L,CRE 109.9μmol/L;尿液检查:葡萄糖(++++),镜检白细胞(高倍视野):194HPF。入科诊断考虑为:双侧重症肺炎、感染性休克、凝血功能障碍、尿路感染、2 型糖尿病、低蛋白血症。入科后给予吸氧、补液、去甲肾上腺素升压,胰岛素积极控制血糖,纠正低蛋白血症,美罗培南、左氧氟沙星联合万古霉素抗感染治疗,9 月 21 日后体温逐步恢复正常,未再出现发热,血压逐渐恢复正常,停止使用去甲肾上腺素。血小板逐渐恢复正常,9 月 25 日复查血常规:WBC 5.8×10^9/

L，PLT 138×10⁹/L，LYM% 34.1%，NEU% 54.8%。血生化：ALT 21U/L，AST 15U/L，ALB 36.1g/L，Urea 6.07mmol/L，CRE 69.6μmol/L；凝血酶原时间 PT-S 12.8 秒，凝血酶原时间活动度 PT% 80.00%。9 月 25 日痰培养、尿培养、血培养结果均汇报为：高毒力肺炎克雷伯菌。9 月 25 日根据药敏试验停用万古霉素、美罗培南，改用头孢哌酮舒巴坦联合左氧氟沙星，9 月 26 日复查胸部 CT、腹部 CT 示：双肺胸膜表面多发斑片影及大小不等结节影，部分结节伴空洞形成，可见滋养血管征；腹部增强 CT 肝右叶、双侧前列腺及左侧精囊脓肿形成（图 2）。胸腹部 CT 结果回报后组织全院多学科会诊，会诊结果明确诊断为：尿路感染（精囊脓肿、前列腺脓肿）、肝脓肿、脓毒性肺栓塞、感染性休克、凝血功能障碍、2 型糖尿病，感染源考虑为尿路感染，建

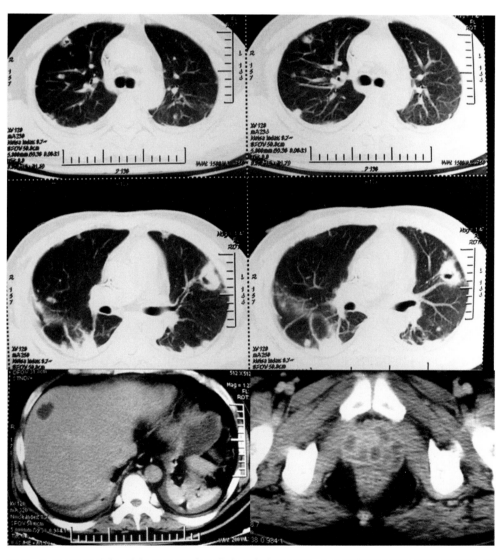

图 2　9 月 26 日胸部、腹部 CT：双肺胸膜表面多发斑片影、大小不等结节影和滋养血管征，部分结节伴空洞形成；肝右叶、双侧前列腺及左侧精囊脓肿形成

议继续抗感染、控制血糖、支持对症治疗。10 月 11 日复查胸部 CT，双肺病变与 9 月 26 日对比，双肺结节内空洞消失，双肺近胸膜表面结节病灶明显吸收、缩小（图 3）。10 月 14 日停用头孢哌酮舒巴坦，改用头孢西丁联合左氧氟沙星继续使用。10 月 24 日，PCT 0.107ng/ml。血气分析（2017 年 10 月 24 日，未吸氧条件下）：pH 7.397，$PaCO_2$ 40.40mmHg，PaO_2 75.30mmHg。10 月 24 日，WBC 5.4×10^9/L，PLT 132×10^9/L，LYM% 33.4%，NEU% 53.6%。10 月 24 日、11 月 13 日分别复查胸部 CT、腹部增强 CT 与前片比较，病灶明显吸收、好转（图 4、图 5），患者于 11 月 15 日好转出院。

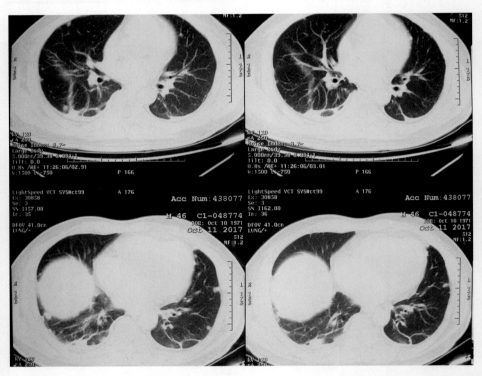

图 3　10 月 11 日胸部 CT：双肺胸膜下病灶与 9 月 26 日相比，双肺结节明显吸收缩小，结节内空洞消失

【讨论】

脓毒性肺栓塞（septic pulmonary embolism，SPE）是肺栓塞中的一种少见类型，是指含有病原体的栓子（栓子由血凝块、纤维蛋白及微生物组成）脱落后栓塞肺动脉，导致肺栓塞（或梗死）、脓毒血症及局灶性肺脓肿。临床表现主要为脓毒血症、呼吸道症状和局灶性肺浸润。通常起病隐匿，由于其临床表现、影像学表现和组织病理表现缺乏特异性，常延误诊断，导致治疗不及时，预后差。SPE 高病死率主要是由于同时伴有脓毒性休克和多脏器功能衰竭，早期诊断和积极恰当的抗感染治疗是降低病死率的关键。

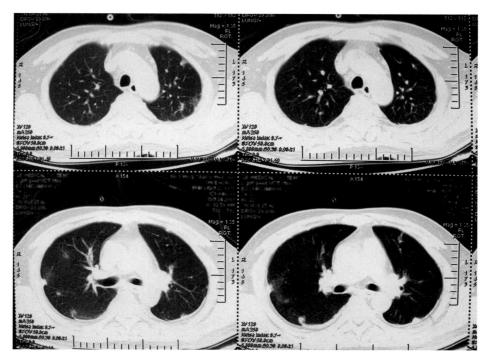

图 4　10 月 24 日复查胸部 CT：双肺结节病灶与 10 月 11 日对比继续吸收好转

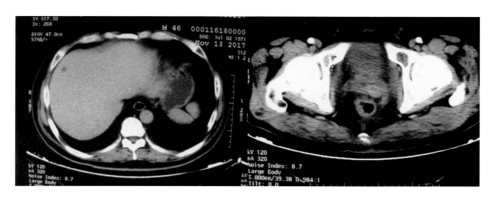

图 5　11 月 13 日腹部增强 CT：与前比较，肝右叶、双侧前列腺及左侧精囊脓肿较前明显吸收、减小

SPE 危险因素有感染性心内膜炎、毒瘾静脉用药、盆腔血栓性静脉炎、头颈部化脓性疾病、牙周感染等。然而，近年来，随着医学进展，体内留置导管器械、滥用抗生素和免疫功能低下患者人数的增加，SPE 患者的流行病学特点和临床特征已经发生了变化，如糖尿病已经成为常见的危险因素。

脓毒性肺栓塞的胸部影像学表现为：①多形性，可有结节影、磨玻璃影、实变、楔形阴影、空洞以及胸膜改变；②多发性，病变双侧多发、散在分布；③易变性，病灶多少、大小短时间可发生改变;④多为外周分布;⑤少融合,病灶不易融合成片,常散在、局灶分布。其中,近胸膜处多发结节影(伴或不伴有空洞)、楔形影以及与结节影、楔形阴影相连的滋养血管征是较为特征性的改变,但另有报道,滋养血管并不是 SPE 的胸部 CT 特异性表现,也常见于血源性转移瘤等。一般根据诱发因素、胸部影像学表现和肺外出现明确的感染病灶,临床应该高度考虑 SPE。该患者出现了脓毒性肺栓塞典型的胸部影像学表现:双肺胸膜表面多发斑片影、大小不等结节影(部分结节伴空洞形成)和滋养血管征。

典型 SPE 的呼吸道症状包括胸痛、咳嗽、咯血,但是在免疫力低下的患者临床症状不典型,常常可能看不到这些表现。本例患者因"乏力、食欲缺乏 6 天,加重伴发热 3 天"入院,入院化验血糖、尿糖及糖化血红蛋白高,考虑既往患有糖尿病,但因为患者没有症状,也没有体检,故没有及早发现和及早治疗,血糖控制不佳与细菌全身播散密切相关。该患者突出的临床表现为休克、高热,无明显的咳嗽、咳痰、胸痛、咯血和气短等呼吸道症状,虽然胸部、腹部影像发现有肝脓肿、前列腺脓肿,尿常规化验、尿培养存在尿路感染,但患者缺乏相应的临床症状和体征,临床表现极不典型。在 sepsis3.0 中,感染性休克作为脓毒血症的一个亚型,是指脓毒症发生了严重的循环、细胞和代谢异常,经充分容量复苏后仍存在持续性低血压,需缩血管药物维持平均动脉压(MVP)≥65mmHg 且血清乳酸水平 >2mmol/L,其病死风险显著高于单纯的脓毒血症。

SPE 感染病原菌主要以 G⁺ 球菌中的金黄色葡萄球菌为主,肺炎克雷伯菌是最常引起脓毒性肺栓塞的革兰氏阴性杆菌。糖尿病是引起肺炎克雷伯菌病全身血液播散,尤其是肺炎克雷伯菌肝脓肿的一个主要危险因素,可以播散到邻近的肝静脉、下腔静脉,甚至肺动脉而进入肺实质导致 SPE 和全身其他部位感染。合并糖尿病的肝脓肿患者容易发生 SPE。本例患者目前感染源尚未明确,有待进一步探讨,考虑可能因尿路感染,前列腺、精囊脓肿经血液播散至肝和肺,并引起脓毒血症和脓毒性休克。

普通肺炎克雷伯菌是引起肺炎、尿路感染、血流感染等的常见病原菌,很少引起侵袭性感染,而具有高侵袭性、毒力强的 K1、K2 血清型 hvKP 极易引起侵袭性、播散性全身感染,包括肝脓肿、脑膜炎、坏死性筋膜炎、眼内炎、肾脓肿、前列腺脓肿。研究发现 hvKP 的毒力强于普通肺炎克雷伯菌,表现为产生较多的荚膜多糖、携带 magA、rmpA 基因和活性铁摄取系统等毒力因子。hvKP 可产生大量荚膜多糖,使菌落常表现为高黏液表型,肺炎黏液表型调控基因 A(rmpA)调控 hvKP 荚膜多糖,而黏液相关基因 A(magA)也与荚膜合成相关。hvKP 在宿主体内存活能力和抗中性粒细胞吞噬能力较强,导致感染的扩散和转移。前列腺脓肿在前列腺疾病的发生率为 0.5%~2.5%,主要发生在免疫力低下的患者。

SPE 与静脉血栓引起的肺栓塞以抗凝为主的治疗方案有所不同,SPE 早期经验性抗生素应用至关重要,治疗主要包括抗感染治疗以及局灶性脓肿穿刺置管引流。总之,除非严重影响血流动力学的大面积或次大面积感染性肺栓塞，否则不主张溶栓治疗，如果抗凝，亦建议在密切监测下短期进行。本病例未使用抗凝治疗，仅仅经积极抗感染、支持对症治疗后，复查胸部及腹部 CT 提示肺、肝、前列腺病灶较前明显好转，说明 SPE 的治疗是积极治疗原发病，而非抗凝治疗。

早期诊断、恰当的抗生素治疗（抗生素治疗时间 4~8 周）、外科手术干预（该患者因为抗生素治疗有效，所以没有对肝、前列腺脓肿进行引流）和呼吸支持是高毒力肺炎克雷伯菌引起全身严重感染，包括 SPE 治疗的关键所在。近年来，SPE 的预后较前明显改善，这种改善可能归因于早期诊断、更有效的抗生素治疗、外科早期积极干预和更佳的支持治疗。高毒力肺炎克雷伯菌引起严重感染预后凶险，提高对本疾病的认识有助于早期诊治，改善预后。

参考文献

［1］ ALYSSA S SHON，RAJINDER PS BAJWA，THOMAS A RUSSO. Hypervirulent（hypermucoviscous）Klebsiella pneumonia：A new and dangerous breed. Virulence，2013，4（2）：107-118.

［2］ DENG-WEI CHOU，SHU-LING WU，KUO-MOU CHUNG，et al. Septic pulmonary embolism caused by a Klebsiella pneumoniae liver abscess：clinical characteristics，imaging findings，and clinical courses. CLINICS，2015，70（6）：400-407.

［3］ PG JORENS，E VAN MARCK，A SNOECKX，et al. Nonthrombotic pulmonary embolism. Eur Respir J，2009，34：452-474.

［4］ RUI YE，LI ZHAO，CUIHONG WANG，et al. Clinical characteristics of septic pulmonary embolism in adults：A systematic review. Respiratory Medicine，2014，108：1-8.

［5］ JO SUNG JUNG，SANG MI LEE，HAN JO KIM，et al. A case of septic pulmonary embolism associated with renal abscess mimicking pulmonary metastases of renal malignancy，Ann Nucl Med，DOI 10.1007/s12149-014-0811-3

［6］ ZHIHUI CHANG，JIAHE ZHENG，YUJIA MA，et al. Analysis of clinical and CT characteristics of patients with Klebsiella pneumoniae liver abscesses：an insight into risk factors of metastatic infection. International Journal of Infectious Diseases，2015，33：50-54.

［7］ KEUN BAI MOON，GO SAN LIM，JAE SEUNG HWANG，et al. Septic Pulmonary Embolism Secondary to Prostate Abscess，Korean J Urogenit Tract Infect Inflamm，2013，8（2）：129-132.

［8］ SUNG UI SHIN，CHANG MIN PARK，YOUKYUNG LEE，et al.Clinical and radiological features of invasive Klebsiella pneumoniae liver abscess syndrome. Acta Radiol，2013，54：557-563.

阴沟肠杆菌引起的气肿性胆囊炎并严重高钠血症

何婉媚　曾勉

中山大学附属第一医院 MICU

气肿性胆囊炎是外科的危急症疾病,存在高病死率,往往需要外科手术治疗。脓毒症、严重高钠血症、横纹肌溶解及急性左心衰、急性肾损伤则是 ICU 内常见的危重疾病。本文报道由阴沟肠杆菌引起的气肿性胆囊炎、尿路感染并发重度高钠血症、横纹肌溶解综合征、急性肾损伤、急性左心衰一例。病情复杂、危重,且患者基础情况差,外科手术治疗存在极高死亡风险,但经过 ICU 医务人员细致的监测治疗以及辅助科室医技人员准确的诊断及治疗技术,患者最终在非外科手术下获得治疗成功并痊愈。

【临床资料】

患者,男,70 岁。因"小便滴沥、排尿不尽 3 个月,食欲缺乏 10 天"于 2017 年 10 月 23 日入住我院肾二区。

患者在 3 个月前(2017 年 7 月)无明显诱因出现小便滴沥,有排尿不尽感,但无尿痛、腰痛及发热,未注意尿液颜色,每天尿量如常,未予注意。10 天前(2017 年 10 月 13 日)开始食欲缺乏,伴恶心,无呕吐,无腹痛、头痛,且尿量减少,每天尿量不详,无伴胸闷、胸痛,无发热。2 天前(2017 年 10 月 21 日)到外院就诊,抽血结果显示"血红蛋白 180g/L,尿素氮 64.79mmol/L,肌酐 554μmol/L,钠 165mmol/L",尿液检查结果示"蛋白(+++),白细胞 328 个 /μl",胸部 X 线片(10 月 21 日)示:右中肺野病灶,考虑感染。诊断为"右侧肺炎,急性肾功能不全"。外院补液(2 000~3 000ml/d)治疗,记录每天尿量为 1 000~1 500ml,治疗 2 天后(10 月 23 日)复查血 BUN 为 67.45mmol/L,Cr 322μmol/L。为进一步治疗,于 10 月 23 日到我院肾科住院。入院查体:T 36.6℃,P 98 次 /min,R 20 次 /min,BP 100/84mmHg,身高 165cm,体重估测 45kg,体型瘦,神志清,精神尚可,记忆力及计算力减退,构音含糊。留置尿管,引流尿液混浊。心、肺、腹部查体均未查及异常。四肢皮肤干燥,左上肢肌力 0 级,左下肢肌力 2 级,左侧巴宾斯基征阳性,脑膜刺激征阴性。完善检查提示:生化 K^+ 4.27mmol/L,Na^+ 175mmol/L↑,Cl^- 126mmol/L↑,CO_2 结合力 20mmol/L,UREA 63.5mmol/L↑,CREA 300μmol/L↑,Osm 422.6mOsm/L↑,ALT 27U/L,AST 47U/L,ALP 112U/L,GGT 23U/L,TBIL 18.0μmol/L,DBIL 6.4μmol/L。血常规:WBC 12.48×10^9/L↑,NEUT% 0.887↑,RBC 5.96×10^{12}/L↑,Hb 180g/L↑,Ht 0.557↑,PLT 81×10^9/

L↓；PCT 3.88ng/ml↑，CRP 184mg/L↑。心梗组合：肌酸激酶同工酶 7.95ng/ml↑，肌红蛋白 8 002.00ng/ml↑，肌钙蛋白 T 为 0.058ng/ml；血 D- 二聚体 27.63mg/L FEU↑。急诊尿液常规示：比重 1.018，尿粒细胞酯酶（+++），尿亚硝酸盐（+），尿蛋白（+），尿隐血（+++），WBC（+++）。入院后予补液降血钠（5%GS 与 0.9%NS 1∶1）、静脉滴注"拜复乐 0.4g qd"抗感染、营养支持等对症治疗，仍存在尿少，且血压下降，血压降至 77/44mmHg，于补液的同时予多巴胺升压 [20μg/（kg·min）]，血压波动在 90/60mmHg 左右，15 小时入量为 3 090ml，尿量仅为 780ml。因病情危重，于入院后次日（2017 年 10 月 24 日）由肾科转入我科（MICU）。患者起病以来，神志清，无咳嗽、咳痰，无气促，无腹泻，无关节痛。胃纳、睡眠差，近 3 个月体重减轻 1kg。

患者于 40 年前有消化道出血病史，6 年前（2011 年）患"脑梗死"，遗留左侧肢体肌力下降，近期有吞咽困难、言语不清的症状。否认高血压、糖尿病、冠心病、肝炎、结核等病史。

患者转入我科后查体：T 36.8℃，P 104 次/min，R 25 次/min，BP 85/50mmHg [静脉输注多巴胺 20μg/（kg·min）]，SpO_2 98%（鼻氧管吸氧 5L/min）。意识模糊，烦躁，皮肤及黏膜干燥，尿色呈酱油样。深大呼吸，双肺呼吸音粗，未闻及明显干啰音及湿啰音。心前区无隆起，叩诊心界不大，听诊心率 104 次/min，律齐，各瓣膜听诊区未闻及病理性杂音。腹平软，触诊时未见患者有痛苦表情，未触及包块，肠鸣音减弱，约 2 次/min。左上肢肌张力增高，肌力估计 0 级，左下肢肌力 2 级，左侧巴宾斯基征阳性，右侧肢体肌张力正常，右上肢肌力 5 级，右下肢肌力 4 级。急查动脉血气分析 + 生化（2017 年 10 月 24 日）示：pH 7.34，PaO_2 85mmHg，$PaCO_2$ 30mmHg，BE −9.6mmol/L，HCO_3^- 16.2mmol/L，Lac 4.5mmol/L，Na 169mmol/L，Cl 128mmol/L。

入院诊断考虑：①尿路感染，脓毒性休克，横纹肌溶解综合征；②急性肾衰竭（肾前性？肾性？肾后性？），严重电解质紊乱（重度高钠、高氯血症），高渗状态；③右下肺炎待排。

转入我科后予面罩高流量吸氧，迅速完成深静脉穿刺置管开放静脉通道积极补液及床旁 CRRT 协助纠正内环境紊乱，予舒普深 3.0g ivdrip q8h+ 拜复乐 0.4g ivdirp qd 抗感染，大剂量去甲肾上腺素 [1.5μg/（kg·min）] 及多巴胺 [7μg/（kg·min）] 静脉泵注，以维持平均动脉压 65mmHg。患者尿量进行性减少，入住 ICU 20 小时的入量为 5 530ml，出量为 520ml（均为尿量，CRRT 无脱水）。10 月 24 日胸部影像学提示右肺大片实变病灶。患者逐渐出现气促、呼吸频率达 30~35 次/min，改为面罩无创呼吸机辅助通气（CPAP 模式，P=6cmH_2O，FiO_2：40%），呼吸频率由 35 次/min 可下降至 25~28 次/min。经积极补液扩容，患者血压较前稳定，尿量增加至 20~50ml/h，且床旁 CRRT 脱水速度为 100ml/h，2017 年 10 月 25 日复查血钠下降至 152mmol/L，血渗透压下降至 342.5mOsm/L。至 10 月 26 日晨，患者在我院住院期间已入超 8 000ml，此时多巴胺用量为 3μg/（kg·min），去甲肾上腺素已减量至 0.4μg/（kg·min）。但 10 月 26 日中午血压再次下降至 78/35mmHg，心率增快达 140 次/min，体温升高至 38℃，气促加重，呼吸频率达 30~35 次/min，烦躁不安，端坐呼吸，闻及双肺少量细湿啰音，未闻及干啰音。

血气分析提示低氧血症、高乳酸血症：pH 7.43，PaO$_2$ 60mmHg，PaCO$_2$ 28mmHg，BE −4.7mmol/L，HCO$_3^-$ 18.6mmol/L，Lac 7.4mmol/L。检验结果回报示血 PCT 升高至 57.09ng/ml，考虑感染加重并急性左心衰，感染部位考虑肺部、尿路，不排除并发血流感染。立即暂停 CRRT 脱水，上调去甲肾上腺素剂量［最高达 1.6μg/(kg·min)］，停用多巴胺，改为"特立加压素(40μg/h)"静脉泵注升压，调整无创呼吸机模式为 ST-BiPAP(IPAP=12cmH$_2$O，EPAP=6cmH$_2$O，FiO$_2$ 70%)，血压可回升至 94/48mmHg，心率减慢至 120~130 次/min，行被动抬腿及补液试验提示有容量反应性，遂密切监护患者生命体征，再次补液扩容，加用右美托咪定静脉泵注镇静。经以上综合积极处理，患者气促改善，无烦躁，可平卧休息，心率下降至 81 次/min，血压回升至 159/81mmHg，指脉氧回升至 100%。当日检验回报尿培养结果示：阴沟肠杆菌阴沟亚种(7×10^4/L)，药敏结果示头孢哌酮舒巴坦为中介，根据药敏 10 月 26 日停用舒普深，改为泰能 1.0g ivdrip q8h 抗感染。但与此同时，患者出现上消化道出血、凝血功能指标异常及血小板进行下降，血转氨酶及胆红素进行性升高，考虑与重症感染相关，根据病情予适当输注血液制品以改善凝血功能，并加强抑酸护胃、护肝治疗。经有效抗感染及纠正内环境紊乱、继续无创通气改善氧合、营养支持等综合治疗。经治疗，患者意识转清，无躁动，且体温、PCT 进行性下降，高钠、高渗血症逐渐改善达正常，尿液增加至 30~70ml/h，尿色转清。10 月 29 日停用无创呼吸机辅助通气，改为高流量湿化氧呼吸支持治疗；停用特立加压素，继续去甲肾上腺素升压［0.6~0.85μg/(kg·min)］维持血压。复查床旁胸部 X 线片(图 1)提示右下肺实变灶较前明显消散。PCT 逐渐下降至 5.43ng/ml，但血常规示白细胞在下降后又再次回升：(10 月 25 日)23.81×10^9/L →(10 月 28 日)15.39×10^9/L →(10 月 31 日)20.16×10^9/L。查体：双肺呼吸音稍粗，未闻及啰音，腹平软，未触及压痛。11 月 1 日行胸部、腹部 CT(图 2)，结果提示"右肺及左肺下叶炎症，双肺下叶节段性肺不张，双侧胸腔积液；肝门区积气、积液影，考虑气肿性胆囊炎"。请外科急会诊后立即在 B 超引导下行腹腔穿刺置管术，分别于肝周及胆囊置管，引流出大量褐色液体(图 3)。引流液培养结果示阴沟肠杆菌阴沟亚种，对亚胺培南敏感(与尿培养结果一致)。经引流，患者血流动力学明显好转且稳定，11 月 6 日去甲肾上腺素用量已下降至 0.2μg/(kg·min)，血白细胞亦进行性下降

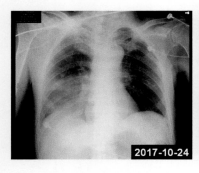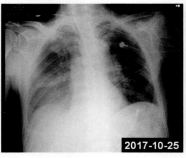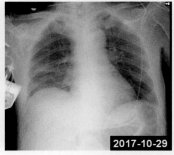

2017-10-24　　　2017-10-25　　　2017-10-29

图 1　床旁胸部 X 线片

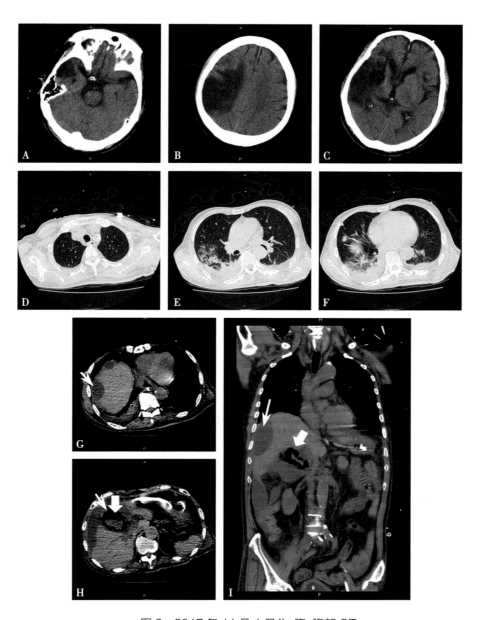

图2 2017年11月1日头、胸、腹部CT

A~C. 头颅CT示右侧脑组织大片软化灶；D~F. 胸部CT示右肺及左肺下叶炎症，双肺下叶节段性肺不张，双侧胸腔积液；G~I. 腹部CT示肝包膜下大量积液（细箭），肝内数个低密度影，考虑囊肿；肝门区积气、积液影（粗箭）提示胆囊壁周围积气

至 $5.58×10^9$/L，PCT下降至0.37ng/ml。11月2日停用CRRT后，尿量每天波动在2 000~3 000ml，体温波动在36~38℃，且热峰进行性下降，高渗透压、高钠血症均已纠正，血肌红蛋白正常，在2017年11月6日转出MICU，转回肾科继续治疗，在肾科继续予足疗程抗感染治疗，于2017年12月11日好转出院，出院时仍未拔出腹腔及胆囊引流管（表1、表2）。

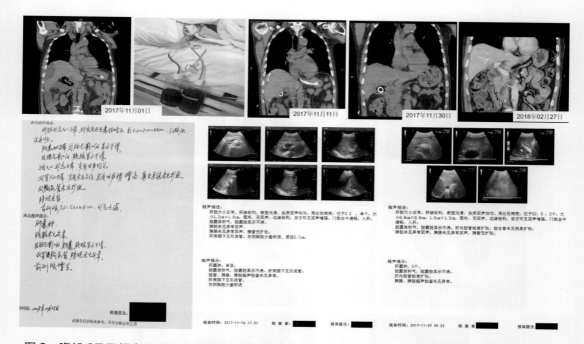

图 3 腹部 CT 及超声，肝周及胆囊置管引流出大量暗褐色液体，引流液培养结果示阴沟肠杆菌阴沟亚种

表 1 血生化指标变化

	血钠(mmol/L)	渗透压 （mOsm/L）	血尿素氮 （mmol/L）	血肌酐 （μmol/L）	肌酸激酶 （U/L）	肌红蛋白 （ng/ml）
10 月 23 日	175	422.6	63.5	300		8 002
10 月 24 日	152	342.5			2 642	
10 月 25 日	148	323.5	23.5	147	5 866	31 417
10 月 26 日	144	308.8	14.5	99	7 856	13 669
10 月 27 日	142	303.4	12.3	86	3 985	5 064
10 月 29 日	137	289.5	10.3	82	1 097	2 115

表 2 体温、感染指标及血管活性药物用量变化

	体温峰值（℃）	PCT （ng/ml）	WBC（×10^9/L）	去甲肾上腺素 ［μg/(kg·min)］	特立加压素 （μg/h）
10 月 23 日	36.6	3.88	12.48		
10 月 24 日	36.9	3.64	15.45	1.5	
10 月 25 日	37.8	39.31	23.81	0.6	
10 月 26 日	37.3	57.09	16.98	1.6	40
10 月 27 日	37.8	46.97	16.4	0.6	40
10 月 28 日	37.9	25.24	15.39	0.6	20
10 月 29 日	37.6	10.23	16.14	0.6	10
10 月 30 日	37.5	5.43	19.3	0.6	

续表

	体温峰值（℃）	PCT（ng/ml）	WBC(×10⁹/L)	去甲肾上腺素[μg/(kg·min)]	特立加压素（μg/h）
10 月 31 日	38.3	3.13	20.16	0.85	
11 月 1 日	38	2.07	18.91	0.58	
11 月 2 日	37.6	1.44	12.21	0.58	
11 月 3 日	37.3	0.37	5.58	0.2	
11 月 4 日	37.2			0.2	
11 月 5 日	37			0.2	

【讨论】

本文报道由阴沟肠杆菌阴沟亚种细菌引起肺、胆囊、尿路多个脏器系统感染并脓毒性休克、重度高钠血症、高渗状态一例。该病例患者尚并发急性心功能不全、急性肾损伤、横纹肌溶解综合征等内科危重病，气肿性胆囊炎则是急性胆囊炎中的一种罕见且危重类型，病死率达 25%。

1. 气肿性胆囊炎　1990 年，Stolze 等首次报道急性气肿性胆囊炎，它是一种临床罕见的由产气病原微生物感染引起的胆囊急性感染，病死率高达 25%。引起该病的病原菌常见于大肠埃希菌、产气荚膜杆菌、克雷伯菌、沙门菌等。好发人群为高龄糖尿病、免疫抑制、外周血管疾病、腹部手术及外伤患者，男性的发病率是女性的 3 倍。该病临床表现与普通急性胆囊炎相似，可表现为发热、右上腹痛、呕吐等消化道症状，但前者起病急，进展迅速。由于胆囊壁肿胀，胆囊动脉受压，胆囊壁缺血、坏疽，可继发胆囊腔及胆囊壁积气，甚至胆囊穿孔并急性腹膜炎。本例患者在起病初期有恶心、呕吐症状，但后期该症状并不显著，查体时也未见有明显腹部体征，不排除与患者有糖尿病及应用右美托咪啶镇痛镇静有关。但该病由于具有典型的影像学表现，因此容易识别：腹部 CT 表现为胆囊内液气平，胆囊壁环形气体影（图 2）。X 线片及超声也具有一定的鉴别诊断价值。腹平片上表现为胆囊区圆形或梨形透亮区，且体位改变时该透亮区位置、形态不变；超声表现为胆囊壁和周围肝组织内气体回声，但由于超声依赖于组织器官位置以及受气体、操作人员因素影响，因此敏感性不如前两者。该例患者早期床旁腹部超声示肠气多，胆囊显影不清（图 3 为 10 月 25 日床旁超声），但11 月 1 日的腹部 CT 结果可明确显示肝门区积气影（图 2H、I 及图 3），CT 表现与大多数文献报道一致。该患者后期复查腹部超声，显示存在胆囊积气的超声征象。

一旦确诊气肿性胆囊炎，无胆囊穿孔依据者可选择腹腔镜手术切除；怀疑或确诊胆囊穿孔，则应首选开腹手术。对于不能耐受手术者，可考虑先行胆囊穿刺引流，当患者情况好转后再行胆囊切除。本病例患者由于全身感染严重，基础病多，因此只施行胆囊穿刺引流。引流液培养显示为阴沟肠杆菌阴沟亚种，与尿培养结果一致。阴沟肠杆菌阴沟亚种是革兰氏阴性杆菌，肠杆菌科肠杆菌属，属于肠道正常菌群，为条件致病菌。呼吸道、泌尿道、皮肤软组织等均为易受感染部位。该菌的致病性主要取决于该菌的侵袭力、毒力和数量,其中细菌毒力的强弱是决定致病能力的主要因素。它发酵糖类时会产酸产气,对一、二代头孢类、青霉素类药物普遍耐药,对 β- 内酰胺类与酶复合物耐药率较低,对碳青霉烯类耐药率低,对阿米卡星的敏感性较高。本病例在胆囊及腹腔引流前已经使用对阴沟肠杆菌阴沟亚种敏感的抗生素抗感染,虽然体温及 PCT 有下降,但白细胞反复升高,且难以撤除血管活性药物;在引流感染病灶后,患者情况才真正趋向好转及稳定,血白细胞明显下降。目前血清 PCT 是细菌感染的早期诊断标志物,对全身细菌感染有较高的诊断敏感度,但对于局部感染敏感度低,甚至可作为局部轻微炎症及全身感染的区分鉴别指标。该病例仅经持续胆囊引流及应用有效抗生素及各项支持治疗后治愈,部分病例文献资料亦显示能通过保守方法治愈。

2. 高钠血症　高钠血症的定义是血清钠浓度高于 145mmol/L,是由于水分摄入减少或丢失增多、摄入钠盐过多引起。高钠血症与高病死率相关,有资料显示,高钠血症可作为病死率的独立的风险因素。对于高钠血症,首先是鉴别低容量性高钠血症、等容量性高钠血症以及高容量性高钠血症。引起低容量性高钠血症常见的原因包括机体液体丢失(如烧伤、出汗)、使用利尿剂、胃肠液丢失、热损伤等;等容性高钠血症常见原因包括中枢性尿崩症等;高容量性高钠血症常见原因则为库欣(Cushing)综合征、透析等。本例患者因恶心、呕吐并食欲缺乏 10 天,进食减少,这可能是导致患者高钠血症的原因,且血压低,首先考虑低容量性高钠血症。高钠血症会降低心肌收缩力、增加外周胰岛素抵抗、引起肝乳酸清除障碍。通常当血钠浓度高于 158mmol/L,才会出现严重的临床症状,如厌食、恶心、呕吐、神经肌肉异常、精神异常,甚至昏迷、脑出血等症状。这是由于在严重高钠血症时,脑细胞严重脱水,细胞间桥接静脉会受到牵拉和破坏,引起血管破裂、蛛网膜下腔出血。

低容量性高钠血症的治疗原则主要是通过肠内或肠外途径补充水分并积极治疗其他潜在诱因。但是过快地纠正高钠血症,会导致细胞水分吸收超过细胞内聚集的电解质以及有机高渗溶质的消散速度,引起细胞水肿或更为严重的神经功能损伤。为降低脑水肿风险,对于急性起病的高钠血症患者,可初始给予 5% 葡萄糖溶液降低血钠,但血钠降低的速度应不超过 1mmol/(L·h),而对于高钠血症已持续较长时间者,则可以给予 0.45% 氯化钠溶液,血钠降低的速度应不超过 0.5mmol/(L·h)或者 24 小时内下降不超过 8~10mmol/L。该患者血钠浓度高达 175mmol/L,血压低,但到我院时经补液扩容后仍少尿,开始出现肺水肿、氧合下降,此时已不适合继续单纯补液扩容,因此,即使在血压仍偏低的情况下,我们依然及时给予 CRRT 治疗,有助于血钠浓度的控制及液体容量控制。

【总结】

抗生素是 ICU 最常用的治疗药物,为更好地选择有效抗生素及降低抗生素滥用情况,对于入住 ICU 的患者,需通过多种途径获取病原体资料,有助于后期根据细菌种类及药敏结果更好地选择抗生素。对抗生素应用效果不佳者,除考虑抗生素无效外,尚需考虑是否存在潜在的局部感染病灶,可通过详细的体格检查或先进的辅助检查协助发现病灶。高钠血症是 ICU 内病死率的独立危险因素,应予纠正高钠血症,并控制血钠浓度下降速率。

参考文献

[1] GARCIA-SANCHO TL,RODRIGUEZ-MONTES JA,dE LIS SF,et al. Acute emphysematous cholecystitis. Report of twenty cases. Hepatogastroenterology,1999,46(28):2144-2148.

[2] STOLTZ AP,DONALD PR,STREBEL PM,et al. Criteria for the notification of childhood tuberculosis in a high-incidence area of the western Cape Province. S Afr Med J,1990,77(8):385-386.

[3] SUNNAPWAR A,RAUT AA,NAGAR AM,et al. Emphysematous cholecystitis:Imaging findings in nine patients. Indian J Radiol Imaging,2011,21(2):142-146.

[4] CHEN MY,LU C,WANG YF,et al. Emphysematous cholecystitis in a young male without predisposing factors:A case report. Medicine(Baltimore),2016,95(44):e5367.

[5] YAGI Y,SASAKI S,TERADA I,et al. Massive pneumoretroperitoneum arising from emphysematous cholecystitis:a case report and the literature review. BMC Gastroenterol,2015,15:114.

[6] 冯婷婷,王佳贺. 阴沟肠杆菌感染与耐药机制的研究进展. 中国人兽共患病学报,2017,10:933-937.

[7] 丁丽丽,刘艳丽. 全身感染与局部感染患者血培养及血清 PCT 水平检测分析. 临床医学研究与实践,2018,13:85-86.

[8] NICOLINI EA,NUNES RS,SANTOS GV,et al. Could dysnatremias play a role as independent factors to predict mortality in surgical critically ill patients. Medicine(Baltimore),2017,96(9):e6182.

[9] WAITE MD,FUHRMAN SA,BADAWI O,et al. Intensive care unit-acquired hypernatremia is an independent predictor of increased mortality and length of stay. J Crit Care,2013,28(4):405-412.

[10] BRAUN MM,BARSTOW CH,PYZOCHA NJ. Diagnosis and management of sodium disorders:hyponatremia and hypernatremia. Am Fam Physician,2015,91(5):299-307.

[11] REYNOLDS RM,PADFIELD PL,SECKL JR. Disorders of sodium balance. BMJ,2006,332(7543):702-705.

CCPA 引发的呼吸衰竭

马晓旭　邢丽华

郑州大学第一附属医院呼吸暨重症医学科

慢性空洞型肺曲霉病是肺曲霉病的一种特殊表现形式,临床上多继发于肺结核等有基础病的患者。大多呈现慢性化的病程,在疾病的进展过程中会因诊疗不当或者细菌感染导

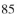

致病情急剧加重。本文就一例慢性空洞型肺曲霉病引起的呼吸衰竭的诊治过程进行报道。

【临床资料】

患者,男,72 岁。以"间断咳嗽、咳痰 2 年,胸闷、呼吸困难 3 天"为主诉入院。2 年前,患者受凉后出现咳嗽、咳痰,痰为白色黏痰,无发热、胸痛、胸闷、呼吸困难、腹痛、腹泻等症状,后出现咯血,每天 10 次左右,每次 15ml 左右,遂至一家市级医院住院治疗。2015 年 8 月 20 日行胸部 CT(图 1)提示:右上肺小斑片状渗出影,左上肺渗出伴肺实变。给予止血、抗细菌、化痰平喘等对症治疗 25 天,咯血无明显好转。2015 年 9 月 13 日复查胸部 CT(图 2):

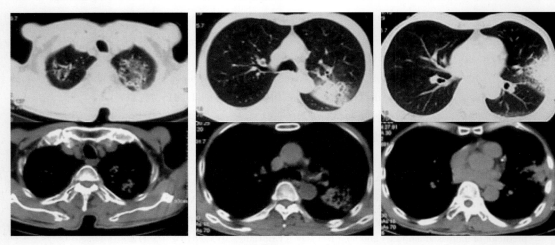

图 1　右上肺小斑片状渗出影,左上肺渗出伴肺实变

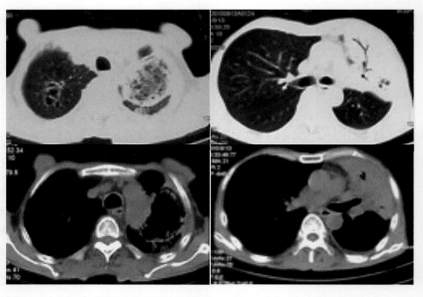

图 2　右上肺空洞形成,左上肺空洞形成,左上肺肺实变范围明显增大

右上肺空洞形成,左上肺空洞形成,左上肺肺实变范围明显增大。2015 年 9 月 15 日转至某省级医院住院治疗,给予抗结核治疗(莫西沙星、利福霉素、异烟肼、乙胺丁醇)、止血等对症治疗半个月余,咯血缓解。2015 年 10 月 7 日复查胸部 CT(图 3):右上肺空洞无明显变化,左上肺厚壁空洞形成,左下肺肺实变伴胸腔积液形成。2015 年 10 月至 2017 年 6 月期间口服克拉霉素、利福平、异烟肼抗结核治疗,患者逐渐出现乏力、咳嗽、咳痰、食欲缺乏,进行性加重。2017 年 6 月出现咯血,复查胸部 CT(图 4):右上肺结节,左上肺空洞形成,给予抗感染、止血对症治疗后咯血缓解,食欲缺乏、乏力、咳嗽、咳痰无好转。3 天前,患者无明显诱因出现胸闷、呼吸困难,伴剧烈咳嗽、咳灰褐色痰液,夜间不能平卧,为进一步诊治入院。自发

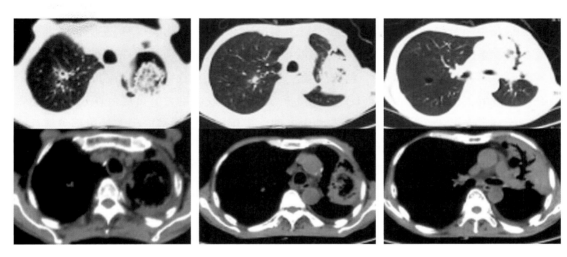

图 3　右上肺空洞无明显变化,左上肺厚壁空洞形成,左下肺肺实变伴胸腔积液形成

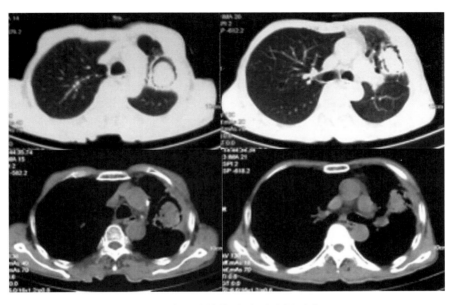

图 4　右上肺结节,左上肺空洞形成

病以来,患者神志清,精神差,食欲缺乏,睡眠差,二便正常,体重下降约 5kg。既往史及个人史:3 年前,因膀胱癌行膀胱全切术,术后恢复良好。无"高血压""糖尿病"等慢性病病史。无吸烟、饮酒史。入院查体:T 36.5℃,P 92 次 /min,R 25 次 /min,BP 132/75mmHg,端坐呼吸,SpO_2 93%(面罩吸氧 6L/min),左上肺听诊呼吸音低,双肺听诊未闻及明显干啰音及湿啰音。心脏各瓣膜听诊区未闻及明显杂音。双下肢无水肿。

入院后完善相关检查:动脉血气分析(面罩吸氧 5L/min)示 pH 7.38,PaO_2 60mmHg,$PaCO_2$ 35mmHg,Lac 2.0mmol/L;血 常 规 示 WBC 7.5×10^9/L,RBC 4.3×10^{12}/L,HB 106g/L,NE% 70.4%;CRP 15.92mg/L;CEA 28.183ng/ml;G 试验 (−);Gm 试验 0.557μg/L;曲霉 IgG 抗体 223.7AU/ml;T-SPOT(−);BNP 125pg/L。2017 年 9 月 6 日行胸部 CT(图 5)提示:两上肺多发斑片状及类结节稍高密度影,左上肺厚壁空洞形成,两肺局限胸膜增厚,左侧包裹性胸腔积液。给予哌拉西林他唑巴坦联合左氧氟沙星抗细菌治疗,同时应用伏立康唑抗曲霉治疗,患者胸闷、呼吸困难无明显好转。考虑患者左上肺可能存在痰栓阻塞的情况,2017 年 9 月 7 日在全身麻醉下行支气管镜检查(图 6),左上叶支气管前段可见大量黄褐色坏死物质,左舌叶支气管上舌支可见新生物形成,于左肺上叶前段应用冷冻活检术取出大量黄褐色坏死物质,并留取灌洗液送病理及相关细菌真菌学检查,于上舌支新生物取活检送病理。术后当日患者自觉呼吸困难明显减轻,咳嗽、咳痰明显减少,夜间可以平卧持续睡眠 4~5 小时。支气管灌洗液涂片提示有隔菌丝,真菌培养提示烟曲霉,灌洗液 Gm 试验 2.0μg/L,左肺上叶前段坏死物病理(图 7A)提示镜下见较多真菌菌丝及孢子,倾向于曲霉菌,左肺上叶上舌段新生物病理(图 7B)提示黏膜慢性炎伴肉芽组织增生及较多中性粒细胞浸润,内可见真菌菌丝及孢子,倾向于曲霉菌。2017 年 9 月 8 日停用哌拉西林他唑巴坦、左氧氟沙星,继续应用伏立康唑抗曲霉治疗并持续监测伏立康唑血药浓度,同时给予化痰对症治疗。后分别于 2017 年

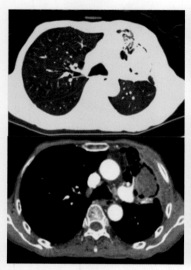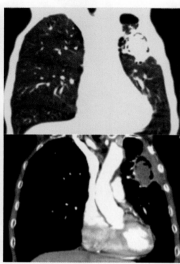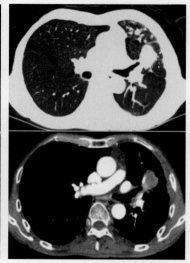

图 5　两上肺多发斑片状及类结节稍高密度影,左上肺厚壁空洞形成,两肺局限胸膜增厚,左侧包裹性胸腔积液

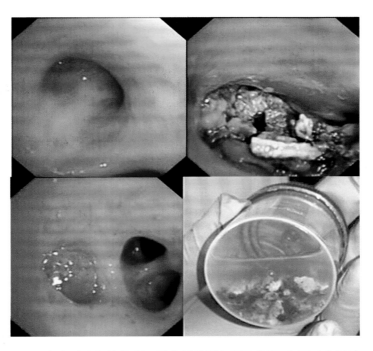

图 6　左上叶支气管前段可见大量黄褐色坏死物质，左舌叶支气管
上舌支可见新生物形成

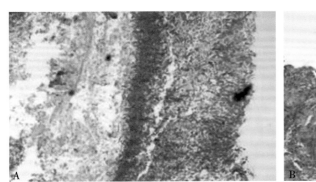
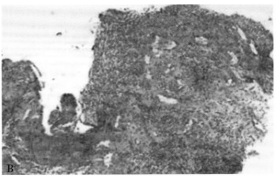

图 7　A 图提示镜下见较多真菌菌丝及孢子，倾向于曲霉菌；B 图提示黏膜慢性炎伴肉芽组织增生及较多
中性粒细胞浸润，内可见真菌菌丝及孢子，倾向于曲霉菌

9 月 18 日及 2017 年 10 月 17 日行支气管镜检查及镜下治疗（图 8），经过抗真菌治疗及镜下治疗后，左肺上叶前段坏死物质明显减少，左舌叶上舌支新生物消失，左舌叶上舌支可见曲霉球形成，并通过冷冻方式清除左肺上舌支曲霉球。经过 3 次气管镜镜下治疗及伏立康唑抗真菌治疗，患者胸闷、呼吸困难症状完全缓解，咳嗽、咳痰、食欲缺乏、乏力明显缓解。2017 年 10 月 21 日病情好转后出院，嘱患者院外继续口服伏立康唑抗真菌治疗。院外患者一般状况良好，2018 年 6 月 1 日门诊复查胸部 CT（图 9）双肺病变稳定，嘱患者继续口服伏立康唑治疗。

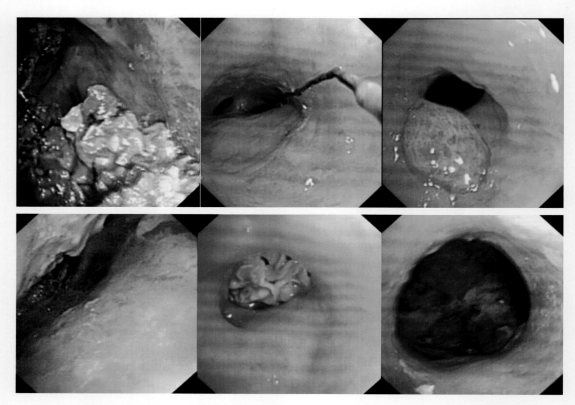

图 8　左肺上叶前段坏死物质明显减少,左舌叶上舌支新生物消失,左舌叶上舌支可见曲霉球形成

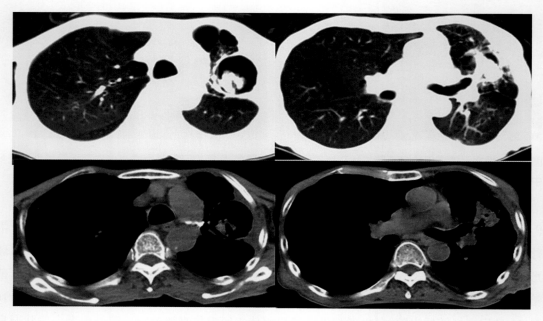

图 9　双肺病变稳定,左上肺曲霉球空洞内坏死物质明显减少

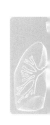

【讨论】

慢性空洞型肺曲霉病（CCPA）是慢性肺曲霉病（CPA）的一种特殊类型。2016 年美国 IDSA 曲霉诊疗指南对于 CCPA 的诊断需要具备：①慢性肺部症状、慢性肺病或进展性影像学异常，如空洞、胸膜增厚、空洞周围浸润及偶有真菌球；②曲霉菌 IgG 抗体升高或其他微生物学证据；③没有或少见免疫功能低下，通常合并一种或多种基础肺病。慢性纤维性肺曲霉病（CFPA）是 CCPA 的终末期的并发症。本例患者基础病曾因膀胱癌行"膀胱全切术"，虽术后未行放疗及化疗，但免疫功能仍可能相对低下。追问病史，起病前无特殊接触史，但患者为农民，起病时住在农村的老房子里，很可能在夏季潮湿的环境里吸入的真菌载量增多致病。该患者的病程达 2 年之久，起病以咳嗽、咳痰为主要临床症状，并无特异性，但随后出现咯血。临床上易合并咯血的肺部疾病有肺结核、曲霉毛霉感染、支气管扩张、肺栓塞等。该患者初就诊时影像学改变为双上肺的渗出影伴左上肺的实变影，从影像学上可以排除支气管扩张及肺栓塞，但是无法区分肺结核与真菌感染，需进一步行纤维支气管镜或 CT 引导下肺穿刺确诊，可惜该患者在长达 2 年的时间里未进一步明确诊断，这可能与基层医师对于肺曲霉病的认识不足有关。CCPA 可以是其他肺部疾病的合并症，包括结核病、非结核分枝杆菌感染（可以与 CCPA 同时发生，但通常发生在 CCPA 之前）、纤维囊性结节病、过敏性支气管肺曲霉病（ABPA）等。但本例患者来我院就诊后 T-SPOT 为阴性，基本可以排除肺结核，在 2 年的病程里一直误诊为肺结核。曲霉菌 IgG 抗体是 CCPA 最灵敏的微生物学试验，可以通过曲霉特异性 IgG 来诊断。如果胸部影像学发现真菌球，诊断几乎可以确认为慢性肺曲霉病（曲霉球或 CCPA）。曲霉球和 CCPA 这两类疾病可以通过症状和影像学表现加以区分。然而，多数 CCPA 患者并没有真菌球，但可见多发空洞或伴有胸膜增厚及空腔周围渗出的内壁不规则（凹凸不平）的空洞。多份痰标本（咳出或诱导）能够增加微生物镜检或真菌培养的阳性率，以此为疾病诊断提供微生物证据，但培养的阳性率较低。曲霉 PCR 的敏感性更高，但特异性较低。CCPA 的确诊还可以通过 CT 引导下经皮空腔内吸引进行曲霉培养或病理确诊，部分病变可以在支气管镜下观察到，可以通过肺排灌洗液培养或者病理确诊。本例患者具有 CCPA 典型的影像学，曲霉 IgG 抗体 223.7AU/ml，肺泡灌洗液培养提示烟曲霉，左上肺气道抽吸物及新生物病理均提示曲霉菌感染，结合病史、影像学及实验室检查确诊为 CCPA。

本例患者入院后动脉血气提示 I 型呼吸衰竭，可能的原因为 2 年内从未抗真菌治疗所致的气道真菌负荷增加导致的气道阻塞。在入院后 3 次气管镜灌洗液的病原学的检查中未发现细菌感染的证据，也未进行抗细菌治疗，也提示该患者的病情加重是由于真菌感染导致的气道阻塞。2 年内大咯血 2 次，也提示该患者病情进行性加重。CCPA 患者在治疗过程中应当持续监测病情变化，标准的监测包括以下方面：影像学评估（每 3~12 个月进行一次，最好通过不使用造影剂的低剂量 CT 或胸部 X 线片）、炎性标志物、曲霉特异性 IgG 以及每年一

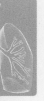

次肺部功能检测。当患者咳嗽及咳痰加重、体重减轻、新发或持续性的咯血、影像学进展或呼吸功能的恶化均预示着病情恶化。此时应当检测抗真菌药物的血药浓度并考虑到唑类耐药的可能及排除其他感染的可能性。CCPA 的常见死因是并发细菌感染,这也可能是进一步肺纤维化的诱因。

CPA 临床症状可有咳嗽、咳痰、咯血、胸痛、低热、消瘦及乏力等症状,患者可以主要表现为肺部症状或全身症状,或两者兼而有之。其中咯血见于所有类型的 CPA 患者,但大咯血多见于 CCPA。体重减轻和疲劳是最常见的一般症状,可能还很明显,通常被误认为结核病。CCPA 的治疗目的主要为:改善症状、减少咯血、减缓肺纤维化的进展、延长生存时间。主要的治疗有药物治疗、手术治疗、支气管镜镜下治疗。伊曲康唑或伏立康唑口服是一线的治疗药物,治疗至少持续 6 个月甚至终生服药,具体的治疗药物及治疗疗程由患者的治疗反应、药物耐受性及经济支付能力决定。如用三唑类药物治疗,在治疗过程中进行血药浓度检测很重要。该患者 CCPA 的诊断明确,选用伏立康唑作为主要的治疗药物,至目前口服伏立康唑 1 年,监测伏立康唑血药浓度均在 1.5~5.0mmol/L 之间,未出任何不良反应。CCPA 合并以下情况也可以考虑手术切除:顽固的咯血、导致生活质量低的肺毁损(CFPA)或唑类耐药。但是患者的状况要足够好,术前要充分评价患者肺功能和手术范围。但 CCPA 行手术的死亡风险和并发症(如胸膜腔感染)高于单发曲霉球。所有接受手术切除的 CCPA 患者均需要积极的随访。CCPA 患者合并咯血通常可以通过口服氨甲环酸来控制。如果咯血严重,推荐使用支气管动脉栓塞术。但是,如果未给予抗真菌治疗或治疗不充分,咯血复发很常见,同时这也可能是抗真菌失败的征象。对于部分 CCPA 的患者支气管镜镜下治疗是可选的。支气管镜镜下治疗主要包括空腔内坏死物质的清除直接减轻气道阻塞及镜下药物治疗。支气管镜下空腔内坏死物质的清除往往能快速缓解患者咳嗽、咳痰、胸闷等症状。支气管镜镜下药物治疗主要是应用稀释后的两性霉素 B 或者伏立康唑进行病变部位灌洗达到治疗目的。本例患者入院后单用伏立康唑治疗效果差,在气管镜下给予空腔内坏死物质清除后咳嗽、咳痰、胸闷、呼吸困难等症状明显改善,食欲缺乏、乏力等全身症状随着伏立康唑抗真菌治疗逐渐改善。同时本例患者在气管镜下观察到了 CCPA 的镜下不同表现:坏死的曲霉球和曲霉肉芽肿,并在伏立康唑的治疗过程中通过气管镜的镜下治疗动态观察了曲霉肉芽肿的变化。通过 3 次气管镜镜下治疗解除气道梗阻及伏立康唑抗真菌治疗患者病情持续稳定,治疗 8 个月后复查胸部 CT 空腔内容物较出院时无明显增加。这也提示支气管镜对部分 CCPA 的治疗中有很大的作用。血白细胞计数、ESR、CRP 等炎性指标在一定程度上可反映 CPA 的严重程度,但无特异性,应当针对每一位患者的复合症状来评价其治疗反应。

肺部曲霉感染在肺部感染性疾病中发病率呈现逐年增高的趋势,CCPA 在临床中并不鲜见,目前临床医师对这一疾病的认识普遍不足,早发现、早治疗是保证临床疗效的关键,误诊或治疗方案选择不当可导致病情的急性加重。在治疗的过程中应该根据患者情况选择合适的治疗方案,具体方案包括恰当的药物治疗、手术治疗及气管镜镜下治疗。

【专家点评】

张庆宪(郑州大学第一附属医院呼吸科)：CCPA 是 CPA 的一种特殊类型，多进展缓慢或者数年不变，但在免疫功能下降或肺部合并其他感染等诱因下会急剧加重，除了抗真菌药物治疗外，气管镜下治疗及增强免疫力等综合治疗也非常重要，该病例气管镜下清除梗阻气道的坏死物质迅速缓解了患者不适症状为本病例的一大亮点。

参考文献

[1] MOEN CA, BURRELL A, DUNNING J. Does tranexamic acid stop haemoptysis? [J]. Interactive Cardiovascular & Thoracic Surgery, 2013, 17(6): 991-994.

[2] 王继旺, 查王健, 黄茂, 等. 经可弯曲气管镜治疗阻塞型气道侵袭性曲霉病并呼吸衰竭二例[J]. 中华结核和呼吸杂志, 2013, 36(9): 702-704.

恙虫病合并 ARDS

宋敏　罗红

中南大学湘雅二医院呼吸与危重症医学科

恙虫病，亦称丛林斑疹伤寒，是由恙螨幼螨叮咬人体后传入病原体(恙虫病立克次体)而导致的自然疫源疾病。恙虫病立克次体感染人体后，产生的立克次体毒素可导致血管炎及血管周围炎，进而导致器官功能损害，甚至发生多器官功能障碍综合征(multiple organ dysfunction syndrome, MODS)。MODS 是恙虫病重症化和死亡的原因。肝损害虽是恙虫病最常见的并发症，严重肺损害主要表现为急性呼吸窘迫综合征(acute respiratory distress syndrome, ARDS)或急性肺损伤(acute lung injury, ALI)。本文报道恙虫病合并 ARDS 一例。

【临床资料】

患者，63 岁，农民。因"反复发热 7 天"于 2018 年 7 月 4 日入我院急诊重症监护病房。

患者自诉2018 年 6 月底因受凉后出现发热，体温最高40℃，无咳嗽、咳痰，无畏寒、寒战，无四肢抽搐，无腹痛、腹泻等，自觉头晕乏力、四肢酸痛，起病初在当地卫生院输液治疗(具体治疗不详)，病情未见好转，转至当地某医院，拟诊：肺部感染、COPD 急性加重，治疗上予退热、抗炎(不详)、抑酸护胃、补液维持水、电解质平衡等对症处理,经治疗后患者病情无明显好转,仍有反复发热,余症状同前,遂于 2018 年 7 月 4 日到我院急诊科就诊收住院,起病以来,患者精神、饮食较差,二便正常,体重无明显改变。既往史无特殊。个人史,吸烟 40 余年,约每日 20 支,个人爱好垂钓。家族史无特殊。

入院时体格检查:T 39.7℃,P 92 次/min,R 20 次/min,BP 111/58mmHg,急性面容,神志清楚,自动体位,查体合作,全身皮肤及黏膜未见黄染,全身浅表淋巴结未触及肿大。胸廓无畸形,双侧呼吸动度对称,语颤无增强,双肺叩诊清音,双肺呼吸音粗,双下肺可闻及明显干啰音及湿啰音,无胸膜摩擦音。心、腹部检查无异常。脊柱、四肢无畸形,四肢肌力、肌张力正常。病理征阴性。

入院时床旁胸部 X 线片(图 1A)示:双肺渗出,考虑感染,双侧少量胸腔积液。血气分析示(入院时):pH 7.52,$PaCO_2$ 22.6mmHg,PaO_2 61.4mmHg(未吸氧),综合考虑为呼吸性碱中毒。血常规:白细胞计数 8.00×10^9/L,血红蛋白 129g/L↓,血小板计数 73×10^9/L↓,中性粒细胞比值 87.90%↑,肝功能:谷丙转氨酶 50.1U/L↑,谷草转氨酶 55.8U/L↑,总蛋白 50.0g/L↓,白蛋白 27.8g/L↓,肾功能:尿素 2.75mmol/L↓,尿酸 114.1μmol/L↓,乳酸脱氢酶 449.6U/L↑,C 反应蛋白 90.80mg/L↑,降钙素原 1.24ng/ml↑,N 末端脑钠肽 1 548.81pg/ml↑,外斐试验(-);病毒全套、G 试验(-),结核斑点试验(-),肺炎支原体、军团菌(-),ANA+ 抗 ENA(-),ANCA(-),GS:革兰氏染色发现革兰氏阳性球菌、革兰氏阴性双球菌。

入院后患者仍有反复发热,7 月 6 日复查床旁胸部 X 线片(图 1B)提示双肺病变较前明显增多,呼吸困难明显加重,予无创呼吸机辅助呼吸,患者不能完全耐受,血氧仍难维持,逐渐下降至 56%。于 7 月 7 日上午 11:00 经口气管插管成功,有创呼吸机辅助通气,模式 SIMV+VC,PEEP 8cmH₂O,VT 450ml,F 18 次/min,氧浓度 75%,血氧饱和度逐渐升至 90%。患者于 7 月 10 日至 7 月 12 日,7 月 16 日至 18 日行俯卧位通气治疗,

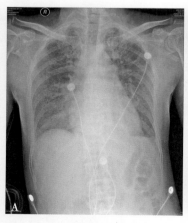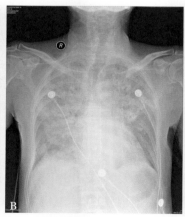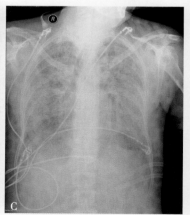

图 1 床旁胸部 X 线片
A:2018 年 7 月 4 日;B:2018 年 7 月 6 日;C:2018 年 7 月 11 日

7月11日复查床旁胸部 X 线片(图 1C)：双肺渗出进展；双侧少量胸腔积液较前增多；胸腔积液常规：李凡他试验阳性(+)，细胞总数 4 880×10⁶/L，白细胞数 170×10⁶/L，单个核细胞 70%；胸腔积液生化：ADA 11.0U/L，总蛋白 23.0g/L，白蛋白 13.6g/L，球蛋白 9.3g/L，LDH 387.4U/L，葡萄糖 8.76mmol/L，氯化物 111.0mmol/L。7月12日胸部 CT+CTA(图 2)：双肺弥漫性间质性病变并感染，双侧胸腔中量积液，结合临床及治疗后复查。肺动脉 CTA 未见明显异常。寄生虫全套：阴性。

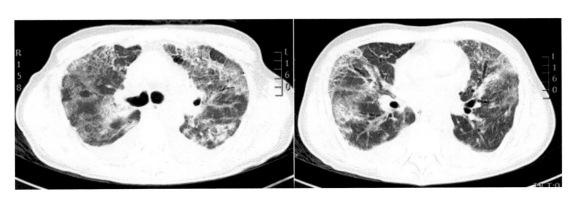

图 2　肺部 HRCT(2018 年 7 月 12 日)

反复追问患者家属病史，该患者喜好野钓，此次发病前不久有外出野钓史，但被虫叮咬史不详。仔细查体见患者左侧小腿查见典型焦痂样皮疹，取此处皮损皮肤病理见浅表溃疡伴大量坏死组织覆盖，真皮内血管周围可见浆细胞、淋巴细胞浸润(图 3)。目前抗感染治疗效果不理想，7月19日外送(外周血标本)感染病原高通量基因检测结果提示可见鲍曼不动杆菌 + 恙虫病东方体 DNA 序列。

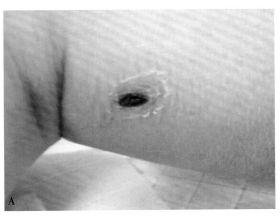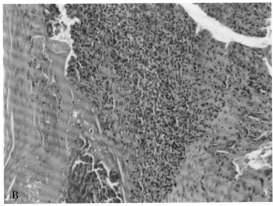

图 3　查体
A：左小腿内侧焦痂；B：皮损皮肤病理图片

患者仍有反复发热,体温无明显改善,加用多西环素(0.1g po Bid)+ 替加环素(50mg ivgtt q12h)+ 利奈唑胺(600mg ivgt q12h)加强抗感染治疗后仍然持续高热。临床考虑恙虫病感染可能后,即加用多西环素 0.1g q12h 治疗,辅以丙种球蛋白治疗,但患者体温无明显改善,氧合指数持续下降,7 月 22 日凌晨 1:48 患者指脉氧及血压均逐步缓慢下降,心电监护示:心率 90 次 /min,血压 83/32mHg,呼吸 31 次 /min,SpO$_2$ 65%(P-CMV 机控呼吸 15 次 /min,PSV 16,PEEP 9cmH$_2$O,氧浓度 100%)。患者血压低,予以 NS 41ml+ 去甲肾上腺素 18mg 小剂量起始,持续微量泵入升压。与家属充分沟通患者目前病情,家属表示愿意放弃治疗,要求出院,出院后患者死亡。最终诊断为恙虫病合并 ARDS 脓毒血症 重症肺炎 I 型呼吸衰竭。

【讨论】

恙虫病亦称丛林斑疹伤寒,是由恙螨幼螨叮咬人体后,传入病原体(恙虫病立克次体)而导致的自然疫源疾病。恙虫病的流行多见于夏秋季节,以 6~10 月发病率最高,且多数病例常出现于下雨后 1~2 周。但不同地区流行季节尚有差别,如温带地区本病多见于夏季,而热带地区则多见于雨季。恙虫病通过恙螨叮咬人体来传播且恙螨幼虫多生活于草地、灌木丛等低矮植物群落中,因此经常在野外活动的人,如农民、牧民、户外旅游者、野外作训部队等容易受到恙螨的侵袭,是该病的高危人群。许多调查研究也证实了这一点,有学者对我国安徽省 2007 年以来多起恙虫病暴发疫情进行了调查,发现 2007 年的病例大多为部队官兵,均有在草丛或丛林中训练作业的流行病学史,而 2008 年的病例均为当地群众,都有田间劳作等野外活动史;对我国大陆恙虫病流行分布的研究发现,农民的发病率显著高于非农民,并且有逐年上升的趋势。本病例为农民,后追问其家属,发现患者日常生活中喜好野钓,此次起病前 1 周左右有外出野外垂钓史。

临床上对恙虫病的诊断标准:①夏秋季节在自然疫源区,有野外、草地活动史;②高热;③特异性焦痂、溃疡、局部淋巴结增大、皮疹、肝大、脾大;④变形杆菌 OXk 凝集试验(外斐试验)阳性,效价≥1:160,或早、晚期双份血清效价增加 4 倍以上;⑤临床高度怀疑本病但未能确诊,通过四环素或氯霉素诊断性治疗,体温于 24~48 小时内恢复正常。但因接收该患者已予有创呼吸机辅助通气,故有无蚊虫叮咬史无法详细得知,且外斐试验、寄生虫检查结果回报均为阴性。后期发现其腘窝下有疑似恙虫病典型焦痂样皮损,最终外周血检查出恙虫病东方体 DNA 序列,诊断时间较晚,患者病情加重急剧,预后差。

恙虫病立克次体感染人体后,产生的立克次体毒素可导致血管炎及血管周围炎,进而导致器官功能损害,甚至发生 MODS,MODS 是恙虫病重症化和死亡的原因。病患多有野外作业史,潜伏期一般为 10~14 天。立克次体经皮肤侵入人体后,先在局部淋巴组织或小血管内皮细胞内生长繁殖,并产生初次立克次体血症。继而立克次体在全身脏器小血管内皮细胞内形成新的感染灶,大量繁殖而导致继发性恙虫病立克次体血症及各种临床症状。病理表现为全身小血管炎、血管周围炎,多脏器充血、水肿、渗出、变性、间质炎症及坏死。另外,立克次体被吞噬细胞分解后的降解物作为一种变应原，可引起机体超敏反应而导致多脏器损害。畏寒、高热、特征性溃疡焦痂、淋巴结肿大、皮肤斑丘疹为主要临床特征，严重者可发生多脏器功能障碍、死亡。最常见的受损器官为肺，主要表现为肺组织炎症渗出、充血、间质炎症及广泛的小血管炎、血管周围炎；由此导致其通透性增加，引起胸腔积液和肺水肿。上述病理变化可引起严重通气/血流比例失调、弥散障碍，造成低氧血症、呼吸衰竭；因早期未发生通气不足，通常表现为Ⅰ型呼吸衰竭。缺氧加剧多脏器功能衰竭，在有效控制病原体同时纠正缺氧、支持治疗，可避免进入多脏器功能衰竭阶段。导致恙虫病患者发生 MODS 的影响因素是多方面的，还可能与恙虫病立克次体基因型的不同、毒株毒力的强弱、感染立克次体数量的多少、个体免疫状态的差异或基础疾病等有很大关系，然而上述因素在临床实践中是很难考量的。肝损害虽是恙虫病最常见的并发症，严重肺损害主要表现为 ARDS 或 ALI，文献显示其在死亡组比例高于存活组，提示 ARDS 或 ALI 的发生很可能与死亡直接相关。本例患者外周血检测出恙虫病 DNA 序列为发病的第 21 天，已经位于疾病发展的晚期，治疗干预时间较晚也是预后差的原因之一。恙虫病感染诱发 ARDS 的病例国外有病例报道，其中大多数来自于印度，甚至印度学者总结某一年该国 ARDS 患者的诱发因素中，恙虫病和登革热占 12% 之多。韩国也有恙虫病诱发 ARDS 的病例报道。我国恙虫病疫区的季节分布以北纬 31° 为分界线，分界线以南地区主要是夏季型，以广东、福建、浙江、云南等地为代表，发病主要集中于 6~8 月，其中北纬 25° 以南的广东地区甚至全年都有流行；分界线以北地区主要为秋冬型，其中江苏、山东、天津等地区发病以 10~11 月为高峰期，吉林、辽宁、黑龙江等地则以 1~2 月为高峰期，而福建省由于小盾纤恙螨在冬季广泛存在，在冬季也存在恙虫病流行。此病例因发热就诊，在短时间内即出现呼吸衰竭，无创呼吸机治疗无明显改善，改为有创呼吸机机械通气治疗，后多次培养鲍曼不动杆菌考虑继发院内感染所致，初期肥达反应、寄生虫等检查均为阴性，确诊恙虫病时已为发病 21 天，患者继发全身炎症反应、多器官功能衰竭，预后较差。

【总结】

1. 对于原因不明的发热患者，仔细询问病史十分重要，在 6~10 月的夏秋季节，注意询问有无野钓、野外露营、蚊虫叮咬等病史。

2. 发热，急性呼吸衰竭，抗生素治疗效果欠佳，需要严密观察临床症状和体征变化，结合影像学和实验室检查，必要时完善感染病原高通量基因检测，及时明确病因，避免延误诊断及治疗。

参考文献

［1］ AUNG AK，SPELMAN DW，MURRAY RJ，et al. Rickettsial infections in southeast asia：implications for local populace and febrile returned travelers ［J］. The American journal of tropical medicine and hygiene，2014，91

(3):451-460.

[2] JENSENIUS M, FOURNIER PE, RAOULT D.Rickettsioses and the international traveler [J]. Clinical infectious diseases, 2004, 39(10):1493-1499.

[3] 吴义城,李青华,张文义,等.恙虫病流行特征及危险因素研究进展.公共卫生与预防医学,2015,26(2):70-74.

[4] 张萌,王显军,赵仲堂.中国恙虫病流行态势及预防控制[J].中华流行病学杂志,2011,32(4):419-423.

[5] 刘航,王福诩.恙虫病并肺部损害 235 例分析[J].中国误诊学杂志,2010,10(22):5427.

[6] 张国丽,苏慧勇,杨磊.恙虫病并发多脏器损害 87 例临床分析[J].临床荟萃,2014,29(6):713-715.

NGS 确诊恙虫病重症肺炎、多器官功能衰竭

李园园　潘频华

中南大学湘雅医院呼吸与危重症医学科

重症肺炎、多器官功能衰竭可由多种病因引起,特别当多系统损害疾病以某一系统症状为主要表现时极易误诊,延误治疗,导致严重并发症,甚至死亡。二代测序(NGS)可快速检测出细菌、真菌、寄生虫及其他特殊病原体,协助病因不明的急危重症患者快速识别病原菌,进行有针对性治疗。现将 2018 年 10 月中南大学湘雅医院呼吸 ICU 收治的 1 例报道如下。

【临床资料】

患者,男,55 岁。因"发热、呼吸困难 10 余天"于 2018 年 10 月 17 日入院。

患者于 2018 年 10 月 6 日因受凉后出现发热,体温最高 39.3℃,服用"布洛芬"后体温可降至正常,伴呼吸困难,活动后明显,伴畏寒、乏力,伴头痛、头晕,无寒战、肌肉疼痛,无咳嗽、咳痰,无咽痛、皮疹等,至当地医院予抗感染(具体用药不详)治疗后仍反复发热。10 月 12 日至"长沙市某三甲医院"住院治疗,诊断为"肺部感染",予"哌拉西林他唑巴坦 + 莫西沙星"治疗 3 天,"亚胺培南西司他丁 + 去甲万古霉素"治疗 2 天后,仍有高热,体温达 40℃,为求进一步治疗转入我科。患者起病以来神志清,胃纳、睡眠欠佳,大便正常,近期体重无明显变化。发病前 1 个月从事园林工作。

转至我科时查体:T 38.8℃,P 110 次 /min,R 46 次 /min,BP 135/80mmHg(1mmHg = 0.133kPa),SpO$_2$ 96%(鼻导管吸氧 6L/min)。神志清楚,精神极差,急性重病容,球结膜充血水肿,全身淋巴结未扪及肿大,双肺呼吸音低,左下肺可闻及湿啰音。右侧腰部可见一 7mm × 8mm 的

黑色焦痂(图 1)。肝脾未扪及肿大，双下肢无水肿。长沙市某医院(10 月 12 日)检查结果：白细胞 5.95×10^9 /L，红细胞 3.88×10^{12} /L，血红蛋白 111g/L，血小板 80×10^9 /L。总胆红素 23.5μmol/L，直接胆红素 8.3μmol/L，谷丙转氨酶 135.4μmol/L，谷草转氨酶 119.7U/L，乳酸脱氢酶 490.0U/L，肌酸激酶同工酶 32.2U/L。肌酐 115.3μmol/L。PCT 为 3.25ng/ml。寄生虫、血液疟原虫、病毒鼻拭子、输血前四项、血培养、T-SPOT、G、GM 试验均为阴性。胸部 CT(10 月 16 日)示双下肺渗出性病变，双侧少量胸腔积液(图 2)。

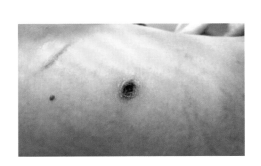

图 1 右侧腰部 7mm×8mm 的黑色焦痂

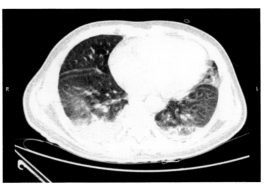

图 2 双下肺渗出性病变，双侧少量胸腔积液

入院诊断考虑：①重症肺炎(混合感染)，急性呼吸窘迫综合征，Ⅰ型呼吸衰竭；②脓毒症，多器官功能衰竭(心脏、肝、肾、肺 DIC)；③高血压病 3 级，极高危组。

转入我科后，行血气分析示：pH 7.42，$PaCO_2$ 30mmHg，PaO_2 119mmHg，FiO_2 61%，予以无创呼吸机辅助呼吸(CPAP 5cmH₂O)。治疗上予以亚胺培南西司他丁 + 多西环素 + 奥司他韦经验性抗感染治疗。10 月 18 日行血清学检测(如外斐反应等)及支气管镜取肺泡灌洗液行培养、抗酸染色、GM 试验、霉菌涂片及 NGS 等检测，当其他检验结果无明显提示意义或结果暂未回报时，10 月 21 日 NGS 结果回报检测到恙虫病东方体，考虑恙虫病临床诊断成立，保留多西环素抗立克次体感染，停用其他抗感染药物，辅以对症支持治疗后，体温恢复正常，呼吸困难逐渐好转。10 月 22 日复查 CT 示双下肺实变较前吸收(图 3)，10 月 25 日患者体温正常，呼吸困难明显好转，辅助检查均基本恢复正常，好转出院。

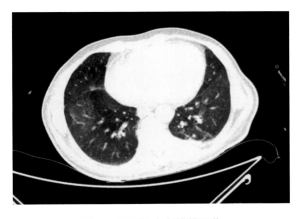

图 3 双下肺病变较前吸收

【讨论】

本文报道二代测序协助诊治重症肺炎、多器官功能衰竭一例。在临床上，发热、呼吸困难、胸部 CT 示胸腔积液、肺部渗出性病变等并无特异性，高热与其他急性发热性疾病，如鼠型斑疹伤寒、细螺旋体病和登革热等相似，难以鉴别。特别是当疾病为少见或特殊病原菌引起时，往往会出现反复更改抗生素后效果不佳，后续治疗无从下手。

分析本例重症肺炎、多器官功能衰竭患者外院误诊原因：①单纯从呼吸系统找病因，根据肺部闻及啰音及胸部 X 线片等单纯按呼吸系统疾病治疗；②病史采集不全面、仔细，对来自流行地区或流行季节去过疫区人群，以及田野作业或在草丛中坐卧的人群不够重视；③对特征性焦痂及溃疡认识不足或体检不仔细，把特征性的体征遗漏 ；④对恙虫病缺乏认识或警惕性不高；⑤局限于用传统方法检测病原菌。

分析本例重症肺炎、多器官功能衰竭患者我院诊治后好转出院原因：①详细询问病史及体格检查；②结合患者多器官功能衰竭，全面考虑疾病诊断；③采用快速、全面、无偏倚检测方法：二代测序；④诊断明确后行针对性治疗。

二代测序技术（next-generation sequencing, NGS）是相对于第一代 DNA 测序技术而言的新型测序手段。与第一代测序相比，NGS 最大的优势在于通量高、成本较低、敏感性高，可以同时测定几百万甚至上亿条 DNA 或者 RNA 序列，加快了全基因组测序的速度，降低单个碱基测序的成本。细菌、病毒和真菌感染的确诊长期以来主要依靠临床微生物实验室的培养结果，但是受培养条件和抗生素使用等影响，培养阳性率较低，尤其是在有基础疾病或免疫抑制状态的人群中。基于 NGS 筛查病原体，可以不依赖于培养结果，直接从样本中获得病原体的核酸序列信息，再通过生物信息学的方法对得到的序列进行比对分析，依靠其无偏倚、随机的特性，不仅可以检测已知病原体的基因组，更可以从头组装未知微生物的基因组，后者对新发病原体感染鉴定发挥重要作用。NGS 的检测时间最快可少于 48 小时。

【经验及总结】

1. 重症肺炎可能为其他疾病导致多系统受累累及肺部所致，需全面寻找病因。

2. 二代测序可协助快速诊断特殊病原体感染，危急重症患者获益较大。

3. 恙虫病可导致多系统和脏器受累，导致多器官功能衰竭。

4. 恙虫病易误诊，如误诊为肺炎（细菌）等，需详细询问病史（如野外接触史等），需仔细地进行体格检查（腋下、腹股沟、会阴等隐蔽部位）。

5. 恙虫病东方体为细胞内专性寄生菌，凡是不能进入细胞内的药物（亚胺培南西司他丁、哌拉西林他唑巴坦等）均无效。

6. 诊断明确后，有针对性地使用多西环素可有效治疗恙虫病。

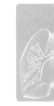

参考文献

［1］ 冀立琴．恙虫病致重症肺炎 28 例误诊分析［J］．重庆医学，2011，40（33）：3410-3411.DOI：10.3969/j.issn.
1671-8348.2011.33.040.

［2］ DELLINGER RP，LEVY MM，CADET JM，et al. Surviving sepsis campaign：international guidelines for
management of severe sepsis and septic shock：2008 ［J］. Crit Care Med，2008，36（1）：296.327. DOI：10.
1097101. CCM. 0000298158. 12101. 41.

［3］ FENOLLAR F，RAOUH D. Molecular diagnosis of bloodstream infections caused by non-cultivable bacteria
［J］. Int J Antimicrob Agents，2007，30 Suppl 1：S7-15. DOI：10. 1016/j. ijantimicag. 2007. 06. 24.

［4］ 郭凌云，李勤静，刘钢，等．二代测序技术在临床微生物领域中的应用进展［J］．中华儿科杂志，2018，5.

恙虫病合并多器官功能衰竭

苏楠　　王佳佳　　朱晔涵　　雷伟

苏州大学附属第一医院呼吸与危重症医学科

恙虫病由恙虫病东方体（Orientia tsutsugamushi）引起，临床上以患者被叮咬部位焦痂或溃疡形成、发热、皮疹、淋巴结肿大、肝脾大为主要特征，临床表现轻重不一，有部分恙虫病患者可出现急性呼吸窘迫综合征、急性肾衰竭甚至多器官功能衰竭而死亡，肺部受累比较常见。本文报道一例经明确诊治的恙虫病合并多脏器衰竭的病例，预后良好，但抢救过程却十分惊险，也反映了临床医师对恙虫病的认识不够深入，平时工作中容易漏诊、误诊，希望通过对该病例的学习，能够加深对恙虫病诊治的认识。

【临床资料】

患者，男性，25 岁，自由职业者，既往体健。因"发热 10 余天，咳嗽、咳痰 3 天"入院。

患者自诉 10 余天前于马来西亚旅游途中受凉后突发高热，体温波动于 38~40℃，伴畏寒、寒战，于当地医院就诊，多次查血常规示：白细胞、中性粒细胞、淋巴细胞、红细胞、血小板均正常，当地医院予阿莫西林、对乙酰氨基酚、开瑞坦等对症处理，无明显好转，遂决定回国。3 天前出现阵发性咳嗽，咳少量白痰，伴胸闷、气促，于我院就诊，体温 39℃，胸部 X 线片（2016-10-28）示：支气管炎改变（图 1）。查体：扁桃体轻度肿大，门诊予以替卡西林克拉维酸钾（3.2g bid，静脉滴注）抗感染、地塞米松 5mg 静脉滴注抗炎平喘、泰诺林（对乙酰氨基酚）退

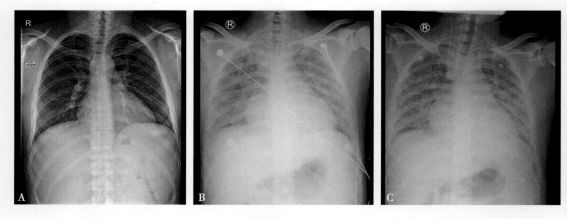

图 1 胸部 X 线片

A:10 月 28 日支气管炎表现;B:10 月 31 日两肺感染,两侧胸腔积液,心影增大(进展);C:11 月 1 日两肺感染,两侧胸腔积液,心影增大

热,牛黄上清胶囊解毒等对症治疗,病情未好转,复查胸部 CT(2016 年 10 月 30 日):双下肺炎症伴双侧少量胸腔积液,纵隔淋巴结未见明显肿大(图 2),为求进一步治疗,门诊拟"发热待查"收住入院(2016 年 10 月 30 日)。病程中患者食欲减退,睡眠稍差,精神尚可,小便正常,入院前一天开始腹泻 20 余次,呈稀水样便,无黑便、血便。

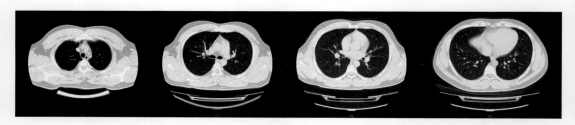

图 2 2016 年 10 月 30 日胸部 CT:双下肺炎症伴双侧少量胸腔积液

入院查体:T 39.8℃,P 90 次 /min,R 23 次 /min,BP 90/55mmHg,神志清楚,精神可,右侧腋窝、双侧腹股沟可及数枚肿大淋巴结(直径在 0.6~2.5cm),活动度可。双眼结膜充血,扁桃体Ⅰ度肿大,口唇无发绀。双肺呼吸音粗,未闻及明显干啰音及湿啰音,心律齐,各瓣膜未闻及病理性杂音。腹软,全腹无压痛及反跳痛,腹水征阴性。双下肢不肿。入院当天(2016 年10 月 30 日)查血常规:红细胞计数 4.13 × 10¹²/L,血红蛋白 124g/L,中性粒细胞计数 7.13 × 10⁹/L,淋巴细胞计数 3.66 × 10⁹/L,血小板计数 93 × 10⁹/L,白细胞计数 11.5 × 10⁹/L,嗜酸性细胞计数 0.01 × 10⁹/L;血沉:19mm/h;降钙素原:9.26ng/ml;血凝七项:D- 二聚体 11.39mg/L;C 反应蛋白:133mg/L;生化全套:白蛋白 22.9g/L,球蛋白 31.2g/L,谷丙转氨酶 78.1U/L,乳酸脱氢酶489U/L,谷草转氨酶 102.7U/L,肌酐 55μmol/L,尿素 4.3mmol。肥达试验及血疟原虫检查均

为阴性。N端前脑钠肽 7 670pg/ml，肌钙蛋白 0.05ng/ml，输血常规阴性，流感抗原及核酸阴性。抗链球菌"O"溶菌素 858U/ml。血气分析示：pH 7.52mmol/L，PaO_2 50mmHg，$PaCO_2$ 28mmHg，钾 3.3mmol/L，钠 125mmol/L，乳酸 2.8mmol/L。

患者入院后初步考虑：发热待查：呼吸道感染？伤寒、副伤寒？败血症？疟疾？结缔组织病？恶性肿瘤？入科后予"替卡西林克拉维酸钾 + 可乐必妥"抗感染，辅以吸氧、止咳化痰、营养支持等对症治疗，但效果不佳，仍反复寒战、高热，体温 39.5℃左右，伴有呼吸窘迫及血压脉氧下降，分别予以扩容、血管活性药物、退热等积极处理，查胸部 X 线片（2016 年 10 月 31 日）示（图 1）：两肺感染，两侧胸腔积液，心影增大（进展），床边心超示：左房左室增大、左室收缩功能正常低值、极少量心包积液、收缩期二尖瓣轻微、三尖瓣轻度反流、三尖瓣最大反流压差 19mmHg。腹部超声：脾大。胸腹部 CT（2016 年 11 月 1 日）示（图 3）：两肺感染，双侧胸腔积液伴两下肺膨胀不全；脾大。考虑到患者病因不明，且进展较快，已经出现了休克、呼吸衰竭、心衰等多脏器功能衰竭表现，不排除病毒性肺炎以及心肌炎可能，升级抗生素为"亚胺培南 + 左氧氟沙星 + 磷酸奥司他韦 + 可耐"联合抗感染治疗，甲强龙抗炎、丙种球蛋白冲击等对症处理，2016 年 11 月 1 日因病情进一步恶化转入呼吸 ICU（RICU）。

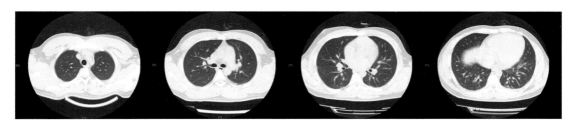

图 3　2016 年 11 月 1 日胸部 CT：两肺感染，双侧胸腔积液伴两下肺膨胀不全；脾大

2016 年 11 月 2 日，18:30 突发脉氧骤降至 77%，血气分析提示：pH 7.32，$PaCO_2$ 55mmHg，PaO_2 45mmHg，立即予无创呼吸机辅助通气，指脉氧维持在 92%~96%。复查胸部 X 线片：两肺感染加重，肺水肿待排，心影增大。11 月 3 日患者心率 120 次 /min 以上，胸闷、气急明显，脉氧下降至 80% 左右，立即行气管插管接呼吸机辅助通气，复查床边胸部 X 线片（图 4）：两肺感染较前（11 月 2 日）稍好转，肺水肿待排，心影增大，胸部 CT（图 5）：两肺感染，较前明显进展。床旁超声：左右心房及右室增大，左室壁稍增厚，收缩功能正常低值，三尖瓣轻中度反流，少量心包积液。

入院以来患者持续寒战、高热，大汗淋漓，药物降温、降温毯、冰帽等措施降温效果均不佳。组织院内及院外专家会诊，考虑：①虫媒病：患者近期至东南亚地区，为虫媒病高发区域，患者左腕、右肘、右腹、左脚等多处表皮红肿，似蚊虫叮咬且患者有野外作业史，右肘、右腹、左脚背有 3 处似焦痂样，其中手臂最为典型（图 6），患者左腋下淋巴结肿大，建议送检血寄生虫标本检查明确。②多脏器功能衰竭：患者长期居住在广西小岛上，周围有树林、海滩等，

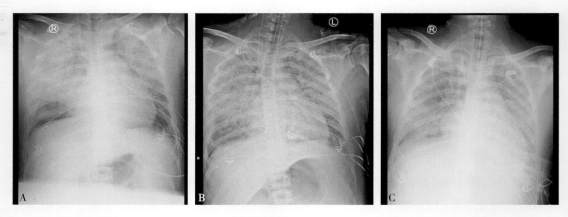

图 4　床边胸部 X 线片

A:11 月 2 日两肺感染加重,肺水肿待排,心影增大;B:11 月 3 日两肺感染较前(11 月 2 日)稍好转,肺水肿待排,心影增大;C:11 月 5 日两肺感染,心影增大

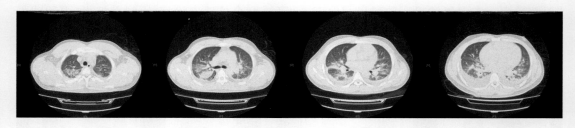

图 5　2016 年 11 月 3 日胸部 CT:两肺感染,较前明显进展

后又去马来西亚旅游,途中突发高热,不排除在广西时引起的高热。治疗建议:①调整激素剂量,建议甲强龙 40mg bid。②可乐必妥可增加剂量,予 0.75g qd。③对症治疗,在维持生命体征平稳状态下利尿,控制液体入量,及时复查血象、电解质、肝肾功能及床边胸部 X 线片、血气,必要时可行 CRRT 治疗。遵会诊意见执行,但患者仍然持续寒战、高热,体温波动在38.5~41℃,全身毒血症状明显,已经出现呼吸衰竭、心衰、肺水肿、肝损伤等全身多脏器衰竭的情况。为减轻患者全身炎症毒素反应导致的全身各脏器进一步损伤和衰竭,控制理想的体温,稳定出入量,经科内讨论与家属沟通后行床边持续血液净化治疗(CRRT),体温稍有控制,但仍不理想。

2016 年 11 月 5 日,再次请外院专家会诊,会诊后考虑:青年男性,既往体健,发病前有小岛、丛林生活和东南亚旅游史,并且有蚊虫叮咬史,查体左腕、右肘、右腹、左脚等处可见焦痂,首先考虑虫媒传播疾病,其中恙虫病可能性最大,该病诊断主要依靠流行病学、临床表现以及相关实验室检查,其中发现焦痂或特异性溃疡最具诊断价值,建议送检外斐反应检查。该病对氯霉素、四环素类敏感,青霉素、头孢类及氨基糖苷类抗生素无效,其中对多西环素(强力霉素)敏感,所以建议予多西环素 0.1g bid 针对性抗感染治疗。建议停用替考拉宁、可乐必妥、达菲、丙种球蛋白和激素,同时停用床边持续血液净化治疗,持续监测胸部 X 线片、

氧合指数、CRP、ESR、PCT、Fer、血常规、生化、痰培养、血培养等相关检查。

2016 年 11 月 6 日患者体温开始逐渐恢复正常，复查胸部 X 线片：较前无明显变化，11 月 8 日胸部 X 线片较 11 月 6 日吸收（图 7），逐步下调呼吸数，复查血气分析：pH 7.39，$PaCO_2$ 47mmHg，PaO_2 93mmHg；降钙素原：0.22ng/ml；血沉：39mm/h；血常规：中性粒细胞计数 15.68×10^9/L，血小板计数 295×10^9/L，血红蛋白 119g/L，白细胞计数

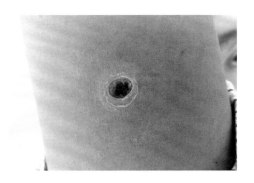

图 6 右手臂皮肤焦痂

21.9×10^9/L；生化全套：谷草转氨酶 153U/L，乳酸脱氢酶 389U/L，钠 134.8mmol/L，谷丙转氨酶 289.7U/L，肌酐 40μmol/L；11 月 9 日胸部 X 线片（图 8）：两肺感染较 11 月 8 日吸收，外斐反应阳性（OXk ≥1：160），恙虫病诊断明确。综合评估后于 11 月 10 日顺利脱机，出院后至门诊多次随访见图 8，病情稳定。

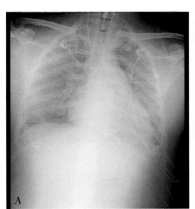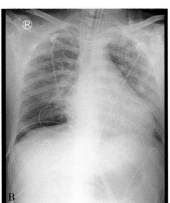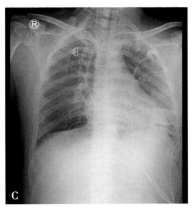

图 7 床边胸部 X 线片

A：11 月 6 日两肺感染，心影增大；B：11 月 8 日两肺感染（较前吸收），心影增大；C：11 月 9 日两肺感染

【讨论】

恙虫病是由恙虫病立克次体所致的急性自然疫源性疾病。在我国东南沿海及西南地区发病率较高。临床表现为发热、焦痂或溃疡、局部淋巴结肿大及皮疹，可导致多脏器功能受累，肺部是常见受累器官之一，但并发呼吸衰竭的较少见。早期易误诊，部分老年患者因得不到及时救治，导致多脏器功能不全，甚至死亡。

恙虫病诊断标准：在流行季节，有草地、树林等野外活动史；临床表现为持续高热、特异性焦痂及溃疡；出现皮疹、肝脾及淋巴结增大；外斐试验 OXk ≥1：160 或早晚期双份血清效价呈 4 倍以上增长；采用阿奇霉素、多西环素等药物诊断性治疗 48 小时有效者，具备 3 条及

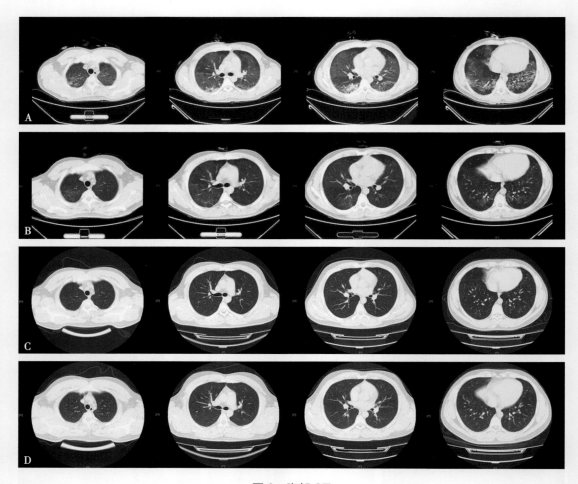

图 8　胸部 CT

A:2016 年 11 月 11 日两肺感染;B:2016 年 11 月 21 日两肺感染,较 2016 年 11 月 11 日明显吸收;C:2017
年 1 月 4 日两肺感染,较 2016 年 11 月 21 日吸收;D:2017 年 10 月 29 日两肺未见明显异常

以上者即可诊断恙虫病。

　　根据以上诊断标准,理论上,恙虫病应是一种较易诊断的疾病,但现实是恙虫病误诊、误
治非常多,有关恙虫病的文献以"误诊、误治"为主题的文章约占 40%。分析误诊原因,可能
与以下因素有关:①临床医务人员,尤其不是恙虫病疫区的医务人员以及疫区的县级及以下
医务人员对恙虫病认知不足;②医务人员对急性发热患者发热特征,发热伴随症状,户外
个人史等问诊不仔细;③医务人员体检不仔细,而只要仔细体检,恙虫病有提示意义的"焦
痂、皮疹"还是易被发现而确诊;④恙虫病确诊的实验室检测方法阳性率低,特异性差,对
临床确诊恙虫病帮助不大。根据诊断标准,该患者最终明确诊断:恙虫病并发多器官功能衰
竭,如不及时对症处理和明确诊断,后果不堪设想。就该患者来说,虽没有漏诊、误诊,但却
延迟了诊断,贻误最佳治疗时机,无形中增加患者死亡风险、住院费用和住院时间,其原因

主要有医务人员对该病认识不足、询问病史及查体不够仔细、本院缺乏相应的实验室检查方法，还有并发症过于凶猛，掩盖了实际病情等。

　　针对恙虫病的治疗包括病原治疗、对症和支持治疗以及并发症的治疗。该病对氯霉素有特效，服药后体温大多在 1~2 天内降至正常，剂量为成人 2g/d，儿童 25~40mg/（kg·d），分 4 次口服，热退后剂量减半，再用 7~10 天，严重患者可做静脉滴注。四环素类中以多西环素（强力霉素）疗效最好，成人剂量 0.2g/d，连服 5~7 天。罗红霉素和氟喹诺酮类药物亦有较好疗效，青霉素、头孢类及氨基糖苷类抗生素往往无效。

　　该患者因发热 10 天入院。起初根据经验先后给予青霉素、亚胺培南、替考拉宁、奥司他韦、可耐等治疗，甚至激素和丙种球蛋白冲击治疗，均未取得任何疗效，甚至床边持续血液滤过治疗也只是短暂地维持体温，给予多西环素后，患者体温即逐渐开始下降，其他各项指标亦逐渐开始好转，说明四环素类抗生素在恙虫病的治疗中确实有特效。另外，该患者治疗上尚有一些困惑的地方，恙虫病诊疗指南上及临床经验表明，氟喹诺酮类药物亦有较好疗效，但该患者入院即给予了足量的左氧氟沙星抗感染治疗，却没有收到任何的疗效，考虑可能和耐药性有关，但笔者通过搜索文献却没有发现关于恙虫病耐氟喹诺酮类的相关文献报道。

【专家点评】

　　朱晔涵（苏州大学附属第一医院呼吸与危重症医学科）：恙虫病又名丛林斑疹伤寒，是由恙虫病立克次体引起的急性自然疫源性传染病。临床表现以发热、焦痂或溃疡、局部淋巴结肿大及皮疹，可导致多脏器功能受累，肺部是常见受累器官之一。该报道是一名经临床和理化明确诊断的恙虫病合并多器官衰竭患者，起病急，快速进展为 ARDS、呼吸衰竭、心功能衰竭、肝损伤、肾损伤，抢救过程惊心动魄，最终患者转危为安，皆大欢喜。但纵观整个治疗过程，也发现一些不足之处，比如一些医务人员对恙虫病认识不足、询问病史及查体不仔细、缺乏相应的特异性的实验室检查方法。通过对该病例的学习，希望广大医务工作者引以为戒，加强对恙虫病的认识，提高恙虫病的诊疗水平。另外，该患者在起始治疗时即给予了足量的左氧氟沙星抗感染治疗，该类药物对恙虫病是有效的，但该患者并没有收到相应的疗效，是否与耐药有关？目前尚不得而知，笔者通过文献检索尚未发现关于恙虫病耐氟喹诺酮类的相关文献报道，有感兴趣的同道，可以进一步开展这方面的研究。

参考文献

［1］　杨晴,李春娜.洪仲思恙虫病临床特点分析[J].中华实验和临床感染病杂志(电子版),2011,5(1):42-46.

［2］　刘孝荣,申笑宇,吴心魁.23 例恙虫病暴发调查与分析[J].解放军预防医学杂志,2002,20(3):222.

［3］　MUNEGOWDA KC,NANDA S,VARMA M,et al.A prospective study on distribution of eschar in patients suspected of scurb tyhus[J].Trop Doct,2014,44(3):160-162.

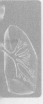
［4］ 徐小元,于岩岩,魏来.传染病学［J］.北京:北京大学医学出版社,2011:99-103.

［5］ 曾诚,张剑锋,黄英华.广西壮族自治区恙虫病 191 例误诊原因分析［J］.临床荟萃杂志,2015,30(5):552-555.

［6］ 吕军,吴涛,吴金辉,等.恙虫病患者夜间急诊误 36 例原因分析［J］.临床误诊误治杂志,2015,28(4):15-17.

［7］ 谭雪梅,刘园园,雷旭,等.恙虫病基础和临床诊治研究进展［J］.2017,11(5):437-440.

［8］ 中华医学会.临床诊疗指南.传染病学分册,2008:63-66.

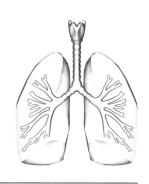

严重免疫抑制患者合并肺部感染：
现实与挑战

肝硬化失代偿期肺癌合并肺曲霉病的复杂性肺炎

吕行　屈朔瑶　宋立强

空军军医大学西京医院呼吸和危重症医学科

　　呼吸重症监护室收治的肺曲霉病主要见于存在免疫功能缺陷及(或)慢性阻塞性肺疾病等结构性肺病的患者。这些因素也导致曲霉菌引起的肺部疾病具有临床多样性:腐生定殖、曲霉球、慢性坏死性曲霉病、变应性支气管肺曲霉病及侵袭性肺曲霉病。但是确诊肺曲霉病的金标准目前仍是唯一的,那就是组织病理学检查,即对肺活检标本直接进行镜检,当观察到菌丝或黑化酵母样形态,并伴有肺血管和实质组织损伤的证据时,就可以明确诊断。临床研究已经表明,血液系统恶性肿瘤是侵袭性肺曲霉病的高危因素,但是肺部实体肿瘤(尤其肺癌)扮演怎样的角色还关注不够,国内外报道的病例也十分有限。也许随着肺癌发病率的逐年增高,此类感染的患者会并不少见。本文就一例肝硬化、肺癌合并侵袭性肺曲霉病的诊治过程进行分享。

【临床资料】

　　现病史:患者,男性,48 岁,公务员。主因"间断发热伴咳嗽、咳痰 2 周"于 2018 年 9 月 25 日入院。患者入院前 2 周无诱因出现发热,体温最高 38.5℃,伴咳嗽、咳白痰,无乏力、盗汗,无寒战、畏寒。当地社区诊所给予"静脉滴注抗感染药物(具体不详)"治疗 8 天。患者症状无改善,仍有间断发热,体温波动在 37.5~38℃。痰色由白变黄,剧烈咳嗽时出现右侧背部明显疼痛、气短。遂入住当地医院,行胸部 CT 检查提示"肺部占位,肺部感染",给予静脉滴注头孢哌酮/舒巴坦钠抗感染治疗 3 天,体温较前下降,但仍有间断发热,且咳嗽、咳痰症状持续存在,故转入我科。自发病以来,患者精神状态尚可,饮食、睡眠差,二便正常,体重减轻约 5kg。

　　既往史/个人史/家族史:诊断慢性乙型病毒性肝炎 20 余年,未予重视及诊治;吸烟 30 年,每日 20 支,无嗜酒史;否认手术、外伤及输血史;否认食物/药物过敏史;其母亲因肺癌去世。

　　入院查体:T 37.2℃,P 84 次/min,R 18 次/min,BP 115/70mmHg,营养较差,贫血貌。全身皮肤及黏膜未见出血点及瘀斑,无蜘蛛痣。浅表淋巴结未触及。右侧胸廓扩张度减低、语颤减弱,叩诊浊音,呼吸音低,未闻及干啰音及湿啰音。心脏未见明显异常。腹胀明显,移动性浊音可疑(+),肝脾未触及。

辅助检查:实验室检查示血红蛋白 100g/L;白蛋白 19.6g/L;TBIL 33.1mmol/L;PCT 0.589ng/ml;IL-6 89.16pg/ml;Cyfra21-1 6.4ng/ml;HBV-DNA 2.1×10^5U/ml。尿便常规,转氨酶,痰涂片,G、GM 试验,T-spot,Gene-Xpert,痰抗酸染色均为阴性。血气分析(未吸氧):pH 7.408,PaO_2 58mmHg,$PaCO_2$ 25.8mmHg,BE −1mmol/L,SO_2 90%。

腹部超声:肝硬化、脾稍大、腹腔积液。

胸部 CT:肺气肿;右肺上叶可见大片渗出、实变,伴散在空洞形成;近胸壁处可见实性占位,伴邻近肋骨破坏(图 1)。

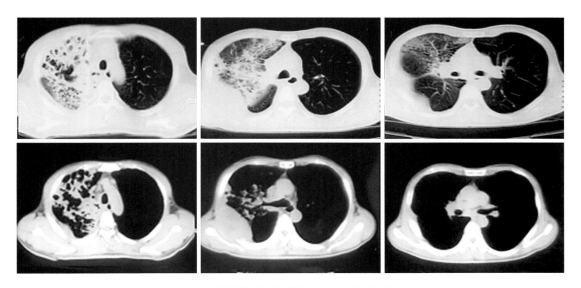

图 1　外院胸部 CT(2018 年 9 月 21 日)

入院诊断:①右肺上叶占位,肺癌? ②右肺上叶肺炎(社区获得性),Ⅰ 型呼吸衰竭;③慢性阻塞性肺疾病;④慢性乙型病毒性肝炎;⑤肝硬化失代偿期,高胆红素血症,腹腔积液,低蛋白血症;⑥轻度贫血。

诊疗过程:

在全身管理的基础上,主要围绕患者的 3 个病灶开展诊疗活动。①肺部占位:行超声引导下经皮肺活检,送病理以明确诊断。②肺部感染:因外院使用头孢哌酮/舒巴坦钠治疗 3 天,患者体温有所下降,故暂维持此经验性抗感染治疗,辅以盐酸氨溴索化痰,雾化沙丁胺醇 + 布地奈德及静脉滴注多索茶碱平喘治疗。并反复送检细菌涂片及培养,真菌涂片及培养,浓缩集菌抗酸染色等以明确感染病原体。③乙肝肝硬化:请消化科会诊,并给予恩替卡韦治疗乙肝病毒,行腹腔积液闭式引流,并嘱患者加强营养。余给予吸氧、口服氨酚羟考酮止痛、退热、预防深静脉血栓等对症支持治疗。患者拒绝行支气管镜检查。

上述方案治疗 5 天后,患者咳嗽、咳痰加重,且痰色变黑,偶有血丝;仍有间断发热,退热治疗后体温可降至正常；腹胀好转，食纳稍改善。期间相关辅助检查结果回报：①右肺占位性病变病理，形态结合免疫组化支持右肺腺癌。ALK（－），CD34（－），CD56（－），CgA（－），Syn（－），CK5/6（－），CK7（＋），Napsin A（－），P40（－），S-100（－），STAT6（浆 ＋），TTF-1（＋），Ki-67增值指数约85%（图2）。②痰查相关病原学提示细菌涂片查见少量 G⁻ 小杆菌，培养未见异常；真菌涂片查见少量真菌孢子及假菌丝；培养见少量烟曲霉；真菌荧光染色未查

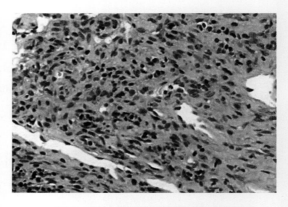

图2 肺部占位组织活检 HE 染色

见真菌。③相关实验室检查：PCT 0.305ng/ml；IL-6 152.9pg/ml；白蛋白 22.7g/L，G 实验和 GM实验为阴性。④复查胸部 CT（2018 年 9 月 30 日）：右肺上叶实变范围增加，空洞增大，右肺占位及肋骨破坏大致同前，少量胸腔积液（图3）。

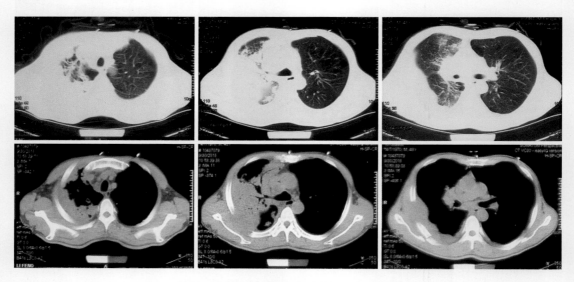

图3 胸部 CT（2018 年 9 月 30 日，本院）

调整后续诊治方案。①肺部占位：行头颅 MRI，全身骨扫描、浅表淋巴结超声等进行全身评估，并送检驱动基因检测；②肺部感染：更换抗生素为伏立康唑，严密监测肝功能的变化，再次劝说患者国庆长假后接受支气管镜检查以明确感染病原体；③乙肝肝硬化及治疗方案不变。7天后，患者咳嗽、咳痰明显减轻；仍有间断发热，但大部分时间体温正常，腹胀好转，食纳改善。但胸背部疼痛加重，给予芬太尼贴剂止痛。

检查结果陆续回报：①肺癌全身评估及驱动基因检测。头颅 MRI：少许脱髓鞘改变。淋巴结超声：双侧颈部Ⅳ区淋巴结肿大。骨扫描：右侧第 4、6 肋骨代谢增强，考虑肿瘤破坏。

驱动基因:EGFR/ALK/ROS/KRAS均阴性。②电子支气管镜检查。声带活动好,气管通畅,隆嵴锐利。双肺各叶段支气管腔内较多脓性分泌物,右肺上叶为著,清理后右肺上叶支气管黏膜水肿,尖段支气管黏膜略粗糙;余各叶段支气管未见明显异常。于右肺上叶行肺泡灌洗,右肺尖段行肺活检。③肺泡灌洗液相关结果。结核:Gene-Xpert,TB-DNA-PCR,抗酸染色均为阴性,GM 2.45μg/L;真菌培养:烟曲霉 50×10^3cfu/ml。灌洗液CEA高达61.850ng/ml。细胞病理:大量中性粒细胞背景中偶见非典型细胞团及真菌菌丝,未见癌细胞。组织病理:查见少许纤维组织伴大片坏死及少许真菌。特殊染色显示:PAS(+),抗酸(−),六胺银(+),符合曲霉菌(图4)。④复查胸部CT(2018年10月7日):感染、占位及肋骨破坏大致同前,胸腔积液量增加(图5)。

　　至此患者肺部新出现病灶的诊断明确:①肺癌(右肺周围型腺癌,Ⅳ期,基因突变阴性)。②侵袭肺曲霉菌病。鉴于真菌感染,且无驱动基因突变,暂不给肺癌化疗。继续静脉滴注伏

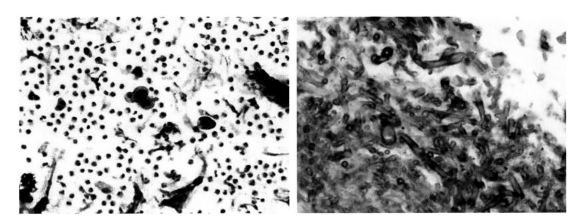

图4　肺泡灌洗液细胞病理及肺组织活检病理

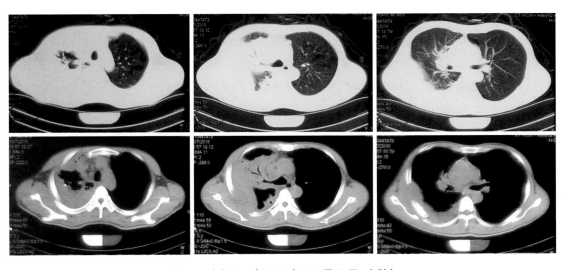

图5　胸部CT(2018年10月7日,本院)

立康唑抗真菌治疗。抗真菌治疗共 2 周后,患者咳嗽、咳痰明显减轻,偶有低热,胸背部疼痛控制良好;腹胀和食纳改善,遂患者及家属要求返回当地治疗。

出院后患者规律口服伏立康唑片 200mg bid,2018 年 10 月 29 日复查胸部 CT:右肺上叶空洞缩小,右肺占位及肋骨破坏大致同前,胸腔积液减少(图 6)。患者一般情况及症状提示抗真菌治疗有效,但影像学总体上吸收不满意,不能排除肺癌的侵袭因素。在患者及家属强烈要求下推荐其尝试口服安罗替尼,并建议定期复查胸部 CT 评估疗效。

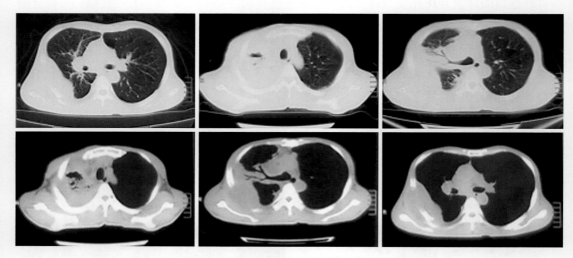

图 6　胸部 CT(2018 年 10 月 29 日,外院)

【讨论】

由于大剂量激素及免疫抑制剂、造血干细胞、实体器官移植及肿瘤放化疗的广泛应用与开展,导致近年来曲霉菌感染的发病率明显升高,其中肺最易受累。本文报道了一例乙肝肝硬化失代偿期肺腺癌患者合并侵袭性肺曲霉病的诊治经过。肺癌是全球发病率最高的恶性肿瘤。文献报道,11.6% 肿瘤患者并发医院内真菌感染,其中肺癌患者中发生肺部真菌感染率为 18.7%,曲霉菌在条件致病性真菌排在第 1 位(占 57%)。值得一提的是,肺癌化疗或放疗而导致免疫功能低下者是合并肺曲霉病的主要宿主。像本例未接受过放、化疗的肺癌合并肺曲霉病的病例则报道较少。结合本例患者特征,本团队针对两个方面问题进行讨论,并首次提出"复杂性肺炎"这一概念。

关于肺癌合并曲霉病的早期诊断问题。在既往报道中,空洞型肺癌合并真菌感染较多见,而非空洞肺癌合并癌旁曲霉病容易被人忽视,相关病例非常少,且漏诊率高。或者临床特点和影像学特征只考虑到感染,而忽视了基础疾病肺癌的存在。本例患者以肺部感染症状起病,影像学明确显示肿瘤病灶。有学者对非空洞肺癌合并癌旁曲霉病的相关文献进行了分析,获得病例 21 例,其中有 13 例初诊为"肺炎""肺结核""肺曲霉病"而漏诊肺癌,平均误诊时间为 12 周,肺癌诊断的延误将直接影响患者预后。可以预见,一旦患者行放、化疗等抗肿瘤治疗,导致免疫功能下降,继而诱发曲霉菌侵袭,很可能导致患者原有感染加重,甚至死亡。本例患者的癌性包块位于上叶后段,靠近肋骨并伴骨质破坏;肺炎型病灶则累及上叶各段,且呈现支气管充气征。两者的主要位置在形态上存在一定的距离,仔细阅读影像学较易提示临床医师从两种疾病的角度来分析病情。值得讨论的临床问题是,该患者肺部感染病灶是单纯的曲霉病灶? 还是合并肺癌组织侵袭? 我们的观点是赞成后者。尽管影像学和支气管镜下检查显示病灶肺组织的管腔是通畅的,尽管肺组织盲检和肺泡灌洗标本均未能找到癌细胞,但肺泡灌洗液很偶然的 CEA 检测显示局部浓度非常高,加之右侧纵隔及隆嵴淋巴结肿大,以及抗感染后病灶吸收不佳。因此,推测感染病灶中:①夹杂着肺癌组织;②仍不能排除远端小气道存在肿瘤阻塞,并导致局部阻塞性曲霉菌肺炎。此外,本例患者肺部感染病灶提示曲霉病的主要特征是空洞呈现凝固性坏死,肺泡灌洗液中 GM 明显升高也显示了此检查项目的高敏感性和特异性。总之,随着全球肺癌发病人数的增加,临床医师对于其中合并感染的患者,当影像学系非典型细菌性病变、抗感染疗效不佳时,应发散思维而及时采取介入手段明确病原体。

关于伏立康唑在肝硬化患者中的应用问题。伏立康唑在成人体内表现为剂量依赖性的非线性动力学特征,主要在肝中经细胞色素 P450 同工酶 CYP2C19、CYP3A4 及 CYP2C9 代谢。基于机体遗传多态性,导致相同剂量在不同个体血药浓度差异较大。特别是肝病患者,存在不同程度的肝功能损伤,代谢酶活性和含量下降,影响该药物代谢。当前在伏立康唑毒性治疗阈值和治疗有效性含量方面仍存在争议。相关研究显示,伏立康唑血药浓度 >2mg/ml 与临床治疗有效性有关,血药浓度 <1mg/ml 时,临床应答率较低,治疗效果较差。在不良反应方面,患者体内血药浓度 <5.0mg/ml 时出现神经毒性概率显著降低,血药浓度 >5mg/ml 时易引发药物的毒性反应,>6mg/ml 易造成 ALT 或 AST 上升。对国内 150 例肝硬化使用伏立康唑患者进行监测,3 天后外周血谷浓度 Cmin 为 1.58 ± 0.39mg/ml,其中口服用药者 Cmin 为 1.29 ± 0.27mg/ml,采用静脉输注方式用药者 Cmin 为 2.70 ± 0.25mg/ml,且未见用药前后肝肾功能明显变化。本例患者未能定期监测 Cmin,患者的 Child-Pugh 9 分(B 级),鉴于转氨酶正常,给予常规剂量未见明显毒副作用。总之,监测伏立康唑血药浓度来指导个体化用药方案是保障有效性和安全性的必要措施。

综上所述,绝大多数的临床侵袭性肺曲霉病患者是有着相关基础疾病的。本例患者能找到的危险因素包括:①晚期肺癌并导致病灶相关的气道阻塞;②肝硬化失代偿期;③慢性阻塞性肺疾病。怎样在问诊或复习院外辅助检查的提示下,就能早期判定患者肺部感染的"不一般性",是值得深入探讨的临床问题。基于目前的经验积累,本团队首次提出将社区获得性肺炎分成"单纯性肺炎"和"复杂性肺炎",此概念是有着理论依据和临床指导意义的。前者(单纯性肺炎)是指宿主不存在与罹患肺部感染相关基础疾病的肺炎;后者(复杂性肺炎)则为患病之前或疾病进展过程中出现以下情况之一:①导致气道廓清能力下降的结构性肺病(如慢性阻塞性肺疾病、支气管扩张、肺癌等);②导致气道廓清能力下降的肺外疾病(如意识障碍、运动神经元病、严重腹高压、骨盆骨折等);③免疫功能低下(如器官移植术后、艾滋病、血液肿瘤等);④肺部感染超越了原发病灶解剖范围(如血流感染、脓胸等)。复杂性肺炎患者的病原体、病情严重程度及治疗方案等存在特殊性和复杂性,遵照常规原则极可能导致初始经验性治疗失败,感染病情被延误。因此,希望此种分类方法能提醒首诊医师及时意识到肺炎的复杂性,从而增加临床关注度,提高诊疗过程的精准性。

参考文献

[1] ZMEILI OS,SOU AO. Pulmonary aspergillosis:a clinical update [J]. QJM,2007,100(6):317-334.

[2] ASCIOGLU S,REX JH,DE PAUW B,et al. Defining opportunistic invasive fungal infections in immunocompromised patients with cancer and hematopoietic stem cell transplants:an international consensus [J]. Clin Infect Dis,2002,34(1):7-14.

[3] MALIK A,SHAHID M,BHARGAVA R. Prevalence of aspergillosis in bronchogenic carcinoma [J]. Indian J Pathol Microbiol,2003,46(3):507-510.

[4] OHMAGARI N,RAAD II,HACHEM R,et al. Invasive aspergillosis in patients with solid tumors [J]. Cancer,2004,101(10):2300-2302.

[5] FORTUN J,MARTIN-DAVILA P,MORENO S,et al. Risk factors for invasive aspergillosis in liver transplant recipients[J]. Liver Transpl,2002,8(11):1065-1070.

[6] CHEN KY,KO SC,HSUEH PR,et al. Pulmonary fungal infection:emphasis on microbiological spectra, patient outcome,and prognostic factors[J]. Chest,2001,120(1):177-184.

[7] TASCI S,GLASMACHER A,LENTINI S,et al. Pseudomembranous and obstructive Aspergillus tracheobronchitis - optimal diagnostic strategy and outcome[J]. Mycoses,2006,49(1):37-42.

[8] NILSSON JR,RESTREPO CS,JAGIRDAR J. Two cases of endobronchial carcinoid masked by superimposed aspergillosis:a review of the literature of primary lung cancers associated with Aspergillus [J]. Ann Diagn Pathol,2013,17(1):131-136.

[9] NISHIKAWA T,KAGAWA T,MATSUMI Y,et al. Lung cancer associated with pulmonary aspergillosis in the nodule of old mycobacterial infection [J]. Kyobu Geka,2011,64(3):231-234.

[10] 陈雪平,白晶,何志义,等. 中央型肺癌并发侵袭性气道曲霉菌病 7 例临床分析[J]. 实用医学杂志, 2014,21:3476-3478.

[11] 吴婷,施毅,张明,等. 非空洞肺癌合并癌旁曲霉病 1 例并 21 例文献分析[J]. 中国感染与化疗杂志, 2015,4:302-308.

[12] 孙钰珊. 采用伏立康唑抗真菌治疗的肝硬化患者血清伏立康唑谷浓度分布特征及影响因素[J]. 中国肝脏病杂志(电子版),2018,3:86-89.

免疫抑制合并复杂肺部感染呼吸衰竭

贺航咏　孙兵
首都医科大学附属北京朝阳医院呼吸与危重症医学科

近年来，随着各种类型免疫抑制治疗方式的开展，免疫抑制患者显著增加。早期经典的免疫抑制患者包括血液系统恶性肿瘤、自体/异体干细胞移植、实体器官移植、实体器官化疗、艾滋病等。近年来，因肾疾患、肺间质病、风湿免疫疾病、自身免疫性肠病等接受激素或免疫抑制剂治疗的患者大量增加，使患者极易合并肺部的机会性感染并迅速进展为呼吸衰竭，在救治过程中，患者易表现为多种病原学同时感染或相继感染的复杂感染，导致诊治困难，治疗延迟，病死率极高。因此，如何对该类患者的复杂肺部感染进行早期诊治，并对其呼吸衰竭给予恰当呼吸支持，是改善其预后的重要手段。在此我们报告一例免疫抑制患者合并复杂肺部感染和呼吸衰竭的诊治过程。

【临床资料】

患者，女性，56 岁。以"咳嗽、咳痰伴发热 13 天，胸痛 9 天"入院。患者 2018 年 7 月 3 日无明显诱因出现咳嗽、咳痰，为黄棕色痰，可咳出，伴发热，体温最高 38.3℃。7 月 5 日就诊于当地医院，完善肺 CT 示：右肺上叶尖段可见空洞，左舌叶及右肺下叶斑片影。考虑肺炎，予哌拉西林舒巴坦静脉输注 6 天。患者自觉咳嗽、咳痰症状较前好转。7 月 9 日患者出现胸痛，伴双下肢凹陷性水肿。7 月 11 日患者复查肺 CT 示：右肺上叶尖段可见空洞，较前增大；右肺下叶斑片影较前加重。予比阿培南 0.3g bid 静脉输注 3 天，同时联合口服伏立康唑 200mg bid 抗感染治疗至入院前。至 7 月 16 日患者仍未见好转，遂收入我院呼吸科。

主要既往史、个人史：10 个月前发现肾功能轻度异常，3 个月前病理确诊为亚急性肾小管 - 间质性损伤，遂服用美卓乐 40mg qd 起始。服用 1 个月后改为 36mg qd 半个月，32mg qd 口服 8 天，28mg qd 至入院时。发现血糖升高 2 周。诺和锐早、中、晚餐前 6U、8U、8U，来得时睡前 8U。高血压 10 余年，血压最高 180/100mmHg，平素服用络活喜 2.5g qd，血压控制在 130/80mmHg 左右。窦性心动过速 2 个月余。平素服用倍他乐克 6.25mg qd。腔隙性脑梗死 8 个月余。子宫肌瘤病史 18 年，子宫次全切术后 18 年。生于并久居于黑龙江，无疫水、疫源接触史。否认嗜酒史、吸烟史。适龄结婚，婚后育有 1 女，体健。否认家族遗传病史。

入院体格检查：T 36.8℃，P 72 次/min，R 21 次/min，BP 144/90mmHg；发育正常，营养良

好,自主体位,步入病房,身高 155cm,体重 60kg;全身皮肤黏膜未见黄疸、皮疹及出血点,浅表淋巴结未及;胸廓对称,呼吸运动双侧对称,右肺呼吸音低,未闻及明显干啰音、湿啰音及胸膜摩擦音。心率 72 次 /min,律齐,各瓣膜听诊区未及病理性杂音;双下肢无水肿。

主要检查:胸部 CT 见图 1。

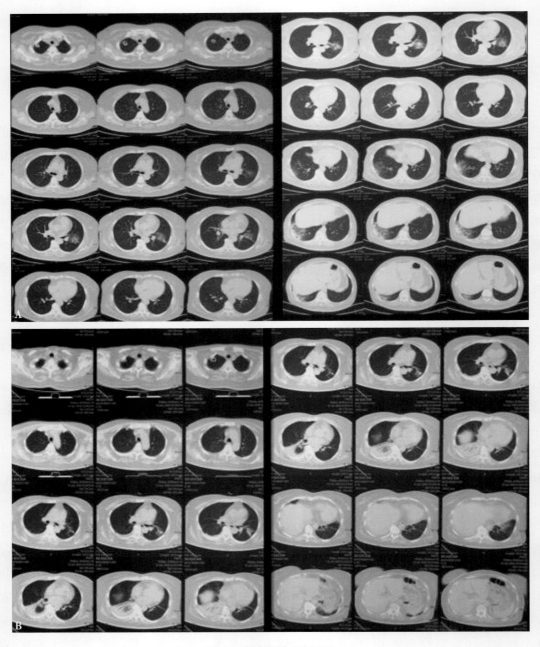

图 1　当地医院胸部 CT

A:7月5日,右肺上叶尖段可见空洞,左舌叶及右肺下叶斑片影;B:7月11日,右肺上叶尖段可见空洞,较前增大;右肺下叶斑片影较前加重

入院初步诊断:肺炎,胸腔积液,间质性肾炎,慢性肾功能不全,肾性贫血,高血压3级极高危组,血糖升高,胆囊结石,慢性胆囊炎,子宫次全切术后,陈旧性脑梗死。

诊治过程:

患者入院后查PCT阴性;血象正常。

住院第2天血CMV-IgM(+)、EB-IgM(+),考虑免疫抑制合并机会性感染(曲霉+CMV),结合影像学不除外细菌感染,给予头孢哌酮舒巴坦联合伏立康唑抗感染治疗,患者无发热,血象正常,但仍有剧烈胸痛和间断呼吸困难。

住院第5天痰检CMV核酸阳性,第9天复查肺CT示双肺渗出影明显吸收,第10天痰检肺孢子菌(PC)核酸阳性,更换抗感染方案为莫西沙星联合伏立康唑、更昔洛韦、复方磺胺甲噁唑。

住院第14天患者出现高热不退,血培养示大肠埃希菌,更换莫西沙星为亚胺培南西司他丁,继续伏立康唑、更昔洛韦、复方磺胺甲噁唑抗感染治疗。

第16天复查肺CT示双肺多发胸膜下结节影,右下肺实变影再次加重,左肺散在磨玻璃影伴纤维网格影,同时患者出现呼吸衰竭,进行性加重,于住院第18天转入呼吸重症监护病房(RICU),行气管插管有创通气治疗,PAC模式,FiO_2 1.0,PC $15cmH_2O$,PEEP $12cmH_2O$,氧合指数82。给予俯卧位通气。抗感染方案调整为亚胺培南、莫西沙星、卡泊芬净、更昔洛韦联合复方磺胺甲噁唑治疗。

住院第22天肺泡灌洗液二代测序回报鼻疽诺卡菌,PC及CMV核酸阳性。停用莫西沙星,予阿米卡星静脉滴注抗感染。

住院第28天呼吸功能好转,撤离有创通气,改为经鼻高流量氧疗。住院第30天及第39天复查肺CT示双肺病灶明显吸收(图2)。

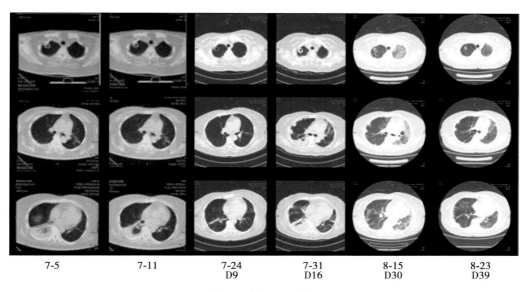

| 7-5 | 7-11 | 7-24 D9 | 7-31 D16 | 8-15 D30 | 8-23 D39 |

图2 胸部CT对比

第 42 天患者好转出院。

【讨论】

免疫系统分为非特异性免疫和特异性免疫。前者包括物理屏障、体液因子和细胞成分的免疫防御功能；后者则包括 T 细胞介导的细胞免疫和 B 细胞介导的抗原抗体反应。免疫抑制按照基础状态可分为非特异性免疫机制损害，包括天然屏障破坏、吞噬细胞减少、补体缺乏及功能缺陷；特异性免疫机制损害包括体液免疫缺陷，如多发性骨髓瘤、慢性淋巴系统白血病、获得性低球蛋白血症，细胞免疫缺陷如淋巴瘤、AIDS、器官移植、长期激素治疗，以及联合免疫缺陷。

特殊的免疫抑制类型和免疫抑制机制与相应的感染病原学存在一定相关性。非特异性免疫损害如粒细胞减少或缺乏，或数量正常但功能异常，激素治疗、DM、尿毒症等导致 NE 抗感染功能下降；或补体缺陷、脾切除、动静脉置管等。这一类患者的感染以细菌性感染为主，抗生素经验性治疗是临床常用策略。特异性免疫损害如淋巴瘤、长期大量使用激素、器官移植、骨髓瘤、淋巴细胞白血病等，极易出现特殊病原体如病毒、PCP、结核、寄生虫等感染。

本例患者有长期激素应用史，起病时的影像学特点为上肺空洞伴多叶段实变影为主，初始抗感染及抗真菌有效，因此考虑为细菌合并曲霉菌感染的可能。但患者在抗感染治疗期间出现症状反复，影像学表现为新发胸膜下多发结节、左肺磨玻璃影，合并高热伴呼吸衰竭，最终病原学提示为奴卡菌、PC 和 CMV 混合感染，且奴卡菌为磺胺耐药菌株，最终在联合阿米卡星的治疗方案下，患者病情缓解。

奴卡菌（Nocardia）是一种革兰氏阳性需氧细菌。这种细菌最初由 Edmond Nocard 于 1888 年发现。奴卡菌可从土壤、腐烂的植被、淡水和海水中分离出来。该属细菌属于放线菌纲—放线菌目—棒状杆菌亚目—奴卡菌科—奴卡菌属。此科下包含多种奴卡菌种。随着免疫功能紊乱以及免疫功能低下患者的增加，诺卡菌病的发病率正在增加。临床上，在 70% 的病例中，奴卡菌病表现为肺部疾病。肺部奴卡菌病的表现为咳嗽、咳痰，或干咳，进而发展至咯血，发热，呼吸困难，发冷，汗多，乏力和体重减轻。胸部 CT：以多发结节影及斑片实变影多见；其次为空洞、团块影；部分合并胸腔积液、肺内阴影区域的胸膜增厚；多数患者有两种以上表现。奴卡菌的菌落通常在培养 48 小时后出现，对于某些种群，可见生长可能需要超过 1 周。如果实验室在 48 小时后丢弃培养皿，可能会错过阳性结果。使用聚合酶链反应（PCR）和 16S rRNA 测序比使用常规方法更快速、准确地鉴定奴卡菌。16S rRNA 基因测序是物种水平上准确鉴定奴卡菌的金标准。建议将 TMP-SMX 作为奴卡菌病一线治疗的用药，但美国一项为期 10 年的关于奴卡菌抗生素敏感性的回顾性研究显示，超过 50% 的菌株对磺胺甲噁唑有抗药性。对于耐药奴卡菌治疗，阿米卡星和利奈唑胺被证明对所有分离株都有效。

【总结】

本案例提示，对于免疫抑制患者，病原学复杂多变，可动态演变，也可同时合并多种机会性病原微生物的感染,进展迅速并导致呼吸衰竭。早期插管行病原学检查有助于确定诊断和指导靶向治疗,有利于改善患者预后。

参考文献

［1］ FATAHI-BAFGHI M. Nocardiosis from 1888 to 2017,Microbial Pathogenesis(2017),doi:10.1016/j.micpath.2017.11.012.

［2］ KANDI V.(August 14,2015)Human Nocardia Infections:A Review of Pulmonary Nocardiosis. Cureus 7(8):e304. DOI 10.7759/cureus.304.

［3］ WELSH O. Current treatment for nocardia infections,Expert Opin Pharmacother 2013 Dec;14(17)DOI:10.1517/14656566.2013.842553.

［4］ LARRUSKAIN J,IDIGORAS P,MARIMON JM,et al. Susceptibility of 186 Nocardia sp. isolates to 20 antimicrobial agents. Antimicrob Agents Chemother,2011,55:2995-2998.

［5］ UHDE KB,PATHAK S,MCCULLUM I Jr,et al. Antimicrobial-resistant nocardia isolates,United States,1995-2004. Clin Infect Dis,2010,51:1445-1448. 10.1086/657399.

［6］ BROWN-ELLIOTT BA,BROWN JM,CONVILLE PS,et al. Clinical and laboratory features of the Nocardia spp. based on current molecular taxonomy. Clin Microbiol Rev,2006,19:259-282.

［7］ WALLACE RJ,Jr.,M TSUKAMURA,BA BROWN,et al. Cefotaxime-resistant Nocardia asteroides strains are isolates of the controversial species Nocardia farcinica. J Clin Microbiol,1990,28:2726-2732.

［8］ D JANNAT-KHAH,RM KROPPENSTEDT,H KLENKETAL. "Nocardia mikamiisp.nov.,isolated from human pulmonary infections in the USA," International Journal of Systematic and Evolutionary Microbiology,2010,60,no.10:2272-2276.

［9］ WELSH O,VERA-CABRERA L,WELSH E,et al. Actinomycetoma and advances in its treatment. Clin Dermatol,2012,30:372-381.

［10］ RA SMEGO JR,MB MOELLER,HA Gallis.Trimethoprim-sulfamethoxazole therapy for Nocardia infections. Archives of InternalMedicine,1983,143,no.4:711-718.

免疫受损合并肺孢子菌及巨细胞病毒感染重症肺炎

于歆 吴小静 李敏 夏金根 詹庆元
中日友好医院呼吸与危重症医学科

自身免疫性疾病患者因长期接受激素或免疫抑制剂治疗而存在不同程度免疫受损,是机会感染的高危人群,其中肺孢子菌和巨细胞病毒是免疫受损患者常见的肺部感染病原体,若两者合并感染,可能导致急性呼吸衰竭,病死率高。而存在自身免疫性疾病相关性间质性肺炎(CTD-ILD)的患者基础肺功能即有不同程度损害,重症肺炎可加速呼吸衰竭进展,导致常规呼吸支持手段难以纠正的低氧血症。在患者清醒状态下行静脉-静脉体外膜肺氧合(VV-ECMO)不仅可以显著改善通气功能与氧合水平,同时可能避免因留置人工气道带来的呼吸机相关性肺炎(VAP)风险;另外,肺孢子菌肺炎患者发生自发性气胸以及气压伤风险高,避免正压通气可能降低机械通气相关性肺损伤(VILI)的发生。本文报道一例干燥综合征接受口服激素治疗的患者因合并感染肺孢子菌及巨细胞病毒而造成急性呼吸衰竭,在清醒VV-ECMO 支持下快速控制原发病,并避免了气压伤的进一步恶化。

【临床资料】

患者,女性,63 岁。因"活动后呼吸困难3 个月,加重伴发热1 周"于2018 年8 月1 日入院。3 个月前(2018 年4 月)患者无明显诱因出现活动后胸闷、气促,休息后可缓解,偶有干咳,否认畏寒、寒战、发热或咳痰,否认乏力、盗汗、咯血或食欲缺乏,否认心悸、头晕或夜间阵发性呼吸困难。就诊于当地医院,查心电图、心脏超声均无明显异常,血、尿常规,肝肾功能,补体均无异常,ESR 68mm/h↑,CRP 13.7mg/L↑(0~4),RF 36.1IU/ml↑(0~30),抗RNP/抗sm(+),ANA 1∶1 000 核颗粒型(<1∶100),p-ANCA(+)(间接免疫荧光法),p-ANCA(−)(免疫印迹法)。胸部CT 示:双肺间质性改变,双肺下叶著;右肺中叶肺大疱,左肺下叶外基底段点状钙化灶;双侧腋间胸膜及肋胸膜增厚;双腋下多个大小不等淋巴结影。当地诊断为"肺间质纤维化",予头孢他啶、左氧氟沙星抗感染及对症治疗10 天后,患者仍间断咳嗽,左侧卧位咳嗽明显,活动后仍有胸闷、气促,建议上级医院就诊。

2018 年5 月5 日患者受凉后出现发热,体温最高38℃,自服布洛芬体温可降至正常,活动后胸闷、气促性质同前,2018 年5 月9 日就诊我院风湿免疫科,完善抗核抗体谱、肌炎抗体谱、唇腺活检、腮腺造影、肌电图等检查后诊断为"干燥综合征"。住院期间查CRP 1.3mg/dl↑,ESR 正常,血常规L% 12.5%↓,T 淋巴细胞467cell/µl↓,PCT、T-SPOT、G 试验、GM 试验、呼吸道九联均正常。胸部CT 如图1 所示。支气管镜检查:镜下大致正常。超声心动图:主肺动脉及左肺动脉增宽,心包腔积液,三尖瓣反流(轻度)。诊断"自身免疫性疾病相关性间质性肺炎",予静脉滴注甲泼尼龙琥珀酸钠40mg qd×14d 后改为口服甲泼尼龙40mg qd、环孢素75mg bid、吡啡尼酮(100mg tid×7d、200mg tid×7d、300mg tid 至入院前)、丙种球蛋白20g×5d,先后予头孢他啶、莫西沙星、依替米星、更昔洛韦等抗感染治疗约15 天后出院,患者体温正常,胸闷、活动后气促较入院时明显减轻。2018 年7 月25 日患者再次出现发热,伴畏寒、寒战,体温最高达39.6℃,干咳伴憋气,无咳痰、咯血,于当地县医院就诊,查胸部CT 示"双肺斑片影较前增多",诊断考虑"①肺部感染;②肺间质纤维化",予静脉滴注甲强龙40mg bid、头孢哌酮舒巴坦治疗7 天,患者病情无明显好转,体温波动在38.5℃左右,喘憋无明显改善,遂就诊我院急诊,查动脉血气(未吸氧):pH 7.52,$PaCO_2$ 31mmHg,PaO_2 52mmHg,HCO_3^- 25.3mmol/L,Lac

3.0mmol/L,SO₂ 90%。血常规示:WBC 8.36×10⁹/L,N% 81.9%↓,L% 12.6%↓。胸部 CT 如图 2 所示。诊断考虑"Ⅰ型呼吸衰竭,弥漫性肺泡出血? PCP 感染?肺间质纤维化",予继续口服甲泼尼龙 40mg,静脉滴注头孢他啶及补液对症治疗,为进一步诊治收入院我科。起病以来,患者睡眠、食欲、精神欠佳,小便正常,大便 3~4 天一次,6 个月来体重下降约 10kg。

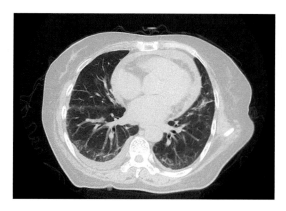

图 1 2018 年 5 月胸部 CT:双侧胸膜下网格影,心包积液,胸腔积液

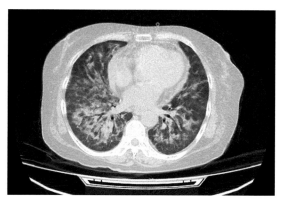

图 2 2018 年 7 月胸部 CT:双侧弥漫磨玻璃、渗出、结节影,胸膜下"豁免"

既往慢性肾炎病史 20 余年,肌酐波动在 100μmol/L 左右,曾口服氢氯噻嗪片,8 年前监测肌酐降至正常。甲状腺功能亢进病史 10 余年,口服他巴唑治疗 1.5 年,复查甲状腺功能正常后停药,1 个月前发现甲状腺功能减退,口服优甲乐 25μg qd 治疗。2 型糖尿病病史 6 年余,未系统诊治,饮食控制,目前予伏格列波糖 0.2mg,三餐前口服,空腹血糖约 7mmol/L,餐后血糖波动在 10~18mmol/L。对阿莫西林及磺胺过敏。

入我科查体:T 38.1℃,P 98 次 /min,R 26 次 /min,BP 118/65mmHg,神志清,自主体位,双下肺呼吸音低,可闻及湿啰音,其他查体无特殊阳性体征。动脉血气分析(FiO₂ 0.5):pH 7.486,PaCO₂ 36.1mmHg,PaO₂ 59mmHg,HCO₃⁻ 27.7mmol/L,Lac 1.7mmol/L,SO₂ 86.2%。血常规:WBC 7.91×10⁹/L,N% 87%↑,T 淋巴细胞 641cell/μl↓,CRP 21.8mg/dl↑,ESR 82mm/h↑,PCT 1.17ng/ml,ALB 26.9g/L↓,凝血功能:PT 15.2 秒,PTA 73%↓,Fib 6.03g/L,D- 二聚体 0.66mg/L↑。NT-proBNP 261pg/ml,HbA1c 8.6%↑,甲状腺功能:TT₃ 0.457ng/ml↓,TT₄ 3.68μg/dl↓,FT₃ 1.26pg/ml↓。入院诊断考虑:"①社区获得性肺炎,Ⅰ型呼吸衰竭,卡氏肺孢子菌肺炎?巨细胞病毒性肺炎?急性呼吸窘迫综合征;②肺间质纤维化;③干燥综合征;④2 型糖尿病;⑤甲状腺功能减退"。原发病治疗:卡泊芬净 50mg qd+ 莫西沙星 0.4 qd+ 头孢哌酮舒巴坦 3.0g q8h,甲强龙 40mg qd,停用环孢素;呼吸支持:经鼻高流量吸氧(HFNC)气流量 50L/min,FiO₂ 0.5;入科至次日晨总入量 644ml,尿量 2 160ml;其他治疗包括静脉泵入胰岛素控制血糖 7~10mmol/L,左旋甲状腺素片 50μg qd,人血白蛋白 10g qd。入科次日完善纤维支气管镜检查并行右肺中叶肺泡灌洗行 BALF 病原学检查。入科 36 小时后,患者喘憋无明显改善,HFNC 上调至 FiO₂ 0.7,

Tmax 38.8℃，P 91 次 /min，R 35 次 /min，BP 127/60mmHg，动脉血气（FiO$_2$ 0.7）：pH 7.51，PaCO$_2$ 33.1mmHg，PaO$_2$ 47.3mmHg，HCO$_3^-$ 26.3mmol/L，Lac 1.6mmol/L，SO$_2$ 77.5%。WBC 10.23×10^9/L、N% 86.3%↑，PCT 1.17ng/ml，D- 二聚体 1.31mg/L，NT-proBNP 397pg/ml，BALF 回报普通细菌、真菌涂片及染色、抗酸及弱抗酸杆菌染色均阴性。经验性加用磺胺（脱敏治疗后逐渐加量至 3 片 q6h）及更昔洛韦 250mg q12h，其他抗生素不变，加用低分子肝素 3 000U qd 皮下注射预防血栓，呼吸支持改为无创机械通气（NPPV）：S/T 模式，IPAP 14cmH$_2$O，EPAP 6cmH$_2$O，FiO$_2$ 0.75。入科 60 小时后，NPPV：S/T 模式，IPAP 14cmH$_2$O，EPAP 6cmH$_2$O，FiO$_2$ 0.9，Tmax 38.7℃，P 88 次 /min，R 30 次 /min，BP 115/66mmHg，动脉血气（FiO$_2$ 0.9）：pH 7.40，PaCO$_2$ 41mmHg，PaO$_2$ 77.7mmHg，HCO$_3^-$ 26.1mmol/L，Lac 1.7mmol/L，SO$_2$ 93%。BALF 病原学回报：肺孢子菌核酸阳性，CMV、EB 病毒核酸阳性。考虑患者肺炎尚在进展，持续低氧血症、呼吸窘迫进行性加重，无创机械通气支持下 PaO$_2$/FiO$_2$ 持续小于 80mmHg 大于 24 小时，且存在免疫受损及肺孢子菌感染，若开放气道行有创机械通气发生 VAP 及 VILI 的风险极高，而患者其他器官功能尚可，控制原发病后有痊愈希望，经讨论后决定行清醒状态下 VV-ECMO，患者本人及家属同意且密切配合治疗。在小剂量芬太尼及丙泊酚静脉泵入下行右侧股静脉、右侧颈内静脉穿刺置管，肝素负荷 3 000U，持续泵入 200U/h 维持 APTT 60~70 秒，转速 3 500r/min，血流量约 3.9L/min，气流量 3L/min，氧浓度 1.0，NPPV：S/T 模式，IPAP 14cmH$_2$O，EPAP 8cmH$_2$O，FiO$_2$ 0.65。入科第 4 天，ECMO 参数同上，NPPV 与 HFNC 交替使用，氧浓度逐渐下调至 0.45~0.5，Tmax 37℃，P 104 次 /min，R 26 次 /min，BP 143/67mmHg，动脉血气（FiO$_2$ 0.45）：pH 7.47，PaCO$_2$ 39.4mmHg，PaO$_2$ 63.9mmHg，HCO$_3^-$ 28.5mmol/L，Lac 1.3mmol/L，SO$_2$ 86.7%。抗感染方案调整为磺胺 + 更昔洛韦 + 莫西沙星 + 卡泊芬净，原发疾病治疗：免疫球蛋白 15g qd，甲泼尼龙 40mg qd，其他支持治疗不变。入科第 7 天，患者神志清，无喘憋不适或呼吸窘迫，无咳嗽、咳痰，ECMO 支持水平较前无显著调整，NPPV（4~6h/d）与 HFNC（16~20h/d）交替使用，氧浓度下调至 0.35，动脉血气（FiO$_2$ 0.35）：pH 7.47，PaCO$_2$ 39.1mmHg，PaO$_2$ 83.3mmHg，HCO$_3^-$ 28.1mmol/L，Lac 1.0mmol/L，SO$_2$ 95.6%。血常规：WBC 6.58×10^9/L、N% 80.5%↑，PCT 0.33ng/ml。考虑感染较前控制，原发 CTD-ILD 进展或合并继发性机化性肺炎可能，甲强龙加量至 240mg qd×3d，环孢素 75mg bid，丙种球蛋白 15g×5d，抗感染方案为磺胺 + 更昔洛韦 + 万古霉素 + 卡泊芬净。入科第 11 天复查胸部 X 线片示胸部渗出较前明显好转，激素减量至 80mg qd，逐渐开始下调 ECMO 参数：转速 3 000r/min，血流量 3.2L/min，气流量减至 1L/min，HFNC 气流量 60L/min，FiO$_2$ 0.35，患者无明显喘憋不适，偶有阵发性干咳，双下肺呼吸音稍低，可闻及 Velcro 啰音，拟逐步撤离 ECMO。入科第 13 天，动脉血气（FiO$_2$ 0.35）：pH 7.44，PaCO$_2$ 40.0mmHg，PaO$_2$ 95.1mmHg，HCO$_3^-$ 26.4mmol/L，Lac 2.0mmol/L，SO$_2$ 96.9%，复查胸部 CT 示左侧肩颈部皮下气肿，纵隔气肿，调整 ECMO 气流量至 4L/min，转速不变，HFNC 气流量下调至 40L/min，FiO$_2$ 上调至 0.45。第 20 天复查胸部 CT 气肿显著吸收（图 3），ECMO 在转速 3 000r/min，血流量 3.5L/min，气流量 2L/min 水平撤离，HFNC 气流量 40L/min，FiO$_2$ 0.33，患者

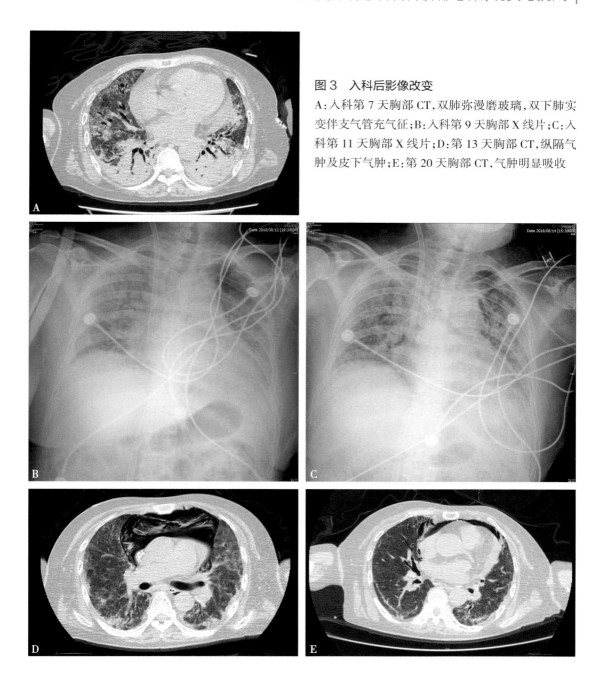

图3 入科后影像改变

A：入科第 7 天胸部 CT，双肺弥漫磨玻璃，双下肺实变伴支气管充气征；B：入科第 9 天胸部 X 线片；C：入科第 11 天胸部 X 线片；D：第 13 天胸部 CT，纵隔气肿及皮下气肿；E：第 20 天胸部 CT，气肿明显吸收

无不适主诉，偶有干咳，无痰，复查血常规、CRP、ESR、免疫球蛋白均在正常范围内，血常规、PCT 均正常，复查痰病原学阴性，激素调整为口服甲强龙 40mg qd，环孢素 100mg bid，磺胺 2 片 tid，更昔洛韦 250mg qd，那屈肝素 3 000U qd 预防血栓，转入风湿科病房康复治疗。

【讨论】

自身免疫疾病患者因长期接受激素或免疫抑制剂治疗而存在一定程度的免疫功能受

损,因此这部分人群是机会感染的高危人群,此报道为一例确诊干燥综合征且存在 CTD-ILD 的患者,在接受足量激素治疗过程中,新近出现肺孢子菌及巨细胞病毒共感染而出现急性呼吸衰竭的典型病例。患者低氧血症快速进展,呼吸窘迫进行性加重,呼吸支持方式是按照传统方式逐步升级,还是另辟蹊径?

NPPV 曾是免疫受损急性呼吸衰竭患者的首选呼吸支持方式,但越来越多的研究证明,NPPV 并不能改善这类患者的预后。接受 NPPV 的免疫受损患者将近 1/2 中途插管转为有创机械通气,而这部分患者与首选有创机械通气患者的病死率均很高,两者无统计学差异。肺孢子菌肺炎(PCP)常表现为片状渗出或肺实变,肺实质破坏可伴有囊肿形成,因此出现自发性气胸或肺大疱等并发症的比率较其他病原体感染更高,即使在肺炎好转后,这种风险仍可能持续存在。基于以上病理改变,加之呼吸窘迫引起跨肺压升高,PCP 患者在接受正压通气过程中发生气压伤的风险显著增加,而合并存在肺间质积气、气胸或纵隔气肿多提示预后不良。因此,我们希望所选择的呼吸支持方式既可以改善患者的严重缺氧与呼吸窘迫,又尽可能避免气压伤的发生。清醒状态下 VV-ECMO 支持兼有以上优势,并且能避免因留置人工气道而增加 VAP 的风险,患者还能尽快开始康复锻炼。在这例报道中,即使我们尽可能避免患者过强的自主呼吸以及正压通气,但在肺炎得到有效控制、呼吸支持水平逐步下调的情况下患者仍发生了纵隔气肿及皮下气肿,庆幸的是由于有 ECMO 对通气与氧合的保障,患者并未有明显的憋喘、胸闷等自觉症状,纵隔内气肿也未产生显著的不良血流动力学影响,通过及时上调 ECMO 参数来进一步降低患者自主呼吸驱动,纵隔气肿及皮下气肿很快吸收,患者顺利康复。通过检索文献,我们发现在国外其他中心也有报道相似的临床情况与呼吸支持策略,并最终取得满意的预后。尽管目前已有研究提示严重 ARDS 的免疫受损患者即使接受 ECMO 支持,其生存率仍不容乐观,但我们仍希望尝试在免疫受损患者中通过清醒 ECMO 的实施来避免原发病或治疗过程中可能发生的并发症,从而改善患者预后。

参考文献

[1] LEMIALE V, MOKART D, RESCHE-RIGON M, et al. Effect of noninvasive ventilation vs oxygen therapy on mortality among immunocompromised patients with acute respiratory failure: A randomized clinical trial [J]. JAMA, 2015, 314(16): 1711-1719.

[2] CORTEGIANI A, MADOTTO F, GREGORETTI C, et al. Immunocompromised patients with acute respiratory distress syndrome: secondary analysis of the LUNG SAFE database [J]. Crit Care, 2018, 22(1): 157.

[3] MU XD, GAO L, WANG RG, et al. Retrospective analysis of relationship between radiological features and prognoses of pneumocystis pneumonia in non-AIDS immunocompromised patients [J]. Zhonghua Yi Xue Za Zhi, 2012, 92(38): 2703-2706.

[4] MU XD, JIA P, GAO L, et al. Relationship between radiological stages and prognoses of pneumocystis pneumonia in non-AIDS immunocompromised patients [J]. Chin Med J (Engl), 2016, 129(17): 2020-2025.

[5] ALI HS,HASSAN IF,GEORGE S. Extra corporeal membrane oxygenation to facilitate lung protective ventilation and prevent ventilator-induced lung injury in severe Pneumocystis pneumonia with pneumomediastinum:a case report and short literature review[J]. BMC Pulm Med,2016,16(1):52.

[6] SCHMIDT M,SCHELLONGOWSKI P,PATRONITI N,et al. Six-month outcome of immunocompromised severe ARDS patients rescued by ECMO. An International Multicenter Retrospective Study[J]. Am J Respir Crit Care Med,2018.

肺移植术后赛多孢子菌感染

桑岭　刘晓青　黎毅敏
广州医科大学附属第一医院呼吸与危重症医学科

肺移植术(lung transplant,LTx)目前被认为是治疗终末期肺病的一种有效方法,但LTx后需要长期应用免疫抑制剂治疗,这就大大增加了患者机会性感染的可能性,其中侵袭性真菌感染目前已被认为可以明显增加这一类患者的致残率和病死率。虽然在这类患者中曲霉菌的感染最为常见,但其他特殊类型的真菌如赛多孢菌属的报道近年来也有所增加,赛多孢菌属中可对人类致病的主要是尖端赛多孢子菌和多育赛多孢子菌,由于其菌落形态多变,而且组织病理学形态上与曲霉菌比较相似,常给初次分离鉴定带来困难,同时赛多孢子菌属对目前常用的抗真菌药物普遍耐药,这就为临床的诊断以及治疗提出了严峻的考验。本文就一例我科收治的肺移植术后发生多育赛多孢子菌感染的患者进行报道。

【临床资料】

患者,男,65岁。主因"右肺移植术后7个月余,发热、咳嗽、气促2天"于2018年1月26日入我院肺移植科;患者于2017年6月19日因"特发性肺纤维化"于我院行"右肺移植术"。术前多次痰液以及肺泡灌洗液(bronchoalveolar lavage fluid,BALF)培养均为阴性,未发现微生物定植证据;患者术前CMV-IgG(+),CMV-DNA(−),供体肺CMV-DNA(−)。手术过程顺利,围术期无明显并发症。术后按我中心经验早期给予美罗培南＋万古霉素＋更昔洛韦＋卡泊芬净预防性抗感染治疗,其中美罗培南和万古霉素在术后2周由于患者无明显感染症状停用,同时将卡泊芬净改为伏立康唑口服治疗共3个月,期间伏立康唑血药浓度维持在1.2~3.2μg/ml。术后4周将更昔洛韦改为缬更昔洛韦口服,计划疗程9个月。另外,术后抗排斥方案为：泼尼松＋普乐可复＋吗替麦考酚酯，剂量根据患者移植后时间、肾功能、骨髓状态以及药物浓度等动态调整。患者术后45天出院，并一直门诊定期复查肺功能和纤维支气管镜，期间患者肺功能状态良好，纤维支气管镜行 BALF 检查亦未发现微生物学证据。本次入院前2天患者述"受凉"后出现发热，热峰39℃，伴咳嗽、黄痰以及气促症状，无胸闷、胸痛等表现，即前来我院入肺移植科进一步治疗。患者本次起病以来精神较疲倦，二便无异常。患者既往有2型糖尿病史约4年，平素予胰岛素治疗并自行监测血糖，血糖水平控制尚可。移植术后出现血肌酐水平升高，维持在大约200μmmol/L，考虑与使用普乐可复相关，但每天尿量可，内环境稳定，无需透析治疗。否认吸烟及酗酒史；否认食物、药物过敏史；患者为退休商人，否认特殊材料及气体接触史。入院查体：T 38.5℃，P 96次/min，R 28次/min，BP 132/81mmHg。神志清楚，应答切题；呼吸稍促，SpO$_2$ 97%（吸空气），右侧胸壁见斜行长约20cm 陈旧手术瘢痕，听诊双肺呼吸音清，可闻及少许湿啰音；心率96次/min，律齐，各瓣膜听诊区未闻及病理性杂音；腹平软，无压痛、反跳痛；双下肢无水肿。入院诊断：①特发性肺纤维化右肺移植术后；②肺炎？③2型糖尿病；④慢性肾功能不全。

患者入院后完善各相关检查，血常规提示白细胞14×10^9/L，降钙素原1.31μg/L，胸部X线片提示左肺间质纤维化样改变，双肺散在渗出病灶。BALF 培养结果提示鲍曼不动杆菌，同时血 CMV-DNA 2.6×10^{4}copies/ml。血 G 试验189.6pg/ml↑。考虑患者存在肺部感染，治疗上予以下调普乐可复剂量，同时停用吗替麦考酚酯。同时予以"美罗培南＋头孢哌酮钠舒巴坦钠＋更昔洛韦＋伏立康唑"抗感染。治疗后患者体温逐渐下降至正常，1周后血常规白细胞8.2×10^9/L，降钙素原0.08μg/L，血 CMV-DNA 1.31×10^{3}copies/ml。血 G 试验112.1↑pg/ml。但患者胸部X线片无明显改善，气促症状进行性加重。考虑患者在感染基础上合并急性排斥反应，在继续抗感染方案基础上予以甲泼尼龙500mg 冲击治疗3天（2月8至2月11日）后改为维持剂量泼尼松20mg/d，并同时提高普乐可复剂量，继续使用吗替麦考酚酯。其后患者气促症状明显改善，复查胸部 CT 提示肺部病变明显吸收（图1A），拟择期出院。但3月11日起出现反复抽搐，考虑为癫痫发作，行头颅 MR 提示双侧半卵圆中心多发缺血灶。予丙戊酸钠、苯巴比妥钠等治疗，症状改善不明显，后患者再次出现发热、气促，并有右侧血性胸腔积液，复查胸部 CT 提示双肺渗出病灶明显增加，右移植肺明显（图1B）；反复痰培养提示嗜麦芽窄食单胞菌；血 CMV-DNA 阴性；血 G 试验200pg/ml↑。考虑患者肺部感染反复，抗感染方案修改为头孢哌酮钠舒巴坦钠＋更昔洛韦＋卡泊芬净＋雾化吸入两性霉素B，同时维持抗排斥药物方案。治疗后患者气促症状进行性加重，并且出现粒细胞缺乏。4月8日由于严重Ⅰ型呼吸衰竭行气管插管后转入我科继续治疗。转入查体：体温37.8℃，血压105/61mmHg［去甲肾上腺素0.5μg/（kg·min）维持］，呼吸32次/min，脉搏91次/min。镇静镇痛状态（RASS-4分），经口气管插管接呼吸机辅助通气，四肢皮肤可见花斑；呼吸窘迫，双下肺呼吸音减弱，可及少许湿性啰音，心律齐，各瓣膜区未及杂音；腹部查体未见明确异常；尿少。转入诊断：①重症肺炎；②Ⅰ型呼吸衰竭；③感染性休克；④特发性肺纤维化右肺移植术后;⑤症状性癫痫;⑥2 型糖尿病;⑦慢性肾功能不全。转入后考虑患者感染严重,抗感染方案调整为"美罗培南 + 利奈唑胺 + 更昔洛韦 + 伏立康唑 + 静脉使用以及雾化吸入两性霉素 B",同时停用普乐可复和吗替麦考酚酯,抗排斥方案为甲泼尼龙 40mg/d+ 免疫球蛋白 20g/d,同时予以镇静、镇痛、机械通气、血液净化等生命支持治疗。期间复查患者血 CMV-DNA 3.12×10^{4}copies/ml;多次血 G 实验均明显增高(500~600pg/ml);多次 BALF 培养结果为鲍曼不动杆菌,同时可培养出黑色孢子菌(图 2),因菌落形态以及显微镜下变现难以鉴定,故将该菌落送广州金域医学检验中心行靶向 DNA 测序,测序结果经 BLAST 比对显示,与多育赛多孢子菌 100% 相似,故鉴定该菌株为多育赛多孢子菌,同时药敏结果提示:卡泊芬净

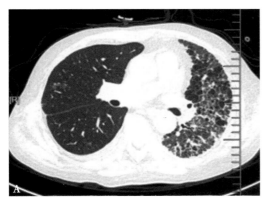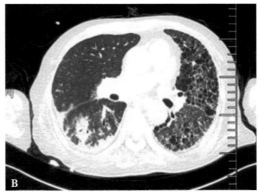

图 1　胸部 CT 复查

A:右中下肺细支气管炎表现,无明显渗出病灶,左肺间质纤维化样改变;B:右中下肺新发磨砂玻璃影,并右下肺结节性病灶,内有空洞。左肺间质纤维化样改变

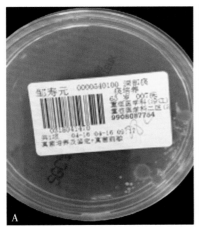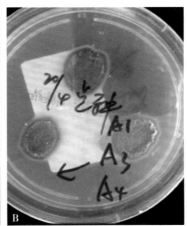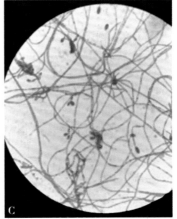

图 2　BALF 培养

A:沙氏培养基在 35℃培养箱,可见灰白色绒毛状菌落及气生菌丝;B:沙氏培养基在 28℃培养箱,可见黑色菌落以及气生菌丝;C:多育赛多孢子菌经棉蓝染色后在显微镜下形态:菌丝分枝,分隔,分生孢子呈瓜子形,单生于分生孢子梗顶端

MIC 32μg/ml，伏立康唑 MIC 2μg/ml，两性霉素 B MIC 32μg/ml，但结果回报时患者已经因多脏器功能衰竭于 4 月 27 日死亡。

【讨论】

赛多孢子菌属在自然界中广泛存在，曾被认为对人类致病性低。然而，近年来的研究发现，在免疫抑制如血液肿瘤、实体器官移植术后或者慢性肺结构改变如肺囊性纤维化等的患者中，赛多孢子菌可长期定植或引起严重感染。特别是实体器官移植术后的患者，赛多孢子菌感染的病死率可高达 80%。而我国针对 LTx 术后患者目前未见有关报道。

有研究指出肺囊性纤维化患者痰液中赛多孢子菌的分离率可以达到 8%，提示该类患者属于 LTx 术后赛多孢子菌感染的高危人群。但肺囊性纤维化在我国尚属罕见，且本例患者基础病为特发性肺纤维化，结合国外案例报道，提示在慢性阻塞性肺疾病和肺纤维化等肺结构改变或曾长时间使用激素的患者，LTx 术前应常规排查是否有赛多孢子菌的定植，为术后预防性抗真菌方案提供依据。同时 LTx 术后患者长期处于免疫抑制状态，过程中如果发生急性排斥反应，需要使用大剂量激素冲击治疗，赛多孢子菌感染的概率就会进一步增加。

约半数实体器官移植术后患者的赛多孢子菌感染呈全身播散性，其中以呼吸系统累及最为常见，其次是皮肤软组织和中枢神经系统。本例患者以癫痫起病，虽然脑部 MR 未发现脓肿，但由于无进行增强显影，无法排除患者是否存在脑膜病灶。同时本例患者和国外案例均提示，胸部 CT 以及纤维支气管镜下表现均难以将赛多孢子菌感染与曲霉菌感染鉴别，而真菌感染的标志物如 G 实验等对赛多孢子菌的诊断意义缺乏研究，因此临床诊断就更加依赖于微生物的检查。但赛多孢子菌培养周期偏长，而且形态上容易与曲霉菌混淆，同时国内细菌室人员普遍对该菌缺乏警惕性，这就为临床早期诊断带来困难。而本例患者通过 BALF 进行 DNA 测序可以进行准确诊断，这为将来对这类可疑患者提供了一个新的思路。

目前认为赛多孢子菌对两性霉素 B 普遍耐药；在唑类抗真菌药物中，伏立康唑和泊沙康唑均表现出较好的抗菌活性（MIC 分别为 0.12~0.5μg/ml 和 0.25~1μg/ml），而伊曲康唑和氟康唑则未见临床获益；至于棘白菌素类药物的疗效则缺乏研究。本病例的多育赛多孢子菌对卡泊芬净和两性霉素 B 的 MIC 均达到 32μg/ml，同时对伏立康唑的 MIC 也达到 2μg/ml，考虑这也是患者抗感染效果不佳的原因。正是由于赛多孢子菌的高耐药性，本研究也发现大部分临床医师都会选择联合抗真菌治疗，目前伏立康唑联合特比奈芬的协同作用也得到证实。但需要注意的是，对该类患者，早期用药，病灶清除和减少免疫抑制药物也许会更加重要。

【总结】

由于 LTx 术后患者赛多孢子菌感染进展迅速，可很快由于多脏器衰竭而死亡，因此临床上应该提高警惕，术前和术后都应该常规筛查。特别是由于急性排斥需要大剂量免疫抑制剂冲击治疗的患者,一旦出现感染症状,可联合多种手段做到早期诊断,并选择合适抗感染方案,以期改善这类患者的预后。

参考文献

［1］ PATTERSON TF, Ⅲ GRT, DENNING DW, et al. Practice Guidelines for the Diagnosis and Management of Aspergillosis:2016 Update by the Infectious Diseases Society of America［J］. Clin Infect Dis, 2016, 63(4): e4-e60. DOI:10.1093/cid/ciw326.

［2］ CORTEZ KJ, ROILIDES E, QUIROZ-TELLES F, et al. Infections caused by Scedosporium spp. Clin Microbiol Rev, 2008, 21(1):157-197. DOI:10.1128/CMR.00039-07.

［3］ CIMON B, CARRERE J, VINATIER JF, et al. Clinical significance of Scedosporium apiospermum in patients with cystic fibrosis. Eur J Clin Microbiol Infect Dis, 2000, 19(1):53-56. PMID:10706182.

［4］ HUSAIN S, MUNOZ P, FORREST G, et al. Infections due to Scedosporium apiospermum and Scedosporium prolificans in transplant recipients:clinical characteristics and impact of antifungal agent therapy on outcome. Clin Infect Dis, 2005, 40(1):89-99. DOI:10.1086/426445.

［5］ SABATELLI F, PATEL R, MANN PA, et al. In vitro activities of posaconazole, fluconazole, itraconazole, voriconazole, and amphotericin B against a large collection of clinically important molds and yeasts. Antimicrob Agents Chemother, 2006, 50(6):2009-2015. DOI:10.1128/AAC.00163-06.

［6］ HOWDEN BP, SLAVIN MA, SCHWARER AP, et al. Successful control of disseminated Scedosporium prolificans infection with a combination of voriconazole and terbinafine. Eur J Clin Microbiol Infect Dis, 2003, 22(2):111-113. DOI:10.1007/s10096-002-0877-z.

免疫功能低下患者重症肺炎合并纵隔气肿

赵世龙[1]　邢丽华[1]　邵润霞[2]

[1] 郑州大学第一附属医院

[2] 郑州大学第二附属医院

近年来,随着器官移植技术的突破和发展、肿瘤放化疗等技术的进步致肿瘤患者的生存期延长、艾滋病的流行、激素和免疫抑制剂的应用等,免疫功能低下患者(immunocompromised host, ICH)明显增多,并不断积累。肺部感染是 ICH 最常见的肺部并发症,起病隐匿,进展迅速,易发展为重症肺炎,预后较差。本文介绍一例免疫功能低下患者重症肺炎合并纵隔气肿。

【临床资料】

患者,男,25 岁。以"发热 10 天,伴胸闷 4 天,加重 1 天"为主诉于 2017 年 7 月 3 日入院。10 天前患者无明显诱因出现间断发热,体温最高 39.8℃,伴畏寒、寒战、头痛,无咳嗽、咳痰、胸闷、气喘、胸痛,无腹胀、腹泻、腹痛、尿频、尿急、尿痛等不适,就诊于当地医院,诊断"肺部感染、IgA 肾病",给予抗感染、化痰平喘等对症治疗,激素控制原发病治疗,疗效欠佳。4 天前无明显诱因出现间断胸闷、气喘,多于活动后及坐位明显加重,继续给予抗感染、化痰平喘、高流量呼吸支持及对症治疗,仍间断发热,伴胸闷、气喘。1 天前上述症状加重,现为进一步诊治收入院。一般情况欠佳,睡眠好,二便无明显异常,体重无明显异常。

既往"IgA 肾病"2 个月余,规律应用环孢素(250mg qd,1 个月;225mg qd,20 天;200mg qd,10 天)、美卓乐(56mg qd,2 个月,后每周减 1 片至 2017 年 6 月 20 日)。

入院查体:入院时救护车护送至病房,面罩吸氧,10L/min。T 38.0℃,P 102 次 /min,R 25 次 /min,BP 128/76mmHg。神志清楚,精神差,查体合作。双侧颈部及左上前胸壁可触及握雪感。双肺听诊呼吸音粗,两肺呼吸音减低,两下肺可闻及湿啰音。心律齐,各瓣膜听诊区未闻及杂音。腹部、四肢及神经系统查体未见异常。

入院后实验室检查:动脉血气分析(无创呼吸机辅助呼吸,模式 CPAP,给氧 85%):pH 7.484,$PaCO_2$ 31.7mmHg,PaO_2 107mmHg,HCO_3^- 23.5mmol/L,Lac 2.5mmol/L。血常规:WBC $5.6×10^9$/L,RBC $4.09×10^{12}$/L,HB 116g/L,PLT $96×10^9$/L,N% 94.9%。血生化:肝功能、肾功能、电解质基本正常。CRP 39.9mg/L(参考值 0~10mg/L),ESR 34mm/h(参考值 0~15mm/h),PCT 0.061ng/ml,G 试验 >600pg/ml(参考值 0~100.5pg/ml),GM 试验 0.623g/L(参考值 0~0.85μg/L)。

入院后给予无创呼吸机辅助呼吸,模式 CPAP,给氧浓度 85%,压力支持 $12cmH_2O$。患者年轻男性,长期应用糖皮质激素及免疫抑制剂,发热、呼吸困难,氧合指数约 136,考虑患者出现重症肺炎可能性大,急查胸部 CT,可见两肺透亮度减低,两肺片状密度增高影,两下肺伴有实变,双侧胸腔及纵隔内积气。行床旁纤维支气管镜检查,留取肺泡灌洗液送检病原学检查。支气管肺泡灌洗液培养回示:铜绿假单胞菌、近平滑念珠菌生长,未发现卡氏肺孢子菌、奴卡菌等。抗感染治疗上给予头孢哌酮舒巴坦针 3.0g q8h ivgtt、左氧氟沙星针 0.6g qd ivgtt、卡泊芬净针 50mg qd ivgtt(首剂 70mg)。虽然未查卡氏肺孢子菌,考虑到患者长期应用糖皮质激素及免疫抑制剂,免疫力低下,结合影像学特点,不排除卡氏肺孢子菌感染,给予复方新诺明片 160mg(磺胺甲噁唑) q6h po。对于纵隔气肿,结合胸部 CT 考虑积气量较大,且进行无创通气,请胸外科会诊,拟于胸骨上窝处行切开引流减压,术中切皮后发现局部出血明显,遂终止操作,缝合皮肤。考虑患者目前循环稳定,既往长期应用激素及免疫抑制剂,若继续进行切开引流,出血、继发感染的可能性较大,遂暂不进行切开引流,密切观察皮下气肿的变化、胸闷的情况及循环变化。经过治疗,患者的症状逐渐好转,于 2017 年 7 月 8 日脱离无创呼吸机,给予高流量吸氧应用(给氧浓度 50%,流量 45L/min)。分别于 2017 年 7 月 13 日、

2017 年 7 月 25 日查胸部 CT 可见两肺感染及双侧胸腔、纵隔积气在逐步好转。患者病情逐步好转,于 2017 年 8 月 2 日出院。2017 年 8 月 22 日门诊复查胸部 CT 两肺可见少许条索影,双侧胸腔、纵隔积气消失(图 1)。

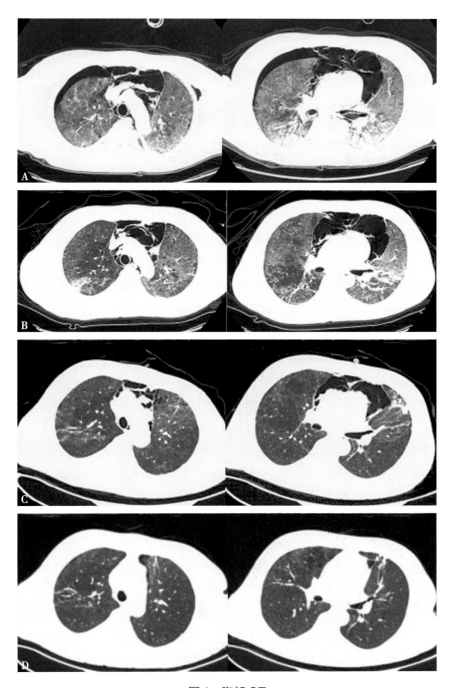

图 1　胸部 CT
A:2017 年 7 月 3 日;B:2017 年 7 月 13 日;C:2017 年 7 月 25 日;D:2017 年 8 月 22 日

【讨论】

常见的免疫功能低下有粒细胞缺乏、器官移植、糖皮质激素及免疫抑制剂的应用、HIV感染、先天免疫缺陷及恶性血液病等。感染是影响 ICH 病程和预后的最重要因素,肺是感染的主要靶器官。ICH 并发肺部感染极易恶化,导致多脏器功能损伤,出现多器官功能障碍综合征(multiple organ dysfunction syndrome,MODS),临床病死率高。本病例患者基础疾病"IgA肾病",应用糖皮质激素与免疫抑制剂 2 个月余,出现重症肺炎,进展快,且合并纵隔气肿,病情危重,治疗难度大。

根据机制不同,免疫功能低下主要分为中性粒细胞缺乏或功能障碍、体液免疫受损和细胞免疫受损。本病例患者长期应用糖皮质激素和免疫抑制剂,可同时影响体液免疫和细胞免疫,主要是影响 T 淋巴细胞。免疫功能低下,使患者的机会性感染的发病率明显增高。与没有免疫功能低下的患者对比,革兰氏阴性杆菌、金葡菌、军团菌、奴卡菌、分枝杆菌、真菌、病毒等发病率升高。美国胸科学会与传染病学会的指南中指出,免疫功能低下患者常见感染细菌有金黄色葡萄球菌、铜绿假单胞菌、嗜麦芽窄食单胞菌、洋葱伯克霍尔德菌等。免疫力功能低下时,真菌感染的概率升高,尤其是曲霉感染的发生率。本病例中患者支气管肺泡灌洗液病原学检测回示铜绿假单胞菌和近平滑念珠菌,未提示曲霉菌感染。另外,还需要注意隐球菌、青霉菌属、毛/根霉菌、组织胞浆菌等的感染。

免疫功能低下是肺孢子菌肺炎的高发因素。有研究发现,PCP 感染发生的中位时间免疫抑制治疗开始后 2.4 个月。本病例中患者开始免疫抑制治疗 2 个月余,是肺孢子菌肺炎的高发时间段。本病例中病原学结果虽未提示肺孢子菌感染,但是考虑到患者存在肺孢子菌感染的高发因素,结合影像学特点,考虑肺孢子菌感染不能排除,遂加用了针对肺孢子菌的治疗药物。

纵隔气肿是肺炎的少见并发症,发病原因主要是各种原因引起肺泡破裂,空气在肺间质集聚,沿着血管束向肺门和纵隔发展(纵隔内的压力小于外周肺间质的压力),形成纵隔气肿。当有肺间质病变时,纵隔气肿的发生率增加,机制为肺间质病变可引起肺泡可耐受的肺泡内与肺泡外间质之间压力差梯度降低,肺泡更容易破裂。在支原体肺炎、病毒性肺炎、肺孢子菌肺炎、皮肌炎和肌炎等疾病中,纵隔气肿的发病率是增高的,这些疾病的组织病理表现中都存在肺间质成分的改变。有研究统计,在肺孢子菌肺炎中,纵隔气肿的发生率最高可达 36%。

对于纵隔气肿的治疗,当引起气肿的原因去除时,气肿多可自行吸收。纵隔气肿的致命风险是压力的上升对心脏和大血管的压迫,出现心脏压塞,导致循环衰竭。出现上述情况时,主要的处理办法是外科介入,进行切开引流减压。在一项研究中,观察了 600 例患者,发现当气肿稳定,症状无加重,没有出现新的气肿相关的并发症时,应该保守治疗,不采取外科介入。Christopher T 报道一例甲型流感病毒性肺炎患者合并纵隔气肿,没有进行外科介入,随着基础疾病的控制,气肿好转。各种原因引起的气管、支气管破裂,进而出现纵隔气肿,往往压力上升快,多建议进行外科的修补与引流。正压通气患者出现纵隔气肿是我们关注的问题。目前认为,正压通气患者一出现肺泡外积气,就预防性留置引流管是不可取的。但是因纵隔气肿可能会进展成气胸,尤其需注意张力性气胸,一旦出现气胸,需置管引流,所以建议床旁备胸腔闭式引流包。正压通气患者出现纵隔气肿,尽早脱离正压通气很关键,同时在通气过程中尽量采取措施减少气体进入纵隔,例如尽可能减少潮气量和 PEEP 等。本病例中患者出现纵隔气肿,结合胸部 CT 考虑积气量较大,且进行无创通气,遂请胸外科进行切开引流减压,因术中出血问题终止手术。之后没有再进行外科介入,密切观察病情变化,随着肺部感染的治疗好转,及时脱离无创通气,纵隔气肿也逐渐吸收好转。

总之,ICH 患者易合并肺部感染,快速进展,病情危重,预后差,需给予充足的重视。在给予经验性抗感染治疗时,要全面考虑可能感染的病原菌。合并纵隔气肿时,要充分评估病情,若气肿诱因可以去除,气肿情况相对稳定,没有出现新的气肿相关的并发症时,可以采用保守治疗,密切观察气肿变化,不建议积极采用外科介入。

【专家点评】

邵润霞(郑州大学第二附属医院):纵隔气肿指因各种原因空气进入纵隔胸膜内结缔组织间隙之间,可以是自发性、胸部创伤、食管穿孔、医源性因素等。该症多见于新生儿和婴幼儿,成人重症肺炎合并纵隔气肿的病例鲜有报道。本文介绍一例免疫功能低下患者重症肺炎合并纵隔气肿患者成功救治的病例,并提供了一些经验、体会。首先,指出感染是影响免疫功能低下患者(ICH)病程和预后的最重要因素,肺是感染的主要靶器官。ICH 并发肺部感染易快速进展,病情危重,预后差,需给予充足的重视。在给予经验性抗感染治疗时,要全面考虑可能感染的病原菌,特别是条件致病菌,本文虽未获得肺孢子菌肺炎的病原学依据,但经验治疗获得了较好结果。其次,ICH 并发肺部感染容易导致多种并发症,但纵隔气肿是肺炎的少见并发症,因此治疗过程中密切观察病情变化,及时发现和处理并发症。本文中及时发现患者合并纵隔气肿,并提出纵隔气肿的症状轻重主要与纵隔气肿发生的速度、纵隔积气量的多少、是否合并张力性气胸等因素有关。纵隔气肿的治疗关键在于采取积极措施控制原发疾病,若少量积气患者症状轻也可以在严密观察下内科保守治疗等,供大家借鉴。

参考文献

［1］ Guidelines for the management of adults with hospital-acquired, ventilator-associated, and healthcare-associated pneumonia. Am J Respir Crit Care Med, 2005, 171(4):388-416.

［2］ PAGANO L, MAYOR S. Invasive fungal infections in high-risk patients: report from TIMM-8 2017. Future Sci OA, 2018, 4(6):FSO307.

［3］ LIU Y, SU L, JIANG SJ, et al. Risk factors for mortality from pneumocystis carinii pneumonia (PCP) in non-

HIV patients：a meta-analysis. Oncotarget，2017，8（35）：59729-59739.

［4］ YANG CY，YANG AH，YANG WC，et al. Risk factors for Pneumocystis jiroveci pneumonia in glomerulonephritis patients receiving immunosuppressants. Intern Med，2012，51（20）：2869-2875.

［5］ PARK SH，KUM YS，KIM KC，et al. Pneumomediastinum and subcutaneous emphysema secondary to amyopathic dermatomyositis with cryptogenic organizing pneumonia in invasive breast cancer：a case report and review of literature. Rheumatol Int，2009，29（10）：1231-1235.

［6］ BOONSARNGSUK V，SIRILAK S，KIATBOONSRI S. Acute respiratory failure due to Pneumocystis pneumonia：outcome and prognostic factors. Int J Infect Dis，2009，13（1）：59-66.

［7］ DAJER-FADEL WL，ARGüERO-SÁNCHEZ R，IBARRA-PEREZ C，et al. Systematic review of spontaneous pneumomediastinum：a survey of 22 years' data. Asian Cardiovasc Thorac Ann，2014，22（8）：997-1002.

［8］ Mansbridge CT，Inada-Kim M. Pneumomediastinum Associated with Influenza A Infection. N Engl J Med，2018，378（1）：e1.

鼻咽部 NK/T 淋巴瘤合并肺诺卡菌病

张瑞[1] 马丽娜[1] 许飞[2] 侯嘉[1] 张锦[1]
[1] 宁夏医科大学总医院呼吸与危重症医学科
[2] 宁夏医科大学总医院血液内科

NK/T 淋巴瘤（NK/T lymphoma）属于非霍奇金淋巴瘤的 T 细胞系淋巴瘤中一个独立疾病类型，临床少见。患者病情进展快，一般侵犯鼻腔、咽腭弓等机体中线部位。诺卡菌（Nocardia）是一种革兰氏阳性需氧丝状细菌，具有弱抗酸性，广泛存在于自然界的土壤和淡水中，可通过呼吸道及皮肤伤口侵入人体，属于条件致病菌，容易在免疫力低下的人群中引起局部或全身的化脓性感染。主要致病菌有星形诺卡菌、巴西诺卡菌及豚鼠诺卡菌。肺诺卡菌病（pulmonary nocardiosis）是由诺卡菌引起的肺部感染性病变，近年来关于诺卡菌病的报道增加。本文就一例鼻咽部 NK/T 淋巴瘤合并肺诺卡菌病进行报道，并结合文献资料对肺诺卡菌病的临床表现、影像学特点及诊治进行讨论分析。

【临床资料】

患者，男性，39 岁，自由职业者。主因"反复左侧颌面部肿胀 8 个月，咳嗽、咳痰伴发热 4 个月余，加重 10 天"就诊。2016 年 8 月患者左侧颌面部肿胀于我院口腔外科就诊，颌面部磁共振提示：左侧颌面、面颊部及颈部皮下软组织、左侧咬肌、左侧下鼻甲肿胀，左侧咽旁间隙模糊，左侧下颌下腺边界模糊、信号不均匀，考虑感染性病变。给予醋酸泼尼松20mg/d口服1个月后面部肿胀明显好转。2017年1月，患者开始间断出现咳嗽、咳少量白痰，偶尔痰中带血，量少，呈鲜红色，自觉发热，但未测体温，伴乏力，无盗汗、胸痛，无恶心、呕吐，无头晕、头痛，无腹痛、腹泻症状，患者行口服阿莫西林、氨茶碱片症状略缓解，自感症状轻，一直未就诊。10天前患者上述症状加重，咳大量脓血性痰，并出现胸闷、气短，严重时出现夜间阵发性呼吸困难，活动耐力明显下降，伴乏力、寒战、发热，体温最高达39.5℃，精神极差，体重减轻3kg，遂就诊于我院急诊，行胸部CT检查示（图1）：双肺感染，多发空洞形成。右肺下叶胸膜下钙化灶，纵隔多发肿大淋巴结。血气分析：pH 7.40，PaCO$_2$ 33.3mmHg，PaO$_2$ 50.6mmHg，Lac 7.4mmol/L，BE −4.0mmol/L。于2017年4月11日以"重症肺炎，Ⅰ型呼吸衰竭"收住我院RICU。患者诊断"鱼鳞病"30余年，曾间断口服地塞米松片及外用药物（具体不详），近20年未发病。否认高血压、冠心病、糖尿病病史。否认肝炎、结核病史。家族史无特殊。否认外伤及手术史。饮酒10余年，每周1~3次，每次量约白酒半斤。吸烟20余年，每日20~40支。

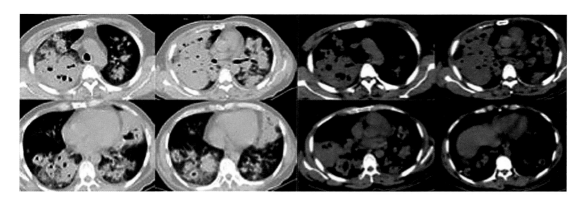

图1 胸部CT

入院查体：T 39℃，P 140次/min，BP 133/66mmHg，R 28次/min，SpO$_2$ 88%（2L/min鼻导管吸氧状态下）。左侧颌面部水肿，皮肤表面无渗液，全身皮肤色素沉着，无皮下出血，全身浅表淋巴结未触及肿大。呼吸急促，双肺可闻及广泛的痰鸣音。心界不大，心率142次/min，律齐，未闻及杂音。腹软，全腹无压痛及反跳痛，双下肢无水肿。

入院后完善相关检查：血常规示白细胞 7.04×10^9/L，中性粒细胞相对值93.2%，淋巴细胞相对值5.1%，血红蛋白128g/L，血小板 160.0×10^9/L。生化示：钾 3.23mmol/L，葡萄糖3.56mmol/L，白蛋白19.2g/L，天冬氨酸氨基转移酶17.7U/L，丙氨酸氨基转移酶14.6U/L，肌酐60.9μmol/L。凝血功能示：PT 17.6秒，APTT 53.7秒，FIB 10.9g/L，D-D 1.3mg/L。2ng/ml≤PCT<10ng/ml。CRP 393.0mg/L，ESR 94mm/h。肿瘤标志物无异常。血管炎相关化验均阴性。肺泡灌洗液培养及多次痰培养均提示：豚鼠耳炎诺卡菌。药敏提示：阿米卡星、利奈唑胺、复方磺胺甲噁唑均敏感，环丙沙星、亚胺培南、头孢曲松、阿莫西林均耐药。颅脑CT提示：蝶窦、

筛窦及双侧上颌窦炎。支气管镜检查:左、右主支气管黏膜及各叶段可见黄色黏痰,以右上叶尖后段、左上叶明显,经充分吸引后可见管腔通畅,各管腔开口均未见异常。腹部超声提示脾大。超声心动图未见异常。

入院后考虑重症肺炎,给予无创通气辅助呼吸及机械辅助排痰,抗感染治疗(美罗培南1g q8h 静脉滴注、利奈唑胺 0.6g q12h 静脉滴注),痰培养及肺泡灌洗液培养结果回报后停用利奈唑胺,调整为阿米卡星 0.2g qd ivd,同时口服复方磺胺甲噁唑片 2 片 tid,止血治疗(卡络磺钠 80mg qd ivd),同时给予营养支持及纠正电解质紊乱治疗。治疗 1 周后复查胸部 CT(图2A):双肺空洞较前增多,病灶范围较前扩大。加用伏立康唑 0.2g q12h ivd,同时调整复方磺

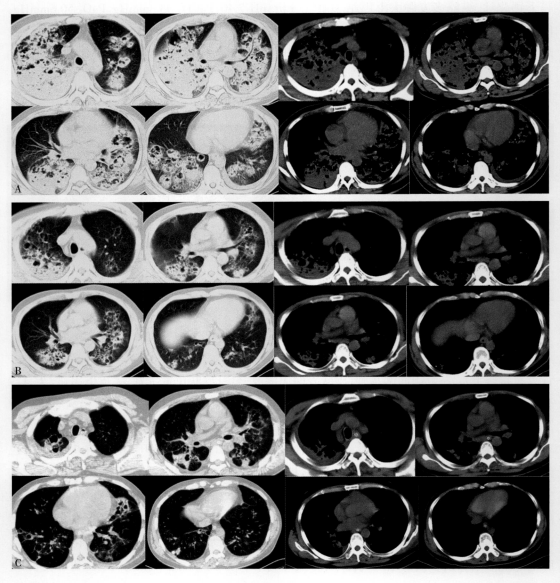

图2　胸部 CT

胺甲噁唑为 10 片 bid。2017 年 5 月 2 日复查胸部 CT 提示感染范围较前减小(图 2B)。继续上述方案治疗 10 天,复查胸部 CT(图 2C):双肺病灶较前明显吸收。患者于 5 月 23 日出院。

出院后继续口服伏立康唑、复方磺胺甲噁唑片,院外间断发热、咳嗽、咳痰,于 2017 年 6 月 6 日复查胸部 CT 平扫双肺病灶明显吸收(图 3A),嘱患者继续口服伏立康唑、复方磺胺甲噁唑。7 月 15 日左右患者无明显诱因出现寒战、发热,偶有咳嗽、咳少量白黏痰,活动后感气短,伴左侧颌面部肿胀、鼻塞、流脓鼻涕、乏力、纳差,无胸痛、咯血,无恶心、呕吐,无腹痛、腹泻,无尿频、尿急。7 月 24 日就诊我院急诊,行胸部 CT 检查示(图 3B):双肺间质纹理增粗、紊乱,散在纤维索条及斑片状渗出影。院外头孢哌酮他唑巴坦抗感染治疗 1 周症状无好转,7 月 30 日以“肺部感染”收住我科,给予美罗培南、伏立康唑抗感染治疗,症状无明显好转,8 月 2 日支气管镜检查中发现左侧鼻腔内可见新生物(图 4)。电子纤维鼻咽镜示:双侧鼻腔黏膜充血肿胀,大量血性分泌物。双侧中、下鼻甲肿胀。双侧后鼻孔可见新生物堵塞,来源不明,肿物表面溃烂,可见血性分泌物。咽部左侧壁、右侧壁、咽后壁可见弥漫性溃疡面,并部分溃烂,双侧梨状窝分泌物潴留。喉部未见异常。鼻腔镜活检病理示(图 5):(左侧鼻腔)黏膜组织内可见大量淋巴细胞样细胞浸润,部分区域坏死并可见血管炎,结合免疫组化染色,符合 NK/T 细胞淋巴瘤。请血液内科会诊后,诊断为鼻咽部 NK/T 细胞淋巴瘤。向家属交代病情后,家属及患者表示放弃治疗,2017 年 8 月 10 日办理出院。

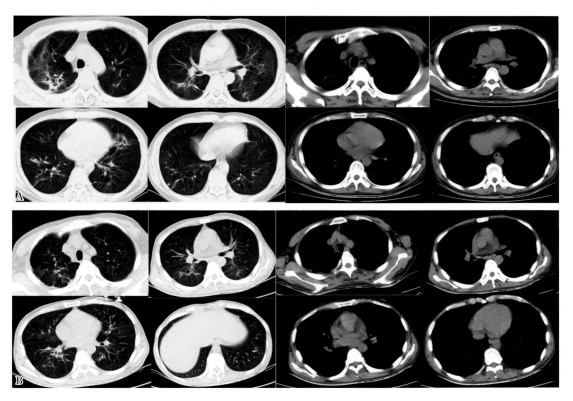

图 3 胸部 CT

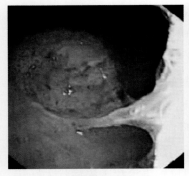
口腔内弥漫性溃疡

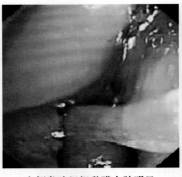
右侧鼻腔组织黏膜水肿明显

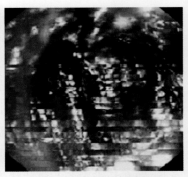
左侧鼻腔内新生物，表面附脓血性分泌物

图4　8月2日支气管镜检查

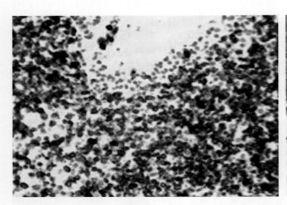
免疫组化染色

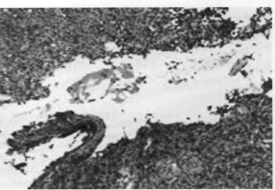
黏膜组织内可见大量淋巴细胞浸润，部分区域坏死并可见血管炎

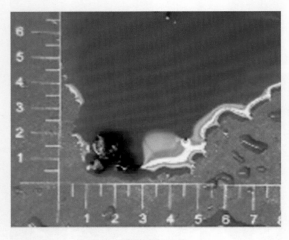
左侧鼻腔内新生物

图5　鼻腔镜活检病理

【讨论】

诺卡菌属于放线菌纲、放线菌目、诺卡菌科,目前属内 89 种。诺卡菌肺部感染病例中以星形诺卡菌和巴西诺卡菌多见。本病例经微生物室鉴定为豚鼠耳炎诺卡菌,临床比较少见。据文献报道,此菌生成缓慢,临床症状不典型,培养时间较长,通过形态学及生化反应途径鉴定困难,与星形诺卡菌和巴西诺卡菌难以区分。本病例入院后的前两次痰培养均未能鉴定具体的诺卡菌种属。豚鼠耳炎诺卡菌通过呼吸道侵入肺部,引起化脓性炎症及坏死性病变化脓性肉芽肿仍是其典型病理表现。但肺诺卡菌病的临床及影像学表现缺乏特异性,病程可表现为急性、亚急性及慢性进展。常见的临床表现为发热、咳嗽、咳痰、呼吸困难、胸痛,部分患者可出现咯血、体重下降。影像学可表现为实变、小叶中心型结节、空洞、浸润性阴影、胸腔积液、淋巴结肿大、小叶间隔增厚、黏液嵌塞、晕轮征等,以实变和结节最为常见。有学者提出当肺内多发结节从中央到外周分布趋势时,可能存在诺卡菌感染。本病例患者以寒战、高热、咳脓血痰、呼吸困难就诊,影像学表现为双肺多发空洞、晕轮征、淋巴结肿大。常规临床思维应与肺结核、肺真菌感染、肺癌、血管炎进行鉴别。通过实验室指标及临床特点可判断属感染性病变,需与金黄色葡萄球菌、结核菌、肺炎克雷伯菌、真菌等容易引起空洞性病变的病原体进一步鉴别。故在制订早期经验性抗感染方案时应覆盖上述病原体。磺胺类药物仍是肺诺卡菌病最有效的治疗药物,但耐药率高,对碳青霉烯类和利奈唑胺敏感性较高,文献报道多推荐以磺胺类药物为主的联合用药。但本病例豚鼠耳炎诺卡菌体外培养药敏试验提示对亚胺培南耐药,对阿米卡星、利奈唑胺、复方磺胺甲噁唑均敏感。本病例发现诺卡菌感染后调整抗生素方案为复方磺胺甲噁唑、阿米卡星治疗 1 周后,患者仍有发热,且复查影像学病灶范围进展。结合患者病史,考虑存在混合性感染可能及磺胺类药物剂量不足。遂加用伏立康唑抗真菌治疗,同时增加复方磺胺甲噁唑剂量,治疗 2 周后患者病情好转出院。院外继续口服伏立康唑、复方磺胺甲噁唑。

本病例值得思考的一点是病程中反复出现的左侧颌面部肿胀,症状时轻时重,2016 年 8 月第一次就诊口腔外科时患者并无其他伴随症状,颌面部磁共振提示感染性病变,口服醋酸泼尼松 20mg/d 治疗 1 个月后症状好转,并无其他不适。直到 5 个月后出现咳嗽、咳痰、呼吸困难及双肺空洞性病变住院治疗,经过抗感染治疗后影像学提示肺部病灶在好转,出院后仍间断发热,考虑可能因药物疗程不足,加之患者有间断激素服用史,第一次住院治疗期间并未考虑其他的危险因素。直到出现明显鼻咽部症状后,鼻腔镜下活检确诊为 NK/T 淋巴瘤。肺诺卡菌病主要发生在恶性肿瘤、长期服用激素及免疫抑制剂、细胞免疫功能缺陷或 HIV 感染的人群。有文献报道免疫功能正常的肺诺卡菌病。

总之,肺诺卡菌病属于机会性感染,临床表现及影像学无明显特异性,容易误诊或漏诊。诺卡菌感染常发生在免疫功能低下人群,应常规寻找病因,尤其是潜在的恶性肿瘤。治疗上主张以磺胺类药物为主的联合用药,关键是诊断及时、用药足量、长疗程。

【专家点评】

谭海(宁夏医科大学总医院):诺卡菌是机会性感染致病菌,常发生在免疫功能低下或存在基础疾病的人群中,如恶性肿瘤、长期服用激素及免疫抑制剂、细胞免疫功能缺陷、糖尿病等。由于临床表现、影像学特点无特异性,临床医师容易误诊、漏诊。诺卡菌生长缓慢,病原学诊断较困难,导致治疗滞后。当患者存在免疫功能低下,又合并呼吸道症状时,应常规与诺卡菌肺部感染鉴别。本病例患者因有激素服用史,导致临床医师未进一步寻找其他病因。从整个诊治过程看,病原学诊断及时,抗感染方案合理。值得注意的是,多次复查影像学提示病灶在好转,但患者仍间断发热,2个月后患者出现鼻咽部症状,通过鼻咽镜下活检确诊为NK/T淋巴瘤。在第一次住院期间考虑用药疗程不足导致间断发热亦属常规的临床思维。本病例提示我们,存在诺卡菌感染的患者,我们应进一步寻找可能病因,如潜在的恶性肿瘤及合并症。

参考文献

[1] SAUBOLLE MA,SUSSLAND D. Nocardidosis:review of clinical and laboratory experience [J]. J Clin Microbiol,2003,41(10):4497-4501.

[2] 张薇,彭国钧,刘佳,等.罕见豚鼠耳炎诺卡菌的鉴定及其药物敏感性分析.国际检验医学杂志,2014,35(10):1320-1325.

[3] LIU B,ZHANG Y,GONG J,et al. CT findings of pulmonary nocardiosis:a report of 9 cases. J Thorac Dis,2017,9(11):4785-4790. doi:10.21037/jtd.2017.09.122.

[4] TSUJIMOTO N,SARAYA T,KIKUCHI K,et al.High-resolution CT findings of patients with pulmonary nocardiosis. J Thorac Dis,2012,4(6):577-582.

[5] MARTINEZ R,REYES S,MENENDEZ R. Pulmonary nocardiosis:risk factors,clinical features,diagnosis and prognosis.Curr Opin Pulm Med,2008,14(3):219-227.

[6] WILSON JW. Nocardiosis:updates and clinical overview. Mayo Clin Proc,2012,87(4):403-407.

[7] 刘颖梅,刘智博,黎斌斌,等.非巴西和星形诺卡菌肺部感染七例临床特征分析.中华结核和呼吸杂志,2017,40(7):543-545.

[8] 王杰,李羲,黄华萍.关注免疫功能正常者肺诺卡菌病.中华肺部疾病杂志(电子版),2016,9(3):244-247.

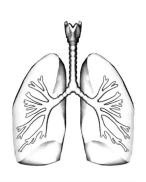

急性肺动脉血栓栓塞症的诊治：
不仅仅限于肺血管内

嗜酸性粒细胞增多症合并肺栓塞

曹凤安　　马文涛　　邢丽华

郑州大学第一附属医院 RICU

嗜酸细胞增多综合征(hypereosinophilic syndrome,HES)是一组原因不明、以血液及骨髓嗜酸性粒细胞持续高度增生、组织中嗜酸性粒细胞浸润为特征,并伴有多种器官损害的一类疾病。嗜酸性粒细胞增多症合并静脉血栓栓塞症(venous thromboembolism,VTE)近年已多有报道,其发病原因可能与嗜酸性粒细胞增多症可导致高凝状态,从而引起下肢血栓及肺栓塞有关,临床上对该病的认识不多,故在嗜酸性粒细胞增多症患者中应注意除外合并血栓性疾病的可能。本文就一例嗜酸性粒细胞增多症患者合并肺栓塞进行报道,并结合相关文献资料对该病例进行讨论及总结。

【临床资料】

患者,男性,52 岁。因"间断胸闷 7 天,加重 1 天"于 2017 年 10 月 19 日入院。患者于 2017 年 10 月 12 日旅游途中突发胸痛、胸闷伴左下肢疼痛,无肩部放射痛,无心悸、惊恐、濒死感,无头晕、视物旋转,无发热、畏寒、寒战。遂就诊于甘肃省敦煌医院,急查胸部 X 线片、心电图未见异常,给予吸氧、舌下口服硝酸甘油后胸痛较前稍缓解,未予重视。2017 年 10 月 15 日自觉胸闷较前加重,性质同前,遂就诊于酒泉市人民医院,急查血常规:血小板 $25×10^9$/L;凝血功能:D- 二聚体 40mg/L、纤维蛋白降解产物 188.80μmol/L。肺动脉 CTA 提示两肺动脉多发栓塞。彩超提示双下肢多发深静脉血栓形成。遂给予"下腔静脉滤器植入术",同时给予抗感染、抗凝及对症支持治疗,胸闷较前无明显好转,为进一步诊治,空中急救转至我院。

既往史及个人史:48 年前因"急性阑尾炎"于当地医院行"阑尾切除术";2 个月前因四肢皮疹就诊于我院血液科,查嗜酸性粒细胞计数 $4.28×10^9$/L,结合骨穿及基因检测,诊断为"意义未明型嗜酸性粒细胞增多症",给予静脉滴注"地塞米松针 10mg qd"治疗后,患者恢复正常,院外未规律治疗;7 天前住院期间查糖化血红蛋白 7.8%,不除外糖尿病可能。自诉对"磺胺类药物"过敏。吸烟 30 年,平均每天约 20 支,已戒烟 2 个月,经常熬夜打牌,久坐办公室。

入院查体:T 36.7℃,P 78 次 /min,R 16 次 /min,BP 138/96mmHg。神志清,精神稍差,正

常面容，表情自如，呼吸运动减弱，肋间隙正常，语颤减弱，叩诊清音，双肺呼吸音粗，未闻及明显干湿啰音。肝、脾肋缘下未触及。心尖搏动正常，心浊音界正常，双下肢轻度凹陷性水肿。

入院后实验室检查：动脉血气（鼻导管吸氧 3L/min）示 pH 7.454，PaCO$_2$ 38.5mmHg，PaO$_2$ 113mmHg。血常规：白细胞计数 12.10×10^9/L，红细胞计数 4.20×10^{12}/L，血小板 14×10^9/L，嗜酸性粒细胞绝对值 2.01×10^9/L。血凝试验：国际标准化比值 1.06，纤维蛋白原 1.00g/L，D-二聚体 46.24mg/L，纤维蛋白原降解产物 306.84mg/L。尿常规：隐血（++）。血脂：总胆固醇 5.41mmol/L，甘油三酯 2.44mmol/L。糖化血红蛋白 7.6%。易栓症组套：D-二聚体 16.649mg/L，狼疮抗凝物确证比率 1.20，VWF 活性 301.5%，纤维蛋白原降解产物 147.61mg/L，V、Ⅶ、Ⅺ 因子、蛋白 C 活性、抗凝血酶-Ⅲ 均在正常范围。粪常规、肝肾功能、电解质、BNP、肌钙蛋白、心肌酶未见明显异常，抗核抗体谱、抗 ENA-多肽酶谱、抗中性粒细胞抗体谱、过敏原、血 IgE 均为阴性。心电图：正常范围心电图。床旁超声（2017 年 10 月 20 日）示：二尖瓣少量反流，三尖瓣少量反流，EF 约 61%，估测肺动脉压 25mmHg；左侧髂外静脉、股总静脉、股浅静脉、腘静脉、胫后静脉、胫前静脉、腓静脉、小腿肌间静脉血栓形成。肺动脉 CTA（2017 年 10 月 20 日）示：①双肺动脉主干及其分支多发肺栓塞，请结合临床；②双肺少许炎症；③心包少量积液；④双侧胸膜增厚；⑤纵隔淋巴结肿大（图 1）。

入院后给予鼻导管吸氧、左下肢制动及右下肢气压泵机械治疗，考虑患者为静脉血栓栓塞合并血小板重度减少，积极申请输注血小板及血浆、冷沉淀等血制品，并给予升血小板药物应用，同时给予口服华法林片 2.5mg 联合低分子肝素钙针（立迈青）5 000U iH q12h 抗凝，尿激酶 30WIU ivgtt qd（左下肢输注）溶栓，血栓通（左下肢输注）、前列地尔改善循环及抗感染、抗炎、降脂稳定斑块等对症支持治疗。请血液科会诊后给予地塞米松针 10mg iv qd 治疗嗜酸性粒细胞增多。患者双下肢水肿进行性加重，查全腹部增强 CT 示：下腔静脉滤器置入术后，滤器处及下方下腔静脉可见不规则低密度充盈缺损。请介入科会诊后于 2017 年 10 月 24 日局部麻醉下行"下腔静脉造影+双下肢静脉造影并左下肢溶栓导管置入术"，术后改为溶栓导管内尿激酶溶栓。期间两次复查下肢深静脉超声提示双下肢深静脉血栓持续进展，2017 年 10 月 26 日组织院内多学科会诊，在血小板升至正常范围的前提下，加强溶栓及抗凝药物应用，给予尿激酶 20WIU q12h 经溶栓导管内泵入，同时给予尿激酶 20WIU q12h 经右下肢输注；监测凝血功能 INR 值未达标，增加口服华法林片剂量，并将低分子肝素改为磺达肝癸钠针 7.5mg iH qd。患者胸闷症状及双下肢水肿逐渐好转，动态监测血常规提示血小板计数及嗜酸性粒细胞计数逐渐恢复正常（表 1）。于 2017 年 10 月 31 日行"下腔静脉造影复查术"，术中见左下肢静脉血流通畅，拔除溶栓导管，继续给予抗凝治疗。1 周后患者胸闷、双下肢水肿症状均消失，复查下肢静脉造影并取出下腔静脉滤器后顺利出院。

院外规律口服利伐沙班（拜瑞妥）15mg bid，联合皮下注射磺达肝癸钠针 7.5mg qd，同时给予口服降脂、控制血糖等药物。出院 2 周后复查肺动脉 CTA（2017 年 11 月 21 日）：肺动

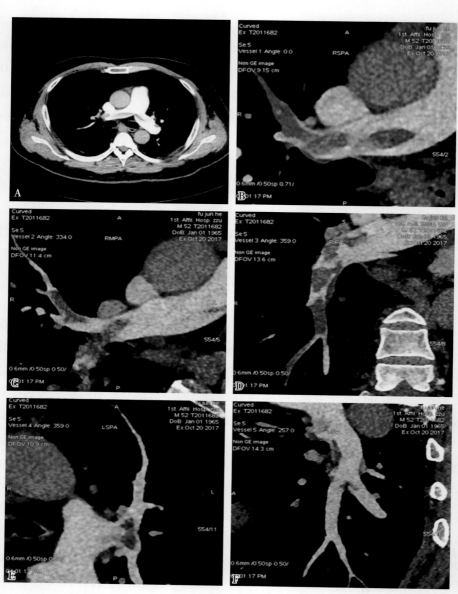

图1　2017 年 10 月 20 日 CTPA:双肺动脉主干及其分支多发充盈缺损

表1　住院治疗期间监测血常规嗜酸性粒细胞变化

时间	白细胞计数 （×10⁹/L）	嗜酸性粒细胞计数 （×10⁹/L）	嗜酸性粒细胞 比例（%）	血小板计数 （×10⁹/L）	治疗
2017-10-20	12.1	2.01	16.6	14	地塞米松针 10mg iv qd
2017-10-21	14.8	2.97	20.1	68	地塞米松针 10mg iv qd
2017-10-22	12.9	2.18	16.9	90	地塞米松针 10mg iv qd
2017-10-23	12.9	1.50	11.6	95	地塞米松针 10mg iv qd
2017-10-25	13.7	0.03	0.2	73	地塞米松针 10mg iv qd
2017-10-27	16.6	0.00	0.0	45	地塞米松针 10mg iv qd
2017-10-29	15.6	0.03	0.2	37	地塞米松针 10mg iv qd
2017-10-31	12.7	0.63	5.0	59	地塞米松针 10mg iv qd
2017-11-02	9.9	0.79	8.0	107	停用激素
2017-11-05	9.4	0.70	7.5	141	停用激素
2017-11-08	8.5	0.87	10.2	150	停用激素

脉 CTA 未见明显异常。停用磺达肝癸钠针，继续口服利伐沙班（拜瑞妥）15mg bid 抗凝治疗。2017 年 12 月 19 日复查肺动脉 CTA 示：左肺下叶肺动脉局部分支管腔内充盈缺损，考虑栓子形成（图 2）。改为口服利伐沙班片 20mg bid，并逐渐减量。分别于 2018 年 1 月 16 日、2 月 27 日、4 月 10 日复查肺动脉 CTA 均未见明显栓塞，后停用口服抗凝药物。院外规律复查监测血常规，提示嗜酸性粒细胞计数均高于正常值（表 2），但均未达到嗜酸性粒细胞增多症的诊断标准 1.5×10⁹/L，未予特殊治疗。2018 年 6 月 9 日患者自觉胸闷较前加重，再次复查肺动脉 CTA 示：左肺下叶后基底段肺动脉局部分支管腔内充盈缺损，考虑栓子形成，较前新发（图 3）。血常规：血小板 65×10⁹/L，嗜酸性粒细胞计数 1.19×10⁹/L。遂至北京协和医

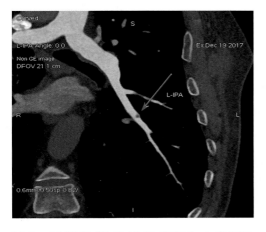

图 2　2017 年 12 月 19 日 CTPA：左肺下叶肺动脉局部分支管腔内充盈缺损

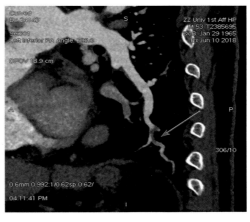

图 3　2018 年 6 月 10 日 CTPA：左肺下叶后基底段肺动脉局部分支管腔内充盈缺损

院按"嗜酸性粒细胞增多症"给予口服"泼尼松 30mg qd + 环磷酰胺 100mg qod（泼尼松每两周减少半片）"治疗，未予抗凝及溶栓药物应用，血象再次恢复正常，1 个月余后再次复查肺动脉 CTA 未见明显异常。

表 2　院外规律复查肺动脉 CTA 及血常规变化

时间	CTPA 结果	嗜酸性粒细胞计数（×10⁹/L）	血小板计数（×10⁹/L）	治疗
2017-11-21	未见明显栓塞	1.1	163	口服利伐沙班 15mg bid
2017-12-19	左肺下叶肺动脉分支栓塞	0.26	140	口服利伐沙班 20mg bid
2018-01-16	未见明显栓塞	0.65	173	口服利伐沙班 15mg bid
2018-02-27	未见明显栓塞	1.34	167	口服利伐沙班 10mg bid
2018-04-10	未见明显栓塞	1.13	125	停口服抗凝药物
2018-05-17	未见明显栓塞	1.23	123	无
2018-06-09	左肺下叶后基底段肺动脉分支栓塞	1.19	65	无
2018-07-24	未见明显栓塞	0.30	169	口服泼尼松 27.5mg qd+ 环磷酰胺片 100mg qod

【讨论】

嗜酸性粒细胞增多（HE）可见于多种炎症状态、变态反应和血液系统肿瘤。由于其常可累及多个器官系统，1975 年 Chusid 等提出 IHES 诊断标准为：①外周血嗜酸性粒细胞计数≥1.5×10⁹/L 至少 6 个月；②除外寄生虫、过敏或其他可能造成嗜酸性粒细胞增多的疾病；③系统累及的症状和体征。但是其诊断有持续时间的限制，可能造成病情不能被及时有效地控制而累及其他脏器，造成无可挽回的损伤。所以 2010 年 Simon 等提出将诊断标准的时间放宽为至少两次外周血嗜酸性粒细胞计数≥1.5×10⁹/L。目的是尽早诊断和治疗，以减少器官和组织不可逆的损伤。在 2012 年版嗜酸性粒细胞增多症及相关综合征分类标准共识中指出，由嗜酸性粒细胞浸润直接引起的器官损伤类型包括：①组织纤维化；②血栓栓塞；③皮肤及黏膜红斑、水肿、溃疡、湿疹；④外周或中枢神经病变伴慢性或复发性神经功能缺损；⑤罕见器官损伤，如肝、肾、胰腺等。本例患者反复多次查血常规可见嗜酸性粒细胞计数≥1.5×10⁹/L，未发现导致 HE 的病因，无家族史，无导致 HE 的反应性、肿瘤性基础疾病，但患者伴有皮肤瘙痒及皮疹、皮损，结合骨髓穿刺结果诊断为 HES。

综合文献报道，HES 引起高凝状态的机制为：①机体受内、外因子刺激，激活 T 细胞（特别是辅助性 T 细胞），释放 IL-5 及 IL-3、粒细胞集落刺激因子（GM-CSF）等，使嗜酸性粒细胞进一步增多；②嗜酸性粒细胞中含有主要碱性蛋白（major basic protein，MBP）、组织因子（tissue factor，TF）、神经毒素、嗜酸性粒细胞阳离子蛋白（eosinophil cationic protein，ECP）等，均具有细胞毒性，损害全身动静脉血管内膜；③嗜酸性粒细胞释放的脂质递质中含有血小板活化因子(platelet activating factor,PAF),可以活化血小板,导致血栓性疾病发生;④同时,这些物质集聚于细胞表面,并抑制蛋白 C 和血栓调节蛋白的功能,从而造成高凝状态,导致血栓形成。

本病例患者首次出现肺栓塞的时候,嗜酸性粒细胞增多症并未进行规律治疗及监测,是否是 HES 活动期间同时发生的肺栓塞不得而知,这两者的关系是偶然发生,还是有一定的因果关系?肺栓塞发生最常见的直接原因为下肢深静脉血栓形成,常见的高危因素有久坐、创伤、手术、房颤等。结合患者病史,其首次发生肺栓塞前有明确的不良生活习惯(熬夜、久坐)及长途自驾旅行史,均为下肢深静脉血栓形成高危因素,且超声可见双下肢至下腔静脉多发血栓,故首次肺栓塞发生与其下肢静脉血栓有明显关系。但患者经抗凝、溶栓治疗后肺栓塞已治愈,而且在已经纠正深静脉血栓形成的高危生活习惯的前提下,随后多次复查肺部 CTA,仍间断有肺栓塞形成,同期监测血常规发现嗜酸性粒细胞计数虽未达到诊断标准,但均明显高于正常范围。随后在未给予抗凝、溶栓治疗的情况下,仅给予泼尼松联合环磷酰胺治疗 HES1.5 个月后再次复查 CTPA 提示未见明显栓塞。故随后发生的肺栓塞,患者除了有未控制病情的 HES 外,并无其他的血栓形成的高危因素,而且仅给予激素联合免疫抑制剂治疗 HES 后肺栓塞随之好转。因此,推断本例患者后期的肺栓塞发生可能与其嗜酸性粒细胞异常增多相关。当然,本例患者本次住院发现有糖尿病病史,糖尿病并发的血管病变是否与随后发生的肺栓塞相关有待探讨,但从整个病程及治疗上看,嗜酸性粒细胞异常升高与肺栓塞的因果关系可能性更大。

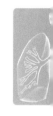

一般认为 HES 如无脏器浸润的患者可不进行治疗,定期观察;伴有脏器浸润的患者首选糖皮质激素治疗。推荐泼尼松起始量 0.5~1mg/(kg·d),病情好转后逐渐减量,低剂量长期维持治疗。但过早停药或减量不当病情易复发,再次用药后效果可,如效果不佳时,可加用其他免疫抑制剂,如干扰素 α、环磷酰胺、硫唑嘌呤、环孢素 A 等联合治疗。有研究指出,HES 患者约有 25% 会出现血栓栓塞性并发症,5%~10% 的患者因此死亡。目前对于 HES 合并肺栓塞患者的治疗疗程尚无公论,有学者建议可给予长期低剂量激素维持,当激素用量较大时,可联用免疫抑制剂维持;而且考虑其病因多不明确,建议延长抗凝治疗时间,如血栓反复形成,考虑与病情控制不佳、嗜酸性粒细胞再次升高浸润有关,可长期抗凝治疗。有研究显示,给予嗜酸性粒细胞增多症合并肺栓塞患者抗凝治疗 6 个月、泼尼松治疗约 1 年,停药随访近 1 年无复发。而本例患者给予常规抗凝治疗 5 个月余后停用抗凝药物,血栓明显消退,但未规律应用激素治疗 HES,以致随后复查嗜酸性粒细胞持续升高、肺动脉 CTA 仍反复发生肺动脉栓塞,在仅给予泼尼松联合环磷酰胺治疗后血象及肺栓塞均好转,目前仍在密切随访。

本例患者在发生肺栓塞时伴有明显的血小板下降,结合患者病史及诊疗经过,考虑血栓消耗性减少可能性大,也有可能为嗜酸性粒细胞抑制骨髓巨核细胞成熟,造成产板型巨核细胞减少,进而引起的血小板减少,而由于血栓的发生进一步引起血小板的消耗性下降。在使用激素控制住 HES 及肺栓塞病情后,血小板很快恢复正常。

总之,当临床遇见肺栓塞时,除了要考虑常见的高危因素外,也要注意到这些少见的因素,如 HES,当患者合并有外周血嗜酸性粒细胞增多,且抗凝治疗效果不佳、反复发生血栓栓塞,须考虑合并 HES 的可能。HES 合并深静脉血栓形成的机制可能与增高的嗜酸性粒细胞释放细胞因子对血管内皮造成损伤有关且病死率高,所以此类患者应尽早做骨髓穿刺活检、全身免疫指标、肿瘤指标等检查积极寻找病因,早期治疗。而一旦确诊为 HES 合并肺动脉栓塞,治疗上建议首选激素治疗,同时联合溶栓、抗凝治疗,建议延长治疗疗程,对于反复出现嗜酸性粒细胞升高、肺栓塞者,建议在治疗 HES 的基础上治疗肺栓塞,必要时可给予激素联用免疫抑制剂,甚至是长期抗凝治疗,完全好转后可停药密切随访。

【专家点评】

汤兵祥(河南省胸科医院):肺栓塞在临床上比较常见,而嗜酸性粒细胞增多症合并肺栓塞则比较少见。本文详细介绍了一例成功治疗的嗜酸性粒细胞增多症合并非栓塞的诊治过程,并给我们提供了一些经验、建议及教训。首先,肺栓塞的诊治应当按照肺栓塞的流程进行,确诊肺栓塞后则需要求因,寻找肺栓塞的高危因素或病因,不仅要考虑到常见的高危因素,还要想到少见的高危因素。其次,在针对肺栓塞治疗时,不仅要重视抗凝、溶栓治疗,还要注重对引起肺栓塞的原发病的治疗。只有原发病得到控制,才能减少或避免肺栓塞的复发。最后,当肺栓塞合并其他疾病时,其抗凝治疗的疗程较单纯性肺栓塞应适度延长,甚至长期抗凝治疗。

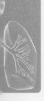

参考文献

[1] CHUSID MJ,DALE DC,WEST BC,et al. The hypereosinophilic syndrome:analysis of fourteen cases with review of the literature [J]. Medicine,1975,54:1-27.

[2] SIMOM HU,ROTHENBERG ME,BOCHNER BS,et al. Refining the definitionof hypereosinophilic syndrome [J]. Allergy Clin Immunol,2010,126(1):45-49.

[3] VALENT P,KLION AD,HOMY HP,et al. Contemporary consensus proposal on criteria and classification of eosinophihe disorders and related syndromes [J]. Allergy Clin Immunol,2012,130(3):607-612.

[4] 张萨丽,徐传辉,穆荣. 2012 年版嗜酸性粒细胞增多症及相关综合征分类标准的共识[J]. 中华风湿病学杂志,2013,17(1):58-59.

[5] KIKUCHI K,MINAMI K,MIYAKAWA H,et al. Portal vein thrombosis in hypereosinophilic syndrome [J]. Am J Gastroenlerol,2002,97(5):1274-1275.

[6] 王珊,张雪,汪旸,等. 嗜酸性粒细胞增多综合征并发肺栓塞[J]. 临床皮肤科杂志,2014,43(8):481-483.

[7] PARK SM,PARK JW,KIM SM,et al. A case of hypereosinophilic syndrome presenting with multiorgan infarctions associated with disseminated intravascular coagulation [J]. Allergy Asthma Immunol Res,2012,4(3):161-164.

[8] OGBOGU PU,ROSING DR,HORNE MK. Cardiovascular manifestations of hypereosinophilic syndromes[J]. Immunol Allergy Clin North Am,2007,3(27):457-475.

[9] BUYUKTAS D,ESKAZAN AE,BOREKCI S,et al. Hypereosinophilic syndrome associated with simultaneous intracardiac thrombi,cerebral thromboembolism and pulmonary embolism[J]. Intern Med,2012,51(3): 309-313.

[10] 陆珍芳,梁秋丽,张建全,等. 特发性嗜酸性粒细胞增多综合征并肺栓塞一例[J]. 中华内科杂志, 2018,57(1):57-59.

急性肺栓塞合并布加综合征

梁文婕　曾勉
中山大学附属第一医院 MICU

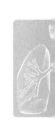

　　急性肺栓塞是由于内源性或外源性栓子堵塞肺动脉主干或分支引起肺循环障碍的临床和病理生理综合征。肺动脉血栓形成导致肺循环障碍,肺泡氧交换能力严重受限,肺通气/血流比严重失调,临床表现可包括气促、胸痛、咯血、休克、发热、发绀。手术、创伤、长期卧床、恶性肿瘤、易栓症、血小板增多症、妊娠、口服避孕药等引起机体凝血功能异常,呈现高凝状态,加速血栓形成,构成肺栓塞的危险因素。肺栓塞病死率高,早期诊断及治疗十分重要。本文报道急性肺栓塞合并布加综合征一例,布加综合征与肺栓塞同样由于血栓形成引起,两者相互作用,抗凝治疗效果不佳,并发肝衰竭,治疗难度极大。

【临床资料】

　　患者,男,24 岁。因"气促、咯血伴胸痛 1 周"于 2017 年 6 月 15 日入院。患者因骨折后长期卧床,1 周前出现气促,以活动后明显,与体位无关,伴咳嗽,呈单声咳,昼夜无差异。咳血丝痰,无咳血块,并逐渐出现胸闷,咳嗽时胸痛感,以右侧明显。4 天前自觉发热,测体温达 38℃,自行到当地卫生院就诊,予"阿莫西林"治疗后热退,但气促、胸闷等症状无明显改善,2017 年 6 月 13 日到汕头市中心医院急诊科就诊,血压 124/80mmHg,脉搏 127 次/min,体温 37.4℃,查 CT 提示"肝大,下腔静脉栓塞可能,双下肢肺动脉栓塞可能",患者为求进一步治疗,6 月 15 日到本院急诊科就诊,急诊查血压 137/90mmHg,指脉氧饱和度 98%,胸腹部增强 CT 提示"肺动脉血栓栓塞",遂收入本科进一步监护及治疗。患者自起病以来,无腹痛、腹胀,无恶心、呕吐,无排血便及黑便,无头晕、头痛,无心悸,无下肢肿胀、疼痛,胃纳、精神一般,二便如常,体重无明显改变。

既往史:患者于 5 岁时患"乙肝",12 岁时因外伤致左侧股骨骨折,术后 1 年因骨折愈合不佳,再次手术,以髂骨取代一部分股骨后留置钢板固定,2016 年(术后 11 年)取钢板后,发现骨折愈合仍欠佳,继续卧床 4 个月,2017 年 4 月开始下床活动。否认高血压、糖尿病、冠心病病史。否认结核等传染病史,否认输血史,否认食物、药物过敏史。预防接种史不详。

出生并长大于原籍。否认疫区、疫水接触史,否认特殊化学品及放射线接触史。无吸烟、饮酒等不良嗜好,性病及冶游史不详。父亲因患肝癌于 8 年前去世,母健在。否认其他家族遗传病、传染病、精神病等类似疾病史。

入院查体:T 37.5℃,P 106 次 /min,R 30 次 /min,BP 115/79mmHg。发育正常,神志清,营养中等,精神可,自主体位,查体合作。全身皮肤及黏膜无发绀、黄染、苍白,全身浅表淋巴结未触及肿大。头颅及五官无畸形,巩膜无黄染,睑结膜无出血、水肿,双侧瞳孔等大等圆,直径 2.5mm,对光反应及调节反射均存在,耳、鼻未见异常分泌物,口腔黏膜光滑,无皮疹、无溃疡,咽无充血,双侧扁桃体无肿大。颈软,颈静脉无怒张,气管居中,甲状腺不肿大,未闻及血管杂音。胸廓无畸形,左右对称。双侧呼吸运动度一致,右下肺语颤减弱,未触及胸膜摩擦感。双肺叩诊呈清音。双上肺、左下肺呼吸音清,右下肺呼吸音减弱,双肺未闻及干湿啰音,未闻及胸膜摩擦音。心前区无隆起,心尖搏动位于第 5 肋间左锁骨中线内 0.5cm,心前区未触及震颤,叩诊心界不大,听诊心率 106 次 /min,各瓣膜区未闻及病理性杂音。腹部平坦,未见胃肠型及蠕动波,未见腹部静脉曲张。腹部柔软,无压痛及反跳痛,未触及腹部肿块。肝于右肋缘下约 3cm 可触及,质软,无压痛,未触及结节。胆囊未触及,墨菲(Murphy)征阴性,脾肋下未触及,无叩击痛,肝浊音界存在;肝上界叩诊欠清。肝肾区无明显叩击痛,移动性浊音阴性。肠鸣音正常,4 次 /min。左下肢外侧可见一纵形长约 10cm 的陈旧手术瘢痕。四肢活动自如,无杵状指(趾),双下肢无水肿。双下肢周径:(胫骨下 10cm)左侧 31cm,右侧 33cm,(胫骨上 10cm)左侧 41cm,右侧 44cm。生理反射正常,病理反射未引出。

辅助检查:心电图(2017 年 6 月 15 日):可见 I 导联 S 波,III 导联 q 波及 T 波倒置,AVF、V1~V5 导联 T 波倒置。CTA 提示(2017 年 06 月 15 日):①肺动脉主干及左右分支、左上肺动脉中远段、左下肺动脉及其分支,右下肺动脉背段栓塞(图 1)。②肝右静脉、中静脉、左静脉及其主要分支、下腔静脉下段及其左右髂静脉未见对比剂充盈。③右肺下叶肺不张;双肺炎症。④双侧胸腔积液、心包积液。⑤盆底少量积液。血肌钙蛋白 0.004ng/ml,血 BNP 408.5pg/ml。

入院诊断考虑:①急性肺动脉血栓栓塞症(中、高危);②多部位深静脉血栓形成可能(肝右静脉、中静脉、左静脉、下腔静脉下段、左髂静脉、右髂静脉);③双肺社区获得性肺炎非重症;④双侧胸腔积液;⑤左侧股骨骨折术后。

给予绝对卧床,氧疗,予低分子肝素 0.7ml q12h 皮下注射抗凝,完善检查。考虑患者合并双肺社区获得性肺炎,暂经验性予左氧氟沙星 0.5g ivdrip qd 抗感染,拟完善检查后行溶

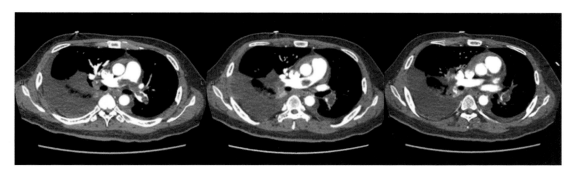

图 1　2016 年 6 月 15 日胸部 CTA:骑跨型肺动脉栓塞

栓治疗。经以上处理,目前患者呼吸仍浅促,暂无咯血。继续密切监测病情变化。辅助检查结果:PCT 0.09ng/ml,WBC $10.75×10^9$/L,NEUT $7.70×10^9$/L,MO $0.70×10^9$/L,Hct 0.363,PLT $301×10^9$/L,D- 二聚体 5.45mg/L FEU,PT(%)65.3%,INR 1.17,APTT 24.3 秒,TnT 0.004ng/ml,ProBNP 408.5pg/ml。心脏超声心动图:心包积液(少量),心室收缩及舒张功能正常,右心室收缩功能稍减低,肺动脉压 37mmHg。双下肢静脉彩超提示:双下肢动脉血流通畅,未见明显狭窄及闭塞。双下肢深静脉主干血流通畅,未见血栓形成。双大隐静脉通畅,根部未见扩张。双小腿未见明显扩张交通静脉。根据临床表现、影像学及肺栓塞临床评分,诊断急性肺血栓栓塞症(中、高危组)明确。进一步排查深静脉血栓栓塞的易感因素,其父亲有肝癌病史,需进一步排查肿瘤因素,同时完善血栓调节组合,抗凝治疗监测组合等相关检查,以了解是否存在先天性抗凝因子缺乏。鉴于患者有溶栓指征,无明显溶栓禁忌证,将溶栓风险告知患者及家属,其理解并同意溶栓治疗,于 2017 年 6 月 15 日 16:00 予阿替普酶 50mg 静脉持续泵入 2 小时溶栓治疗,溶栓时及溶栓后需要注意监测凝血功能变化。此外,结合患者胸部 CT 提示肺部有渗出,其血白细胞值高,有发热、明显咳嗽、咳痰症状,考虑社区获得性肺炎(非重症),有使用抗生素指征,结合社区感染相关病原体,予左氧氟沙星(可乐必妥)0.5g ivdrip qd 经验性抗感染治疗。

经上述治疗,患者仍有气促,间断咳嗽,咳少量血丝痰,2017 年 6 月 17 日腹部彩超提示:①双侧少量胸腔积液;②肝静脉,汇入下腔静脉低回声,血栓形成可能;③肝、胆、脾、胰、肾、输尿管、膀胱、前列腺未见异常。复查其凝血功能未达标,予加用华法林抗凝治疗,初始剂量 3mg po qn,考虑药物需 3~5 天才能达到稳定的血药浓度,为达到快速抗凝的目的,使 INR 达到 2~3,继续予低分子肝素 0.8ml H q12h 重叠抗凝。同时,为了解华法林量效关系,予完善 CYP2C9 和 VKORC1 检查,通过基因多态性检测,有助于指导华法林初始剂量的选择。抗凝治疗期间多次复查凝血功能,根据结果调整抗凝药物剂量。溶栓后 5 天,患者仍诉气促,呕吐频繁,反复低热,热峰不超过 38℃,复查床边胸部 X 线片提示右侧大量胸腔积液(图 2),行超声引导下胸腔穿刺置管引流术;查肝功示转氨酶升高,予护肝治疗;加强抗感染(亚胺培南西司他丁 1.0g ivdrip q8h)。患者症状无明显好转，2017 年 6 月 20 日开始频繁诉恶心、呕吐，吐出胃内容物，发热，气促，活动后加重，咳嗽，咳血丝痰，无明显胸痛或胸闷不适，右侧胸腔引流管引流出血性液体。查体：神清，双上肺及左下肺呼吸音清，右下肺呼吸音明显减弱，未闻及干湿啰音，心率 111 次 /min，各瓣膜区未闻及病理性杂音。腹部平坦，肝右肋缘下 5cm 可触及，质软，无触痛。复查出、凝血常规示：D- 二聚体 25.07mg/L FEU，INR 值 3.19，APTT 49.7 秒；ESR 56mm/h；胸腔积液检查结果提示渗出液。取胸腔积液标本找肿瘤细胞。复查心脏彩超：下腔静脉肝后段至右心房实性回声，考虑血栓形成，估测肺动脉压 28mmHg（图 3）。考虑恶心及呕吐与肝静脉血栓形成、肝淤血致肝功能异常相关，停用可能导致肝损害的药物，继续抗凝，加强护肝、退黄、平喘治疗及营养支持。经上述治疗，患者气促情况有好转，但肝功能损害加重，肝酶、胆红素及血氨水平进行性升高，凝血功能明显异常，ALT 1 819U/L，AST 6 345U/L，LDH 5 860U/L，TBIL 70.8μmol/L，DBIL 27.6μmol/L，IBIL 43.2μmol/L，维持护肝、降血氨治疗，及时纠正非预期凝血功能障碍，复查胸 + 上腹 + 下腹 CTA 平扫 + 增强 + 三维，查风湿组合 Ⅰ + Ⅱ，自身免疫性肝病组合，抗磷脂综合征组合等相关检查，帮助明确肺血栓情况，查找肝功能进行性异常的原因，风湿免疫相关检查结果无异常。2017 年 6 月 22 日行 CTA 示：①肺动脉主干，左、右肺动脉干，左上、下肺动脉及其分支，右下肺动脉主干及外基底段近段肺动脉栓塞，左下肺动脉栓塞较前范围稍扩大，右下肺动脉病变范围较前稍减轻；下腔静脉近右心房至肝段上部、下腔静脉肾静脉水平—双侧髂总静脉—双侧髂外静脉及肝左、中、右静脉管腔多发血栓形成，较前进展。②肺部炎症、胸腔积液。③心包积液较前稍增多。腹、盆腔少量积液（图 4）。

　　6 月 22 日夜间患者出现谵妄、躁动不安，不能正确应答，查血氨升至 191mmol/L（图 5）。考虑患者多部位静脉血栓形成，肝静脉栓塞，肝淤血明显，已并发肝性脑病，有急性肝衰竭可能，予杜密克灌肠，雅博司降血氨治疗，患者解出大便后症状稍好转，密切观察肝功能变化。请院内多学科会诊，多学科意见考虑患者目前存在多部位静脉血栓，急性肝损伤，凝血功能

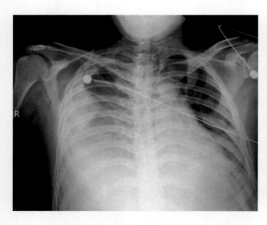

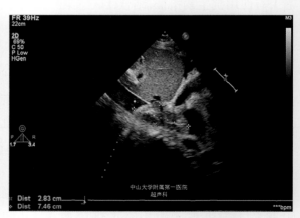

图 2　床边胸部 X 线片：右侧胸腔大量积液　　　　图 3　心脏超声：下腔静脉近右房处血栓

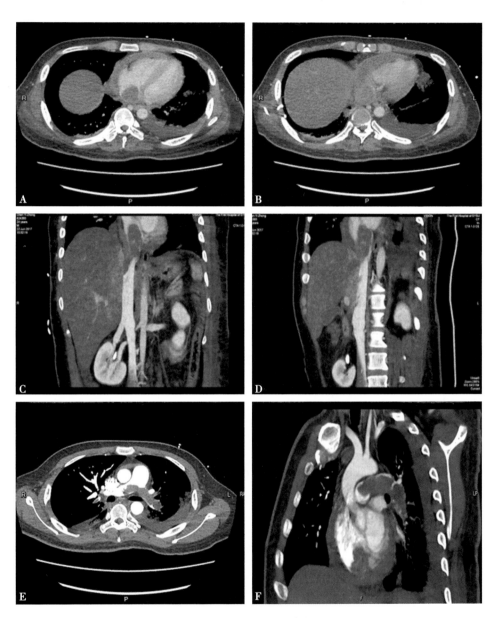

图4　2017年6月22日胸部CTA

A：右心房血栓；B：下腔静脉延续到右心房处血栓，肝静脉未显影；C：CTA示下腔静脉近右心房端、肝静脉多发血栓形成；D：CTA另一层面示下腔静脉血栓，肝内静脉未显影，考虑栓塞；E、F：复查胸部CTA示肺动脉主干栓塞

报告项目名称	结果	标记	单位	参考值
D二聚体	3.52	↑	mg/L FEU	0.00 - 0.55
抗凝血酶3(AT3)	69.8	↓	%	75.0 - 125.0
α2纤溶酶抑制物活性A2-PIA	82.80		%	82.80 - 118.40
纤溶酶原激活剂抑制剂PAI	7.50	↑	U/mL	0.30 - 3.50
血浆纤溶酶原活性PLG-A	85.40		%	75.00 - 128.00
蛋白C	58.70	↓	%	70.00 - 140.00
蛋白S	164.20	↑	%	60.00 - 130.00
低分子肝素	0.18			

A

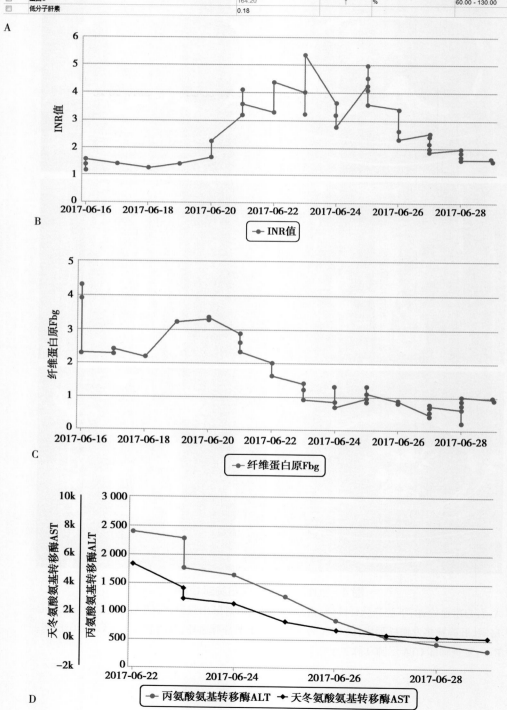

B

C

D

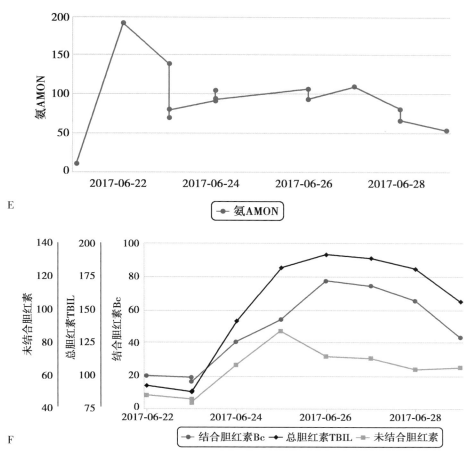

图5 实验室检查指标变化趋势

严重异常,手术风险极大,不建议行手术取栓治疗,建议继续内科药物治疗,可考虑行二次系统溶栓。与患者及家属沟通病情,并取得知情同意后,2017 年 6 月 25 日行第二次溶栓,予爱通立 50mg 静脉持续泵入 2 小时,同时密切观察全身出血情况,预防出血,继续其他对症支持治疗。患者意识障碍加重,尿少,出现肝肾综合征,凝血功能异常。

床边腹部超声:①右肝静脉血栓形成、闭塞,中肝静脉第二肝门处血栓形成,血流通畅,双向血流;②下腔静脉血栓形成,CDFI 探查不佳;③左肝静脉双向血流;④肝动脉、门静脉血流通畅。当天患者意识障碍进一步加重,昏迷,呼吸衰竭,行气管插管接呼吸机辅助通气,气道内吸出血性分泌物,多次复查结果示肝功能及凝血功能严重异常,低纤维蛋白原血症,考虑存在肝静脉、下腔静脉血栓相关的布加综合征。

请血液科会诊,考虑低纤维蛋白原血症系由肝损、溶栓药物、DIC 消耗等多因素引起,建议完善凝血因子监测,根据结果及 INR 情况补充新鲜冰冻血浆、凝血酶原复合物、维生素 K1 等。患者因少尿,行床边 CRRT,体外肝素化抗凝,但因滤器及管路凝血而提前结束治疗。请感染科会诊,建议继续予护肝、降酶、退黄治疗,补充血浆及白蛋白,加强肺部及腹部抗感染治疗。请血管外科会诊,协助处理肝静脉血栓,血管外科建议考虑下腔静脉、肝静脉机械取栓或置管溶栓,辅以全身肝素化抗凝,以改善肝血流,但因手术风险极高,家属不愿行取栓 / 溶栓术。虽给予积极药物治疗,患者肝功能改善情况不理想,凝血功能差,反复输注血制品情况下出现顽固性低纤维蛋白原血症,合并全身散在部位出血,预后差,2017 年 6 月 30 日家属办理自动出院手续。

【讨论】

本文总结一例急性肺栓塞合并布加综合征患者。患者反复骨折后长期卧床,近期外科手术史,有深静脉血栓形成危险因素。患者发病前 1 周有气促、胸痛、咯血等症状,心电图有肺栓塞相关的典型表现:可见 Ⅰ 导联 S 波,Ⅲ 导联 q 波及 T 波倒置,AVF、V1~V5 导联 T 波倒置,外院及我院 CT 结果均显示肺动脉血栓。肺栓塞诊断基本明确,同时需与急性心肌梗死、主动脉夹层、肺炎、原发性肺动脉高压等疾病相鉴别。患者入院时无明显血流动力学不稳表现,影像学结果显示双肺动脉栓塞较严重,存在肺动脉骑跨,结合超声心动图结果,其右心室收缩功能减低,有肺动脉高压表现,查 BNP 值高,属于次大面积肺动脉栓塞。运用 sPESI 评分 >1,故应评为中、高危组。患者有明显气促不适,需要无创高流量湿化仪行呼吸支持,根据 sPESI 评分,可启动补救性再灌注治疗。使用 rt-PA 溶栓,待 APTT 至正常值 1.5~2 倍,改用低分子肝素抗凝,为使 INR 快速达到 2~3 的目标,同时加用口服华法林加强效果。但患者同时合并肺外多部位深静脉血栓(肝右静脉、中静脉、左静脉、下腔静脉下段、左髂静脉、右髂静脉),其中肝静脉流出道梗阻成为布加综合征的依据,加之患者可能存在易栓症,增加抗凝治疗的难度。

布加综合征是由各种原因(心脏、心包疾病、肝窦阻塞综合征除外)所致肝静脉流出道梗阻,和其开口以上段下腔静脉阻塞性病变引起的常伴有下腔静脉高压为特点的肝后门脉高压症。布加综合征可分为原发性和继发性。血栓形成或静脉炎等以静脉病变为主要特点的疾病可引起原发性布加综合征。继发性布加综合征是由于肝静脉和(或)下腔静脉受静脉以外来源的病变压迫或累及。布加综合征好发于青年男性,且有地域区别。在非亚洲国家,单纯肝静脉阻塞是布加综合征的常见病因;在亚洲国家,单纯下腔静脉或下腔静脉合并肝静脉阻塞是常见病因。本病例特点属于后者,符合布加综合征在亚洲的流行病学。

布加综合征可根据疾病发生过程和严重程度分为 4 类。①暴发性肝衰竭:肝酶升高、黄疸、肝性脑病、PT/INR 延长;②急性型:临床表现在数周内进展,出现右上腹痛,肝大,难治性腹水和肝细胞坏死,可出现静脉曲张破裂出血;③亚急性型:起病隐匿,病程数月才呈现临床症状,因为门静脉和肝静脉侧支形成,肝窦压力减轻,腹水和肝细胞坏死情况可能不明显;④慢性型:主要表现为肝硬化相关病变。本病例发病早期发现肝静脉、下腔静脉多发血栓形成,符合布加综合征诊断,在入院后 1 周内出现肝衰竭,病程进展迅速,出现肝性脑病、肝酶明显异常、黄疸,病情危重,增加治疗难度。而布加综合征的症状相对不典型,需要早期识别具有危险因素的患者,同时与其他引起急性肝衰竭、急性肝炎或慢性肝病的疾病相鉴别。

多普勒超声是诊断布加综合征的理想手段，CT 或 MRI 可帮助确诊和协助评估、制订治疗方案。布加综合征的治疗目的与肺栓塞类似，都是为了重新开放阻塞血管的血流灌注，改善器官功能。布加综合征的治疗方法包括以下几点：①阻止血栓进展：抗凝治疗；②恢复栓塞静脉的通畅性：溶栓、血管成形术/支架植入；③为淤血肝减压：经颈静脉肝内门体分流（TIPS）、外科手术分流；④预防或处理并发症：门脉高压治疗、肝移植。针对本病例，患者肝功能恶化进展较快，肝代偿能力差，侧支循环尚未有效形成，单纯抗凝治疗可能并不能遏制疾病进展，需要其他恢复栓塞静脉通畅性的处理措施，如静脉溶栓、介入分流等，但患者后期一般情况差，凝血功能严重异常，外科手术风险极大。考虑静脉血栓为新近形成，经反复评估病情后还是选择先行内科药物溶栓，可惜患者的肝功能迅速衰退，药物治疗不能有效逆转疾病进程。因此，虽然经过积极抢救及治疗，患者肝功能衰竭进展。

参考文献

［1］ 中华医学会呼吸病学分会肺栓塞与肺血管病学组. 肺血栓栓塞症诊治与预防指南［J］. 中华医学杂志，2018，98（14）：1060-1087.

［2］ 中华医学会心血管病学分会肺血管病学会. 急性肺栓塞诊断与治疗中国专家共识（2015）［J］. 中华心血管杂志，2016，44（3）：197-211.

［3］ MENON KV，SHAH V，KAMATH PS. The Budd-Chiari syndrome. N Engl J Med，2004，350：578.

［4］ FERRAL H，BEHRENS G，LOPERA J. Budd-Chiari syndrome. AJR Am J Roentgenol，2012，199：737.

［5］ AM Al-SHARYDAH，et al. An enigmatic case presentation of Budd-Chiari syndrome with pulmonary embolism：An unusual syndrome with an uncommon complication. International Journal of Surgery Case Reports，2018，48：16-21.

［6］ REINALDO B BESTETTI，et al. Endomyocaridal fibrosis as a cause of Budd-Chiari syndrome and fatal pulmonary embolism. Cardiovasc Pathol，2010，19（3）：191-192.

急性肺栓塞合并空洞性肺炎

陈燕　曾勉

中山大学附属第一医院 MICU

急性肺栓塞是各种栓子阻塞肺动脉或其分支为其原发病因的一组疾病总称，其中肺血栓肺栓塞（PTE）最常见。根据流行病学调查结果，PTE 发病率逐年升高，疾病病死率高。肺栓塞所致血流动力学改变可进一步影响肺部通气血流,为继发性肺部感染提供基础。空洞性肺炎可见于细菌、真菌等感染,病原学诊断有难度,治疗上多经验性给药。本文报道急性肺栓塞并空洞性肺炎一例,为临床上两种疑难疾病的共存提供经验性治疗方案及针对此的反思。

【临床资料】

患者,男性,60 岁。主因"气促伴咳嗽、咳痰 10 余天"于 2018 年 4 月 28 日入院。患者 1 个月前(3 月 31 日)因胸痛至我院诊断为急性肺动脉血栓栓塞症(图 1A),4 月 8 日复查胸部 CTA 血栓吸收不明显(图 1B),遂于 4 月 11 日予爱通立 50mg 溶栓治疗,后予华法林抗凝

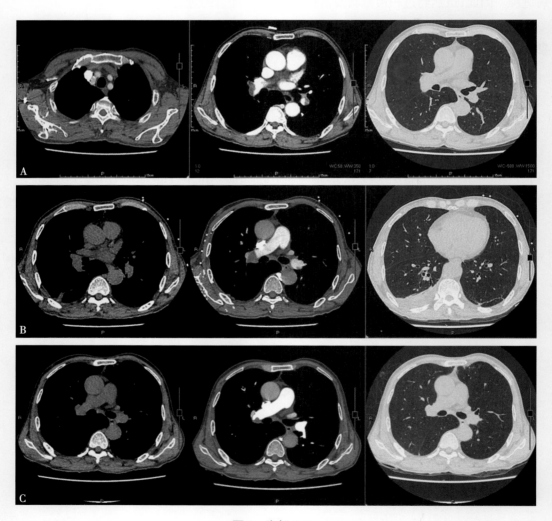

图 1 胸部 CTA

A:3 月 31 日双肺动脉主干及分支多发肺栓塞;B:4 月 8 日双下肺动脉干及右中叶动脉栓塞较前稍吸收;
C:4 月 16 日双下肺动脉干及分支栓塞较前吸收

治疗，4月16日复查胸部CTA血栓吸收好转后出院（图1C）。患者10余天前出现气促，平卧时明显，伴咳嗽，每次咳1~2声，咳少许黑褐色黏痰，伴夜间盗汗，伴乏力、食欲缺乏，无畏寒、寒战，无发热，无头晕、头痛，无胸闷、胸痛，无恶心、呕吐，至我院急诊就诊，查血常规示：白细胞$11×10^9$/L、中性粒细胞百分比75.2%，PCT示0.53ng/ml↑，4月27日复查胸部CTA示：左上肺动脉、前段动脉及右下肺动脉、后外基底段动脉附壁血栓形成，较前缩小，左肺上叶炎症，左肺上叶尖后段炎症并空洞形成，较前进展（图2），予拜复乐0.4g ivdrip抗感染、化痰解痉等治疗，现为求进一步诊治收住我科。起病以来，患者无持续头痛，无头晕，无胸痛、胸闷，无腹痛、腹泻，无再次双下肢水肿。患者精神一般，胃纳如上述，睡眠可，二便正常，近期体重无明显改变。

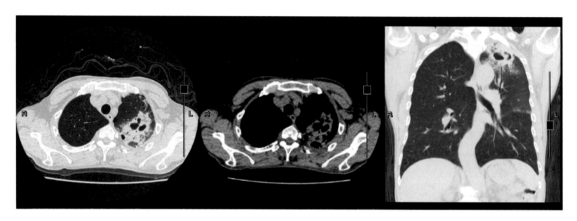

图2　4月27日胸部CT：左肺上叶炎症并空洞形成

入科查体：T 36.0℃，P 72次/min，R 18次/min，BP103/68mmHg；神志清楚；双下肢无水肿；桶状胸，双肺呼吸音稍减低，左上肺及右下肺可闻及湿啰音；心脏及腹部查体无特殊。完善相关检查：PT 31.5秒、INR 2.88、APTT 75.7秒；ProBNP 407.4pg/ml；男8项肿瘤体检筛查：CA125 35.34U/ml、铁蛋白760.18μg/L、前列腺特异抗原7.80μg/L；肝代谢组合：GGT 106U/L、TP 60.3g/L、ALB 28.9g/L、白/球比值0.9；急性感染组合：CRP 191.65mg/L、WBC $12.02×10^9$/L、NEUT 79.9%、LY 9.9%、NEUT $9.59×10^9$/L、Hb 100g/L；PCT 0.17ng/ml；血G试验及GM试验、隐球菌抗原、结核抗体、结核分枝杆菌及利福平耐药基因检测、结核干扰素释放试验、多次涂片找抗酸杆菌、呼吸道病原体8项、体液免疫7项未见明显异常；痰培养查见鲍曼不动杆菌。电子支气管镜：气管及双侧四级以内支气管管腔通畅，黏膜无充血、水肿、糜烂，未见新生物、异物及活动性出血（图3）。左固有上叶尖后段肺泡灌洗培养见鲍曼不动杆菌（++），灌洗液GM试验、抗酸染色、结核及利福平耐药基因检测均为阴性。心脏彩超示：EF 71%；主动脉瓣轻度关闭不全；PASP=34mmHg。入院诊断考虑：①左上肺社区获得性肺炎并空洞形成；②急性肺动脉血栓栓塞症（中、高危组）；③左下肢深静脉血栓形成；④动

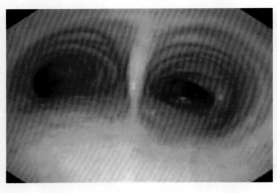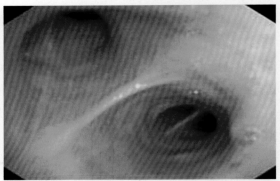

图3　支气管镜(左图隆嵴,右图左上叶和舌叶开口):支气管管腔通畅,黏膜无充血、水肿、糜烂

脉硬化症:主动脉、腹主动脉、右侧髂总动脉、双下肢动脉;⑤肝囊肿;⑥膀胱壁增厚性质待查。

入院后予以克赛抗凝,特治星联合利奈唑胺抗感染,吸氧、化痰、平喘等对症支持治疗,请泌尿外科会诊膀胱壁增厚及 PSA 升高情况。5 月 10 日双下肢深静脉彩超:左下肢深静脉血栓形成,较前无明显变化;腘静脉 STENOSIS 50%~70%;余双下肢深静脉血流通畅。5 月 10 日复查胸部 CTA:左上肺动脉、前段动脉及右下肺动脉、后外基底段动脉附壁血栓形成,与前大致相仿;左肺上叶尖后段炎症并空洞形成,较前有所吸收好转;左肺下叶舌段炎症较前有所吸收好转(图 4A)。患者体温稳定,血象好转,于 5 月 12 日利奈唑胺改口服,复查血 GM、G 试验阴性,5 月 13 日停特治星,改用左氧氟沙星(可乐必妥)联合口服利奈唑胺继续抗感染,5 月 14 日加用华法林联合克赛抗凝,根据 INR 调整华法林用量,后患者生命体征稳定,并于 2018 年 5 月 17 日办理出院。出院后门诊随访治疗,8 月 3 日胸部 CT 示左肺上叶空洞完全消失(图 4B)。

【讨论】

本文报道急性肺栓塞合并肺部空洞一例。急性肺栓塞为临床上常见的危及生命的急危重症,全球范围内均有很高发病率,据国内 60 家大型医院统计资料显示,住院患者中 PTE 比例从 1997 年的 0.25‰上升到 2008 年的 1.45‰。肺栓塞住院病死率较高,我国急性 PTE 住院病死率 2008 年为 8.7%。PTE 多数情况下继发于 DVT,本例患者肺栓子即来源于 DVT。PTE 的呼吸功能不全主要为血流动力学障碍的结果。PTE 可致血管阻塞,阻塞部位血流减少,通气血流比例失调,为细菌、真菌等病原体的侵入提供一个契机。对于中、高危肺栓塞患者,溶栓治疗可迅速溶解血栓,恢复肺组织再灌注,减小肺动脉阻力,降低肺动脉压,改善右心室功能。本例患者经临床表现及影像学诊断急性肺栓塞(中、高危组),予以 rTPA 溶栓。溶栓时机却是在急性肺栓塞发生后的 2 周,复查肺部影像虽提示血栓较前吸收好转,却在肺

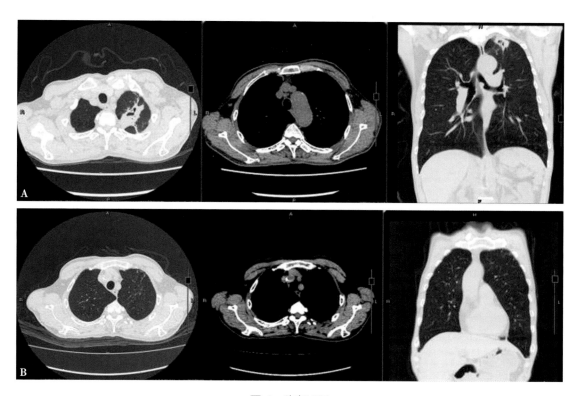

图4 胸部 CT

A:5 月 10 日左肺上叶炎症并空洞形成较前有所吸收好转;B:8 月 3 日左肺上叶空洞完全消失

栓塞发生的 1 个月后出现空洞性肺炎,以气促、咳嗽、咳痰为主要临床表现。肺部空洞性病变分为单发空洞及多发空洞,前者常见于肺结核、周围支气管肺癌,后者多见于肺转移瘤、血源性多发肺脓肿、霉菌、尘肺等。本例患者多次查抗酸染色、结核及利福平耐药基因检测均为阴性,暂无结核依据,肿瘤指标阴性,暂无肿瘤依据,无职业病史,需考虑细菌性、真菌性肺炎性空洞。入院后予以含 β 内酰胺酶抑制剂抗生素广泛覆盖革兰氏阳性球菌、革兰氏阴性杆菌,同时予利奈唑胺覆盖 MRSA,三唑类广谱抗真菌。经上述治疗,患者体温及呼吸道症状均较入院时明显缓解,2 周后复查胸部 CT 提示空洞性肺炎较前吸收好转,考虑治疗有效,好转后带药出院。出院后经支气管镜获得的痰标本结果提示为鲍曼不动杆菌,仅对氨曲南一种药物耐药。患者既往有 ICU 住院病史,住院期间使用多种广谱抗生素等危险因素,痰培养提示鲍曼不动杆菌可能因含定植菌的口咽分泌物经会厌进入下呼吸道误吸因素所致或细菌以气溶胶等形式通过吸入进入下呼吸道所致。呼吸道标本分离的鲍曼不动杆菌需要区别定植菌还是感染菌。除了细菌感染有的一般表现[如发热,白细胞及(或)中性分类、C 反应蛋白增高]外,还需考虑:①肺炎相符合的临床症状、体征、影像学改变;②宿主因素;③正接受抗菌药物治疗的患者病情好转后又加重,时间上与鲍曼不动杆菌出现相符合;④标本质量;⑤2 次以上痰培养显示纯鲍曼不动杆菌生长或鲍曼不动杆菌优势生长。患者入院前即有气促等临床表现,此次入院考虑为社区获得性肺炎,且未针对鲍曼不动杆菌进行治疗即有病情好转,出院后痰培养结果提示鲍曼不动杆菌,考虑定植菌可能大。出院后并未针对鲍曼不动杆菌进行用药,予左氧氟沙星联合利奈唑胺口服治疗,患者在 3 个月后门诊随访复查CT 结果提示左肺上叶空洞完全消失好转。急性肺栓塞合并肺炎可能增加住院的住院时长,住院费用,并增加患者住院病死率。在本例PTE 并空洞性肺炎的治疗中,在无病原学依据时,我们按照重症患者"早期、联合、足量"用药的原则,广覆盖革兰氏阳性、革兰氏阴性细菌及真菌,最终使患者肺部空洞病灶完全好转。

参考文献

[1] 徐晓峰,杨媛华,翟振国,等 . 中华流行病学杂志,2008,10.

[2] YANG Y,LIANG L,ZHAI Z,et al. Pulmonary embolism incidence and fatality trends in Chinese hospitals from 1997 to 2008:A multicenter registration study [J]. Plos One,2011,6(11):e26861.

[3] BURROWES KS,CLARK AR,TAWHAI MH,et al. Blood flow redistribution and ventilation-perfusion mismatch during embolic pulmonary arterial occlusion. Pulm Circ,2011,1(3):365-376. doi:10.4103/2045-8932.87302.

[4] 中华医学会呼吸病学分会肺栓塞与肺血管病学组 . 肺血栓栓塞症诊治与预防指南[J]. 中华医学杂志,2018,98(14):1060-1087.

[5] 中华医学会呼吸病学感染学组 . 中国成人医院获得性肺炎与呼吸机相关性肺炎诊断和治疗指南 . 中华结核和呼吸杂志,2018,41(4):255-280.

[6] 陈佰义,何礼贤,胡必杰,等 . 中国鲍曼不动杆菌感染诊治与防控专家共识[J]. 中国医药科学,2012,8:3-8.

胃十二指肠穿孔术后的"一波多折"

涂友慧　孙耕耘

安徽医科大学第一附属医院呼吸与危重症医学科

胃十二指肠穿孔修补术是常见的普外科手术,围术期的治疗和管理可涉及心血管、呼吸、消化、神经等多个学科,尤其是手术后的系列并发症,症状通常隐匿、不典型,早期诊治对预后至关重要。本文报道胃十二指肠穿孔修补手术后继发肺部感染、肺栓塞、不完全性肠梗阻和韦尼克脑病一例,病情错综复杂,最终在多学科的共同努力和积极治疗后,患者病情改善。

【临床资料】

患者,男,70岁。因"发热、咳嗽伴胸闷半个月"于2018年9月23日入住我科。

患者2018年9月6日无明显诱因出现发热伴咳嗽、咳痰,痰为白色,发热体温最高39.7℃,伴胸闷,入住当地县医院,行胸部CT检查,提示：双侧肺炎伴胸腔积液(图1A),经抗感染(具体药物不详)治疗1周后症状未见好转。遂于2018年9月13日转入当地市人民医院,加强抗感染(药物不详)治疗后体温正常,但胸闷症状持续存在,鼻导管吸氧2L/min条件下经皮血氧饱和度仅90%,2018年9月21日复查胸部CT双肺炎及胸腔积液较2018年9月6日明显好转(图1B)。因胸闷症状持续不缓解,为进一步诊治,于2018年9月23日急诊转入我院。患者起病以来,神志清,胃纳、睡眠良好,二便正常,近期体重下降5kg。否认既往慢性心肺疾病史,2018年8月20日行"胃十二指肠穿孔修补术"。无吸烟及饮酒史,否认近期疫区疫水接触史。

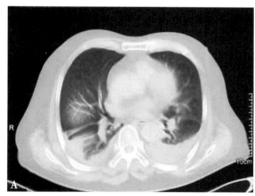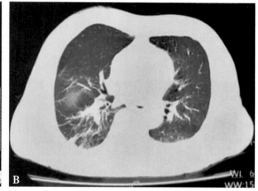

图1 胸部CT

A:2018年9月6日双肺炎症、胸腔积液;B:2018年9月21日双肺炎症、胸腔积液,较前明显好转

入院时查体：T 36.7℃,P 99次/min,R 29次/min,BP 128/75mmHg;神志清楚,急性病容,呼吸急促。双肺呼吸音低,下肺可闻及吸气末细湿啰音。心律齐,各瓣膜区未闻及杂音,未及心包摩擦音。腹平坦,上腹部见一长约8cm手术瘢痕,愈合良好。神经系统未见明显阳性体征。入院时相关检查结果：动脉血气分析：PaO_2 62.6mmHg、$PaCO_2$ 27.7mmHg、pH 7.414。血常规：WBC $12×10^9$/L、N% 85.04%、血红蛋白103g/L、血小板$213×10^9$/L。止、凝血：INR 1.26、PT 12.8秒、APTT 45.8秒、纤维蛋白原5.93g/L、D-D 2.57μg/ml。生化及电解质：总蛋白60.9g/L、ALB 38.9g/L、K^+ 3.02mmol/L、CRP 110.9mg/L。痰检革兰氏阳性菌(+),痰检霉菌、痰检结核菌、痰细菌培养、痰真菌培养、血九项呼吸道病原体、血G/GM试验、血proBNP均未见异常。心

电图:窦性心动过速,不完全性右束支传导阻滞。肝、胆、胰、脾及双下肢血管超声均未见明显异常。

接诊后我科结合患者近期有手术病史、术后长期卧床,在抗感染治疗后咳嗽及发热好转,但胸闷症状持续存在,考虑肺血栓栓塞可能性大,遂行急诊胸部 CTPA 检查,结果:右肺动脉充盈缺损(图 2),确诊右肺动脉栓塞。

入院诊断考虑:①肺动脉栓塞(低危,WELLs 评分 4.5 分);②肺炎;③低钾血症;④胃十二指肠穿孔(修补术后)。

入院后,予以一级护理,绝对卧床,吸氧,针对肺栓塞予以"低分子肝素 4 000U q12h"皮下注射联合"华法林 3mg qd"口服抗凝治疗,并隔日复查凝血指标 INR,针对肺炎予以"头孢哌酮 / 舒巴坦 2.0g q8h"静脉滴注抗感染治疗。2018 年 9 月 27 日患者无明显诱因出现呕吐、腹痛、腹胀。查体:腹膨隆,肠鸣音 2 次 /min,无反跳痛,麦氏点压痛 (−)。考虑患者近期腹部手术史,有继发肠梗阻可能,急诊行腹部立位平片,结果:腹部见多发气液平(图 3),确诊"不完全性肠梗阻",综合胃肠外科及消化内科会诊意见,予以暂禁食、胃肠减压、灌肠等保守支持治疗,2 天后呕吐、腹痛、腹胀症状好转。期间多次复查止凝血检查,INR 自 2018 年 9 月 27 日开始达到治疗目标 2.07,故在 2018 年 9 月 29 日停用低分子肝素,继续华法林口服抗凝治疗。2018 年 10 月 2 日复查血常规及 CRP,血白细胞及 CRP 均降至正常范围。

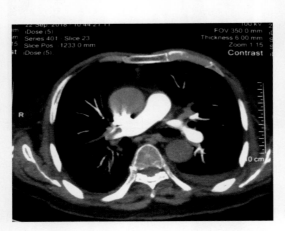

图 2　2018 年 9 月 23 日胸部 CTPA:双侧胸腔积液、肺炎,右肺动脉栓塞

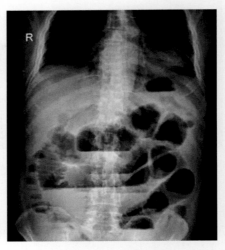

图 3　2018 年 9 月 27 日腹部立位平片:多发气液平

2018 年 10 月 5 日患者出现嗜睡、反应淡漠、意识模糊。查体:神志模糊,查体欠配合,瞳孔等大等圆,对光反应存在,颈软无抵抗,双肺呼吸音低,未及干湿啰音,病理征 (−)。考虑患者目前处于抗凝治疗中,是否存在抗凝过度继发的脑出血或抗凝不当继发的脑梗死,遂急诊行头颅 CT,结果:腔隙性脑梗死、脑退行性改变。复查止凝血指标:INR 2.68,PT 13.5 秒。

排除脑血管疾病所致的神经精神紊乱。神经内科医师会诊后建议行头颅 MRI 检查，结果：导水管周围、丘脑内侧及乳头体 T2 加权像高信号，考虑韦尼克脑病（图4）。

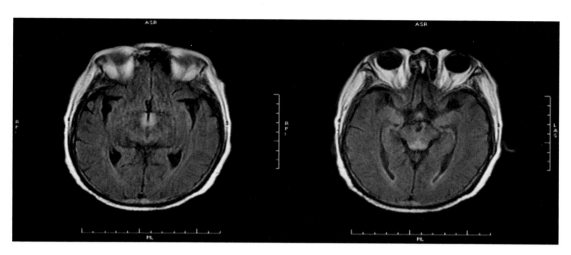

图 4　2018 年 10 月 28 日头颅 MRI：导水管周围、丘脑内侧及乳头体异常信号，考虑韦尼克脑病

至此，结合患者近期胃肠手术的病史、病程特点和头颅 MRI 检查结果确诊为"韦尼克脑病"，予以加用维生素 B1 150mg tid 肌注，甲钴胺及维生素 B$_6$ 口服治疗，5 天后患者意识状态明显改善。复查血常规：WBC 8.68×10^9/L、N% 75.09%，止凝血：INR 2.75，PT 13.2 秒，血电解质：K^+ 4.0mmol/L，CRP 15.33mg/L。2018 年 10 月 15 日患者出院，院外继续口服华法林、维生素 B$_1$。半个月后门诊复查，患者神清，一般情况良好。复查胸部 CT：右下肺少许炎症。头颅 MRI 之前的异常信号消失（图5、图6）。

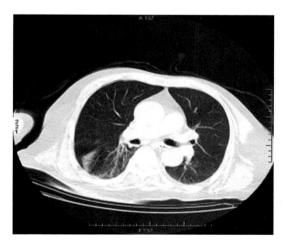

图 5　2018 年 10 月 31 日胸部 CT：右下肺少许纤维条索影

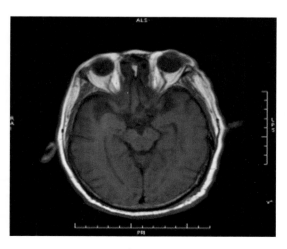

图 6　2018 年 11 月 3 日头颅 MRI：导水管周围、丘脑内侧及乳头体异常信号消失

【讨论】

本例患者在胃十二指肠穿孔修补术后半个月出现肺部感染、肺血栓栓塞,在抗凝治疗过程中又连续出现不完全性肠梗阻、韦尼克脑病。肺部感染和不完全性肠梗阻是外科手术后的常见并发症,结合患者病史特点,同时手术是肺栓塞发生的高危因素,术后长期卧床更是促进了血液的高凝状态,因此患者在出现肺部感染基础上合并肺血栓栓塞。由于患者术后长期半流质饮食,病程中又合并不完全性肠梗阻,导致了 B 族维生素吸收障碍,从而为韦尼克脑病的发生奠定了基础。运用疾病发生的"一元论",本例中不难总结出肺部感染、肺血栓栓塞、不完全性肠梗阻、韦尼克脑病均为胃十二指肠修补术后的并发症。

1. 肺血栓栓塞　肺栓塞的确诊主要依据肺 CTPA 发现的肺血管内充盈缺损或肺血管的"截断征"。在本例中,患者胃肠手术、术后长期卧床以及肺部感染,均是促进静脉血流瘀滞和血液高凝状态的因素,为肺血栓形成奠定了基础。患者在肺部感染治疗过程中胸闷持续不缓解,作为临床医师,应警惕肺栓塞的可能,及早完善肺 CTPA 检查。本例中患者转入我院后即刻完善肺部 CTPA 提示右肺动脉充盈缺损,结合患者血流动力学状态稳定,无心肌损伤的表现,综合诊断为肺动脉栓塞(低危,WELLs 评分 4.5 分),在经过积极抗凝、抗感染治疗后,患者病情得到了明显改善。

2. 韦尼克脑病　韦尼克脑病是维生素 B_1 缺乏所引起的中枢神经系统疾患,发病年龄多在 30~70 岁,男性多于女性,通常起病隐匿,多见于胃部切除术后或急性胰腺炎长期禁食的患者,主要典型表现是眼肌麻痹、共济失调和精神意识障碍三联症。眼肌麻痹最常见的是外展障碍、复视,也可表现为水平性或垂直性眼球震颤、凝视障碍等,共济失调主要表现为站立、行走困难,精神意识障碍是韦尼克脑病的最常见症状,也是患者就诊的主要症状,特征性表现为近期记忆障碍、言语混乱等,但是多数患者仅表现为上述临床表现中的一种,仅 10%~16.5% 患者表现出典型三联症,在临床中漏诊率较高。

韦尼克脑病的诊断主要依据有明确的维生素 B_1 缺乏或吸收障碍病史,典型的或不典型的三联症,发现血或尿维生素 B_1 浓度降低、血细胞中的转酮醇酶活力降低,即可临床诊断,脑电图检查多为正常或呈弥漫性慢波,脑脊液蛋白可轻度增高,对韦尼克脑病诊断最为有用的影像学检查方法是头颅磁共振(MRI),MRI 对韦尼克脑病的发现率是 53%,特异性是 93%,主要表现为四脑室、导水管、乳头体周围 T2 加权像高信号。在本例中,患者由于术后长期半流质饮食,且在抗凝治疗过程中出现不完全性肠梗阻后禁食数天,有明确的维生素 B_1 吸收障碍病史。在完善头颅 CT 排除脑出血后,为进一步明确病情,完善头颅 MRI 提示导水管、丘脑内侧和乳头体 T2 加权像高信号。由此联合患者病史及临床表现临床诊断韦尼克脑病。结合神经内科会诊意见,加用维生素 B1 治疗后患者精神障碍得到了明显改善,也进一步支持韦尼克脑病的诊断。

【总结】

胃肠手术后连续出现本例中肺部感染、肺血栓栓塞、不完全性肠梗阻、韦尼克脑病 4 种并发症在临床工作中实属少见。幸运的是，通过早期诊断、积极有效的治疗后患者病情得到了明显改善，预后良好。本病例的诊治提示临床医师应做好围术期的预防性抗感染、抗凝和营养支持治疗和管理，尤其是维生素的支持治疗。

参考文献

［1］ 中华医学会呼吸病学分会肺栓塞与肺血管病学组，中国医师协会呼吸医师分会肺栓塞与肺血管病工作委员会，全国肺栓塞与肺血管病防治协作组 . 肺血栓栓塞症诊治与预防指南 . 中华医学杂志，2018，98（14）：1060-1087.

［2］ SHUAI Z，ZHAI Z，YANG Y，et al. Pulmonary embolism risk stratification by European Society of Cardiology is associated with recurrent venous thromboembolism：Findings from a long-term follow-up study［J］. International Journal of Cardiology，2016，202：275-281.

［3］ KOONTZ DW，FERNANDES FILHO JA，SAGAR SM，et al. Wernicke encephalopathy［J］. Neurology，2004，61（5）：775-776.

［4］ SECHI G，SERRA A. Wernicke's encephalopathy：new clinical settings and recent advances in diagnosis and management.［J］. Lancet Neurology，2007，6（5）：442-455.

［5］ GILHUS NE，FRCP MPB，MICHAEL BRAININ MD. 17. Diagnosis，therapy and prevention of Wernicke's encephalopathy［M］// European Handbook of Neurological Management，Volume 2，Second Edition. 2011.

［6］ ZUCCOLI G，PIPITONE N. Neuroimaging findings in acute Wernicke's encephalopathy：review of the literature.［J］. Ajr Am J Roentgenol，2009，192（2）：501-508.

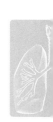

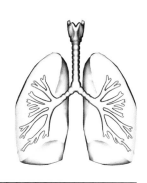

弥漫性实质性肺疾病所致呼吸衰竭：
酷似肺炎但不是肺炎

重症肺炎继发重症机化性肺炎的救治

屈朔瑶　宋立强

空军军医大学西京医院呼吸和危重症医学科

机化性肺炎(organizing pneumonia,OP)是指肺泡和肺泡管中存在肉芽组织栓的一组疾病,由成纤维细胞、肌成纤维细胞、疏松结缔组织基质、胶原组成,肉芽组织栓可以延伸到细支气管。2002年美国胸科协会/欧洲呼吸病学会建议将特发性的机化性肺炎命名为隐源性机化性肺炎(cryptogenic organizing pneumonia,COP),与其他疾病相关的机化性肺炎则称为继发性机化性肺炎(secondary systemic pneumonia,SOP)。经过近20年观察与研究,OP的病理、病理生理、临床特征及诊治原则逐渐被揭示,但临床的困惑主要在于其与感染性肺炎的鉴别诊断。本文就一例重症继发性机化性肺炎的诊治进行报道。

【临床资料】

患者,女性,45岁。主因"胸痛、呼吸困难2周"于2018年4月27日入院。患者入院前2周感冒受凉后出现胸背部钝痛伴轻度呼吸困难,未在意,自服"感冒药"无好转。10天前呼吸困难进行性加重,拍胸部CT(图1A、B)提示右肺上叶斑片状渗出影伴实变,内有少许空洞,中叶部分实变。当地医院给予头孢噻肟抗感染治疗3天,呼吸困难持续加重,后出现Ⅱ型呼吸衰竭伴意识障碍、发热。外院给予气管插管联合呼吸机辅助通气,同时将抗感染药物调整为亚胺培南西司他丁+利奈唑胺治疗4天,患者病情改善不明显,遂转入我科。自发病以来,患者精神、饮食、睡眠差,二便正常,体重减轻约5kg。

既往及个人史:自幼有发作性气喘病史,未正规诊治。2年前行肺功能检查提示中重度混合性通气功能障碍,舒张阳性。遂开始按"哮喘"规律使用"沙美特罗替卡松粉吸入剂(50μg/250μg)";否认手术、外伤及输血史;过敏史不详。

入院查体:T 38.5℃,P 120次/min,R 32次/min,BP 115/70mmHg,SO_2为92%(经口插管+呼吸机辅助通气,氧浓度100%);双下肺呼吸音粗,可闻及散在干湿啰音。腹软,浅表淋巴结未触及。入院诊断:①重症肺炎,肺脓肿,气管插管术后;②肺癌?③支气管哮喘急性发作。入院后查血气分析(FiO₂为0.9):pH 7.32,$PaCO_2$ 57mmHg,PaO_2 76mmHg,HCO_3^- 31mmol/L,SO_2 92%。血常规:WBC $14.68×10^9$/L,N 90.8%,Hb 91g/L。D-Dimer为27.8mg/L。Pro-BNP 457pg/ml。肝、肾功:白蛋白25.4g/L,AST 41U/L,ALT 55U/L。痰涂片偶见革兰氏阴性短粗杆菌;痰培养示正

常菌群,痰真菌涂片为阴性,痰液浓缩集菌抗酸染色为阴性;血培养(需氧 + 厌氧)为阴性;PCT 0.936ng/ml;LPS 阴性;G 实验、GM 实验阴性;血清 T-spot 示抗原 A 和 B 均为 0。血清肿瘤标志物:NSE 10.29ng/ml,CEA 12.6ng/ml,CA19-9 为 77.52U/ml,CA125 为 107.9U/ml。ANCA 及自身抗体均阴性。ECG 提示窦性心动过速,右束支传导阻滞。复查胸部 CT(图 1C、D)示右肺上叶多发空洞,右肺中叶实变影,左肺下叶背段少许支气管扩张合并感染。入院后继续给予亚胺培南 + 利奈唑胺联合抗感染治疗,辅以盐酸氨溴索化痰,雾化沙丁胺醇 + 布地奈德及静脉滴注多索茶碱等平喘治疗,那曲肝素钙 0.4ml/d 预防性抗凝治疗。入院治疗 4 天后复查血常规:WBC 7.54×10⁹/L,N 71.1%,Hb 123g/L,PLT 100×10⁹/L,PCT 0.117ng/ml;肝、肾功:大致正常。复查 CEA:14.7ng/ml。患者氧合逐渐改善,遂将气管插管拔除、序贯高流量氧疗治疗。为明确患者右肺上叶空洞性质病变的原因,曾为患者进行了床旁气管镜检查。镜下示气管及左、右各叶段支气管均未见明显异常;支气管肺泡灌洗(右肺中上叶):未查见肿瘤细胞,结核相关检查均阴性,13 种呼吸道病原体核酸检测提示"嗜麦芽窄食单胞菌"阳性;肺组织活检病理:(右肺上叶后段)组织慢性炎伴炭末沉积,肺泡腔内成纤维细胞增生,局部有机化性肺炎样改变。第 10 天复查胸部 CT(图 1E、F):右肺上叶空洞较前明显吸收,右肺中叶实变较前缩小。虽然患者呼吸困难明显减轻,肺部病变明显吸收,但复查 CEA 继续升高,遂行 CT(图 1G、H)引导下肺穿刺活检,病理回报光镜下可见梭形细胞增生,纤维组织增生伴慢性炎,间质呈机化性改变。鉴于临床症状、实验室检查及肺部影像学改善,考虑肺部感染的经验性治疗有效,遂安排转回当地治疗。

出院后在外院继续给予青霉素联合左氧氟沙星抗感染治疗 1 周,遂返家休养。2 周后患者再次出现低热,但无明显咳嗽及呼吸困难。复查胸部 CT(图 1I、J)示左肺下叶新发大片实变影,右肺上叶后段新发斑片状渗出伴结节影,右肺中叶实变影无明显变化。再次入院后查血常规:WBC 5.9×10⁹/L,N 65.8%,Hb 105g/L;PCT 0.02ng/ml,LPS、G 实验、GM 实验均阴性。血沉 54mm/h;CEA 3.86ng/ml。给予比阿培南(0.3g bid)+ 左氧氟沙星(0.5g qd)抗感染治疗。为明确患者左下肺新发病灶性质,再次行气管镜检查:镜下气管及左、右肺各叶段支气管均通畅,黏膜光滑,未见明显异常。分别于右肺上叶及左肺下叶进行支气管肺泡灌洗,BALF 结核及肿瘤相关检查均阴性,涂片未查见有意义的细菌;13 种病原微生物核酸检测均阴性。于右肺中叶及左肺下叶背段分别取肺组织活检,病理提示(右肺中叶)少许纤维组织增生伴急、慢性炎细胞浸润及小灶炭末沉积。(左肺下叶背段)肺组织慢性炎,局部炭末沉积,局部间质出血。治疗 10 天后再次复查胸部 CT(图 1K、L):左下肺病灶范围较前明显增大,同时右肺上叶后段、下叶背段新发斑点状渗出、实变影。患者呼吸困难症状逐渐较前加重。由于患者既往肺活检曾提示肺炎伴机化性改变,且第二次入院后感染相关指标均阴性,并对于再次的强效广谱抗感染治疗无反应,因此考虑患者肺部新发病灶为非感染性,譬如 SOP(尽管病理未能发现典型病灶)。遂停止抗感染方案,改为静脉滴注甲强龙 40mg qd。治疗 1 周后复查胸部 CT(图 1M、N)示病灶较前明显吸收(包括原有吸收不充分的右肺上中叶实变),遂安排出院后继续口服醋酸泼尼松片 20mg qd。出院后 1 个月复查胸部 CT(图 1O、P)示病灶进一步吸收,患者一般状况良好。

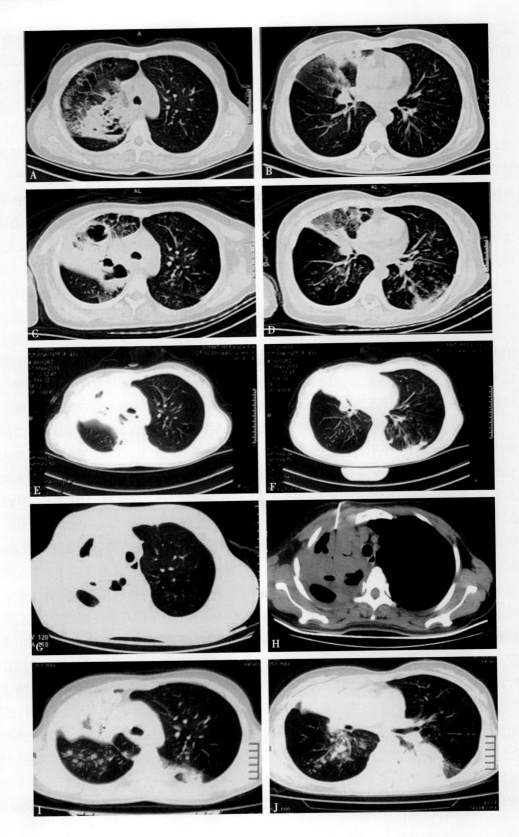

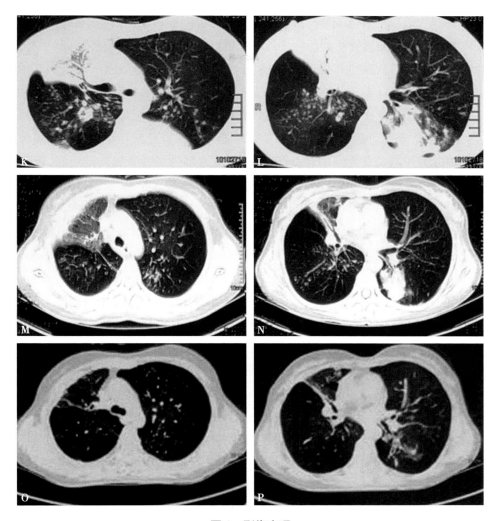

图1 影像表现

A、B：入院前10天当地医院胸部CT示右肺上叶斑片状渗出影伴实变，内有少许空洞，中叶部分实变；C、D：入院时我院复查胸部CT示右肺上叶多发空洞，右肺中叶实变影，左肺下叶背段少许支气管扩张合并感染；E、F：抗感染10天后复查胸部CT示右肺上叶空洞较前明显吸收，右肺中叶实变较前缩小；G、H：CT引导下肺穿刺活检时复查肺部CT；I、J：复查胸部CT示左肺下叶新发大片实变影，右肺上叶后段新发斑片状渗出伴结节影；K、L：抗感染治疗10天后复查胸部CT示左下肺病灶范围较前明显增大，同时右肺上叶后段、下叶背段新发斑点状渗出、实变影；M、N：激素治疗1周后复查胸部CT示病灶较前明显吸收（包括原有吸收不充分的右肺上中叶实变）；O、P：出院后继续激素治疗1月后复查胸部CT示病灶进一步吸收

【讨论】

由于人口老龄化、免疫功能受损、抗菌药物耐药等因素，重症社区获得性肺炎（severe community acquired pneumonia，SCAP）发病率逐年增高。根据我国2017年颁布的CAP诊断

和治疗指南,SCAP 诊断主要标准为符合以下一项:①需要气管插管行机械通气;②脓毒症休克积极液体复苏后仍需要血管活性药物。SCAP 病原体分布主要以肺炎链球菌、金黄色葡萄球菌,嗜肺军团菌、革兰氏阴性杆菌、流感嗜血杆菌为主,其病原体危险因素受季节、地区差异及宿主状态等影响。对于 SCAP 的抗感染药物选择,推荐"降阶梯"原则,应尽快根据病原学检查结果及治疗反应完成经验性治疗向后续靶向性治疗的转换,同时加强营养支持、提高免疫力、纠正电解质紊乱等治疗,以维护多器官功能。本例患者具有哮喘的基础疾病,入院时以右肺上中叶为主的实变伴空洞,因呼吸衰竭行气管插管及呼吸机辅助通气,符合 SCAP 的诊断。发展至重症的因素包括长期使用 ICS、哮喘急性发作及早期经验性治疗失败等。病原体不明确,尽管 BALF 中查到嗜麦芽窄食单胞菌核酸,但不考虑是真正致病菌。基于病情特点,综合分析认为包括革兰氏阴性或阳性在内的细菌皆可能是致病菌,没有找到非典型病原体的辅助检查证据,并且患者插管后又增加了罹患 VAP 的风险。入院后继续沿用外院的亚胺培南西司他丁 + 利奈唑胺抗感染治疗,并综合评定此经验性治疗是有效的,特别是影像学稳定并吸收的证据。但后期观察发现原有病灶吸收不充分,且再次出现双肺下叶渗出实变,综合判断为非感染性的 SOP。

文献报道多种病因均可导致 SOP,如肺部感染(细菌、非典型病原体、病毒、真菌、寄生虫等)、吸入性肺炎、药物(两性霉素 B、呋喃妥因、胺碘酮、卡马西平、博来霉素、α- 干扰素、β- 干扰素等)、胸部放射治疗、几乎所有的结缔组织病、器官移植(骨髓、肺、肾等)、环境暴露(纺织印刷燃料、青霉菌尘、炉火、吸食可卡因等)、炎症性肠病、原发性胆汁性肝硬化、慢性酒精性肝硬化、慢性甲状腺炎、结节性多动脉炎、血液系统肿瘤(骨髓异常增生综合征,T 细胞白血病,淋巴瘤等)、冠脉搭桥术等。冰岛全国性统计结果显示,感染是 SOP 最常见原因。研究相对较多、临床特别需要关注的是甲型流感 H1N1 感染后 SOP,3 项相关报道中的患者均发生了严重的呼吸衰竭,甚至部分患者因此死亡。其中一项报道中的 2 例患者应用高剂量甲泼尼龙(500mg)而得以生存。

SOP 病变发病机制尚不清楚,目前认为其过程是肺组织对不同因素的肺损伤所产生的相似反应,是多种疾病累及肺部的共同表现。其病理特征是:终末和呼吸性细支气管、肺泡囊、肺泡内可见由黏液样成纤维细胞形成的疏松结缔组织或肉芽组织;管腔息肉中央部单核细胞聚集;肺泡壁慢性炎症,伴有 II 型肺泡上皮细胞增生;肺泡内泡沫巨噬细胞增加;但肺的基础结构仍完整。COP 与 SOP 在病理改变方面没有本质差别,其诊断大多是依据病理活检发现远端气腔填充疏松的肉芽组织(Masson 小体)。

除去基础疾病,SOP 的症状主要表现为干咳、活动后气短,呼吸困难程度多数较轻。部分患者可出现发热、食欲缺乏、体重下降,也有部分患者无明显症状,少数患者有流感样前驱症状,咯血、胸痛、关节痛及盗汗等症状少见。多数呈亚急性病程,偶有进展迅速的病例,临床表现类似 ARDS。查体见部分患者可闻及吸气相的捻发音,发绀、杵状指少见,部分患者可无明显肺部阳性体征。常见的实验室检查异常包括白细胞数和中性粒细胞比例升高,血沉增快,C 反应蛋白阳性,肺功能为限制性通气功能障碍,弥散功能降低。SOP 目前还没有病情分级标准。通常抗生素治疗无效,糖皮质激素是目前 SOP 的主要治疗方案。回顾分析发现,COP 与 SOP 患者的临床表现和放射学检查结果相似,且无特异性表现。部分 SOP 的激素反应性可能会稍低于 COP。该例患者在使用每日静脉滴注甲强龙 40mg 治疗 1 周即可获得影像学的明显吸收,治疗反应较好。

综上所述,本例 SOP 的诊断是在肺部感染的基础上,参照多次病理结果,结合临床表现、影像学特征、实验室检查及抗感染治疗无效等病情特点,加之糖皮质激素治疗敏感的结局,共同分析做出的临床诊断。

参考文献

[1] SVEINSSON OA,ISAKSSON HJ,SIGVALDASON A,et al.Clinical features in secondary and cryptogenic organizing pneumonia.Int J Tuberc Lung Dis,2007,11(6):689.

[2] CORNEIO R,LANOS O,FERNANDEZ C,et al. Organizing pneumonia in patients with severe respiratory failure due to novel A(H1N1)influenza.BMJ Case Rep,2010,Pii:bcr0220102708.

[3] OTTO C,HUZLY D,KEMNA L,et al. Acute fibrinous and organizing pneumonia associated with influenza A/H1N1 pneumonia after lung transplantation.BMCPulm Med,2013,13:30.

[4] MARCHIORI E,ZANETTI G,FONTES CA,et al. Influenza A(H1N1)virus-associated pneumonia:high-resolution computed tomography-pathologic correlation.Eur J Radiol,2011,80(3):e500-e504.

[5] BASARAKODU KR,ARONOW WS,NAIR CK,et al. Differences in treatment and in outcomes between idiopathic and secondary forms of organizing pneumonia.Am J Ther,2007,14(5):422.

[6] DRAKOPANAGIOTAKIS F,PASCHALAKI K,ABU-HIJLEH M,et al.Cryptogenic and secondary organizing pneumonia:clinical presentation,radiographic findings,treatment response,and prognosis. Chest,2011,139(4):893.

慢性 EB 病毒感染引起噬血细胞综合征合并急性纤维素性机化性肺炎

蔡莹 王可婧 吴小静 詹庆元
中日友好医院呼吸中心,中日友好医院呼吸与危重症医学科,国家呼吸疾病临床研究中心

急性纤维素性机化性肺炎(AFOP)是与急性肺损伤相关的一种少见病,预后差,症状、体征、影像学表现多样,临床诊断困难,需肺活检诊断。噬血细胞综合征(HPS)是一种高致死

性疾病,可继发于多种疾病,感染相关 HPS 最常见,其中最多为 EB 病毒感染,早期识别、及时治疗可改善预后。

【临床资料】

患者,男性,64 岁。主因"间断发热半个月,双下肢水肿 5 天"于 2018 年 9 月 11 日入院。

患者半个月前(2018 年 8 月 25 日)室内游泳后(曾有呛咳、受寒)出现发热,体温最高 38.6℃,伴畏寒、咽痛、咳嗽,咳少量白痰,无其他系统伴随症状,当地诊所予抗病毒及化痰治疗(具体用药不详),发热无改善,并逐渐出现呼吸困难。10 余天前(2018 年 8 月 28 日)于当地医院查血常规示 WBC 8.96×10⁹/L、N 75%,PCT 正常,血清支原体 IgM 抗体(+),予静脉滴注"头孢唑啉 + 伊诺沙星 + 阿奇霉素"治疗 1 周,发热及呼吸困难仍未缓解。5 天前(2018 年 9 月 6 日)转至某三甲医院,化验血常规示 WBC 7.34×10⁹/L、N 87.7%、L 0.43×10⁹/L、Hb 及 PLT 正常,CRP 340mg/L,铁蛋白 >2 000ng/ml(参考范围 30~400ng/ml);胸部 CT 示:双肺多发斑片高密度影,左肺为著,双侧胸腔积液,纵隔及肺门多发淋巴结增大(图 1),诊断为"肺部感染、胸腔积液",先后予"更昔洛韦、美罗培南、亚胺培南、利奈唑胺、伏立康唑"抗感染治疗,患者体温较前无明显下降,咳痰量增多、呼吸困难加重,并出现双下肢凹陷性水肿。既往 2 型糖尿病 17 年,平素注射胰岛素降糖,平素空腹血糖控制在 7~9mmol/L。2 年前曾因"发热"于多家医院血液科就诊,发现纵隔及浅表淋巴结肿大、血 EBV-DNA(+)、CD4+ 及 CD8+T 细胞计数减低,予抗病毒等治疗后未再发热,自述淋巴结肿大消退。

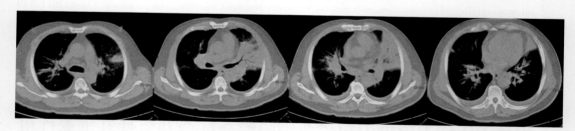

图 1　外院胸部 CT(2018 年 9 月 6 日)

入院查体:T 39.4 ℃,P 102 次 /min,R 22 次 /min,BP 120/75mmHg(1mmHg=0.133kPa),SpO₂ 88%(FiO₂ 0.45)。神清,精神欠佳。口唇无发绀,颈静脉无怒张,全身浅表淋巴结未触及。呼吸急促,双肺呼吸音清,双肺可闻及哮鸣音,无胸膜摩擦音。心律齐,各瓣膜听诊区未闻及杂音,无心包摩擦音。腹软、无压痛,肝、脾肋下未触及,墨菲(Murphy)征阴性,双下肢指凹性水肿。

患者 9 月 11 日入院时鼻导管吸氧(FiO₂ 0.45)状态下动脉血气 pH7.49、PaCO₂ 31.6mmHg、PaO₂ 79mmHg、HCO₃⁻ 23.2mmol/L、BE 0.6mmol/L、Lac 4.3mmol/L;血常规示 WBC 8.42×

10^9/L、N 93.7%↑、L 0.42×10^9/L↓、Hb 129g/L、PLT 212×10^9/L；PCT 0.56ng/ml↑，ESR 39mm/h↑，CRP 17.4mg/dl↑；生化示 ALT 93U/L↑、AST 186U/L↑、ALB 29.3g/L↓、ALP 269U/L↑、γ-GT 362U/L↑、K^+ 3.3mmol/L↓、Na^+ 130mmol/L↓、Cr 70.8μmol/L、LDH 894U/L↑；淋巴细胞亚群：淋巴细胞计数 290cell/μl↓（1 000~3 000cell/μl）、T 淋巴细胞 155cell/μl↓（808~2 072cell/μl）、T 辅助/诱导 96cell/μl↓（380~1 028cell/μl）、T 抑制/杀伤 64cell/μl↓（229~982cell/μl）。

患者入院诊断考虑发热、肺部阴影、纵隔淋巴结肿大原因待查、Ⅰ型呼吸衰竭，结合其社区急性起病，以发热伴咳嗽、咳痰、呼吸困难为主要表现，肺部听诊可及痰鸣音、干啰音，血常规 N%、PCT、CRP 及 ESR 升高，入院后首先考虑感染性发热、肺部感染可能性大，给予哌拉西林他唑巴坦 4.5g q8h、左氧氟沙星 0.5g qd 静点，预防量联磺甲氧苄啶口服预防 PCP。然而给予上述治疗 1 周后，患者仍反复发热，每天热峰 38.5~39℃，且病原学检查未见阳性回报：血培养多次阴性，血 G、GM 试验、T-SPOT 阴性；痰标本（9 月 12 日、9 月 16 日 2 次）细菌涂片及培养、真菌及抗酸杆菌涂片均阴性，真菌培养示白念珠菌少量（1 次），Gene-Xpert 试验阴性，肺炎支原体、肺炎衣原体、军团菌、CMV、腺病毒、呼吸道合胞病毒、甲流及乙流病毒核酸均阴性；BALF（9 月 18 日）GM 2.38↑、EB 病毒核酸阳性（CT 值 20.12），其余细菌及真菌培养、Gene-Xpert 试验、包括腺病毒在内的多种病毒核酸、不典型病原体核酸均阴性，BALF 细胞分类示淋巴细胞和中性粒细胞比例升高（分别为 12% 和 82%）。同时，患者呼吸困难加重，双肺听诊可闻及明显哮鸣音，复查胸部 CT 示双肺病变明显进展（图 2），氧合指数最低降至 70~80，无创呼吸支持无法维持氧合，于 9 月 17 日转入 MICU，行气管插管、有创机械通气，完善床旁支气管镜示双肺各叶段支气管黏膜充血水肿明显，少许血性泡沫样分泌物，左、右主支气管及各叶段支气管开口略狭窄。综合患者病情特点，考虑非感染性发热可能性大，加用甲泼尼龙静点（80mg D1→40mg D2→120mg D3~7），调整抗生素方案为左氧氟沙星 + 美罗培南 + 伏立康唑，进一步完善化验检查示血清铁蛋白 >15 000ng/ml↑，血 EB 病毒核酸 3.27×10^4copies/ml（参考范围 <5×10^2 copies/ml），肺穿刺活检示肺泡腔内充满纤维素性渗出物，局部见机化，肺泡间隔不宽，可见急、慢性炎细胞浸润，符合急性纤维素性机化性肺炎；骨髓涂片可见噬血现象，骨髓活检提示感染骨髓象。同时，患者自 9 月 19 日起出现血细胞计数减低（Hb、PLT 两系为主）、Fib 进行性降低，结合存在发热、超高铁蛋白、可溶性白细胞介素 -2 受体（sCD25）水平升高、脾大、骨髓涂片噬血现象，诊断为噬血细胞综合征，考虑与慢性

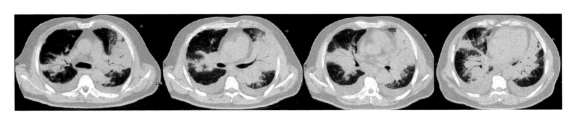

图 2　我院胸部 CT（2018 年 9 月 17 日）

活动性 EBV 感染有关,予人丙种球蛋白 0.4g/kg×5 天、地塞米松 10mg/m² qd 静点、更昔洛韦抗病毒治疗。患者自 9 月 17 日加用糖皮质激素后未再发热,复查胸部 CT 示双肺实变较前明显吸收(图 3),纵隔淋巴结肿大亦较前缩小(图 4),氧合明显改善,转呼吸科普通病房继续住院治疗。

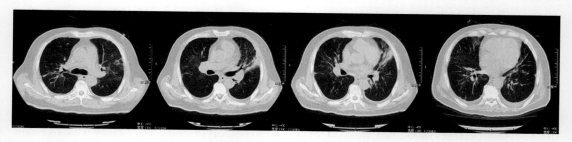

图 3　治疗好转后胸部 CT(2018 年 10 月 9 日)

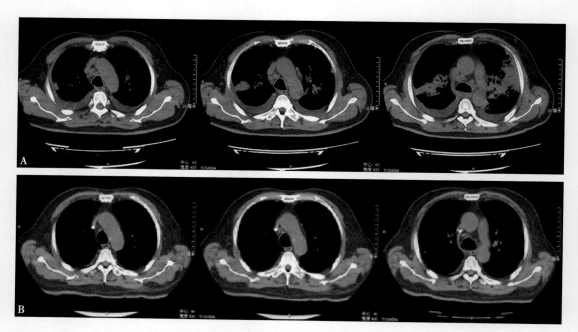

图 4　治疗后纵隔淋巴结较前缩小
A:2018 年 9 月 17 日;B:2018 年 10 月 9 日

【讨论】

　　噬血细胞综合征(HPS)又称噬血细胞性淋巴细胞组织增生症(HLH),是一组由多种病因诱发细胞因子瀑布式释放、组织细胞增生伴随其吞噬各种造血细胞为特征的综合征,临床以持续发热、肝大、脾大、全血细胞减少以及骨髓、肝、脾、淋巴组织发生噬血现象为主要特征。目前公认的 HLH 诊断标准由国际组织细胞协会于 2004 年修订，符合以下两条标准中任何一条时可以诊断 HLH：①分子诊断符合 HPS。②符合以下 8 条指标中的 5 条：a. 发热：体温 >38.5℃，持续 >7 天；b. 脾大；c. 血细胞减少（累及外周血两系或三系）：血红蛋白 <90g/L，血小板 <100×10⁹/L，中性粒细胞 <1.0×10⁹/L，且非骨髓造血功能减低所致；d. 高三酰甘油血症和（或）低纤维蛋白原血症：TG≥3mmol/L，Fib≤1.5g/L；e. 在骨髓、脾或淋巴结里找到噬血细胞；f. 血清铁蛋白 >500μg/L；g. NK 细胞活性降低或缺如；h. sCD25（可溶性白细胞介素 -2 受体）≥升高 2 400U/ml。HPS 分为原发性和继发性，其中继发性 HPS 由感染、肿瘤、自身免疫病引起居多，感染相关性 HPS 最常见，其中 EB 病毒感染占大部分；恶性肿瘤相关性 HPS 也较为常见，尤其是淋巴瘤相关性噬血细胞性淋巴组织细胞增生症。本例患者 2 年前曾出现过 EB 病毒感染，此次发热时间长，治疗效果差，外院查血清铁蛋白显著升高，当时虽未出现血细胞减少，但应高度警惕 HPS。转入我科后，当出现 RBC、PLT、Fib 下降趋势时，完善骨髓涂片可见噬血现象，血清铁蛋白、sCD25 显著升高，诊断为 HPS，早期给予诱导治疗，并积极治疗原发病，进而使患者病情得到控制。HPS 是一种进展迅速的高致死性疾病，及时发现 HPS 疑似病例并正确诊断至关重要，当患者出现持续发热、血细胞减少、肝大、脾大或不明原因的严重肝功能损伤、铁蛋白显著升高时应当怀疑 HPS，对于疑似患者，应及时完善相关检查。本例患者发热、肺内阴影、呼吸衰竭发生在前，噬血现象在后，且血 EBV-DNA 显著升高，提示继发性 HPS，原因考虑与 EB 病毒感染相关。HPS 病因治疗与疾病的预后转归关系密切，因此需早期识别病因。

急性纤维素性机化性肺炎（acute fibrinous and organizing pneumonia，AFOP）由 Beasley 等在 2002 年最先提出，不同于传统弥漫性肺泡损伤（DAD）、隐源性机化性肺炎（COP）及嗜酸粒细胞性肺炎（EP），AFOP 组织病理学表现为肺泡腔内大量纤维素沉积并伴有机化的疏松结缔组织，缺乏 DAD 的典型表现，即透明膜形成，无肉芽肿，不伴有明显的嗜酸性粒细胞浸润。临床主要表现为呼吸困难，可伴有发热、咳嗽等症状，呈急性或亚急性起病，急性起病者多迅速发展为呼吸衰竭，需机械通气治疗，病死率高；影像学表现为双肺多发的边界不清的结节影和实变影，以基底部和支气管血管周围分布为主。由于 AFOP 的临床表现及影像学表现并无特异性，确诊主要依靠大块肺组织病理。多数病例对糖皮质激素及免疫抑制剂反应良好，但尚无一致治疗方案。患者发热、肺部阴影、呼吸衰竭，临床考虑为重症社区获得性肺炎，但反复完善血、痰、BALF 病原学均阴性，外院及我院反复多种抗感染方案无效，需及时考虑非感染性疾病，及时完善肺组织病理学检查，明确诊断，及时治疗，改善预后。病因方面，AFOP 可以是特发性的，也可以有继发因素或合并其他疾病，总结近年来国内外有关 AFOP 的病例报道，可能的继发性因素主要包括免疫相关疾病、未分类结缔组织病、造血干细胞移植术后、细菌感染、病毒感染、真菌感染（主要为 PCP）、血液系统疾病、药物因素等。其中，已报道与 AFOP 有关的病毒感染包括 H1N1、HIV、冠状病毒、CMV，尚无 EB 病毒感染与 AFOP 相关的文献报道。本患者病程中先后出现 AFOP 和 HPS，AFOP 是否同样与慢性活动性 EB

病毒感染有关,仍有待进一步的观察和研究证实。

【总结】

急性纤维素性机化性肺炎(AFOP)是一类诊断不足的临床病理疾病,表现多样,大部分AFOP 患者有明显的发热及肺部阴影,临床易误诊为社区获得性肺炎。急性起病的 AFOP 患者多迅速发展为呼吸衰竭,需机械通气治疗,病死率高。当反复化验,无阳性病原学证据,使用多种抗感染药物无效时,需考虑该病,及时完善组织病理学检查以明确诊断。此外,EB 病毒也可能引起 AFOP。噬血细胞综合征(HPS)是一种进展迅速的高致死性疾病,及时发现HPS 疑似病例并正确诊断至关重要,HPS 病因治疗与疾病的预后转归关系密切,当患者出现持续发热、血细胞减少、肝大、脾大或不明原因的严重肝功能损伤、铁蛋白显著升高时,应怀疑 HPS,对于疑似患者应及时完善相关检查。这类患者临床可合并多种疾病,要及时识别,早期治疗。

参考文献

[1] HENTER JI,HORNE A,ARICO M,et al. HPS-2004:Diagnostic and therapeutic guidelines for hemophagocytic lymphohistiocytosis. Pediatr Blood Cancer,2007,48(2):124-131.

[2] 噬血细胞综合征中国专家联盟. 噬血细胞综合征诊治中国专家共识[J]. 中华医学杂志,2018,98(2):91-99.

[3] BEASLEY MB,FRANKS TJ,GALVIN JR,et al. Acute fibrinous and organizing pneumonia:a histological pattern of lung injury and possible variant of diffuse alveolar damage. Arch Pathol Lab Med,2002,126(9):1064-1070.

[4] GOMES R,PADRAO E,DABO H,et al. Acute fibrinous and organizing pneumonia:A report of 13 cases in a tertiary university hospital. Dalar. L,ed. Medicine,2016,95(27):e4073.

[5] OTTO C,HUZLY D,KEMNA L,et al. Acute fibrinous and organizing pneumonia associated with influenza A/H1N1 pneumonia after lung transplantation. BMC Pulm Med,2013,13:30.

[6] HEO JY,SONG JY,NOH JY,et al. Acute fibrinous and organizing pneumonia in a patient with HIV infection and Pneumocystis jiroveci pneumonia. Respirology,2010,15(8):1259-1261.

[7] CINCOTTA DR,SEBIRE NJ,LIM E,et al. Fatal acute fibrinous and organizing pneumonia in an infant:The histopathologic variability of acute respiratory distress syndrome. Pediatr Crit Care Med,2007,8(4):378-382.

[8] ARNAUD D,SURANI Z,VAKIL A,at al. Acute fibrinous and organizing pneumonia(AFOP). Am J Case Rep,2017,18:1242-1246.

过敏性肺泡炎

王晓月　徐姝　林勇

东南大学医学院附属南京胸科医院呼吸科

过敏性肺泡炎又称为外源性过敏性肺泡炎，是由于反复吸入各种有机粉尘中抗原物质引起的异常免疫介导的间质性肺病，可引起小气道、肺泡和间质淋巴细胞炎症，常伴有肉芽肿形成。因其暴露原较为隐匿，且临床及影像学表现多样，又缺乏特异性抗原可用，常造成误诊及漏诊。本文报道过敏性肺泡炎一例，曾多次被误诊为重症社区获得性肺炎，使用多种高档抗生素，入住 ICU，使用无创呼吸机。患者病情错综复杂，最终通过反复询问病史结合胸部影像学表现确诊。

【临床资料】

患者，女性，57 岁。因"反复发热、咳嗽、胸闷、气喘 2 年，再发 1 天"于 2017 年 11 月 9 日入院。患者 2 年前无明显诱因出现发热，热峰 40℃，伴畏寒、咳嗽、咳痰、胸闷、气喘，自服感冒药后效果欠佳，至 A 院就诊。入院后予查血常规：WBC $13.16×10^9$/L，N 90.1%，CRP 137.8mg/L。生化常规：ALT 164U/L，AST 89U/L。血气分析：pH 7.45，PaO_2 48mmHg，$PaCO_2$ 34mmHg，胸部 CT（2015 年 2 月 16 日，A 院）：①两肺炎症。建议抗感染治疗后复查。②心影稍增大，心包少许积液。③左侧乳腺区圆形结节（原片未见），拟"重症肺炎、Ⅰ 型呼吸衰竭、肝功能异常"收住院。予吸氧，"哌拉西林他唑巴坦 + 莫西沙星"抗感染，"奥司他韦"抗病毒，保肝等治疗。但患者症状无好转，持续发热，胸闷、气喘进行性加重，并出现乏力、多汗，复查胸部 CT：两肺广泛分布片絮状密度增高影，较前进展（原片未见）。后转 A 院 ICU，予机械通气，更换"美罗培南"加强抗感染，丙种球蛋白冲击治疗，后复测血气分析：pH 7.47，PaO_2 73mmHg，$PaCO_2$ 34mmHg。1 周后患者咳嗽、气喘症状逐渐好转，于 2015 年 3 月 2 日出院。2016 年 2 月患者劳累后再次出现畏寒、发热（体温未测），伴咳嗽、咳痰，门诊查血常规：WBC $14.7×10^9$/L，N 88.1%。胸部 CT（图 1）：①两肺间质性病变伴感染；②心包腔少量积液；③两侧胸膜轻度增厚；④左侧乳腺结节影。诊断"肺部感染"，予"美洛西林舒巴坦、喜炎平"治疗后患者无明显改善，渐出现胸闷不适、呼吸困难，查血气：pH 7.477，PaO_2 39.6mmHg，$PaCO_2$ 36.7mmHg，收住 B 院。予"哌拉西林他唑巴坦 + 莫西沙星"治疗 3 天，症状无好转，更换"亚胺培南西司他丁"抗感染，并予无创机械通气。后患者咳嗽、气喘渐好转，复查血常规正常，胸部 CT（图 2）较

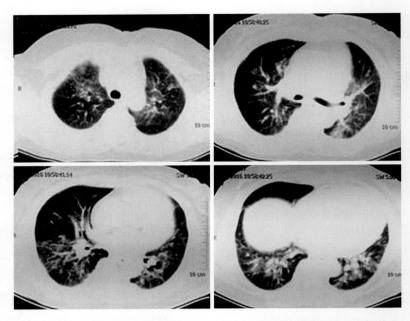

图1　胸部 CT（2016 年 2 月 03 日）：两肺间质性病变伴感染，心包腔少量积液。两侧胸膜轻度增厚。左侧乳腺结节影

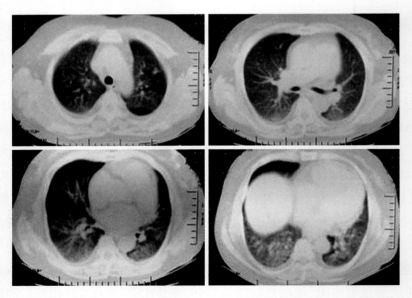

图2　胸部 CT（2016 年 2 月 11 日）：两肺间质性改变伴感染，较前部分吸收。心影增大伴心包腔及双侧胸腔少许积液，双侧胸膜轻度增厚

前有所吸收，2016 年 2 月 15 日出院。此后患者反复出现上述症状，每年发作 2~3 次，住院治疗 10~15 天可缓解。1 天前患者劳累后再次出现咳嗽、胸闷不适，来我院就诊，门诊查血常规：WBC $5.3×10^9$/L，N 59%，Hb 112g/L，PLT $175×10^9$/L，E 0.043，CRP 182.87mg/ml，胸部 CT（图 3）：两肺纹理增多模糊，两肺野透亮度不均，两肺见弥漫性分布的磨玻璃影，可见小叶结

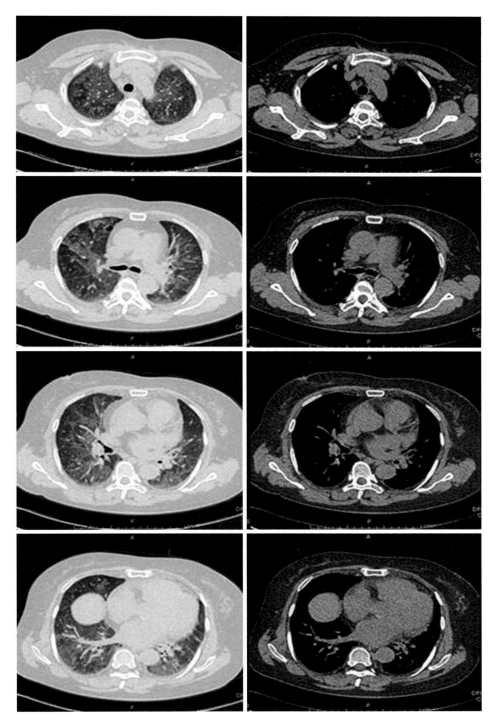

图3　胸部CT(2017年11月9日):两肺弥漫性病变,考虑:过敏性肺泡炎? 感染(病毒)? 心脏稍增大。两侧少许胸膜增厚。纵隔淋巴结稍大。左侧乳腺内结节影,请结合专科检查

节分布。影像诊断:两肺弥漫性病变,考虑:过敏性肺泡炎? 病毒感染? 两侧少许胸膜增厚。

既往史及个人史:有"左乳腺结节"病史 3 年,否认慢性病史及传染病史。长期居住南京,周围环境良好(无化工厂),否认烟酒史。否认毒物、放射物接触史,否认疫水、疫源地接触史。

入院查体:T 36.5℃,P 80 次/min,R 20 次/min,BP 120/83mmHg,SpO$_2$ 89%。神志清,精神萎靡。口唇发绀,双肺呼吸音粗,两下肺可闻及少许湿啰音。HR 80 次/min,律齐,各瓣膜听诊区未闻及病理性杂音。腹平软,无压痛或反跳痛,双下肢轻度凹陷性水肿。

初步诊断:两肺弥漫性病灶:病毒性肺炎? 嗜酸性粒细胞肺炎? 过敏性肺泡炎? 治疗予"头孢唑肟"静脉滴注和"莫西沙星"抗感染、平喘、止咳、化痰、保肝等。

入院后实验室检查:血气分析:pH 7.41,PaO$_2$ 57mmHg,PaCO$_2$ 38mmHg,SpO$_2$ 89%。血常规:WBC 7.0×10^9/L,N 0.56,E 0.156,CRP 41.71mg/ml,ESR 35mm/h,生化常规:ALT 128U/L,余无异常。肺癌组合:Cyfra21-1 3.74ng/ml,其他过敏原检测、自身抗体、病毒八项、结核、真菌均未见异常。心电图正常,心脏超声:舒张功能稍减退,轻度三尖瓣关闭不全。肝、胆、胰、脾 B 超:脂肪肝。肺功能:FEV1 64.7%;FEV1/FVC% 67%;MVV% 60.8%;RV/TLC% 96.1%;DLCO% 72.9%(中度混合型通气功能障碍,最大通气量测定中度降低,弥散功能测定降低,残/总百分比轻度增高),气管镜检查:见气管、支气管黏膜肥厚,轻度充血水肿,未见明显异常,收集左下叶背段灌洗液并行刷检。送检气管镜灌洗液 G 试验和 GM 试验,刷片集菌阴性。气管镜病理:见组织细胞、上皮细胞、炎细胞,未见肿瘤细胞。

因患者为两肺弥漫性病变,临床上考虑以下可能:病毒性肺炎? 肺水肿? 嗜酸性粒细胞肺炎? 肺孢子菌肺炎? 过敏性肺泡炎?

反复询问病史:患者家住一楼,卧室内有霉变家具和柜子。患者爱干净,间隔一段时间就会打扫卫生,有时候干完活觉胸闷不适,自觉劳累所致,未予重视。

根据病史及影像学表现,临床诊断过敏性肺泡炎。治疗上停用抗生素,并予甲泼尼龙 40mg qd ivgtt;辅以保肝、护胃治疗。激素治疗 1 周后复查胸部 CT(图 4),较前好转,予办理出院。并嘱患者清理霉变家具,脱离环境。出院带药:泼尼松 30mg,每天 1 次,逐渐减量。此后患者门诊定期随访,未再出现咳嗽、胸闷、气喘症状。

【讨论】

本文报道了一例过敏性肺泡炎的患者,反复发作,症状类似,就诊过程曲折。最终通过反复追问既往发病情况,尤其是居住环境或接触史,结合胸部 HRCT 的特征确诊。患者几次外院住院,后好转,其主要原因并非用药,而是脱离了过敏原的环境。后反复发作,考虑因再次接触环境所致。

第一例 HP 患者报道于 1932 年,患者为接触到霉变干草的农业工人。目前所知的抗原大致可分为 6 类:细菌、真菌、动物蛋白、植物蛋白、低分子化学物质及金属材料等,文献中分

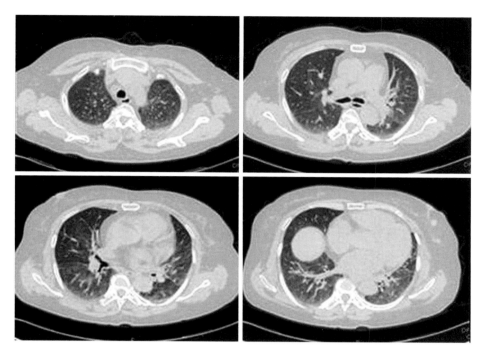

图 4　2017-11-20 胸部 CT,激素治疗 1 周后,双肺磨玻璃影较前吸收

别描述为"农民肺""饲鸟者肺""蘑菇工人肺""浴盆肺"等。因此,通过询问病史寻找过敏原比尘肺困难得多。本例患者是 HRCT 影像有提示线索后,详细追问接触史,方提示诊断。生活中最多见、最隐匿的是鸟类接触史,特别是间接接触。另外,羽绒服、羽绒被及枕头都应被问及。接触动物皮毛被认为能引起过敏性肺炎。近期有文献表明,宠物狗美容或使用宠物杀虫喷雾可能是过敏性肺炎相关抗原。本例患者接触霉变家具及墙壁后发病,其过敏原主要考虑为霉菌。

因过敏性肺泡炎的临床、病理生理特点、影像特征以及发病机制都极其相似,1997 年,Schuyler 和 Cormier 提出了 HP 的诊断标准,如果全部满足,即可明确诊断,包括以下主要标准及次要标准。主要标准:①症状符合 HP 表现;②特异性抗原暴露(客观接触史或血清沉淀抗体阳性);③符合 HP 胸部 X 线片或 HRCT 改变;④BALF 淋巴细胞增高;⑤符合 HP 组织病理学改变;⑥自然暴露刺激阳性反应。次要标准:①肺底捻发音;②DLCO 降低;③低氧血症(静息或运动时)。满足 4 条主要标准和 2 条次要标准即可诊断。本病例因没有做灌洗液细胞分类及活检,故不满足主要标准中的④、⑤条,但满足主要标准①、②、③、⑥条及次要标准的②、③条。

急性 HP 的 HRCT 表现主要为以上叶和中叶优势为主的磨玻璃影或斑片状渗出影、小结节影,呼气相空气陷闭。约 20% 的患者胸部 X 线片检查无异常。肺部 CT 有以下表现特点更倾向于急性 HP 的诊断:小叶性低密度区(气体陷闭);小叶中央型结节影;病变以上、中肺野,非胸膜下分布为主。亚急性 HP 最具特征性的影像为双侧弥漫的,或以中下肺区为主的磨玻璃影、小叶中央型结节影或两者兼有;另一种常见影像是马赛克征,即由磨玻璃影和局限性气体陷闭区构成。随着病情的发展,出现网状结构,提示纤维化和牵拉性支气管扩张,在慢性 HP 中也可见到薄壁囊性改变、实质性改变和纵隔淋巴结肿大。慢性 HP 的空气陷闭区域比 UIP 和 NSIP 更广泛,与特发性纤维化(IPF)相比,慢性 HP 患者除下肺有纤维化表现外,上肺及中肺都存在多灶纤维化改变,而 IPF 网状影以下肺区胸膜下分布为主,但部分难以鉴别,易误诊。

HP 的肺功能检查主要为限制性通气功能障碍和弥散障碍,可有小气道功能障碍。在支气管肺泡灌洗(BAL)通常显示淋巴细胞增多(通常 >50%)和低 CD4/CD8 比值。但不能作为 HP 的诊断标准,仅提供了支持证据。淋巴细胞增多在慢性 HP 中可能不见,但淋巴细胞增多的存在有助于区分 UIP。BALF 细胞计数没有统一标准,结果差异较大,因而 BALF 淋巴细胞计数仅作为 HP 的诊断参考。在临床工作中,有可疑过敏原暴露史、临床表现和 HRCT 影像特点常可提示诊断,避免接触抗原后病情改善则进一步支持 HP 的诊断。但当临床诊断不肯定时,特别是需与其他疾病进行鉴别诊断时,需要做肺活检行病理检查。

HP 的治疗关键是避免接触抗原,如果在疾病诊断早期,避免抗原接触后症状可自行缓解,这种情况通常是可逆的,不需特殊治疗。但对于急性重症和慢性进展的患者则需要糖皮质激素,近期疗效肯定,但糖皮质激素对长期预后无影响。目前尚无文献支持吸入性类固醇可以代替系统性糖皮质激素。患者通常开始每天 0.5~1.0mg/kg(最多 60mg/d),通常使用该剂量治疗 1~2 周,然后在 2~4 周内逐步减量,以最低剂量及最短的糖皮质激素持续时间为目标。本病例患者多次接触环境后发作,脱离环境后好转。嘱其脱离可能的过敏原,并使用泼尼松 40mg/d 治疗,1 个月后,患者的症状、影像、肺功能均有好转。

【总结】

临床上 HP 的诊断困难,易造成漏诊及误诊。而对于 HP 患者来说,脱离抗原是首要治疗关键。轻症患者脱离后可自行缓解,若未及时指导患者脱离过敏原,易导致病情迁延不愈,影响预后。所以,在临床工作中,应加强临床、放射、胸外和病理等各科之间的合作,避免误诊,延误病情。

参考文献

[1] PU CY,RASHEED MR,SEKESAN M,et al. Pet groomer's lung:A novel occupation related hypersensitivity pneumonitis related to pyrethrin exposure in a pet groomer [J]. Am J Ind Med,2016,60(1):141-145.

[2] SHUYLER M,CORMIER Y. The diagnosis of hypersensitivity pneumonitis [J]. Chest,1997,111:534-536.

[3] ELICKER BM,JONES KD,HENRY TS,et al. Multidisciplinary approach to hypersensitivity pneumonitis[J].

J Thoric Imaging,2016,31(2):92-103.

[4] HIRSCHMANN JV,PIPAVATH SN,GODWIN JD. Hypersensitivity pneumonitis：A historical,clinical,and radiologic review [J]. Radio Graphics,2009,29(7):1921-1938.

以重症肺炎呼吸衰竭为主要表现的 ANCA 相关性血管炎

李园园　杨文哲　潘频华
中南大学湘雅医院呼吸与危重症医学科

抗中性粒细胞胞质抗体(ANCA)相关性血管炎(AAV)是一类可累及全身多系统的自身免疫性疾病。临床此疾病多见于中老年人,并常累及肾、肺、胃肠道、五官及神经系统等。当累及肺时,易误诊为呼吸系统疾病,延误诊治。

【临床资料】

患者,男,32 岁。因"咳嗽 21 天,咳痰、气促、发热 1 周"于 2018 年 3 月 13 日入住我院 RICU。

患者于 2018 年 2 月 20 日无明显诱因出现间断咳嗽,每次咳 1~2 声,无痰,无畏寒、发热,无胸痛、气促等不适,因症状无缓解,先后辗转至当地诊所、县医院、市级医院完善胸部 CT(图 1)等检查后,予以抗感染、抗病毒等治疗,症状未得到有效控制,咳嗽症状明显加剧,以刺激性干咳为主,夜间症状明显。3 月 3 日开始出现发热症状,体温高达 38℃。3 月 7 日出现咳白色黏液痰,并有痰中带血,量不多。于 3 月 9 日转入我院急诊科(图 2),予以"利奈唑胺 + 伏立康唑片 + 莫西沙星针"治疗,但患者症状持续加重,血气分析提示低氧血症,于 3 月 12 日下午行无创呼吸机辅助通气治疗。因患者症状改善不明显,气促、发热症状未缓解,于 3 月 13 日转入 RICU。既往体健,2018 年 1 月曾夜间在酒店地毯上睡觉,后有受凉症状,出现咳嗽,咳少许白色黏液痰,在诊所输液治疗后症状消失。从事金属机械加工行业 8 年,有金属粉尘及化学制剂气雾接触史。吸烟 5 年,日均 3~6 支,偶有饮酒。其母亲于 2014 年因"肠癌"过世。入院时体格检查:T 36.5℃,P 100 次 /min,R 30 次 /min,BP 112/64mmHg,无创呼吸机辅助通气(ST 模式,IPAP 14cmH$_2$O,EPAP 7cmH$_2$O,氧浓度 60%~80%),神志清楚,急性危重面容,平车推入病房。全身皮肤未见出血点、皮疹,浅表淋巴结未扪及肿大。口唇微发绀。胸廓无畸形,双侧语音震颤对称,呼吸运动度对称,双肺叩诊清音,双肺呼吸音低,未闻及干湿啰音。心、腹未见异常。四肢肌力、肌张力正常,双下肢不肿,病理征未引出。克布征反射阴性。

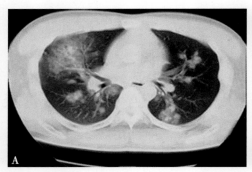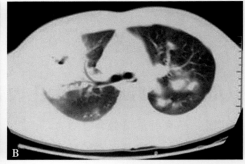

图1　外院 CT

A:3 月 2 日右肺可见大片高密影,左肺可见散在病灶;B:3 月 6 日双肺多发斑片状影,右侧为甚

入院诊断考虑:①双肺病变并发热原因待查:重症肺炎(金黄色葡萄球菌? 诺卡菌? 真菌待排)? 血管炎并感染? Ⅰ型呼吸衰竭;②低蛋白血症;③肝功能不全;④轻度贫血。

入院后治疗暂予以"古霉素针 + 头孢哌酮舒巴坦钠针 + 复方磺胺甲噁唑片"抗感染治疗。3 月 14 日患者因无创呼吸机辅助通气不能维持氧合,改用经鼻气管插管接有创机械通气辅助,其插管后查体:HR 158 次 /min,RR 48 次 /min,BP 105/50mmHg,SpO_2 82%。神志躁动,气管插管内

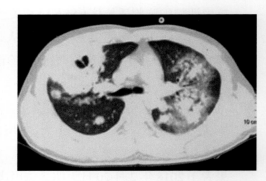

图2　3 月 9 日我院急诊 CT:双肺多发病变,感染可能性大,其中右上见空洞

可抽吸出血性分泌物,双肺可闻及干湿啰音及哮鸣音。床旁支气管镜:可见气道内血性分泌物。床旁重症超声示:双下肺重力区肺实变明显。复查血气提示氧合差,于 3 月 15 日凌晨予以 V-V ECMO 生命支持,转机后 1 小时复查血气分析,提示氧合得到改善。3 月 16 日接相关结果回报:抗中性粒细胞胞质抗体:pANCA 阴性,cANCA 阳性;血管炎三项:抗蛋白酶 3 抗体 IgG 型阳性;电镜下观察送检肺泡灌洗液沉淀:灌洗液沉淀中见少量球菌及杆菌。明确"ANCA 相关性血管炎(GPA 可能性大)"诊断。于 3 月 16 日开始予以"甲强龙 + 血浆置换 + 环磷酰胺"治疗,并同时调整抗感染药物方案为"头孢哌酮舒巴坦针 + 伏立康唑片 + 万古霉素针"。患者血象下降,体温恢复正常,氧合稳定,查重症超声肺部情况稳定好转。3 月 27 号撤 ECMO,3 月 28 日撤除有创通气。3 月 30 日、4 月 6 日复查胸部 CT(图 3):双肺多发病变较前明显吸收,右上肺空洞性病变实变部分较前明显吸收,留有空洞。转风湿科普通病房巩固治疗后出院。

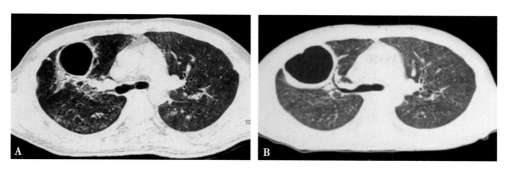

图3　两次复查胸部CT均可见右上肺空洞病灶

出院后继续口服甲泼尼龙片及间断静脉使用环磷酰胺治疗,甲泼尼龙片由出院时48mg逐渐减量为12mg(7个月随诊),随诊7个月后复查胸部CT(图4)可见右上肺空洞消失,患者一般情况稳定。

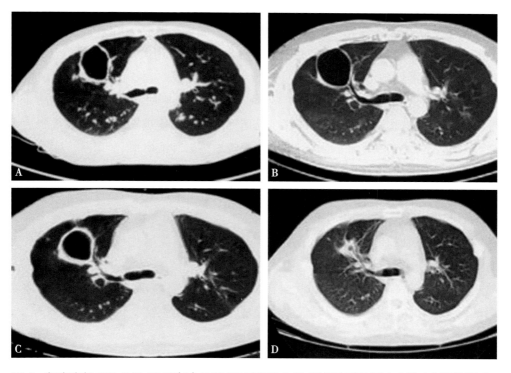

图4　复查胸部CT:5月12日(A)、6月26日(B)、8月17日(C)可见右上肺空洞逐渐缩小;11月1日(D)可见右上肺空洞消失

【讨论】

ANCA相关性血管炎是一类与ANCA相关和小血管受累为主的系统性血管炎。根据2012年Chapel Hill分类标准分为:肉芽肿性多血管炎(GPA)、显微镜下多血管炎(MPA)和

嗜酸性粒细胞性肉芽肿性多血管炎（EGPA）。目前，随着对此类疾病的认识加深，检测手段及诊断标准不断完善，多学科均对此类疾病予以重视。其中肾是最常见累及部位，而肺是除肾外常见累及部位，因其临床症状与体征无特异性，与肺部疾病鉴别困难，导致不能得到有效诊治而预后差。

针对本例患者诊治经过，有以下表现可以帮助诊断：①有发热、咳嗽、咳痰、持续加重的低氧性呼吸困难、咯血，前期广覆盖抗感染和抗病毒等治疗无效，相关细菌、病毒、真菌等检查未得到明确致病菌。②胸部 CT 可见结节或结节密度增高影，可有空洞形成；或可见肺实变和片状或弥漫性毛玻璃影。③有呼吸系统外脏器病变情况，如肾功能损害、血尿、鼻窦病变等。④排除结缔组织、肿瘤等相关疾病。如有上述情况，则需尽快完善血管炎三项检查和抗中性粒细胞胞质抗体检测，有肾损伤者可完善病理活检；有研究指出，cANCA 合并抗 PR3 抗体阳性和 pANCA 合并抗 MPO 抗体阳性用于诊断 AAV 特异性可以达到 99%。本例患者通过肺部影像学表现、cANCA 合并抗 PR3 抗体阳性确诊 AAV，而采取了及时的有针对性治疗。

ANCA 相关性血管炎分为诱导缓解和维持治疗，目前诱导缓解疗效肯定方案为激素和环磷酰胺冲击治疗，同时根据病情可联合采用血浆置换或使用大剂量丙种球蛋白。AAV 累及肺部时，常因弥漫性肺泡出血引起 I 型呼吸衰竭危及生命。本病例早期即出现弥漫性肺泡出血，有严重的低氧血症，在积极予以 V-V ECMO 及有创呼吸机提供生命支持的同时，采取了甲强龙 + 环磷酰胺联合血浆置换治疗，迅速地控制了病情进展，通过血浆置换治疗以清除体内高效价 ANCA 和其他致病因子，可迅速有效地缓解肺泡出血。

ANCA 相关性血管炎目前通过有效治疗，5 年生存率可达到 70% 左右。其主要死因为感染，以肺部感染为主，此多与患者基础疾病及免疫抑制治疗有关。免疫抑制剂的合理使用是改善预后的重要因素，目前推荐激素起效后迅速减量，环磷酰胺使用静脉给药。本文报道的病例为青年男性，既往体健且病变仅累及肺，规律予以甲泼尼龙及环磷酰胺治疗，目前在随诊期，病情稳定。

总之，肺受累的 ANCA 相关性血管炎在临床上无特异性表现，误诊率高，需要增加对此类疾病认识，尽早的准确诊断及及时规律治疗是改善预后的关键。

参考文献

［1］ JC JENNETTE，RJ FALK，PA BACON，et al. 2012 Revised International Chapel Hill Consensus Conference Nomenclature of Vasculitides［J］. Arthritis & Rheumatism，2013，65（1）：.

［2］ 陈凌舟，彭卫华. 抗中性粒细胞胞质抗体相关性小血管炎发病机制研究进展［J］. 临床肾脏病杂志，2017，17（3）：185-188.

［3］ 李丽雅，左晓霞. 抗中性粒细胞胞浆抗体相关性血管炎的诊治进展［J］. 临床内科杂志，2014，31（10）：661-664.

［4］ 夏正坤,何旭.血浆置换治疗抗中性粒细胞胞质抗体相关性血管炎专家共识解读［J］.中华实用儿科临床杂志,2018,33(15):1136-1137.

［5］ 戴青,鲍春德.ANCA相关性血管炎的治疗与预后［J］.实用医院临床杂志,2011,8(2):5-7.

［6］ 杨柳,谢红浪,刘正钊,等.抗中性粒细胞胞质抗体相关血管炎合并感染患者的临床特征［J］.肾脏病与透析肾移植杂志,2015,24(4):331-336.

［7］ 张清,周惠琼,郭娟,等.抗中性粒细胞胞质抗体相关性血管炎死亡危险因素的探讨［J］.中华医学杂志,2017,97(43):3392-3395.

肉芽肿性多血管炎导致严重肺泡出血

王潇　周建霞　许爱国

郑州大学第一附属医院呼吸重症学科

肉芽肿性多血管炎(GPA)是一种少见的自身免疫性疾病,是ANCA相关性血管炎(AAV)的一种。GPA可累及全身小动脉、静脉及毛细血管,以肾、肺受累最常见,其病理特点为小血管壁的炎症和纤维素样坏死。GPA早期表现无特异性,如发热、全身不适、体重减轻、关节痛和肌痛等,肺部X线也缺乏特异性,主要表现为中下肺野结节和浸润,有的形成空洞,也可见胸腔积液,故该病误诊及漏诊率较高。ANCA相关性肺小血管炎又称为肺小血管炎(small vessel vasculities of the lung,SVVL),以发热、咳嗽、咯血等肺部症状为主,疾病本身并无明显特征。现将一例肉芽肿性多血管炎并肺泡出血、呼吸衰竭、肾衰竭患者的诊治情况报道如下,并结合相关文献进行复习讨论。

【临床资料】

患者,女性,30岁。以"发热2个月,肾功能异常、关节疼痛2周,咯血2天"为主诉于2017年5月7日入院。

患者2个月前无明显诱因出现发热,至当地诊所,予以口服药物治疗(具体不详),效果差,后至中医诊所予以口服中药、输液等治疗1周,治疗期间再次出现发热,伴流涕、鼻塞、头痛、双耳流脓,2周前至当地县医院住院治疗,查尿常规:红细胞(+);粪常规:隐血(+);肾功能:血肌酐200μmol/L,予以输液等治疗,复查血肌酐400+μmol/L,并出现关节疼痛,伴恶心、食欲缺乏、尿量减少,2天前无明显诱因出现咯血,鲜红色,量中等,至当地市中心医院,行胸部X线示:右侧肺炎性改变,左下肺不张;行16层胸部CT示:两肺感染,右侧胸膜增厚并两侧胸腔积液,纵隔以及双侧腋窝淋巴结增多、增大;肾功能:血肌酐 619μmol/L,予以抗感染等治疗,效果欠佳,复查血肌酐 790μmol/L。为进一步诊治于 2017 年 5 月 7 日入我院肾内科,当天因患者咯血量增多且氧饱和持续低,转入我科(呼吸重症科)。发病以来,食欲欠佳,睡眠可,大便正常,体重 2 周增加 5kg。既往史、个人史、婚姻史、月经生育史、家族史等均无特殊。

入我科后查体:T 36.5℃,P 90 次 /min,R 22 次 /min,BP 136/98mmHg,贫血貌,肺部听诊可闻及湿啰音,右肺为著,腹软,无压痛及反跳痛,双下肢可见凹陷性水肿。完善相关检查:动脉血气示 pH 7.31、$PaCO_2$ 26.70mmHg、PaO_2 60.80mmHg、总血红蛋白 66.00mmHg、氧饱和度 87.2%、氧合血红蛋白 85.3%、葡萄糖 6.90mmol/L、乳酸 1.50mmol/L、血细胞比容 22.10%、实际碱剩余 −11.70mmol/L、HCO_3^- 13.20;血常规:白细胞计数 11.10×10⁹/L、红细胞计数 2.92×10¹²/L、血红蛋白 69.0g/L、血小板计数 297×10⁹/L、中性粒细胞百分数 87.0%、中性粒细胞绝对值 9.66×10⁹/L、嗜酸性粒细胞绝对值 0.69×10⁹/L;炎症指标:血沉 67.00mm/h、CRP125.65mg/L;降钙素原 0.798ng/ml;电解质:钾 4.92mmol/L、钠 143mmol/、氯 108.08mmol/L、钙 2.10mmol/L、磷 2.79mmol/L;肾功能:尿素 31.7mmol/L、肌酐 967.0μmol/L、尿酸 607μmol/L、肾小球滤过率 4.20ml/min;心酶组合:谷草转氨酶 11U/L、肌酸激酶 20.0U/L;肝功能:谷丙转氨酶 7.00U/L、谷草转氨酶 16.00U/L、白蛋白 25.70g/L、胆红素无异常;N 端脑利钠肽 23 628pg/ml;凝血实验:凝血酶原时间 12.20 秒、国际标准化比值(INR)1.11、纤维蛋白原 4.87g/L、D- 二聚体 6.33mg/L、纤维蛋白原降解产物 44.10mg/L;B 型氨基端利钠肽原 12 600.00ng/L;GM 试验 0.926μg/L、G 试验(−);免疫淋巴细胞:T 淋巴细胞绝对计数 247 个 /μl、辅助性 T 淋巴细胞 121 个 /μl、抑制性 T 淋巴细胞 119 个 /μl;传染病四项、T-SPOT 未见异常。超声示:心内结构及功能未见异常,肝、胰、脾无异常,双肾弥漫性回声改变;床旁胸部 X 线片示:考虑双肺感染,建议治疗后复查(图 1);64 层胸部 CT 示:双肺多发感染性病变,左侧胸腔积液并左肺下叶膨胀不全,左肺上叶肺大疱,双侧胸膜局限肥厚,纵隔淋巴结肿大(图 2)。

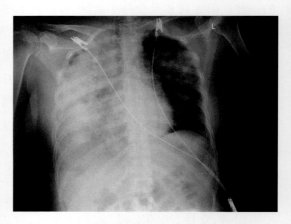

图1 5 月 8 日床旁胸部 X 线片:肺野透亮度减低,纹理增粗

入院诊断考虑:①肺部阴影性质待查:感染? 肺泡出血? ②肾衰竭原因待查;③中度贫血;④心功能不全。

转入我科后,紧急进行血液透析,给予鼻导管吸氧 5L/min,建立深静脉通道,予头孢哌酮舒巴坦 3g q8h、左氧氟沙星 0.6g qd 抗感染,辅以化痰平喘、保肝护胃等治疗。再次结合患者病史及检查资料,发热、鼻塞、咯血、肾衰竭、关节疼痛、中耳炎、X 线肺部斑片影等,考虑结缔

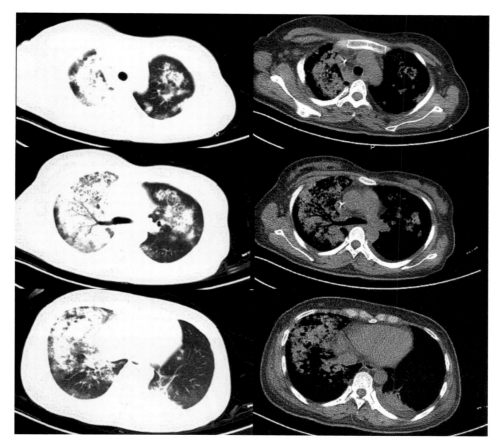

图2　5月8日64层胸部CT:双肺见片状高密度影,边界模糊,右肺为著

组织疾病,完善检查,查风湿免疫 -ANCA 四项 + 结缔组织病全套 + 磷脂综合征 2 项等。入院第 3 天,行床旁胸部 X 线片检查(图 3),较前相比病灶进展,不排除肺泡出血可能,风湿免疫 -ANCA 四项 + 结缔组织病全套 + 磷脂综合征 2 项示:抗中性粒细胞胞质抗体 - 胞质型(cANCA)阳性(+)、(ELISA)抗蛋白酶 3 抗体 IgG 281.2RU/ml,余无异常;肾病 - 抗肾小球基底膜:IIF(−)、xMAP 5U/ml。请风湿免疫科会诊后诊断为:ANCA 相关血管炎,肉芽肿性多血管炎? 肺泡出血? 给予甲强龙 80mg qd ivgtt,因血浆库存不足,与家属充分沟通,同意使用丙种球蛋白 20g qd 冲击治疗,第 4 天,氧合 57%,给予高流量呼吸机辅助通气 9L/min,复查胸部 X 线片无明显变化,并出现酱油样尿与粪便混合物,申请到 3 000ml 血浆后,积极给予血浆置换治疗,并行隔日透析,每天复查床旁胸部 X 线片,未再加重,期间患者未再咯鲜红色血,继续原治疗方案至入院第 15 天复查胸部 X 线片,对比从前有所改善。治疗期间,积极复查血常规、炎症指标、心功能、血生化、血凝,必要时复查胸部 CT,辅以积极对症,纠正水、电解质、酸碱平衡,营养支持,止血,控制血压稳定,对症补充红细胞、血浆、血小板等支持治疗,至第 28 天患者生命体征平稳,鼻导管吸氧 3L/min,氧合稳定于 96%~100%,床旁胸部 X 线片

示明显好转(图 4),请肾内科会诊后转入肾内科继续治疗。2017 年 6 月 30 日复查胸部 CT (图 5)病灶吸收,患者恢复良好。

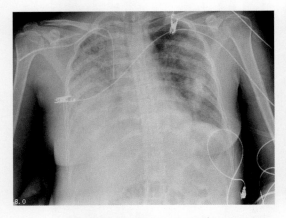

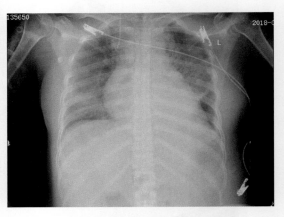

图 3　入院第 3 天床旁胸部 X 线片:病灶进展　　图 4　入院第 28 天床旁胸部 X 线片:双肺透亮度增加

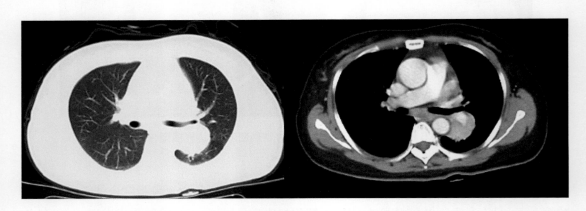

图 5　6 月 30 日复查 16 层胸部 CT:病灶明显吸收

【讨论】

　　该患者为年轻女性,以"发热、肾功异常、关节疼痛、咯血"起病,入肾内科 2 小时后出现明显咯血、氧合低,转入我科,查胸部 CT 示双肺可见片状高密度影,边界模糊。本例患者早期症状及后期特异性症状典型,不难想到自身免疫性疾病,完善实验室检查,查风湿结缔组织病相关指标 cANCA(+),即可诊断。

　　肉芽肿性多血管炎(GPA)临床症状多样,影像表现缺乏特异性,目前尚无明确诊断标准,有学者提出 ANCA 是 GPA 的特异性血清学检查诊断工具。临床医师应提高对其认识,力争早诊断、早治疗。如果有以下症状及影像表现,应考虑该病:①发热、咳嗽、咯血,并且抗感染、止血治疗效果差者;②多系统受累,眼病、中耳炎、皮肤病变、癫痫发作、肾小球肾炎、肾衰、肺间质或实质病变、肌肉关节疼痛、贫血、鼻腔脓性分泌物者;③胸部 X 线片示肺部斑片状阴影,薄壁空洞或密度增高影。结合多脏器受累、ANCA 指标、影像学、病理学检查可早期诊断。另外,该病急性期常有明显的炎症反应,如 CRP 升高、血沉快等非特异性炎症表现,且炎性反应程度与疾病活动性相关。

GPA 目前尚无明确的治疗标准,现有的基础方案为糖皮质激素联合环磷酰胺。初始治疗泼尼松 1mg/(kg·d),重要脏器受累可静脉甲泼尼龙 15mg/(kg·d) 或 0.5~1.0g/d 冲击治疗,激素治疗时间应至少 6 个月,某些情况下可延长至 1~2 年。急性期和危重症患者应给予血浆置换、透析、静脉注射大剂量免疫球蛋白或免疫吸附等强化治疗,血浆置换可迅速清除自身抗体,治疗咯血症状。有研究表明,激素联合血浆置换在重症 AAV 的临床疗效可能优于单激素冲击治疗,并在 ANCA 的清除上血浆置换更具优势。但血浆置换的频率及次数尚需多中心、大样本和长期随访的临床试验研究。血浆置换在重症 ANCA 相关性血管炎的临床疗效研究成为研究的热点。本例患者确诊后及时给予糖皮质激素 + 血浆置换 6 次 + IVIG 5 天,辅以透析及抗生素等治疗,1 个月后复查 cANCA 转为阴性,胸部 CT 病灶明显吸收。

综上所述,SVVL 是一种临床少见的自身免疫疾病,临床症状多种多样,首诊科室不一定为风湿免疫科,影像表现也缺乏特异性,诊断与鉴别诊断方法尚不完善,容易误诊、漏诊,因此临床医师应拓展思维,准确诊断和及时治疗是改善预后的关键。

参考文献

[1] 赵明辉,章有康,王海燕.加强抗中性粒细胞胞浆抗体检测方法的规范化及合理应用[J].中华内科杂志,1998,37(3):149-150.

[2] suspect pulmonary vasculitis:radiologic and clinical clues.[J]Radiographics,2010,30(1):33-53.

[3] 元祥民,尹金植.抗中性粒细胞胞浆抗体相关性小血管炎肺部表现二例[J/CD].中华临床医师杂志(电子版),2013,7(5):2284-2285.

[4] S AWA,AL CALICH,HA MARIZ,et al. Recommendations of the Braz-ilian Society of Rheumatology for the induction therapy of ANCA-associated vasculitis [J]REV BRAS REUMATOL,2017,57(S2):S484-S496.

[5] RYBA M,HRUBY Z,WITKIEWICZ W. ANCA associated vasculitis [J]. Przegl Lek,2013,70(3):149-156.

[6] 白培进,张勇,李俊霞,等.激素冲击和联合血浆置换治疗 ANCA 相关性血管炎的疗效比较[J].中华肾脏病杂志,2015,31(2):97-101.

[7] DE JOODE AA,SANDERS JS,SMID WM,et al. Plasmapheresis rescue therapy in progressive systemic ANCA-associated vasculitis:single center results of stepwise escalation of immunosuppression [J]. J Clin Apher,2014,29(5):266-272.

慢性肾病、单侧为主的肺间质病变、I 型呼吸衰竭

崔恩海[1] 华锋[2]

[1] 湖州市中心医院

[2] 浙江大学湖州医院

慢性肾病患者通常需要服用免疫抑制剂,抵抗力比较差,常容易合并肺部疾病。这种肺病的致病因素往往错综复杂,可以是感染性的,可以是免疫性的。细菌、病毒、真菌等病原体以及免疫物质可导致局部或全身性炎症反应,通常具有高危害性及高病死率特点。快速、准确及全面地鉴别病原体、诊断或排除感染性疾病,对此类疾病的预后具有重要意义。

【临床资料】

患者,男性,62 岁。因"发热、咳嗽伴气促 1 周"于 2018 年 10 月 31 日入住我院。患者于 1 周前无明显诱因出现咳嗽,呈阵发性,咳少量白色黏痰,咳嗽无昼夜明显区别。伴有发热,体温最高达 39.0℃。伴胸闷、气促,休息可稍缓解。无畏寒,无胸痛、咯血,无心慌、心悸,无盗汗。门诊查血气分析示"pH 7.468,氧分压 59.5mmHg(FiO$_2$ 41%),二氧化碳分压 34.1mmHg",以"肺部感染,慢性肾炎综合征,呼吸衰竭"收入院。

患者起病以来,神志清,精神软,胃纳差,睡眠可,大便正常,近期体重无明显变化。

既往史:患者有"高血压病"病史 30 余年,血压最高 160/110mmHg,规律服用代文,平素未监测血压。有反复"肠梗阻"病史 5 年,多次于我院及上级医院就诊,病因不明,予禁食及营养支持治疗后症状稍好转,但未完全缓解。4 个月前曾在本院肾穿刺提示:轻度系膜增生性肾炎。诊断为"慢性肾炎综合征、系膜增生性肾小球肾炎、肠梗阻、反流性食管炎",出院后长期口服"泼尼松(初始 3 片 /d)+ 雷公藤(初始 3 片 /d)",现口服"泼尼松 5mg/d"已 2 周。

入院查体:T 37.1℃,P 84 次 /min,R 21 次 /min,BP 116/82mmHg。神清,消瘦貌,恶病质,两肺未闻及干湿啰音。心界不大,心率 84 次 /min,心律齐,未闻及病理性杂音,腹平软,脐周轻压痛,无反跳痛及肌紧张,双下肢轻度凹陷性水肿。

辅助检查结果如下:

(1) 10 月 31 日查腹部立位平片示肠梗阻征象;血常规示白细胞计数 4.9×10^9/L,血红蛋白 94g/L;超敏 C 反应蛋白 88.7mg/L;白蛋白 23.3g/L;血沉 78mm/1h。

(2) 11 月 5 日查胸部 CT 提示:两肺多发感染,两侧胸腔积液,请结合临床(图 1)。

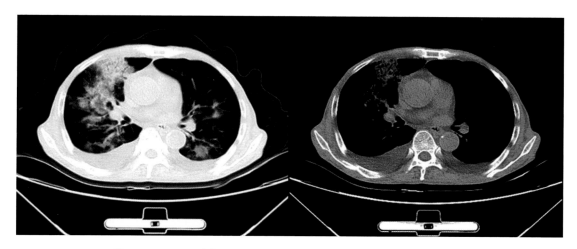

图1　11月5日胸部CT:两肺多发感染,两侧胸腔积液,请结合临床

(3) 11月12日支气管镜:双侧各段见管腔内较多稀薄痰液,管腔通畅,黏膜轻度充血。并予右侧肺泡灌洗(脱落、抗酸、培养、PCR)以及毛刷检查,后结果回报:灌洗液培养:阴性;毛刷+灌洗液涂片:均未找到癌细胞及抗酸杆菌;灌洗液PCR:阴性。

(4) 11月21日再次行气管镜检查:镜下见双侧各段管腔通畅,黏膜轻度充血。于右上叶后段、中叶行经支气管镜肺活检术(transbronchial lung biopsy,TBLB)+ROSE+NGS检查。新一代测序(next-generation sequencing,NGS)未发现病原体,快速现场微生物学评价(microbiological rapid on-side evaluation,M-ROSE)(图2):大量泡沫巨细胞,淋巴细胞,未见坏死及中性粒细胞,部分可见成纤维细胞,提示免疫反应为主。病理结果:黏膜慢性炎及肺泡组织,肺泡间隔增宽,纤维组织增生,肺泡腔内见大量组织呈空泡变,病变间质性肺炎改变(图3)。

(5) 11月27日再次复查胸部CT提示:两肺多发感染,较前(11月19日)吸收,右侧胸腔积液明显吸收(图4)。

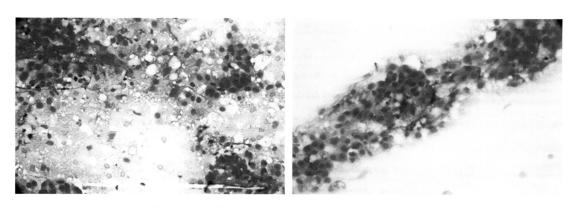

图2　ROSE:大量泡沫巨噬细胞、淋巴细胞,未见坏死及中性粒细胞,部分可见成纤维细胞

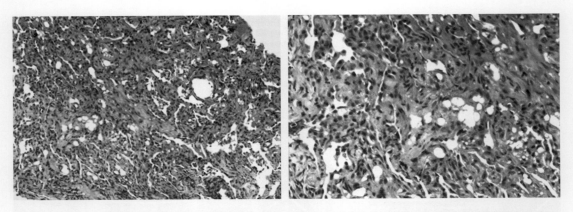

图3 TBLB病理:肺泡组织,肺泡间隔增宽,增生,肺泡内见大量组织呈空泡变,病变间质性肺炎改变

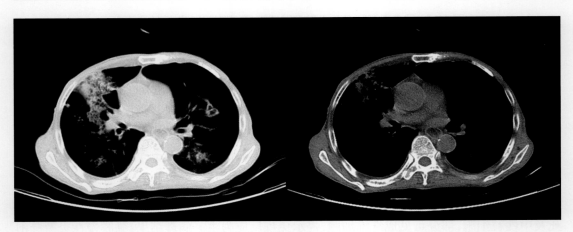

图4 11月27日胸部CT:两肺多发感染,较前(11月19日)吸收,右侧胸腔积液明显吸收

最后诊断:机化性肺炎、Ⅰ型呼吸衰竭、慢性肾炎综合征、系膜增生性肾小球肾炎、肠梗阻、反流性食管炎。

治疗及转归:入院后给予乐凡命、安素等营养支持及泮托拉唑针抑酸护胃等治疗,并且完善相关检查。入院初步诊断"社区获得性肺炎",予头孢曲松钠2g qd 静脉滴注抗感染治疗。患者仍有发热,体温最高达38℃,伴咳嗽、咳痰,活动后胸闷、气促。行气管镜检查,镜下:双侧各段见管腔内较多稀薄痰液,管腔通畅,黏膜轻度充血。并予右侧肺泡灌洗(脱落、抗酸、培养、PCR)以及毛刷检查,后结果回报:灌洗液培养阴性;毛刷 + 灌洗液涂片均未找到癌细胞及抗酸杆菌;灌洗液 PCR 阴性。11月13日复查血红蛋白83g/L;超敏C反应蛋白56.9mg/L,降钙素原0.41ng/mL;11月14日停用头孢曲松钠,调整为头孢哌酮舒巴坦3g q8h 静脉滴注联合甲磺酸左氧氟沙星注射液0.5g qd 静脉滴注。此后患者体温波动于38℃,11月19日复查胸部 CT 提示:两肺多发感染,两肺胸腔积液,较前(11月5日)略增多(图2)。11月20日行右侧胸腔穿刺 + 闭式引流术,引出黄色清亮液体,实验室检查提示漏出液。11月21日再次行气管镜检查,镜下:双侧各段见管腔通畅,黏膜轻度充血。于右上叶后段、中叶行经支气管镜肺活检术(transbronchial lung biopsy,TBLB)+ROSE+NGS 检查。NGS 未发现病原体,M-ROSE 提示大量泡沫巨细胞、淋巴细胞、未见坏死及中性粒细胞、部分可见成纤维细胞,提示免疫反应为主(图 3)。病理结果:黏膜慢性炎及肺泡组织,肺泡间隔增宽,纤维组织增生,肺泡腔内见大量组织呈空泡变,病变间质性肺炎改变,请结合临床(见图 3)。予停用抗生素治疗,改泼尼松为 30mg/d。11 月 27 日,再次复查胸部 CT 提示:两肺多发感染,较前(11 月 19 日)吸收,右侧胸腔积液明显吸收(见图 4)。遂拔除右侧胸腔闭式引流管,11 月 28 日复查血常规:白细胞计数 $5.3×10^9$/L,血红蛋白 73g/L;超敏 C 反应蛋白 18.9mg/L。患者无发热,自觉咳嗽症状较前好转,无头晕、头痛,无胸闷、气促等不适,要求出院,予办理出院。

【讨论】

目前,传统检测病原体的方法主要有微生物体外培养及 PCR 检测等,但体外培养周期长,检出阳性率低,操作过程繁琐;PCR 检测虽具有较高的灵敏度和特异性,但仅能检测已知病原体,无法进行高通量筛查。临床上 NGS、M-ROSE 等技术的开展为临床提供更多的信息量。

NGS 通过获取的大量序列信息,把握病原微生物群体的组成情况,还可通过未知序列鉴定新的物种。具有准确性高、用时短及自动化程度高等优势,对未知物种或难以培养的病原体检测具有极其重要意义。

ROSE 技术是指通过各种途径获取标本后进行快速制片、染色,并采用专用显微镜对其细胞学及微生物学内容快速判读技术。得益于呼吸介入学的蓬勃发展及快速染色技术的不断进步,ROSE 技术也被越来越频繁地应用于介入呼吸病学与呼吸道病原学分析中。M-ROSE 可提供微生物病原体的形态学依据,提供细胞分类和计数及其比例等细胞学背景。ROSE 技术对不明原因的肺部阴影、重症感染以及恶性肿瘤等疾病做出现场快速诊断,极大地缩短了疾病的诊断时间并且提高了疾病的诊断准确率。

隐源性机化性肺炎(cryptogenic organizing pneumonia,COP)是指原因不明的机化性肺炎,属于特发性间质性肺炎的一种亚型。目前 COP 的诊断尚无唯一的诊断标准,目前主要依靠临床症状、影像学资料、病理相结合进行综合诊断。但 COP 患者临床症状、体征均缺乏特异性,影像学表现多种多样,常误诊为肺部病原体感染等疾病,导致延误患者病情诊断及医疗资源浪费。

COP 常亚急性起病,平均发病年龄在 50~60 岁,男女患病率相当。一般亚急性或缓慢起病,主要症状表现为持续性干咳、呼吸困难,有的患者会出现发热、胸痛、乏力等不适。部分患者肺部听诊可闻及 Velcro 啰音。实验室检查多见血沉、C 反应蛋白升高,白细胞正常或稍升高,肺泡灌洗检查多表现为淋巴细胞升高。COP 影像学表现千差万别,主要分为 3 种类型。①多发性斑片影:双肺多发斑片状或者磨玻璃状阴影,边缘不清,具有游走性,常见支气管充气征;②结节型:为孤立的致密影,多呈团块状或结节样,团块内可有空洞,边缘多清晰;

③弥漫浸润型：双肺弥漫性浸润影，多呈边界不清网格状、地图状，但多无蜂窝状改变。COP 肺组织病理学主要表现为终末呼吸单位腔内的机化性肉芽肿形成，疾病发展后期可出现细支气管、肺泡管及肺泡上皮细胞被纤维组织代替。本例患者亚急性起病，有发热、咳嗽，相关检查提示：血沉 78mm/h，超敏 C 反应蛋白 88.7mg/L，胸部 CT 可见单侧为主的肺多发斑片状浸润影，TBLB 病理结果提示：肺泡间隔增宽，纤维组织增生，符合间质性肺炎改变。以上患者的临床症状、实验室检查、影像学资料以及病理结果均符合文献描述，故需要考虑诊断 COP 可能。但 COP 的诊断还需排除可能导致机化性肺炎的其他疾病（如细菌、病毒、风湿性疾病、放射性损伤等）。该患者自肺部起病以来，多次监测白细胞均在正常范围，结合 M-ROSE 涂片中未见坏死，未见中性粒细胞、巨噬细胞或淋巴细胞吞噬细菌现象，NGS、肺泡灌洗培养 +PCR、痰培养等病原学检查结果均为阴性，联合应用抗生素效果不佳，因此可排除细菌感染性疾病；患者肺泡灌洗、痰涂片、M-ROSE 涂片等检查未发现抗酸杆菌；各项风湿免疫指标亦无异常；肺泡灌洗找瘤细胞及 TBLB 获取组织活检结果均不支持肿瘤诊断；另追问病史，未接受放射性物质，故可除外感染、结核、肿瘤、风湿性疾病、放射性损伤等继发性机化性肺炎可能，最终确诊为 COP。

COP 大都预后良好，且具有一定自限性。目前针对 COP 的治疗以糖皮质激素为主，具体用量、停药时间均未统一，大多数人经糖皮质激素治疗反应较好。另有报道称对单用激素效果不佳的患者，可联合应用大环内酯类药物，也能取得较好疗效。

【专家点评】

华锋（浙江大学湖州医院）：不明病因的肺部多发大片状阴影是呼吸科医师经常需要面临的棘手问题，如何快速、准确地明确病原体对疾病诊断以及治疗方案的制订显得至关重要。M-ROSE 及 NGS 技术具有准确性高、速度快等优势。NGS 还具有高通量特点，可检出更多病原体，还能分析出病原体谱、丰度及分布情况。将这两种病原体检测技术联合应用，可极大程度地推动不明病因肺部阴影疾病的诊断和治疗向精准医学发展。

参考文献

[1] BUCHAN BW, LEDEBOER NA. Emerging technologies for the clinical microbiology laboratory [J]. Clinical Microbiology Reviews, 2014, 27 (4): 783-822.

[2] BRITTANY, GOLDBERG, HEIKE, et al. Making the leap from research laboratory to clinic: challenges and opportunities for next-generation sequencing in infectious disease diagnostics. [J]. mBio, 2015, 6 (6): e01888-15.

[3] SIMNER PJ, MILLER S, CARROLL KC. Understanding the promises and hurdles of metagenomic next-generation sequencing as a diagnostic tool for infectious diseases [J]. Clinical Infectious Diseases, 2017.

[4] BRIESE T, PAWESKA JT, MCMULLAN LK, et al. Genetic detection and characterization of Lujo virus, a new hemorrhagic fever-associated arenavirus from Southern Africa [J]. Plos Pathogens, 2009, 5 (5): e1000455.

［5］ NIKASARLIOĞLU ELIF YELDA, ÖZKAN GULCIÜHAN ZEHRA, BAKAN NUR DILEK, et al. Cryptogenic organizing pneumonia：clinical and radiological features, treatment outcomes of 17 patients, and review of the literature.［J］.Turk J Med Sci, 2016, 46：1712-1718.

［6］ NEELAMBRA AJMAL NAZIR, ACHARYA VISHAK, SUNDARARAJAN SOWMYA. Cryptogenic organizing pneumonia with sarcoidosis overlap：An atypical case study.［J］Case Rep Med, 2018, 2018：4316109.

［7］ COTTIN CORDIER JF. Cryptogenic organizing pneumonia［J］. Semin Respir Crit Care Med, 2012, 33（5）：462-475.

［8］ ABI-KHALIL S, FADEL N, MENASSA-MOUSSA L, et al. Spontaneous resolution of cryptogenic organizing pneumonia in pediatrics：A case report.［J］. Arch Pediatr, 2016, 23：519-522.

［9］ DING QL, DAN LV, WANG BJ, et al. Macrolide therapy in cryptogenic organizing pneumonia：A case report and literature review［J］. Experimental & Therapeutic Medicine, 2015, 9（3）：829-834.

多发性肌炎累及肺引起 ARDS

扬柳婷　李爱民　张潍
山西医科大学第一医院

多发性肌炎（polymyositis, PM）和皮肌炎（dermatomyositis, DM）是一组多种病因引起的以横纹肌炎症为主要表现的系统性自身免疫性疾病。自 1956 年首次报道以来，间质性肺疾病与 PM 和 DM 的关系已经确立。因其起病隐匿，尤其肺部受损早于关节、肌肉和皮肤时，早期诊断 PM 面临巨大的困境。伴肺受累者病情进展迅速，某些情况下病死率高，超过50%，预后极差，本文报道多发性肌炎累及肺引起 ARDS 经抢救成功一例。

【临床资料】

患者，女性，40 岁。主因"咳嗽 8 天，加重伴发热、呼吸困难 4 天"于 2018 年 6 月 19 日入住我院呼吸与危重症医学科。

患者入院前 8 天劳累后出现咳嗽，伴流涕、乏力，不伴咳痰、发热、呼吸困难等症状，自行口服"感康"治疗 2 天，自觉上述症状好转，停药。4 天前患者出现发热、气短，体温 38.3℃，就诊于当地县医院，拍胸部 X 线片检查考虑"肺炎"，门诊给予口服中药治疗（具体不详），治疗效果差，咳嗽、气短症状加重，体温升高至 39.5℃，转诊于吕梁市人民医院，拍胸部 CT 仍考虑"肺炎"，给予"喜炎平、依替米星"等治疗效果差，咳嗽、气短症状进行性加重，于 2018 年

6月18日给予气管插管有创机械通气后转诊至我院急诊科,给予"头孢哌酮 - 舒巴坦、莫西沙星"抗感染及对症支持治疗,患者呼吸困难和发热无明显改善,为求进一步诊治收入我科。患者自发病以来,精神、睡眠可,食欲欠佳,二便正常。患者既往体健,无食物、药物过敏史。

患者入住我科时查体:T 39℃,P 114 次 /min,R 50 次 /min,BP 119/72mmHg,气管插管、有创机械通气,呼吸窘迫,口唇发绀,听诊双肺可闻及广泛湿啰音,心率 114 次 /min,律齐,各瓣膜听诊区未闻及杂音,腹软,无压痛及反跳痛,肝、脾肋下未触及,双下肢无水肿。

入院时辅助检查:血常规(2018 年 6 月 18 日)示 WBC $23.7×10^9$/L,NEU% 84.1%。心肌酶谱:CK 1 676U/L,CK-MB 42U/L,LDH 590U/L;CRP 93.5mg/L;肝功能:ALT 143U/L,AST 126U/L,ALB 24.7g/L;降钙素原 1.02ng/ml;胸部 CT:双肺胸膜下、支气管血管束周围多发实变阴影,以双下肺最为明显(图 1);甲型流感病毒 IgM、乙型流感病毒 IgM 和副流感病毒 IgM 皆为阴性。血气分析(2018 年 6 月 19 日,FIO_2 1.0,PEEP 15cmH$_2$O):pH 7.447,$PaCO_2$ 37.1mmHg,PaO_2 56.4mmHg,PaO_2(a)/FiO_2 75.2mmHg。

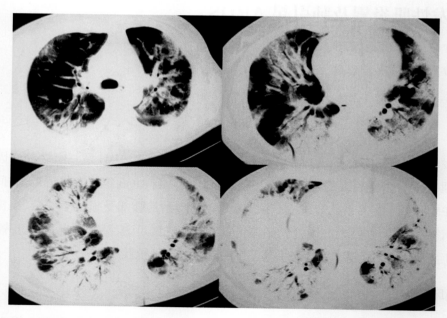

图1　2018 年 6 月 18 日胸部 CT:沿双肺胸膜下、支气管血管束多发实变阴影,尤以双下肺最为明显

患者急性起病,病情进展迅速,白细胞明显升高,初始考虑为重症社区获得性肺炎,经验性给予厄他培南、莫西沙星、利奈唑胺抗感染,甲泼尼龙 40mg q12h,还原性谷胱甘肽保肝及纠正低蛋白血症等支持对症治疗,同时做床旁气管镜肺泡灌洗液行病原学及细胞学分类检查、血培养 + 药敏。6 月 20 日复查部分检查结果示血常规:WBC $26.7×10^9$/L,RBC 4.29×

10^{12}/L,HGB 121g/L,PLT 358×10^9/L,LYM 0.8×10^9/L,LYM% 3%,NEU 24.50×10^9/L,NEU% 92%;血生化:ALT 148U/L,AST 140U/L,ALB 27.9g/L,UREA 4.52mmol/L,CRE 42μmol/L;降钙素原:1.620ng/ml;心肌标志物:MYO 931.30μg/L,cTnI 0.41μg/L,CK-MB 23.80μg/L;风湿五项:RF<20iu/ml,CRP>6mg/L,ESR 65mm/h,CCP 6.9Ru/ml,ANA 阴性;抗 ENA 多肽酶谱:抗 JO-1 抗体阳性。6 月 21 日患者气短较前缓解,呼吸机参数逐渐调整为:FiO_2 0.6,PSV $15cmH_2O$,PEEP $12cmH_2O$。因患者抗 JO-1 抗体阳性和肌酶谱高,不排除风湿病累及肺可能,请风湿科会诊,建议行肌炎抗体、肌肉活检和免疫球蛋白等检查。患者症状继续改善,气短症状明显缓解,体温正常,呼吸机参数逐渐调整为 FiO_2 0.5,f 16 次 /min,PSV $15cmH_2O$,PEEP $8cmH_2O$。6 月 25 日复查血气分析示:pH 7.418,$PaCO_2$ 47.7mmHg,PaO_2 61.5mmHg,PaO_2/FiO_2 123.1mmHg;血常规:WBC 26.7×10^9/L,RBC 3.83×10^{12}/L,HGB 131g/L,PLT 290×10^9/L,NEU 21.8×10^9/L,NEU% 85.4%;血生化:ALT 441U/L,AST 251U/L,ALB 30.3g/L;心肌标志物:肌红蛋白 683.3μg/L,肌钙蛋白 0.3μg/L,CK-MB 16.8μg/L;免疫球蛋白及补体结果正常。患者气短症状改善,甲泼尼龙 80mg/d 已使用近 1 周,调整剂量至 40mg/d。患者肝转氨酶无下降,加用复方甘草酸苷保肝治疗。激素减量后第 2 天患者再次出现发热症状,体温最高可达 39.5℃左右,呼吸困难再次加重。复查肌炎抗体结果回报示:抗 JO-1 抗体 IgG 阳性。肌肉活检结果提示:肌源性损害骨骼肌病理改变(图 2)。再次请风湿科会诊考虑多发性肌炎累及肺,建议将甲强龙再次调整为 80mg/d,并加用环磷酰胺每周 0.6g,静脉用丙种球蛋白 20g/d,停止使用厄他培南、莫西沙星、利奈唑胺等抗感染药物,连用 7 天后患者症状又逐渐改善,气短明显好转,体温恢复正常,7 月 5 日经充分评估病情成功拔除气管插管。7 月 9 日将甲强龙调整为 60mg/d。7 月 10 日复查胸部 CT 示:双肺实变阴影较前明显好转(图 3)。患者病情好转,一般状况稳定,于 7 月 16 日出院,出院后继续口服"美卓乐"48mg/d,环磷酰胺 0.4g/ 周静脉滴注,患者病情稳定,8 月 21 日来我院复查胸部 CT 示双肺病灶基本吸收,双下肺仅剩余少许斑片状阴影(图 4)。

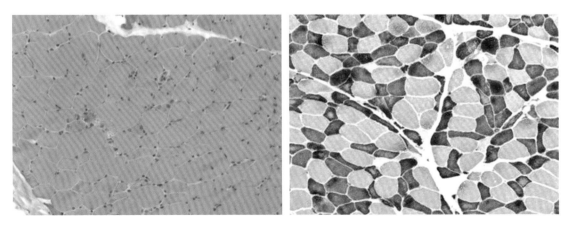

图 2　HE 染色:肌束内肌纤维大小不一,可见坏死和再生肌纤维;ATPase 染色,Ⅰ型肌纤维优势,Ⅱ型肌纤维萎缩

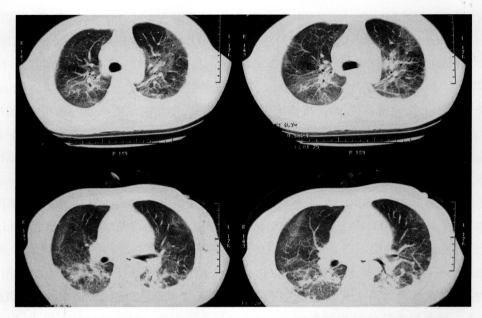

图3　2018年7月10日胸部CT：沿双肺胸膜下、支气管血管束多发实变阴影明显吸收好转

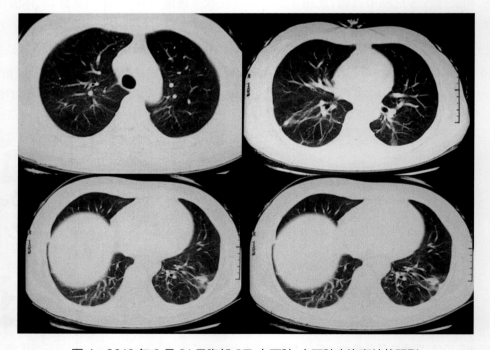

图4　2018年8月21日胸部CT：左下肺、右下肺少许斑片状阴影

【讨论】

特发性炎性肌病(idiopathic inflammatory myopathy,IIM)是一种罕见的异质性结缔组织疾病,主要影响骨骼肌和其他器官系统。IIM 在临床和病理上分为 3 种类型:PM、DM 和无肌病性皮肌炎。肺是 IIM 中最常见的肌外受累器官。IIM 相关的间质肺疾病(IIM-ILD)在 IIM 的病死率中近 80%。IIM 还可以与其他呼吸系统的表现相关联,如肺动脉高压、胸膜疾病、感染、药物引起的毒性及恶性肿瘤。

多发性肌炎的致病因素较多,主要与免疫失调和遗传因素相关。PM 患者常表现为急性或亚急性起病,以不同程度的对称性近端肌无力为主要特征。早期患者临床表现较轻,常出现压痛、肌肉肿胀症状。随病情加重,逐渐出现肌萎缩症状。多发性肌炎患者可出现典型的皮肤症状,如 Gottron 征、向阳疹等,10%~30% 患者病灶可累及口咽部横纹肌、食管上部,导致患者出现不同程度的反流、吞咽困难症状。本病例患者无关节及肌肉酸胀疼痛病史,以 ARDS 为首发症状。

当患者病灶累及心脏时,将引起患者出现心律失常、心包炎、心力衰竭等。多发性肌炎还可导致部分患者出现急性肾小管坏死、肾衰竭。目前多项临床病例证实,多发性肌炎患者可并发恶性肿瘤,许多患者常在肿瘤切除后肌炎症状得到明显改善,但部分患者术后可复发。

除根据临床表现外,临床对多发性肌炎的诊断常用的方法有实验室检查、影像学检查等。肌电图可直接显示患者肌组织功能及状态,且 90% 以上患者可检查出异常,表现为肌源性损害。血清肌酶谱是利用肌组织中的相关酶活性及水平来了解肌组织病变状况,在临床上最为常用,其敏感性最高,当患者处于疾病活动期时,其水平可升高至正常的 50 倍左右。血清肌酶的水平可评价患者肌炎病情,辅助患者的疾病诊断、治疗及预后。但肌酶多在患者疾病早期升高,且早于临床症状出现,当患者疾病处于晚期时,处于肌萎缩状态时,肌酶常不再释放,可表现为正常。部分慢性肌炎、广泛肌肉萎缩患者,肌酶也可在活动期处于正常水平。

目前 PM 的发病机制尚不明确,诊断时使用的自身抗体类型为肌炎特异性抗体,约 1/3 患者可检出。这类抗体常见类型为抗信号识别颗粒抗体(抗 SRP 抗体)、抗氨酰 tRNA 合成酶抗体、抗 Mi-2 抗体。氨酰 RNA 合成酶抗体阳性患者中多为抗 Jo-1 抗体阳性,且常出现抗合成酶抗体综合征,表现为雷诺现象、肺间质纤维化、非侵蚀性关节炎等症状。而本病例患者抗 JO-1 抗体为阳性。

肌活检具有创伤,使得其在临床诊断中运用较少。Hohlfield 提出的 PM 肌肉活检病理诊断标准为:肌内膜炎细胞浸润,多为 CD8+T 细胞,巨噬细胞围绕和浸润表达 MHC-1 分子的肌纤维。

胸部 HRCT 对于评估 PM 所致 ILD 至关重要。在 PM-ILD 患者中最常见的是非特异性间质性肺炎（NSIP）、机化性肺炎（OP）、DAD、IPF，其中 NSIP 是最常见的表现，大约为 UIP 的 4 倍。该患者胸部影像考虑为 NSIP 或者 OP，因为患者病情重，未能行肺组织活检。

由于缺乏大量的随机对照实验研究，目前国际上尚无统一标准的 PM 治疗方案，迄今为止，治疗方案仍以经验性治疗为主，皮质类固醇激素疗效明确，能改善患者预后，降低病死率，是治疗 PM 的首选药物。但长期应用激素诱发"类固醇肌病"时，会干扰对病情的判断，较难分辨是激素导致或病情进展所导致，最终影响治疗和预后，此时需通过肌电图等检查与疾病复发相鉴别。

PM 急性期的治疗一般为泼尼松 1~2mg/（kg·d），晨起顿服。通常在用药 1~2 个月后症状改善，血清肌酸激酶（creatine kinase，DK）逐渐下降至正常，然后根据临床反应开始逐渐减量，最后以 5~10mg/d 维持 2~3 年。整个减量过程应遵循个体化原则，减量过程应参考肌力、肌酶、皮疹及其他临床表现的变化，如出现病情反复，则应暂缓减量或者加大激素用量。对于急性起病，症状进行性加重，合并有吞咽困难、心肌受累及快速进展的间质性肺疾病患者，可静脉滴注大剂量甲泼尼龙（500~100mg/d）冲击治疗，连续 3~5 天，以迅速控制病情，然后按照上述口服泼尼松的方案继续治疗。该患者使用激素后呼吸困难改善、体温恢复正常，但因激素减量过快导致再次出现发热，后肌肉活检确诊为 PM 后激素加量，加用环磷酰胺后患者体温恢复正常。

通常在患者出现如下情况时考虑使用免疫抑制剂：①单用大剂量皮质类固醇激素（至少 2~3 个月）无效；②病程严重，进展迅速，伴有呼吸衰竭和（或）吞咽困难；③激素减量过程中复发；④不能耐受激素的副作用，如严重的糖尿病、高血压、骨质疏松及消化道出血等。目前使用的免疫抑制药物包括咪唑硫嘌呤（AZA）、甲氨蝶呤（MTX）、环磷酰胺（CTX）、环孢素 A（CsA）、他克莫司、利妥西单抗和免疫球蛋白（immunoglobulin IVIg）。

静脉注射免疫球蛋白竞争性抑制自身抗原抗体反应，溶解沉积在血管壁及组织中的免疫复合物，中和循环中的自身抗体，增强机体的非特异性免疫功能。目前有研究认为 IVIg 联合大剂量激素治疗可以作为伴有吞咽、呼吸困难危及生命患者的 PM 患者的一线治疗。IVIg 常规治疗剂量是 0.4g/（kg·d），每个月用 5 天，连续用 3~6 个月以维持疗效。一项前瞻性研究中 35 例 PM 患者接受 IVIg 治疗，70% 患者的临床症状得到缓解，并且 3 年后随访患者的病情均较稳定。另外一项研究发现，激素与免疫抑制剂治疗失败的 PM 患者，使用大剂量皮下免疫球蛋白治疗，治疗 2 个月后起效，表现为肌力改善、血清肌酶降至正常水平，吞咽困难消失，此项研究提示皮下免疫球蛋白也将有效治疗处于活动期和难治性肌炎。

用药期间更应注意密切监测血常规及肝、肾功能，及时发现药物引起的副作用。通常患者经治疗后肌力可改善、血清肌酶可下降，但两者并不一定成正比，因为大多数免疫抑制剂可以降低肌酶，但不一定同时改善肌力，因此对病情动态评估非常重要。

PM 的药物治疗原则是尽可能以最低剂量的药物控制病情，并使药物副作用降到最低，从而改善患者生活质量，因此 PM 的治疗需药物治疗与非药物治疗相结合，低强度抗阻训练等对改善患者肌力及功能有显著效果，吞咽训练等康复训练可以改善患者的进食功能。

参考文献

［1］ MILLS ES. Matthews WHO：Interstitial pneumonitis in dermatomyositis. JAMA，1956，160：1467-1470.

［2］ DOUGLAS W，TAZELAAR H，HARTMAN TE，et al. Polymyositis-dermatomyositis-associated interstitial lung disease. Am J Respir Crit Care Med，2001.

［3］ B JANE DISTAD，ANTHONY A，MICHAEL D. Inflammatory myopathies ［J］. Current Treatment Options in Neurology，2011，13：119-130.

［4］ JEAN-CHRISTOPHE LEGE，QUITTERIE R，ALEXANDRE B，et al.Idiopathic inflammatory myopathies and the lung ［J］.Eur Respir Rev，2015，24：216-238.

［5］ INGRID E LUNDBERG，Ph.D.1，FREDERICK W，ANNA T，et al.Diagnosis and classification of idiopathic inflammatory myopathies ［J］. J Intern Med，2016，280（1）：39-51.

［6］ B JANE DISTAD，ANTHONY A AMATO，MICHAEL D WEISS，MD. Current treatment options in neurology，2011，13：119-130.

［7］ MARIE I.Morbidity and mortality in adult polymyositis and dermatomyositis ［J］. Curr R heumatol Rep，2012，14（3）：275-285.

［8］ CARSTENS PO，J SCHMIDT. Diagnosis，pathogenesis and treatment of myositis：recent advances ［J］. Clin Exp Immunol，2014，175（3）：349-358.

不典型血行播散型肺结核的诊治经过

李丹　高金莹

吉林大学第一医院呼吸与危重症医学科

结核病是我国重点防治疾病之一。肺结核是由结核分枝杆菌引起的下呼吸道感染性疾病，是结核病的最常见类型，也是发展中国家具有高患病率和病死率的一种疾病。部分结核患者中毒症状不典型，且结核影像学形态上呈多种表现，导致临床上仍有大量的肺结核病例存在误诊或漏诊，延误了治疗。现报道我科收治的1例胸部CT弥漫性改变，疑似重症CMV肺炎患者，治疗过程中应用了利奈唑胺抗MRSA，经治疗后好转，出院后再次加重，最终确诊为血行播散型肺结核，抗结核治疗后好转。此病例提示在临床治疗中，对于弥漫性肺部改变疾病，应考虑结核的可能性，并在抗MRSA治疗过程不要因为忽视了利奈唑胺的抗结核作用而延误诊断。

【临床资料】

患者,男性,48 岁。因"间断发热 1 周"于 2018 年 5 月 15 日入我院急诊科。患者于 1 周前沐浴后出现发热,体温最高 39℃,发热时伴有畏寒、寒战,每天发热次数频繁,热型无明显规律,偶有咳嗽,无痰,伴有气短,卧位加重,坐起后好转,先后就诊于松原吉林油田医院及中国人民解放军总医院,给予抗感染、对症治疗(头孢类药物,具体叙述不清),仍有发热,入院 2 天前(5 月 13 日)于中国人民解放军总医院胸部 CT 检查提示右肺中叶小结节,右侧少量胸腔积液,为求进一步治疗来我院,急诊以"发热原因待查"收入科,患者入急诊观察室后,先后给予"美洛西林舒巴坦联合莫西沙星"治疗 1 天,"头孢吡肟联合莫西沙星"治疗 2 天,后患者仍有间断发热,体温最高 39℃,咳嗽较前加重,咳少量黄痰,呼吸困难逐渐加重,于 1 天前(5 月 18 日)指尖血氧下降至 78%,急诊复查胸部 CT(图 1),提示双肺间质性炎症改变,呈均匀一致的磨玻璃影,似见多发小结节。为求进一步治疗转入我科 RICU。

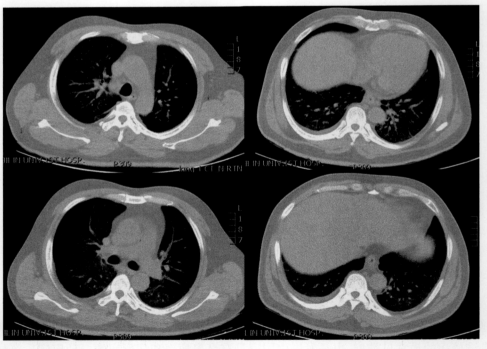

图 1 胸部 CT(5 月 18 日):双肺间质性炎症改变,呈均匀一致的磨玻璃影,似见多发小结节,双侧少量胸腔积液

既往史:高血压病史 10 年,血压最高 150/110mmHg,规律口服施慧达 2.5mg,每天 1 次,血压控制于 120/80mmHg 左右;10 年前行痔疮手术;入院 10 天前行输尿管碎石手术;吸烟史 30 年,平均每天 20 支,未戒烟;否认肝炎、结核病史;否认食物、药物过敏史;否认嗜酒史;否认疫水、疫区接触史。

辅助检查：(5 月 16 日)血常规示 WBC 7.76×10^9/L，NE% 79%，NE 6.15×10^9/L，HB 131g/L，PLT 173×10^9/L；CRP 73.87mg/L；PCT 0.72ng/ml；肝功：AST 186.6U/L，ALT 298.1U/L，r-GT 694U/L，总蛋白 53.5g/L，白蛋白 30.5g/L，总胆红素 82.6μmol/L，直接胆红素 55.6μmol/L，间接胆红素 27μmol/L；肾功：尿素氮 5.77mmol/L，肌酐 110.9μmol/L。

凝血功能、外科综合、大便常规、心肌损伤标志物、BNP、血糖、ANA 系列正常。中段尿培养、血培养正常；痰结核菌涂片：阴性；尿潜血(+++)，尿红细胞计数 366.3/μl，尿白细胞计数 75.5/μl；三酰甘油 2.34mmol/L；离子：钾 2.73mmol/L，钠 138.3mmol/L，氯 99mmol/L，钙 1.84mmol/L；癌胚抗原 8.64ng/ml；神经元特异性烯醇化酶 36.45ng/ml；糖链抗原 199 136.67U/ml；腹部彩超：肝实质弥漫性病变，胆囊结石，脾轻度大，腹腔少量积液；甲状腺超声：正常；腹部 CT：脂肪肝，胆囊炎，双肾多发小结石，右侧肾盂及输尿管轻度积水，壁厚，周围渗出，腹腔少量积液。

入科查体：T 37.5℃，P 95 次/min，R 36 次/min，BP 121/90mmHg，指尖血氧 96%（无创呼吸机辅助通气 S/T 模式：IPAP 16cmH$_2$O，EPAP 6cmH$_2$O，FiO$_2$ 55%），双肺呼吸音粗，双下肺散在湿啰音。

患者入院诊断为重症肺炎、I 型呼吸衰竭，结合胸部 CT 改变考虑 CMV 肺炎可能性大，故给予更昔洛韦抗病毒，因 PCT 偏高，暂继续给予头孢吡肟抗感染，无创呼吸机辅助通气治疗，进一步病原学检查：血巨细胞病毒核酸定量 8.34E+02copies/m；呼吸道病原核酸(关于细菌)：MRSA 阳性；4 次痰培养、3 次血培养、2 次痰真菌涂片、七项呼吸道病原核酸(病毒)、EB病毒核酸、真菌 D 葡聚糖试验、甲型流感、乙型流感、新型 H1N1 流感病毒核酸检查均阴性；病原学检查支持 CMV 感染，但肺 CT 改变不支持典型 MRSA 感染，暂未给予抗 MRSA 治疗，治疗 5 天后患者发热频率较前减少，CRP 降至 55.4mg/L，逐渐停止呼吸机辅助通气，改为经鼻高流量吸氧，但患者仍有发热，体温最高 38.3℃，血常规中性粒细胞比例均高于 80%，3 次痰细菌涂片均提示革兰氏阳性球菌，考虑可能合并 MRSA 感染，故联合利奈唑胺抗感染治疗，患者于加用利奈唑胺治疗 1 天后无发热，治疗 1 周后咳嗽较前减轻，咳少量白色黏痰；并逐渐停止经鼻高流量，改为鼻导管低流量吸氧，停止吸氧后氧分压 65mmHg；血常规、PCT 降至正常；CRP 降至 22mg/L；复查血巨细胞核酸定量正常，停止更昔洛韦治疗。但入科第 7 天复查胸部 CT(图 2)提示炎症加重，考虑影像学滞后可能性大，同时痰结核菌 X-pert 检测回

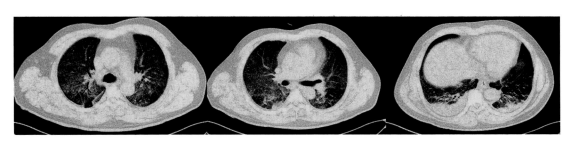

图 2　入科第 7 天复查胸部 CT：炎症加重

报阳性,考虑同时合并肺部结核感染,建议抗结核治疗,患者要求出院,建议出院后继续应用利奈唑胺至总治疗时间 14~21 天,于传染病医院就诊,于门诊复诊。

患者出院后继续应用利奈唑胺至总治疗时间 17 天(6 月 7 日),复查胸部 CT(图 3)提示炎症明显吸收好转,仍可见细小结节样改变,但患者停用利奈唑胺 2 天后出现咳嗽加重,无痰,发热,体温最高 37.5℃,伴有明显乏力,于门诊就诊,考虑患者出现低热、乏力、咳嗽加重可能与结核感染有关,建议患者于传染病医院就诊,患者因个人原因未于传染病医院就诊,停利奈唑胺 1 周后咳嗽症状加重,发热体温最高 39℃,后患者自行服用抗结核药物治疗 1 周,体温降至正常,自行停止抗结核治疗,就诊于松原吉林油田医院,给予"左氧氟沙星"抗感染治疗,住院期间患者仍有间断发热,体温最高 37.5℃,咳嗽重,乏力明显,出院 1 个月后复查胸部 CT(图 4),考虑胸部 CT 改变为血行播散性肺结核可能性大,反思患者住院治疗期间,应用利奈唑胺后,体温降至正常,咳嗽、呼吸困难症状明显好转,不能除外利奈唑胺抗结核作用所致,再次建议于传染病医院就诊,后患者就诊于长春市传染病医院,诊断为急性血行播

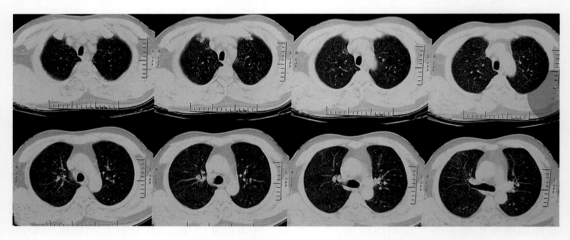

图 3　出院 1 周胸部 CT:肺内炎症明显吸收好转,仍可见细小结节样改变

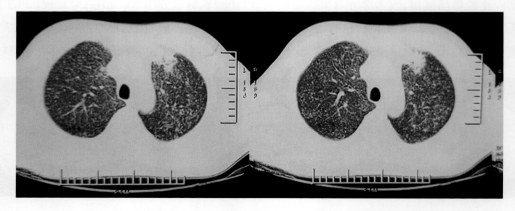

图 4　出院 1 个月胸部 CT:肺内病变加重,不除外血行播散型肺结核

散性肺结核,给予抗结核治疗,1 个月后患者乏力、咳嗽症状明显好转,出院后继续抗结核治疗中。

【讨论】

本病例患者为中年男性,病程短,急性起病,短时间内出现双肺弥漫性改变并伴有炎症指标升高,考虑肺部改变为感染原因所致可能性大,分析可能导致肺 CT 双肺弥漫的均匀磨玻璃影改变的病原如下:

1. CMV 肺炎 巨细胞病毒(CMV)肺炎临床表现为持续发热、干咳和呼吸困难,早期胸部 X 线上肺部浸润很少或没有,但伴有不同程度的低氧血症。免疫正常患者感染后多病程自限,免疫功能缺陷患者(该患者后行细胞免疫检查提示 CD4+ 明显减低),肺炎病理可呈粟粒样改变,影像学表现为双肺弥漫的磨玻璃影,同时可发现小结节,树芽模式和晕征。患者临床表现为突然出现呼吸急促,严重呼吸窘迫,低氧血症,常在 3 天内需进行机械通气支持或死亡。本病例中结合该患者发病过程,高度怀疑巨细胞病毒肺炎,巨细胞病毒肺炎确诊需行肺活检或肺泡灌洗检查,因患者转入时需无创呼吸机辅助通气,家属拒绝气管镜检查等原因,暂给予更昔洛韦抗病毒,行血巨细胞病毒核酸定量检查提示存在 CMV 感染,且抗病毒治疗后病情有好转,但体温仍不能降至正常,咳嗽重,考虑合并其他感染。

2. PCP PCP 易发生于 HIV 感染后、器官移植后、肿瘤及其他应用免疫抑制剂后等导致免疫功能损害的高危人群。主要症状包括发热、干咳及进行性呼吸困难,体征不明显。非 HIV 感染合并 PCP 起病更急,进展迅速,肺部炎症反应和低氧更重,病死率更高。胸部 X 线典型改变为双肺弥漫性或者肺门旁分布的磨玻璃影或者网格影,可以进展为实变影;HRCT 表现包括散在或弥漫性分布的磨玻璃影,且常呈斑片状或局限性的形式,并有沿肺的中轴或肺门周围分布的优势,典型表现还包括囊性病变,自发性气胸及上叶分布的实变影像。该患者存在免疫功能损害,入院时结合胸部 CT 双肺弥漫性磨玻璃影改变不能完全除外 PCP 感染,该诊断也依赖气管镜检查,但本病例中患者未针对 PCP 治疗病情好转,暂不考虑 PCP。

3. 肺炎支原体肺炎 肺炎支原体肺炎胸部 CT 也可以表现为间质性改变伴有肺部小结节状阴影,病灶以小叶性分布为特点,但本患者肺部影像学表现为双肺弥漫分布的磨玻璃影,且于急诊科应用莫西沙星抗感染治疗后症状无明显缓解,考虑肺炎支原体肺炎可能性小。

4. 真菌感染 侵袭性肺曲霉病感染早期影像学检查可见胸膜下密度增高的结节,病灶周围可出现晕轮征,是病灶周围水肿或出血导致,念珠菌肺炎少数患者影像学也可以表现为肺间质性病变,亦可呈粟粒状阴影,但肺真菌病一般影像改变出现更早,临床表现感染中毒症状更重,该患者病程特点不能除外肺真菌病,入科时给予积极检查未见真菌感染证据。

5. 血行播散型肺结核 血行播散型肺结核常表现为双肺大小、密度基本一致的粟粒样结节,可伴有肺门、纵隔淋巴结肿大,但血行播散性肺结核一般继发于原发性肺结核,本病例中患者胸部 CT 改变未见典型原发性肺结核改变,否认既往结核病史,故血行播散性肺结核最初未作为主要鉴别诊断考虑,但仍不除外,给予反复查痰结核菌涂片并提检痰 X-Pert 检查,患者痰 X-Pert 检查阳性,但经抗感染、抗病毒治疗后好转,最初考虑合并结核感染,而轻视了利奈唑胺抗结核作用,患者停药后再次加重,结合复查胸部 CT 改变,最终考虑血行播散型肺结核。

同时,患者有发热,呼吸困难,胸部 CT 表现为均匀的间质肺改变,不能排除风湿免疫相关疾病,故入科时积极完善自身免疫病相关检查,但未见异常改变。

【总结】

目前,临床上胸部 CT 弥漫性间质性改变或伴有结节样改变的类似重症肺炎的病因诊断仍是难题,其原因可能是感染性的,也可能是非感染性的。其中,对于感染性肺炎而言,病原学诊断是关键。对于这类情况,我们要加强对各类病原体感染后临床特点及影像改变的认知,多做总结和积累,同时应更早、更全面地针对可能的病原进行筛查,为治疗提供依据。此外,本病例再次提醒我们,肺结核的临床表现及影像学改变是多种多样的,遇到四不像的病例,不要放过结核的筛查。同时,本病例还进一步加深了对利奈唑胺抗结核的认识。利奈唑胺作为经典的抗耐药球菌的药物也一直被作为二线的抗结核药物,但因为其价格昂贵,而结核病疗程较长,多数患者因经济负担重,不会选择利奈唑胺抗结核治疗。但是在一些特殊的临床诊疗过程中,利奈唑胺仍表现出了其优异的抗结核作用,并越来越得到医师的认可。2018 年 3 月,中华医学会结核病学分会利奈唑胺抗结核治疗专家共识编写组公布了利奈唑胺抗结核治疗专家共识,发表在《中华结核和呼吸杂志》。该文详细阐述了利奈唑胺抗结核的主要作用机制及相关的临床应用研究,规定了其抗结核的适应证、禁忌证及应用方案。本病例应用利奈唑胺期间肺部影像学吸收良好,停药后复发,再次应用常规抗结核治疗后,临床症状缓解,影像学吸收情况尚待继续随访。

参考文献

[1] BURKE A CUNHA, MD, MACPa. Cytomegalovirus pneumonia: community-acquired pneumonia in immunocompetent hosts. Infect Dis Clin N Am, 2010, 24: 147-158; doi: 10.1016/j.idc.2009.10.008.

[2] YOSHIE KUNIHIRO, NOBUYUKI TANAKA, TSUNEO MATSUMOT, et al. The usefulness of a diagnostic method combining high-resolution CT findings and serum markers for cytomegalovirus pneumonia and pneumocystis pneumoniain non-AIDS patients. Acta Radiol Online First, published on July 16, 2014 as doi: 10.1177/0284185114539320.

[3] 蔡柏蔷,李龙芸. 协和呼吸病学. 第 2 版[M]. 北京:中国协和医科大学出版社,2010:831-1064.

[4] 中华医学会结核病学分会利奈唑胺抗结核治疗专家共识编写组. 利奈唑胺抗结核治疗专家共识. 中华结核和呼吸杂志,2018,41(1):14-19.

[5] 中华医学会结核病学分会. 肺结核诊断和治疗指南[J]. 中国实用乡村医师杂志,2013,20(2):7-11.

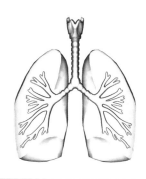

脏器支持技术:指征与操作

膈肌超声指导困难撤机

薛洋[1]　葛慧青[2]

[1] 吉林大学第一医院

[2] 浙江大学医学院附属邵逸夫医院

如何尽快缩短患者机械通气时间、增加撤机成功率是呼吸危重症领域研究的重点。2007年欧洲撤机标准将撤机分为简单撤机、延迟撤机和困难撤机。延迟撤机及困难撤机将导致危重症患者ICU住院延长、呼吸机相关并发症及病死率增加。而呼吸肌的无力是导致延迟撤机及困难撤机的主要原因之一。膈肌是主要的吸气肌，可提供60%~80%的吸气动力。因此膈肌功能障碍是导致撤机困难的重要因素之一。目前采用床旁超声技术评估膈肌功能是研究的热点。本文就一例困难撤机患者采用膈肌超声指导撤机进行报道。

【临床资料】

患者，男性，75岁。因"咳嗽1天，呕吐16小时，意识不清13小时"于2018年3月6日入院。患者1天前着凉后出现咳嗽、流清涕，随后出现恶心、呕吐，呕吐4次，3小时后出现意识不清，呼之不应，当时血压70/30mmHg，家属为求进一步诊治入我院。

既往史：高血压病史30余年，血压最高180/90mmHg，平时口服氨氯地平(络活喜)1片/d+培哚普利(雅施达)1片/d，血压控制可。慢性支气管炎病史10余年，平时长期口服阿斯美胶囊。膀胱造瘘术后20余年(因前列腺增生)。

入院查体：T 36.0℃，P 72次/min，R 9次/min，BP 78/38mmHg[去甲肾上腺0.21μg/(kg·min)+肾上腺素0.05μg/(kg·min)]，昏迷状态，GCS1+T+4；双肺呼吸音粗，可闻及明显干湿啰音；心律齐，未及明显病理性杂音；腹软，四肢肌力查体不配合，肌张力正常。双侧巴氏征阴性。

入院辅助检查：肺CT提示慢性支气管炎、肺气肿征象，两肺多发肺大疱，两肺散在炎症灶、纤维灶，两侧胸腔积液伴部分肺膨胀不全(图1)；血气(2018年3月6日)：pH 7.263，$PaCO_2$ 90.3mmHg，PaO_2 197.0mmHg(FiO_2 100%)，BE -2.8mmol/L，Lac 2.10mmol/L；PCT 34.66ng/ml，超敏C反应蛋白57.3mg/L；白细胞计数27.5×10^9/L，中性粒百分数93.0%。

入院后结合病史、查体及辅助检查诊断为感染性休克、吸入性肺炎、肺性脑病、Ⅱ型呼吸衰竭、慢性阻塞性肺疾病急性加重期、高血压病3级(很高危组)。立即给予有创机械通气(德尔格Evita4呼吸机)(表1)、抗感染、升压、平喘、化痰、支持及对症治疗。

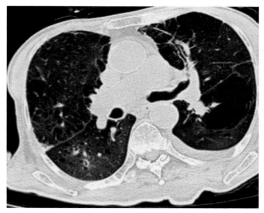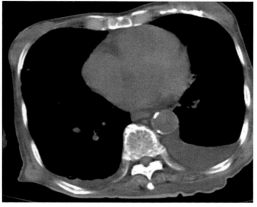

图1　入院时胸部 CT:慢性支气管炎、肺气肿征象,两肺多发肺大疱,两肺散在炎症灶、纤维灶

表1　患者入院时呼吸机模式及参数

	13:50	16:10	17:50	20:00
模式	PC	PC	PC	PC
频率	12	12	12	12
IPAP	17	17	17	17
PEEP	5	5	5	5
Ti	1.2	1.2	1.2	1.2
FiO_2	50%	40%	40%	40%

入院第 6 天患者感染症状得到控制,体温及感染指标较前明显好转。行自主呼吸试验(spontaneous breathing trial,SBT),并行呼吸肌功能评估,评估结果:VC 10~15ml/kg;MIP>20cmH_2O;RSBI<105;PEF 35L/min;握力和抬头不遵指令。由于患者咳痰能力及意识状态未达到撤机标准,因此继续给予有创机械通气支持,每天行自主呼吸试验(spontaneous breath test,SBT)评估撤机可能性。SBT 失败增加压力支持水平(PSV)自主呼吸锻炼。考虑患者为老年 COPD,气道廓清能力差,于入院第 15 天床旁行气管切开术;于入院第 30 天再次于 ASB 模式下(PEEP 5cmH_2O,PS 5cmH_2O)行呼吸肌功能评估:VC10~15ml/kg;MIP>20cmH_2O;RSBI<105;PEF 70L/min;握力和抬头有力。患者 PCT 0.51ng/ml,C 反应蛋白 8.1mg/L,白细胞 6.7×10^9/L,中性粒细胞百分比 50.5%,无发热。GCS 评分 12,复查肺 CT,感染及胸腔积液较前明显改善(图 2)。

于入院第 31 天上午 6:13 撤离呼吸机改为气切持雾吸氧(FiO_2 40%)。撤机前血气:pH 7.386,$PaCO_2$ 57mmHg,PaO_2 126mmHg。于当天下午 13:20 患者出现呼吸费力、心率增快,复查血气:pH 7.192,$PaCO_2$ 90mmHg,PaO_2 234mmHg。撤机失败,改回 A/C 模式。此时采用床旁超声对膈肌进行检查,发现患者膈肌增厚分数(DTF)为 10%,考虑存在膈肌功能障碍(图 3)。

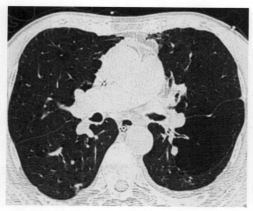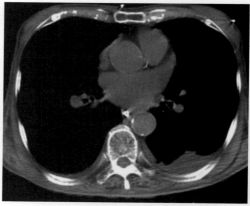

图2 复查胸部 CT:胸腔积液较前改善

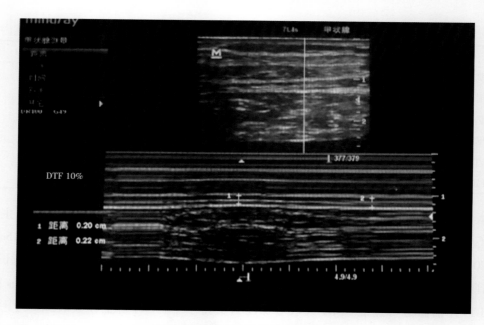

图3 膈肌超声观察膈肌增厚分数

考虑撤机失败与膈肌功能障碍有关,因此给予强化膈肌治疗(每天自主呼吸锻炼及膈肌起搏器被动治疗)。2周后连续3天复查膈肌超声 DTF 分别为 25%、70%、50%(图4),再次改为气管切开喉罩持续雾化吸氧(FiO$_2$ 40%)。患者耐受良好,无呼吸困难症状,连续复查血气结果(图5)未见明显 CO$_2$ 潴留,撤机成功,患者成功转出 ICU。

【讨论】

本病例为老年 COPD 患者有创机械通气后出现困难撤机。然而撤机前的各项预测指标良好,尤其是 MIP 已达到撤机标准,反映吸气肌功能尚可。MIP 是反映所有呼吸肌共同作用

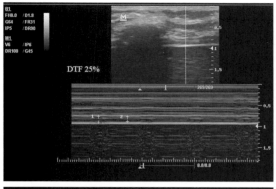

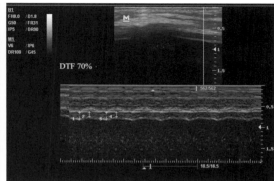

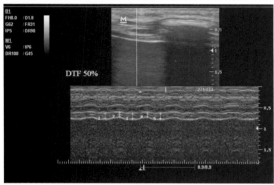

图 4　复查膈肌 M 超声下图像

[二氧化碳分压] 趋势图

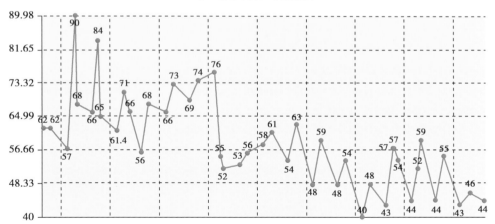

图 5　动脉血气 PaCO_2 变化趋势

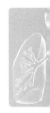

的结果,部分患者由于辅助呼吸肌代偿作用较强,会掩盖已经出现的膈肌功能障碍,而这种代偿作用不持久,因此患者在撤机后很快会出现 CO_2 潴留,撤机失败。MIP 预测撤机的特异性为 7%~69%,变化较大,并不能真正反映膈肌功能情况。而膈肌功能状态对于撤机成功十分重要,有研究显示,存在膈肌功能障碍的患者约有 33% 出现延迟撤机。存在膈肌功能障碍的患者住院病死率会升高 4 倍之多。机械通气是引起膈肌功能障碍最主要的原因之一,完全

控制性通气在 18~69 小时可引起明显膈肌肌纤维萎缩;此外 Dres 等研究显示,膈肌萎缩的速度约为四肢肌肉的 2 倍。因此监测机械通气患者的膈肌功能对于指导撤机十分重要。

目前,对于膈肌功能的评估手段主要有胸部 X 线、肺功能、膈肌肌电图、跨膈压等,上述检查存在有创、辐射、重复性差及昂贵等缺点。随着超声技术在重症领域的广泛应用,膈肌可以通过超声观察,具有无创、直观、可重复观察及费用低等优势。膈肌超声可以较好地反映真实的功能状态。对于机械通气患者常用的超声监测值为膈肌增厚分数 DTF,计算方法为 (吸气末厚度 – 呼气末厚度)/ 呼气末厚度 ×100%,当 DTF<20% 时诊断为膈肌功能障碍。当 DTF>36% 预测撤机成功的敏感性为 82%、特异性为 88%。目前对于膈肌功能评定的金标准为跨膈压,而 Dubé 等研究将膈肌超声监测指标与跨膈压进行比较发现,DTF 与跨膈压呈高度相关,可以较好地预测撤机。因此,大量的循证医学表明,膈肌超声技术在指导机械通气患者撤机方面具有良好的预测价值,适合在临床开展。

通过本病例可以了解到机械通气患者膈肌的特点有:①萎缩速度较快,一般在 18~69 小时可引起明显萎缩;②对于预测临床结局具有一定指导意义;③对于部分延迟撤机及困难撤机的患者需要评估膈肌功能;④膈肌超声具有无创、特异性高、便捷等优势,适合在 ICU 中评估膈肌功能。当然,每一种预测撤机的指标都具有一定的局限性,因此在撤机过程中的评估还需要结合更多的数据来帮助我们制定撤机策略,个体化评估、个体化治疗,其最终目的是提高撤机成功率,缩短机械通气及 ICU 住院时间。

参考文献

[1] BOLES JM,BION J,CONNORS A,et al. Weaning from mechanical ventilation[J]. The European respiratory journal,2007,29(5):1033-1056.

[2] DIMARCO AF. Neural prostheses in the respiratory system[J]. Journal of rehabilitation research and development,2001,38(6):601-607.

[3] MAGALHAES PAF,CAMILLO CA,LANGER D,et al. Weaning failure and respiratory muscle function: What has been done and what can be improved?[J]. Respiratory medicine,2018,134:54-61.

[4] LU Z,XU Q,YUAN Y,et al. Diaphragmatic dysfunction is characterized by increased duration of mechanical ventilation in subjects with prolonged weaning[J]. Respiratory care,2016,61(10):1316-1322.

[5] SCHREIBER A,BERTONI M,GOLOGHER EC. Avoiding respiratory and peripheral muscle injury during mechanical ventilation:diaphragm-protective ventilation and early mobilization[J]. Critical care clinics,2018,34(3):357-381.

[6] LEVINE S,NGUYEN T,TAYLOR N,et al. Rapid disuse atrophy of diaphragm fibers in mechanically ventilated humans[J]. The New England journal of medicine,2008,358(13):1327-1335.

[7] DRES M,DUBE BP,MAYAUX J,et al. Coexistence and impact of limb muscle and diaphragm weakness at time of liberation from mechanical ventilation in medical intensive care unit patients[J]. American journal of respiratory and critical care medicine,2017,195(1):57-66.

[8] BOON AJ,SEKEGUCHI H,HAPPER CJ,et al. Sensitivity and specificity of diagnostic ultrasound in the

diagnosis of phrenic neuropathy[J]. Neurology,2014,83(14):1264-1270.

[9] FERRARI G,DE FILIPPI G,ELIA F,et al. Diaphragm ultrasound as a new index of discontinuation from mechanical ventilation[J]. Critical Ultrasound Journal,2014,6(1)_:8.

[10] DUBE BP,DRES M,MAYAUX J,et al. Ultrasound evaluation of diaphragm function in mechanically ventilated patients:comparison to phrenic stimulation and prognostic implications[J]. Thorax,2017,72(9):811-818.

床旁心肺运动试验指导撤机治疗

李丹　高金莹
吉林大学第一医院呼吸与危重症医学科

　　心肺运动试验(CPX)是评估整体运动功能,尤其是呼吸、循环系统功能以及两者相互协调作用的一项无创性的、可靠的、客观的辅助检查手段,通过采集和分析不同运动负荷状态下多种反映人体心肺储备功能及运动耐力的客观定量指标,综合评定受试者整体功能状态。目前 CPX 主要应用于对心脏疾病的分级、心脏事件风险的评估,心肺康复运动方案的制订以及鉴别呼吸困难为心源性、肺源性、心肺混合性等多个方面。本病例通过床旁心肺运动试验成功诊断一例反复呼吸困难加重、撤机困难并且心脏相关检查未提示明确诊断的老年患者为心源性呼吸困难,通过改善心脏功能治疗,最终成功撤机,提示床旁心肺运动试验对于心肺功能异常的重症患者的治疗具有重要指导作用。

【临床资料】

　　患者,女性,84 岁。主因"间断咳嗽、咳痰 8 年,再发伴发热、呼吸困难 3 天"于 2018 年 11 月 5 日入我院呼吸科普通疗区,11 月 6 日因呼吸困难突然加重转入 RICU。

　　患者 8 年前无明显诱因出现晨起咳嗽、咳痰,咳白色黏痰,曾于当地医院诊断为"慢性支气管炎",未系统治疗,无呼吸困难,入院 3 天前无明显诱因出现咳嗽加重,咳黄色黏痰,量少,不易咳出,伴有发热,体温最高 38.7℃,口服退热药物体温可降至正常。伴有呼吸困难,表现为反复发作性,剧烈咳嗽及活动后出现。于附近诊所给予抗感染、对症治疗(具体治疗方案不详),无明显好转,呼吸困难较前加重,为求进一步治疗来我院,急诊行胸部 CT(图 1)检查提示右肺上叶、中叶支气管改变,双肺散在炎症改变,收入我科普通疗区。既往:发现高血压病史 5 年,血压最高 180/90mmHg,间断口服拜新同,血压多控制于 140/80mmHg;否认

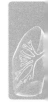

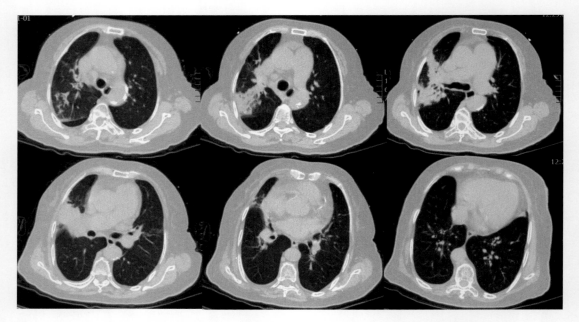

图1　入院前急诊胸部 CT：右肺上叶、中叶支气管改变，双肺散在炎症改变

糖尿病、冠心病病史；否认吸烟、饮酒史。

入院查体：P 85 次 /min，BP140/90mmHg，指尖血氧 89%，呼吸频率 25 次 /min，双肺呼吸音粗，可闻及散在湿啰音，心脏、腹部检查未见异常，双下肢无水肿。

入院辅助检查：血常规：白细胞 9.27×10^9/L，中性粒细胞百分比 80%；CRP 106mg/L；尿常规：蛋白（++）；心肌损伤标志物正常；D- 二聚体 346μg/L，FDP 正常；心电图大致正常；心脏彩超：左室舒张功能减低，主动脉瓣及二尖瓣瓣环钙化，三尖瓣轻度反流，EF60%。血气分析：pH 7.40，PaO_2 53mmHg，$PaCO_2$ 43mmHg，HCO_3^- 23.5mmol/L，SO_2 87%。

入院诊断：慢性支气管炎急性发作、双肺肺炎、Ⅰ型呼吸衰竭。

患者入院后给予磺苄西林钠、莫西沙星抗感染治疗，联合抗病毒、解痉平喘对症治疗，患者呼吸困难无明显缓解，11 月 6 日轻度活动后出现呼吸困难明显加重，伴有口唇发绀，查体：心率 150 次 /min 左右，血压 200/100mmHg，指尖血氧 70% 左右，双肺满布哮鸣音，给予甲强龙 40mg 静推，异山梨酯（异舒吉）持续泵入降压及强心、利尿治疗，呼吸困难无明显缓解，逐渐出现意识淡漠，血气分析：pH 7.25，$PaCO_2$ 49mmHg，PaO_2 36mmHg，HCO_3^- 21.5mmol/l，Lac 3.0mmol/L，SO_2 58%。遂送至 RICU 行无创呼吸机辅助通气治疗，S/T 模式：IPAP 15mmHg，EPAP 5mmHg，FiO_2 50%，上机后患者呼吸困难逐渐缓解，指尖血氧升至 98%，上机 1 小时后，心率 110 次 /min 左右，血压 130/80mmHg，双肺可闻及少许干啰音，患者一般状态明显好转，急检心肌损伤标志物：肌钙蛋白Ⅰ 0.088ng/ml，肌红蛋白 109.2ng/ml，BNP 1 110pg/ml，心内科会诊考虑低氧导致心肌损伤可能性大，故暂给予普米克令舒联合硫酸特步他林雾化吸入，因患者呼吸道病原核酸提示支原体感染，继续给予莫西沙星抗感染治疗，患者入 RICU 第 2

天,无发热,呼吸困难明显好转,咳嗽减轻,已停止呼吸机辅助通气,查体:心率 85 次 /min,血压 135/80mmHg,呼吸频率 18~20 次 /min,指尖血氧 96%(鼻导管低流量吸氧),双肺可闻及少许散在湿啰音,但患者于入监护室第 3 天再次出现呼吸困难,查体:心率 130 次 /min,血压 150/90mmHg,指尖血氧 93%(鼻导管低流量吸氧),双肺满布哮鸣音,给予无创呼吸机辅助通气,雾化吸入治疗后,呼吸困难缓解,30 分钟后查体双肺未闻及干啰音,复查心肌损伤标志物大致正常,BNP 716pg/ml,此后患者间断、反复出现呼吸困难加重,均于撤机后出现,再次给予无创呼吸机辅助通气后可缓解,撤机时间逐渐缩短,于入监护室 1 周后,无法撤离呼吸机辅助通气,但治疗期间无发热,咳嗽明显减轻,无咳痰,血常规白细胞、中性粒细胞、PCT 均降至正常,痰 X-Pert 及血 T 细胞斑点检查未提示结核感染,外送血 GM 试验未见异常,反复查痰脱落细胞未发现肿瘤细胞,反复查心肌损伤标志物、BNP、D- 二聚体均未见明显升高,复查心脏彩超仍提示左室舒张功能减低,射血分数正常,患者每天液体出入量基本平衡,入科后未出现水肿,入科第 14 天,行床旁心肺功能试验,提示运动心功能明显异常(图 2),给予加强利尿治疗 2 天后,患者停止呼吸机辅助通气,鼻导管低流量吸氧,指尖血氧 95%,继续利尿治疗 3 天,患者可轻度活动,未出现呼吸困难,好转出院。

测试设备	踏车	运动方案	2	终止条件	疲劳
Peak VO$_2$/kg (ml/kg/min)	17	Max VO$_2$ (L/min)	1.25	MaxWork	2
ATVO$_2$/kg (ml/kg/min)	0	Peak/Max VO$_2$ (%)	83	VE/VCO$_2$ slope	57.4
AT/Peak VO$_2$ (%)	0	PeakRER	1.54	EOV	无
RestingPetCO$_2$ (mmHG)	25.2	PeakETVE/VO$_2$	12	VE/MVV	32%
PeakPetCO$_2$ (mmHG)	26	PeakETVD/VT	0.39	ExTV loop	正常
△PetCO$_2$ (mmHG)	0	PeakETTi/Ttot	0.38	△FEV$_1$ 或△PEF (L/min)	< 15%
VO$_2$/HR 曲线					
√持续升高		□早期出现平台并持续		□早期出现平台然后下降	

图 2　心肺运动试验:VE / VCO$_2$ slope 明显升高,Resting PETCO$_2$ 明显下降,运动及静息 PETCO$_2$ 差值减小

【讨论】

本病例患者为老年女性,既往有慢性支气管炎病史,短时间内出现呼吸困难,结合呼吸困难加重时伴有双肺明显哮鸣音,心脏彩超未提示明显心脏结构改变及射血分数异常,心肌损伤标志物及 BNP 仅轻度异常,考虑呼吸源性呼吸困难可能性大,且患者最初通过雾化吸入治疗似有好转,呼吸困难缓解后哮鸣音完全消失,但随治疗过程中感染情况好转,呼吸困

难反复出现,发作较前频繁,逐渐出现撤机困难,考虑与呼吸源性呼吸困难不符,但反复查心肌损伤标志物、BNP 未见异常,复查心脏彩超仍未提示明显异常,导致诊断困难。患者胸部 CT 提示右肺上叶及下叶支气管改变,病变性质不明确,但患者不能耐受气管镜有创检查,无法明确呼吸困难是否与右肺支气管改变相关。

患者行床旁心肺运动试验提示 VE/VCO$_2$ slope 明显升高,Resting PETCO$_2$ 明显下降,并且运动及静息 PETCO$_2$ 差值减小,提示患者存在心功能受损,经给予加强利尿,改善心脏功能,成功撤机后出院。

目前,心肺运动核心是 4 个 CPX 变量,它们可以独立地、共同地代表通气效率:①每分通气量 / 二氧化碳产量(VE / VCO$_2$)斜率;②内二氧化碳(PETCO$_2$)的分压;③运动振荡通气(EOV);④氧气吸收效率斜率(OUES)。

1. VE/VCO$_2$ 斜率检测   AHA 和 EACPR 最近发表的关于 CPX 的联合声明建议,应对所有接受心肺运动试验的心衰患者行 VE/VCO$_2$ 斜率检测,而不论其病因如何。EACPR/AHA 指南推荐使用运动数据评估 VE/VCO$_2$ 斜率的 4 级方法(VC 法),具体为:其值 <30(VC-I 级)代表正常反应;VE/VCO$_2$ 斜率分别为 30.0~35.9(VC-II 级),36.0~44.9(VC-III 级)和 ≥45.0(VC-IV 级)表明异常反应逐渐增加,反映的不良事件发生率升高。

导致 VE/VCO$_2$ 斜率异常升高的病理生理机制是多因素的,包括异常的呼吸力学和间质性肺改变,化学感受器敏感性升高,体力活动时代谢性酸中毒加速,肺血流动力学异常和心脏功能受损。其中一个重要的病理生理因素是继发性肺动脉高压的发展。总结来说,这些机制均可导致通气血流比失调,提示如果达到一定的二氧化碳产出量,需要的肺通气量更高。VE/VCO$_2$ 斜率能够准确检测心功能不全患者发生继发性肺动脉高压所引起的通气 - 灌注失调的加重,随着继发性肺动脉高压在心功能不全中的进展,右心室开始发生结构及功能改变,因此升高的 VE/VCO$_2$ 斜率也与肺动脉压升高对右心室的压力增加有关。左心功能不全出现继发性肺动脉高压和右心室功能受损是患者预后差的明显指征。

EACPR/AHA 最近公布的 CPX 声明支持使用 VE/VCO$_2$ 斜率作为心衰患者的主要预后标志物,支持使用前面描述的 VC 系统评分。VE/VCO$_2$ 斜率 ≥45.0 的心力衰竭患者(即 VC-IV)具有特别高的不良事件风险。已经证实 VE/VCO$_2$ 斜率升高在不同程度上可以通过用药、生活方式和手术干预进行逆转。但本病例中,患者为高龄患者,病情重,仅可能药物干预,因患者 2 次心脏彩超提示射血分数正常,舒张功能减低,虽心脏结构正常,提示可能存在肺循环异常,甚至右心功能异常,经给予加强利尿治疗后,成功撤机,好转出院,患者后期可考虑专业医师指导下心脏康复治疗。

2. PETCO$_2$ 与心衰患者的病理生理学相关,PETCO$_2$ 与 VE/VCO$_2$ 斜率具有高度的相似性。较低的 PETCO$_2$ 与严重的通气 - 灌注失调、肺动脉压力升高和右心室功能不全相关。静息和运动状态下的 PETCO$_2$ 值对于心衰患者的评估都很重要。静息状态下 PETCO$_2$ 的正常值在 36~42mmHg;通常在极量运动期间增加 3~8mmHg。最近的 EACRP/AHA 关于 CPX 的声明认为，PETCO$_2$ 是评估心衰患者的关键变量，静息 PETCO$_2$<33.0mmHg 和（或）极量运动期间增加 <3mmHg 被认为是异常反应。该患者静息 PETCO$_2$ 明显减低，且运动中 △PETCO$_2$ 无明显变化，同样考虑存在严重通气 - 血流失调，可能为心功能异常导致肺循环异常所致。

3. EOV 及 OUES　EOV 被定义为振荡 VE 模式，要求其静息时间持续≥60% 的运动试验，其幅度≥15% 的平均静息值。关于 EOV 的病理生理学机制仍在探索中，包括心排血量和循环时间受损，化学感受器反应异常，中枢神经系统通气控制受损，右心室功能障碍，肺血流动力学异常，以及与肺毛细血管到外周和中央化学感受器的动脉 CO$_2$ 水平相关的信息传递延迟，心脏功能下降的结果都被认为是与 EOV 协同作用的机制。此外，运动训练可以有益 / 改善 EOV。

氧气吸收效率斜率（OUES）最初由 Baba 等人在 1996 年提出，并且自那时以来，在心衰患者中进行了广泛的评估。OUES 提示氧消耗（VO$_2$）和 VE 的对数变换之间的关系。除了反映心肺循环相互作用之外，呼吸系统（即吸氧能力的效率）和骨骼肌（即外周利用氧气的能力）也在 OUES 中起作用，因此需要进一步的工作来更好地定义 OUES 与心衰的病理生理学之间的关系。但有一系列文献证明 OUES 对心衰患者的预后效用。

以上 2 项变量均需要一定运动时间和强度，因该患者行该项检查时活动耐力极差，未能测出有意义结果，进一步评估有赖于病情好转后复查 CPX。

综上所述，床旁心肺运动试验适用于危重症患者心功能评估及鉴别呼吸困难主要原因，指导针对性治疗，配合床旁心肺康复治疗，有利于改善慢性病反复加重患者的预后及生活质量。

参考文献

［1］ 夏蕊，孙兴国，黄燕. 心肺运动试验中通气效率在心肺疾病中的应用［J］. 中国老年保健医学，2018，16 （4）：70-72.

［2］ JONATHAN MYERS PhD，ROSS ARENA PhD，PT，LAWARENCE P CAHALIN PhD，PT，et al. Cardiopulmonary exercise testing in heart failure，CurrProblCardiol，http://dx.doi.org/10.1016/j.cpcardiol.2015.01.009.

［3］ GUAZZI M，ADAMA V，CONRAADS V，et al. EACPR/AHA Scientific Statement.Clinical recommendations for cardiopulmonary exercise testing data assessment in specific patientpopulations. Circulation，2012，126：2261-2274.

［4］ ARENA R，MYERS J，ABELLA J，et al. Development of a ventilatory classification system in patients with heart failure. Circulation，2007，115：2410-2417.

［5］ GUAZZI M. Abnormalities in cardiopulmonary exercise testing ventilatory parameters in heart failure：pathophysiology and clinical usefulness. Curr Heart Fail Rep，2014，11：80-87.

［6］ GUAZZI M，CAHALIN LP，ARENA R. Cardiopulmonary exercise testing as a diagnostic tool for the detection of left-sided pulmonary hypertension in heart failure. J Card Fail，2013，19：461-467.

［7］ LEWIS GD，SHAH RV，PAPPAGIANOPOLAS PP，et al. Determinants of ventilatory efficiency in heart failure：the role of right ventricular performance and pulmonary vascular tone. Circ Heart Fail，2008，1：227-233.

［8］ UKKONEN H，BURWASH IG，DAFOE W，et al. Is ventilatory efficiency（VE/VCO$_2$ slope）associated with

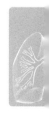

right ventricular oxidative metabolism in patients with congestive heart failure? European Journal of Heart Failure,2008,10:1117-1122.

[9] DAMY T,GOODE KM,KALLVIKBACKA-BENNETT A,et al. Determinants and prognostic value of pulmonary arterial pressure in patients with chronic heart failure. European Heart Journal,2010,31:2280-2290.

[10] GHIO S,GAVAZZI A,CAMOPANA C,et al. Independent and additive prognostic value of right ventricular systolic function and pulmonary artery pressure in patients with chronic heart failure. Journal of the American College of Cardiology,2001,37:183-188.

[11] KALOGEROPOULOS AP,VEGA JD,SMITH AL,et al. Pulmonary hypertension and right ventricular function in advanced heart failure. Congestive Heart Failure,2011,17:189-198.

[12] GUAZZI M,ARENA R. The impact of pharmacotherapy on the cardiopulmonary exercise test response in patients with heart failure:a mini review. Curr Vasc Pharmacol,2009,7:557-569.

[13] GUAZZI M,MYERS J,PEBERDY MA,et al. Ventilatory efficiency and dyspnea on exertion improvements are related to reduced pulmonary pressure in heart failure patients receiving Sildenafil. Int J Cardiol,2010,144:410-412.

[14] GUAZZI M,VICENZI M,ARENA R,et al. PDE5 inhibition with Sildenafil improves left ventricular diastolic function,cardiac geometry,and clinical status in patients with stable systolic heart failure/clinical perspective. Circ Heart Fail,2011,4:8-17.

[15] VAN TASSELL BW,ARENA RA,TOLDO S,et al. Enhanced interleukin-1 activity contributes to exercise intolerance in patients with systolic heart failure. PLoS One,2012,7:e33438.

[16] MYERS J,DZIEKAN G,GOEBBELS U,et al. Influence of high-intensity exercise training on the ventilatory response to exercise in patients with reduced ventricular function. Med Sci Sports Exerc,1999,31:929-937.

[17] KIM CH,CHA YM,SHEN WK,et al. Effects of atrioventricular and interventricular delays on gas exchange during exercise in patients with heart failure. The Journal of Heart and Lung Transplantation,2014,33:397-403.

[18] ARENA R,SIETSEMA KE. Cardiopulmonary exercise testing in the clinical evaluation of patients with heart and lung disease. Circulation,2011,123:668-680.

[19] CORRA U,GIORDANO A,BOSIMINI E,et al. Oscillatory ventilation during exercise in patients with chronic heart failure:clinical correlates and prognostic implications. Chest,2002,121:1572-1580.

[20] MURPHY RM,SHAH RV,MALHOTRA R,et al. Exercise oscillatory ventilation in systolic heart failure:An indicator of impaired hemodynamic response to exercise. Circulation,2011,124:1442-1451.

[21] OLSON LJ,ARRUDA-OLSON AM,SOMERS VK,et al. Exercise oscillatory ventilation:Instability of breathing control associated with advanced heart failure. Chest,2008,133:474-481.

[22] GUAZZI M,ARENA R,ASCIONE A,et al. Exercise oscillatory breathing and increased ventilation to carbon dioxide production slope in heart failure:An unfavorable combination with high prognostic value. American Heart Journal,2007,153:859-867.

[23] GUAZZI M,MYERS J,PEBERDY MA,et al. Exercise oscillatory breathing in diastolic heart failure:prevalence and prognostic insights. European Heart Journal,2008,29:2751-2759.

[24] BABA R,NAGASHIMA M,GOTO M,et al. Oxygen intake efficiency slope:a new index of cardiorespiratory functional reserve derived from the relationship between oxygen consumption and minute ventilation during

incremental exercise. Nagoya J Med Sci,1996,59:55-62.

[25] MYERS J,OLIVEIRA R,DEWEY F,et al. Validation of a cardiopulmonary exercise test score in heart failure. Circ Heart Fail,2013,6:211-218.

[26] EHEMAN JK,BRAWNER CA,WEAVER D,et al. Oxygen uptake efficiency slope and survival in patients with systolic heart failure. Journal of the American College of Cardiology,2006,47(4):155A.

[27] DAVIES LC,WENSEL R,GEORGIADOU P,et al. Enhanced prognostic value from cardiopulmonary exercise testing in chronic heart failure by non-linear analysis:oxygen uptake efficiency slope. Eur Heart J,2006,27:684-690.

VV-ECMO 及纤维支气管镜救治近致死性哮喘

黄琳娜　黄絮　吴小静　詹庆元
中日友好医院呼吸中心,中日友好医院呼吸与危重症医学科,国家呼吸疾病临床研究中心

近致死性哮喘(near-fatal asthma,NFA)是一种严重的哮喘表现形式,以低氧血症、高碳酸血症、神志改变,且需要有创机械通气为特点,其病死率可高达 30%。而重症哮喘患者的有创机械通气并发症的发生率较高,包括肺动态过度充气、气压伤、呼吸机相关肺炎、右心功能异常等,发生严重呼吸并发症的患者其病死率 7%~8%。体外膜肺氧合技术(extracorporeal membrane oxygenation,ECMO)可作为有创机械通气的备选,甚至替代方法,为“气道炎症反应的消退”争取时间,并有效地避免机械通气相关并发症。重症支气管哮喘患者多存在气道分泌物增加或痰栓形成,导致气道阻塞,造成持续性气道阻力增高,导致动态肺过度充气。支气管镜可清除气道分泌物、获取病原学及灌洗液细胞分类计数,指导下一步治疗方案的制订,而在 ECMO 及有创机械通气支持下行气管镜检查在 NFA 中也相对安全。

【临床资料】

患者,51 岁,女性。主因“进行性呼吸困难伴端坐呼吸 7 天”于 2018 年 5 月 30 日入我院急诊科。既往支气管哮喘病史 20 余年,未规律应用吸入糖皮质激素或支气管扩张药物,入院前曾有 4 次急性加重病史,均予静脉糖皮质激素治疗及普通氧疗后缓解,未曾应用无创或有创机械通气。个人史包括其职业为农民,对猫毛及狗毛过敏,无吸烟史。

入院后生命体征:T 37.2℃,HR 102 次/min,RR 38 次/min,BP 172/89mmHg。查体包括神志模糊、口唇发绀、大汗及“三凹征”。肺部查体提示双肺呼吸音低,伴广泛哮鸣音。初始血

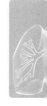

气分析(鼻导管吸氧 4L/min)提示:pH 7.14,$PaCO_2$ 88mmHg,PaO_2 54mmHg,HCO_3^- 29.2mmol/L,Lac 1.7mmol/L。血常规提示:白细胞 14.18×10^9/L,中性粒细胞百分比 96.3%,嗜酸性粒细胞计数为 0。

治疗及监测:患者入急诊后的治疗包括沙丁胺醇反复吸入、雾化布地奈德联合异丙托溴铵、静脉补液及甲强龙 120mg 静点。呼吸支持方面予无创机械通气(V60)辅助呼吸,S/T 模式:IPAP 14cmH_2O,EPAP 4cmH_2O,FiO_2 0.3。1.5 小时后评估患者,患者神志进一步恶化,复查血气分析(FiO_2 0.3)提示:pH 7.08,$PaCO_2$ 107mmHg,PaO_2 71mmHg,HCO_3^- 31.7mmol/L,Lac 2mmol/L。随后,立即予气管插管接有创机械通气,与 2018 年 5 月 31 日 13:30 转入 RICU。

转入我科后,我们调整呼吸模式为压力条件容量控制模式(PRVC),设置潮气量(VT)为 200ml,呼吸频率为 22 次/min(后调整为 12 次/min),呼气末正压(PEEP)为 2cmH_2O(后调整为 0cmH_2O),FiO_2 为 1.0。同时为改善人机协调性,防止气压伤发生,我们予丙泊酚、力月西、吗啡及罗库溴铵联合持续泵入,充分镇静、镇痛及肌松。对于此类患者局部气道用药尤为重要,应用沙丁胺醇并经储物罐给药(图 1)以增加药物肺内沉积率、提高疗效并予异丙托溴铵联合布地奈德经呼吸机雾化给药 4 次/d。除局部气道用药外,予甲强龙 160mg qd 抑制全身炎症反应。此类患者呼吸频率快、气道炎症明显,气道及全身失水量极大,在严密监测心功能的前提下予补液,入我科第一天总补液量约 3 000ml。

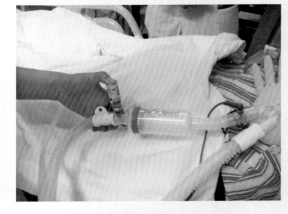

图 1　沙丁胺醇储物罐给药装置的连接

除合理调节机械通气参数设置及局部、全身用药外,通过持续床旁呼吸力学监测指导后续治疗。初始呼吸力学监测结果为:气道峰压(Ppeak)为 63cmH_2O、平台压(Pplat)为 30cmH_2O、内源性 PEEP(PEEPi)为 16cmH_2O、气道阻力(R)为 110cmH_2O/(L·s)、呼吸系统顺应性(C)为 30L/cmH_2O。经上述治疗约 4 小时后再次复测呼吸力学指标,Ppeak 为 82cmH_2O、Pplat 为 31cmH_2O、PEEPi 为 25cmH_2O,计算 R 为 112cmH_2O/(L·s),C 为 33L/cmH_2O,尽管经过上述充分治疗,患者的呼吸力学指标仍进行性恶化(表 1)。此外,由于严重的呼吸性酸中毒,患者出现无尿及高钾血症;同时,由于肺动态过度充气对心脏的压迫及严重的酸中毒,患者出现血压下降,需去甲肾上腺素维持[最大剂量约 0.4μg/(kg·min)]。尽管经过合理设置呼吸机参数及充分用药,患者仍出现持续高峰压、高平台压及高 PEEPi,并出现严重的呼吸性酸中毒、高钾血症等代谢并发症及心功能不全,为防止病情进一步恶化,于 2018 年 5 月 31 日 17:30 建立 VV-ECMO。ECMO 初始设置参数为:血流量 3.5~4.1L/min,气流量 4L/min。肝素持续泵入维持 APTT 55~65 秒。同时下调呼吸机参数为 PRVC 模式,VT 100ml,PEEP 0cmH_2O,RR 12/min,FiO_2 0.4。ECMO 运行后 2 小

表1 机械通气参数、呼吸力学监测及血气分析的动态监测

	入ICU即刻 (5-31 13:30)	ECMO前 (5-31 17:30)	ECMO 2小时后 (5-31 19:30)	6-1	6-2	ECMO撤离前 (6-4)	ECMO撤机后 (6-5)	拔除气管插管后 (6-6)
呼吸机参数设置								
模式	PRVC	PRVC	PRVC	PRVC	PRVC	PS	PS	HFNC
FiO_2	1.0	0.6	0.4	0.3	0.3	0.3	0.3	0.35
RR (/min)	22	22	12	12	12	—	—	—
PEEP (cmH_2O)	2	0	0	0	0	5	5	—
VT (ml)	200	240	100	100	200	—	—	—
PS/PC (cmH_2O)	—	—	—			10	10	—
呼吸力学监测								
Ppeak (cmH_2O)	63	82	68	53	41	—	—	—
Pplat (cmH_2O)	30	30	20	27	8	—	—	—
R ($cmH_2O/L/s$)	110	112	103	80	54	—	—	—
C (L/cmH_2O)	30	33	28	8	47	—	—	—
PEEPi (cmH_2O)	16	25	13	15	2	—	—	—
血气分析								
pH	7.14	6.89	7.38	7.44	7.49	7.45	7.38	7.44
$PaCO_2$ (mmHg)	110	142	46.6	44.8	39.6	40	50	45
PaO_2 (mmHg)	202	151	66.7	111	73.6	82.1	110	88
HCO_3^- (mmol/L)	34	31.9	26.6	30	30.1	27.7	29	26.5
Lac (mmol/L)	1.2	1.1	1.1	1.7	1.1	2.4	2.5	1.4

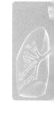

时(2018 年 5 月 31 日 19：30)血气分析为：pH 7.38，$PaCO_2$ 46.6mmHg，PaO_2 66.7mmHg，HCO_3^- 26.6mmol/L，Lac 1.1mmol/L，呼吸性酸中毒得到明显改善。随后进行持续呼吸力学监测，患者的气道阻力及 PEEPi 并未立即得到改善，经 2 天治疗后逐步下降至满意水平，进一步提示了 ECMO 治疗的必要性(表 1)。

另外，值得一提的是，患者入院时胸部 X 线片提示双肺过度充气、膈肌下移及心影狭长，未见明确渗出影。ECMO 后第 2 天复查胸部 X 线片即出现右侧肺不张(图 2)。行气管镜检查提示双肺各叶段大量黏稠分泌物，以右肺中叶及左肺上舌叶为著。支气管肺泡灌洗液(BALF)可见痰栓形成(图 3)。在随后的治疗中，气管镜起着至关重要的作用，每天气管镜均可吸出较多痰栓，患者的气道阻力在气管镜吸痰后明显改善，ECMO 的保驾为气管镜的安全进行提供了有利保证。BALF 细胞分类计数提示中性粒细胞为主(57.5%)，嗜酸性粒细胞仅占 5%。

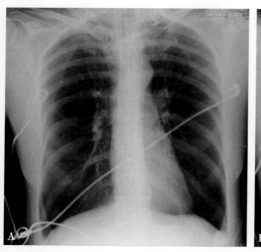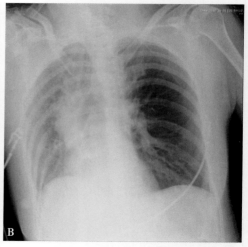

图 2　2018 年 5 月 31 日(A)与 2018 年 6 月 1 日(B)胸部 X 线片对比

随访及预后：患者分别于 2018 年 6 月 5 日及 2018 年 6 月 6 日撤离 VV-ECMO 及有创机械通气。2018 年 6 月 13 日转入普通病房，并于 2018 年 6 月 23 日好转出院，随后规律吸入舒利迭 50/250 1 吸 bid，目前规律随访中。

【讨论】

1. VV-ECMO 在 NFA 中的地位　GINA 中针对支气管哮喘急性发作的标准治疗包括氧疗、吸入用短效 $β_2$ 受体激动剂及糖皮质激素、全身糖皮质激素等。少部分气道炎症持续不缓解合并严重Ⅱ型呼吸衰竭的患者可能需有创机械通气支持，但机械通气可能增加气体陷闭风险，导致肺动态过度充气，最终导致呼吸功耗增加，并造成气压伤及心功能不全。同时，

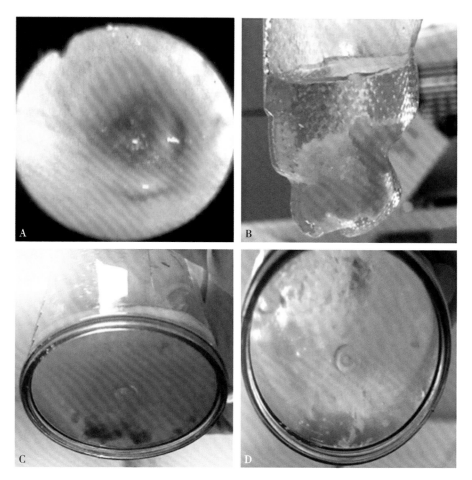

图3　支气管肺泡灌洗液（BALF）
A：气管镜下表现；B：气管镜吸引物；C、D：灌洗液痰栓

为保证人机协调性而应用的大剂量镇静、镇痛、肌松药可能进一步损伤患者的呼气肌力量，因呼气受限进一步加重动态过度充气。ECMO 支持后可降低呼吸机参数设置，降低 VT 及每分通气量，从而明显降低肺动态过度充气导致的气压伤及循环障碍风险，从而减少并发症、降低病死率。这一作用在气道炎症持续不缓解的患者中尤为突出。本例患者 ECMO 支持 2 天后气道阻力及 PEEPi 才开始缓解，试想，若无 ECMO 支持，患者这两天内极有可能因严重气压伤、内环境紊乱及循环障碍导致死亡。

　　目前关于 VV-ECMO 在 NFA 中的报道不多，且多为个案报道。一项小型回顾性研究纳入了 16 例成人哮喘持续状态的患者，所有患者的 PaO_2、$PaCO_2$ 和 pH 均在 ECMO 支持后得到明显改善。最终所有患者均存活且无远期神经系统并发症。随后，一项相对大型的回顾性研究纳入了自 1992 年 3 月—2016 年 3 月 ELSO 数据库中的 1 257 例因各种病因行 ECMO 支持的患者，其中支气管哮喘患者为 272 例，撤机成功率高达 86.7%，存活率达 83.5%，远高

于因其他病因行 ECMO 支持者(存活率 50.8%)。

对于病史较长的支气管哮喘患者,或平素未规律用药治疗的患者可能存在气道重塑或过度气道炎症反应。当此类患者需有创机械通气,且经充分药物治疗或机械通气参数调节后仍无法缓解时,ECMO 应作为补救性通气策略及时应用,从而预防肺损伤、循环障碍等相关并发症的发生,降低病死率。

2. 持续呼吸力学监测指导 NFA 的治疗 密切、持续的呼吸力学监测可直观地反映气道阻塞程度、肺动态过度充气程度,从而评判治疗效果,辅助判断,及时确定 ECMO 支持的指征。

3. 气管镜在 NFA 中的地位 支气管哮喘患者行气管镜的必要性如何?不少研究表明,气管镜检查及支气管肺泡灌洗有助于判断支气管哮喘表型,对部分难治性哮喘的治疗有重要意义。此外,重症支气管哮喘患者较为突出的问题是存在较多气道分泌物及痰栓。有个案报道一重症支气管哮喘患者因痰栓阻塞导致一侧肺不张,在 ECMO 支持下的多次气管镜辅助清理痰栓,最终患者康复。对于本例患者,气管镜同样起着至关重要的作用,每天气管镜均可吸出较多痰栓,患者的气道阻力及 PEEPi 在气管镜吸痰后明显改善。此外,支气管哮喘,尤其是气管插管的重症支气管哮喘患者行支气管镜检查是否可能诱发气道痉挛导致气道阻塞加重等安全性问题有待探讨。一项研究表明,273 例支气管哮喘患者行气管镜检查、支气管肺泡灌洗、支气管黏膜活检,34 例出现相关并发症,但这些并发症多较为轻微且均在用药后或自行缓解,包括气管痉挛发热、胸痛、出血等,无一例患者出现致命的严重并发症。因此,支气管哮喘患者行气管镜检查是必要的且相对安全,气管插管的重症支气管哮喘患者在 ECMO 保驾下的气管镜检查同样安全。

【总结】

早期识别 NFA 患者尤为重要。VV-ECMO 为 NFA 患者有效的补救性通气策略,有助于降低病死率;此外,持续呼吸力学监测及早期气管镜解除气道梗阻均有助于此类患者的救治。

参考文献

[1] RESTREPO RD, PETERS J. Near-fatal asthma: recognition and management. Current opinion in pulmonary medicine, 2008, 14(1):13-23.

[2] DI LASCIO G, PRIFTI E, MESSAI E, et al. Extracorporeal membrane oxygenation support for life-threatening acute severe status asthmaticus. Perfusion, 2017, 32(2):157-163.

[3] KRISHNAN V, DIETTE GB, RAND CS, et al. Mortality in patients hospitalized for asthma exacerbations in the United States. American journal of respiratory and critical care medicine, 2006, 174(6):633-638.

[4] ALZEER AH, Al OTAIR HA, KHUESHID SM, et al. A case of near fatal asthma: The role of ECMO as rescue therapy. Annals of thoracic medicine, 2015, 10(2):143-145.

［5］ KHAWAJA A,SHAHZAD H,KAZMI M,et al. Clinical course and outcome of acute severe asthma（status asthmaticus）in adults. JPMA The Journal of the Pakistan Medical Association,2014,64（11）:1292-1296.

［6］ ELSTON WJ,WHITTAKER AJ,KHAN LN,et al. Safety of research bronchoscopy,biopsy and bronchoalveolar lavage in asthma. The European Respiratory Journal,2004,24（3）:375-377.

［7］ TONAN M,HASHIMOTO S,KIMURA A,et al. Successful treatment of severe asthma-associated plastic bronchitis with extracorporeal membrane oxygenation. Journal of Anesthesia,2012,26（2）:265-268.

［8］ ANZUETO A,FRUTOS-VIVAR F,ESTEBAN A,et al. Incidence,risk factors and outcome of barotrauma in mechanically ventilated patients. Intensive Care Medicine,2004,30（4）:612-619.

［9］ HODDER R,LOUGHEED MD,FITZGERALD JM,et al. Management of acute asthma in adults in the emergency department:assisted ventilation. CMAJ :Canadian Medical Association journal = journal de l'Association medical canadienne 2010,182（3）:265-272.

［10］ SCHATZ M,KAZZI AA,BRENNER B,et al. Joint task force report:supplemental recommendations for the management and follow-up of asthma exacerbations. Introduction. The Journal of Allergy and Clinical Immunology,2009,124（2 Suppl）:S1-4.

［11］ YEO HJ,KIM D,JEON D,et al. Extracorporeal membrane oxygenation for life-threatening asthma refractory to mechanical ventilation:analysis of the Extracorporeal Life Support Organization registry. Critical care（London,England）,2017,21（1）:297.

［12］ MOORE WC,EVANS MD,BLEECKER ER,et al. Safety of investigative bronchoscopy in the severe asthma research program. The Journal of Allergy and Clinical Immunology,2011,128（2）:328-336 e323.

［13］ GOOD JT,Jr.,KOLAKOWSKI CA,GROSHONG SD,et al. Refractory asthma:importance of bronchoscopy to identify phenotypes and direct therapy. Chest,2012,141（3）:599-606.

［14］ LOMMATZSCH SE,MARTIN RJ,GOOD JT,Jr. Importance of fiberoptic bronchoscopy in identifying asthma phenotypes to direct personalized therapy. Current Opinion in Pulmonary Medicine,2013,19（1）:42-48.

跨肺压指导严重肥胖低通气综合征的机械通气治疗

杜毅鹏　周庆涛

北京大学第三医院呼吸与危重医学科

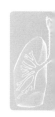

目前肥胖患者的机械通气治疗和撤机是世界性难题。据统计,美国重症监护病房（ICU）每年接诊的患者中有约 25% 的体重指数 ≥30kg/m^2,约 7.5% 的患者存在病态肥胖（体重指数 ≥40kg/m^2）。ICU 的肥胖患者会有更长的机械通气时间及住院时间。这些患者的特点是功能残气量（FRC）减少,呼吸系统顺应性降低和气道阻力的增加,从而导致呼吸功明显增加。

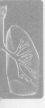

肺复张术（RM）和呼气末正压（PEEP）滴定法是有效的开放萎陷的肺并防止肺坍缩的方法。然而，现有的研究结果不足以确定肥胖患者所适宜的呼气末正压水平：过低的 PEEP 导致肺无法复张，影响通气和氧合；过高的 PEEP 则可能导致严重的并发症，如气胸、纵隔气肿、低血压等。所以，如何选择合适的 PEEP 是病态肥胖患者机械通气治疗成功与否的关键。近期有国外文献提出跨肺压指导严重肥胖低通气患者机械通气治疗成功的病例报道，据此我们采用经食管测压估算胸膜腔内压，并根据跨肺压指导肺复张后 PEEP 的滴定，成功地改善了患者的通气和氧合状态。另外，严重肥胖患者的拔管撤机和无创通气序贯治疗亦是一项挑战性的工作。传统的自主呼吸试验不适合肥胖患者的撤机，建议使用滴定后的 PEEP 进行自主呼吸试验。撤机后立即给予无创通气序贯并调整合适的参数是撤机成功与否的关键。根据该患者滴定的 PEEP 设定序贯无创通气的参数，使患者成功脱机并转为家庭无创通气治疗。

【临床资料】

患者，男性，36 岁，体重 250kg，身高 170cm，BMI 86.5。主因"咳嗽、呼吸困难 10 余天，加重 9 小时"急诊入院。现病史：10 余天前患者因"丹毒"在外院住院期间出现咳嗽、无痰，伴呼吸困难，活动后气短明显，无发热、畏寒、寒战，无胸痛、咯血，予"头孢"类抗生素治疗，症状无好转。1 天前患者因丹毒好转出院。9 小时前患者出现呼吸困难加重，伴嗜睡、口唇发绀，就诊于我院急诊，查血气分析（未吸氧）：pH 7.03，PaO_2 30mmHg，$PaCO_2$ 114mmHg，查胸部 X 线片提示：双肺渗出、心影增大，诊断为"呼吸衰竭Ⅱ型、肺炎"，给予气管插管有创通气治疗，模式 A/C，Vt 520ml，f 16 次/min，PEEP 10cmH$_2$O，FiO_2 100%，监测外周 SaO_2 维持在约 90%。为进一步诊治收入 RICU。既往史：1 年前于外院诊断为"阻塞性睡眠呼吸暂停低通气综合征"，未治疗。青少年时期外院诊断单纯性肥胖。查体：T 36.2℃，P 84 次/min，R 20 次/min，BP 140/85mmHg。镇静后睡眠，发育超常，营养过度。双肺呼吸音低，未闻及干湿啰音，心界扩大，心律齐，各瓣膜区未闻及杂音，腹膨隆，按压无痛苦表情，无肌紧张，双下肢轻度凹陷性水肿。辅助检查：血气分析（未吸氧）：pH 7.03，PaO_2 30mmHg，$PaCO_2$ 114mmHg；血常规：WBC 13.01×10^9/L，NE% 85.6%；生化：ALT 119U/L，AST 339U/L。入院诊断：重症肺炎，呼吸衰竭Ⅱ型，肥胖低通气综合征，阻塞性睡眠呼吸暂停低通气综合征，肝功能不全。

入院后治疗：①根据跨肺压指导机械通气参数的个体化设置。患者插管上机后二氧化碳潴留好转，但氧合改善不佳，一直需要较高吸氧浓度，考虑为严重肥胖低通气综合征所致；但是患者入 RICU 时肺顺应性差、气道阻力高，进一步增加潮气量可能导致严重并发症，故选择合适的模式及 PEEP 是该患者机械通气治疗成功与否的关键。本例决定根据跨肺压指导 PEEP 滴定及呼吸机参数的个体化设置。入院后经食管测压提示胸膜腔内压约 30cmH$_2$O，予肺复张治疗后（CPAP=40cmH$_2$O，40 秒）调整机械通气参数：PSV 模式，PS 14cmH$_2$O，PEEP 28cmH$_2$O，监测跨肺压呼气末 0~2cmH$_2$O、吸气末 10~12cmH$_2$O，患者氧饱和度逐渐改善，FiO_2

逐渐降至40%。后根据跨肺压监测结果每天调整呼吸机参数(表1)。②抗感染治疗。入院后考虑患者为院内获得性肺炎,病原体考虑革兰氏阴性杆菌可能性大,且患者于外院予头孢类抗生素治疗效果不佳,需考虑耐药菌感染可能,故给予亚胺培南1g q6h抗感染治疗。患者体温正常,痰量减少,复查胸部X线片肺部渗出较前吸收(图1)。③拔管及序贯无创通气。入院第5天患者体温正常,痰量减少,肺部感染基本控制,患者自主呼吸能力可,神志清楚,咳痰有力,面型较好,符合拔除气管插管并序贯无创通气的条件,但是患者严重肥胖低通气所致呼吸衰竭短期不可逆,监测胸膜腔内压仍高,约25cmH$_2$O,拔管撤机失败风险大,且患者为困难气道,再次气管插管难度高,可能拔管后呼吸衰竭加重而致死亡。与患者、家属充

表1 呼吸机模式参数及血气情况

住院天数	1	2	3	4	5(拔管)
模式	CMV	PSV	PSV	PSV	S/T
VT/PS	520ml	14	10	14	IPAP 35
PEEP	10	28	28	20	EPAP 25
FiO$_2$	1.0	0.4	0.4	0.3	0.3
Vt	500	500	500	600	400
RR	16	14	14	16	24
pH	7.272	7.414	7.37	7.44	7.42
PaO$_2$	68	76	84	75	82
PaCO$_2$	83	60	75	65	70
PaO$_2$/FiO$_2$	68	150	210	250	270

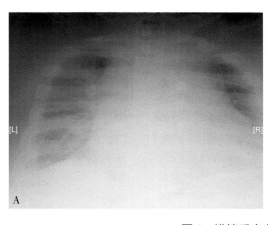
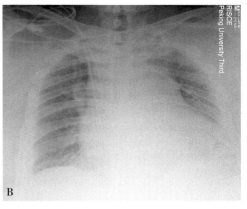

图1 拔管后床旁胸部X线片

A:入院床旁胸部X线片(有创通气,模式A/C,Vt 520ml,f 16次/min,PEEP 10cmH$_2$O,FiO$_2$ 100%,在肺复张及跨肺压监测PEEP滴定之前):双肺体积明显缩小,双肺膨胀不全,双肺渗出性病变,心影增大,左侧胸腔积液可能;B:拔管后床旁胸部X线片(无创通气,模式S/T,IPAP 30cmH$_2$O,EPAP 18cmH$_2$O,FiO$_2$ 30%):双肺体积较前增大,双肺渗出较前吸收

分沟通后，于入院第 5 天成功拔除气管插管并序贯无创通气治疗：模式 S/T，IPAP 35cmH$_2$O，EPAP 25cmH$_2$O，FiO$_2$ 30%，后逐渐调整无创通气参数为 IPAP 30cmH$_2$O，EPAP 18cmH$_2$O，FiO$_2$ 30%（夜间 12 小时）。患者于入院第 14 天，病情好转出院。院外予夜间无创通气治疗并控制饮食、适度减重，门诊随诊。

【讨论】

1. 跨肺压监测指导 PEEP 滴定　病态肥胖患者肺部通气和换气功能障碍主要是由于过高的胸膜腔内压导致的肺泡萎陷，从而导致功能残气量减少，肺顺应性降低和气道阻力的增加。选择合适的 PEEP 以复张肺泡并维持正常的功能残气量是病态肥胖患者机械通气治疗成功与否的关键，但是目前尚没有准确、有效的方法来滴定肥胖患者所需要的 PEEP 水平。近期针对 ARDS 的 RCT 研究显示，以跨肺压指导的 PEEP 滴定及机械通气参数个体化管理可以显著改善患者的氧合及肺顺应性，且更大规模的多中心随机对照研究目前正在进行中。跨肺压等于肺泡内压减去胸腔内压，是肺泡扩张的直接动力，它比平台压更能反映呼吸时肺泡所承受的压力差。肺泡内压可以通过呼吸机测定，而胸腔内压可通过食管测压的方法估算得到。跨肺压监测的目标是使呼气末跨肺压 >0cmH$_2$O，维持肺泡的开放；吸气末使跨肺压 <20~25cmH$_2$O，避免肺泡过度膨胀。通过跨肺压监测，可以滴定出肥胖患者最"适合"的 PEEP，从而安全、有效地复张肺泡，维持功能残气量，改善通气和氧合。另外，调整患者体位（头高足低位），也可以降低胸膜腔内压，有助于肺泡的复张，降低呼吸功。

2. 肺复张与 PEEP 滴定　在这例患者的初始治疗中，使用容量控制通气，较低的 PEEP（10cmH$_2$O），复查血气二氧化碳潴留明显好转，但氧合改善不佳，需要吸入纯氧才能维持氧合。其原因与严重肥胖导致的胸膜腔内压过高和肺体积减小有关，此时患者的肺顺应性差、气道阻力高，故需要使用较高的 PEEP 使肺泡复张。但是，如果我们单纯地上调 PEEP 而不做肺复张，反而会导致肺泡压力过高，毛细血管血流减少，进一步导致分流和右心后负荷增加，从而出现氧饱和度和血压下降。Aldenkortt 等人的 Meta 分析显示，对于肥胖患者的机械通气治疗，肺复张后再进行 PEEP 滴定可以减少肺不张，提高肺顺应性，显著改善氧合而不影响血流动力学。故该患者我们使用肺复张（模式 CPAP=40cmH$_2$O，持续时间 40 秒）结合跨肺压指导 PEEP 滴定的方法进行机械通气设置，迅速改善了患者的氧合情况。

3. 自主呼吸试验与序贯无创通气　使病态肥胖患者成功脱离机械通气往往是一项具有挑战性的任务。自主呼吸试验是撤机过程中必不可少的一部分。传统的自主呼吸试验通常使用最小通气支持（PEEP/CPAP≤5cmH$_2$O），但是病态肥胖患者如果降低 PEEP 支持，会很快地出现肺泡萎陷，呼吸功增加，导致自主呼吸试验失败。因此，传统的自主呼吸试验不适合肥胖患者的撤机，应当使用滴定后的 PEEP（通过跨肺压监测得到）进行自主呼吸试验。撤机后立即给予无创通气序贯并调整合适的参数是撤机成功与否的关键。无创通气的模式可选择 S/T 或 CPAP 模式，建议根据患者滴定的 PEEP 设定参数，并结合血气分析的结果及时调整。另外，选择合适的面罩以及保持上气道开放也很重要，肥胖患者多合并阻塞性睡眠呼吸暂停低通气综合征，待病情稳定后应完善睡眠呼吸监测，并进一步调整无创通气参数。未来还需要更多研究来确定肥胖患者自主呼吸试验及序贯无创通气的最佳参数，以提高拔管成功率，避免再插管。

【总结】

在这个病态肥胖的病例中，跨肺压监测指导的 PEEP 滴定及机械通气参数个体化管理被证明是安全有效的。同时，基于滴定的 PEEP 进行的自主呼吸试验和无创通气序贯治疗有助于提高撤机的成功率。

参考文献

［1］ EL-SOLH A，SIKKA P，BOZKANAT E，et al. Morbid obesity in the medical ICU. Chest，2001，120：1989-1997.

［2］ PARAMESWARAN K，TODD DC，SOTH M. Altered respiratory physiology in obesity. Can Respir J，2006，13：203-210.

［3］ RICHARD JC，MAGGIORE SM，JONSON B，et al. Influence of tidal volume on alveolar recruitment. Respective role of PEEP and a recruitment maneuver. Am J Respir Crit Care Med，2001，163：1609-1613.

［4］ BEHAZIN N，JONES SB，COHEN RI，et al. Respiratory restriction and elevated pleural and esophageal pressures in morbid obesity. J Appl Physiol（1985），2010，108：212-218.

［5］ MARIK P，VARON J. The obese patient in the ICU. Chest，1998，113：492-498.

［6］ C ZHANG，M PIRRONE，DA IMBER，et al. Optimization of mechanical ventilation in a 31-year-old morbidly obese man with refractory hypoxemia. A & A Case Reports，2017，8：7-10.

［7］ PIRRONE M，FISHER D，CHIPMAN D，et al. Recruitment maneuvers and positive end-expiratory pressure titration in morbidly obese ICU patients. Crit Care Med，2016，44：300-307.

［8］ TALMOR D，SARGE T，MALHOTRA A，et al. Mechanical ventilation guided by esophageal pressure in acute lung injury. N Engl J Med，2008，359：2095-2104.

［9］ WEST JB. Respiratory Physiology：The Essentials. Philadelphia，PA：Lippincott Williams & Wilkins，2012.

［10］ ALDEBKORTT M，LYSAKOWSKI C，ELIA N，et al. Ventilation strategies in obese patients undergoing surgery：a quantitative systematic review and meta-analysis. British Journal of Anaesthesia，2012，109：493-502.

VV-ECMO 成功治疗以肝功能异常为首诊的重症社区获得性肺炎患者

朱轶众　黄旭斌　曾勉
中山大学附属第一医院 MICU

　　社区获得性肺炎是常见的感染性疾病之一,绝大多数以咳嗽、咳痰等呼吸道症状为主。但有部分患者肺外症状明显而肺部症状和体征相对较轻,从而掩盖了肺部情况,延误诊治,从而加重病情。重症社区获得性肺炎合并严重 ARDS 由于条件限制,曾给临床医师治疗带来了极大的挑战。体外膜肺氧合(ECMO)技术是一项生命支持手段,能部分替代患者的肺和(或)心脏功能,目前已广泛地应用于各类呼吸 / 循环衰竭患者的支持治疗,给重症社区获得性肺炎合并严重 ARDS 患者带来新希望。

【临床资料】

　　患者,男性,27 岁,网店店主,既往体健。因"发热 5 天,腹痛,尿色加深、咳嗽、咳痰、气促 2 天"于 2018 年 6 月 12 日入住我院消化科。患者 5 天前因受凉后出现发热,具体体温不详,伴畏寒、寒战、头痛。无咳嗽、咳痰,无腹痛、腹泻,无尿频、尿急等。于当地诊所就诊,查体温 39.3℃,予以退热及消炎治疗(具体不详)。患者病情无明显好转,仍有发热。2 天前患者出现腹痛,恶心,咳嗽,咳黄脓痰,痰量不多,稍感气促。于某医院就诊,查 WBC 4.91×10^9/L,中性粒比例 85%,ALT 1 099U/L,AST 784U/L,总胆红素 61.7μmol/L,结合胆红素 40.5μmol/L,尿胆红素、尿胆原、尿隐血、尿白细胞阳性。查全腹 CT 平扫提示:脂肪肝,双下肺片状模糊阴影。后患者咳嗽及咳痰症状加剧,就诊于我院消化科门诊,ALT 2 123U/L,AST 1 784U/L,总胆红素 110μmol/L,结合胆红素 87μmol/L。拟"肝功能异常查因"收住我院消化科。

　　患者入住消化科后发现患者气促明显,呼吸频率 32 次 /min,氧合极差,SpO$_2$ 仅 92%(面罩给氧 8L/min)并迅速恶化,入院后 1 小时余患者突发意识丧失,予以急诊气管插管,经气管插管可吸出大量黄脓分泌物(约 400ml),插管后转入 MICU。入 MICU 后查体,T 37.7℃,R 41 次 /min,心率 150 次 /min,BP 94/53mmHg[去甲肾上腺素以 0.8μg/(kg·min)泵入],SpO$_2$ 92%(气管插管呼吸机辅助呼吸 PC-SIMV 模式 FiO$_2$ 100%,PC 10cmH$_2$O,PEEP 12cmH$_2$O,频率 16 次 /min)。全身皮肤多发散在红色皮疹。双上肺可闻及管状呼吸音,双下肺呼吸音低,未闻及明显干湿啰音,可吸出大量黄色脓性分泌物。心脏查体阴性。腹软,无压痛及反跳痛。肝、脾未扪及肿大。双下肢无水肿。

入 ICU 后检查结果:血气分析示 pH 7.28,PaO$_2$ 36mmHg,PaCO$_2$ 28mmHg,乳酸 10.2mmol/L。血常规:WBC 10.42×10^9/L,中性粒比例 85.9%,Hb 152g/L,PLT 73×10^9/L;大便常规:血红蛋白(+),转铁蛋白(+/-);尿胆红素、尿胆原、尿隐血、尿白细胞阳性;生化:钠 162mmol/L,尿素 13.2mmol/L,肌酐 168μmol/L;ALT 1 908U/L,AST 2 102U/L,总胆红素 89μmol/L,结合胆红素 79.3μmol/L;胃液呕吐物潜血(++++);PCT 59.08ng/ml;凝血功能:PT 20.8 秒,PTA 33.9%,APTT 64.6 秒,D- 二聚体 33.08mg,纤维蛋白原 2.85g/L;G 试验 114.6pg/ml(丙种球蛋白后);多次痰培养,血培养,尿培养,流感抗原,登革热,呼吸道病毒八项,肺炎链球菌抗原,巨细胞病毒,GM 试验阴性,肝相关实验室检查阴性。床边胸部 X 线片提示:双肺中下野炎症、实变,双侧胸腔积液(图 1A)。

入院诊断考虑:①重症社区获得性肺炎,重度急性呼吸窘迫综合征;②脓毒症;③急性肝损伤;④急性肾损伤。转入我科后,予以积极综合治疗。有创呼吸机辅助通气(气管插管呼吸机辅助呼吸 PC-SIMV 模式 FiO$_2$ 100%,PC 10cmH$_2$O,PEEP 12cmH$_2$O,频率 16 次 /min)。镇静、

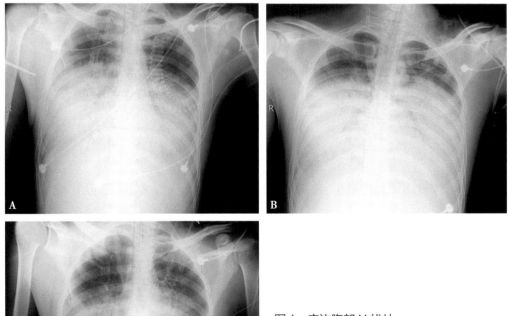

图 1　床边胸部 X 线片
A:入 ICU 第一天(6 月 12 日);B:ECMO 第一日(6 月 13 日);C:6 月 14 日

镇痛,限制性液体复苏,去甲肾上腺素升压[0.8μg/(kg·min)泵入],亚胺培南/西司他丁1.0g q8h 联合利奈唑胺 600mg q12h,左氧氟沙星 0.5g qd,磷酸奥司他伟(达菲)75mg q12h 抗感染治疗。甲强龙 40mg qd 抗感染,纤维支气管镜清理气道及对症支持等治疗。

经上述治疗,至 12 日(入 ICU 第一天)夜间患者循环趋于稳定[去甲肾上腺素减至 0.4μg/(kg·min)],乳酸逐渐下降至 3~4mmol/L,但氧合情况仍差,在充分镇静、高氧浓度(FiO$_2$ 100%)及高 PEEP(最高 14cmH$_2$O)的情况下,患者血氧饱和度只有 90%(氧分压 60mmHg)左右。故行俯卧位通气,俯卧位后,患者血氧反而下降至 74%,2 小时后重新恢复仰卧位。因患者氧合无法改善,故经患者家属同意后,行 VV-ECMO 支持。

13 日(入 ICU 后 20 小时)患者 VV-ECMO 成功转机,患者氧合迅速改善。予以下调呼吸参数(FiO$_2$ 70%,PEEP 5cmH$_2$O,PIP 25cmH$_2$O,潮气量 300ml 左右),血氧饱和度维持在 95% 以上。但 13 日夜间至 14 日晨患者血氧再次出现下降(92% 左右),胸部 X 线片提示肺部渗出增多(图 1B)。

考虑上 ECMO 装置时补液所致的液体负荷增加,予以适当利尿及上调 PEEP 水平(8cmH$_2$O)后患者病情逐渐好转,氧合增加,胸部 X 线片好转,感染指标下降(图 1C)。

至此患者各项指标开始逐渐好转,体温下降,氧合改善,肺部渗出减少,循环稳定,PCT 下降,肾功能、肝功能及凝血功能好转(图 2 和图 3)。逐步降低 ECMO 及呼吸机支持参数,6 月 19 日撤离 ECMO 装置,6 月 22 日成功拔除气管插管,拔管后两次复查 CT 提示双肺渗出明显减少(图 4)。7 月 2 日转出 MICU,转入消化科进一步治疗,患者在消化科住院期间完善相关肝检查,均未发现明显异常,7 月 6 日出院。出院 1 个月后(8 月 3 日)患者随访复查 CT 提示肺部病变基本吸收,肝功能无异常(图 5)。

【讨论】

本例患者以肝功能异常就诊,最后出现呼吸衰竭才诊断为重症社区获得性肺炎。经过积极治疗肺部病变后,患者肝功能指标也随之好转,实验室检查及影像学未发现明显原发肝病,考虑患者肝损害为重症肺炎继发损害。对于本例患者,ECMO 的支持治疗成功逆转了多器官进一步恶化的趋势,避免了病情进一步复杂化,为治疗原发疾病赢得了时间。本例有如下几点,可为今后类似病例提供经验及参考。

1. 患者病原学及抗感染方案选择 患者为年轻男性,既往无基础疾病,受凉后发病,进展迅速,入 ICU 时病情危重,故在入 ICU 时予以碳青霉烯 + 利奈唑胺覆盖阳性及阴性菌,达菲覆盖流感病毒。患者为社区获得性感染,开始呼吸道症状不明显,以肺外症状就诊,肝功能受损明显,需考虑非典型病原体可能,特别是军团菌的感染,所以联用左氧氟沙星覆盖非典型病原体。经上述治疗,并及时联合 ECMO 治疗,患者肺部病变迅速得到控制,胸部 X 线片好转吸收,PCT(图 4)每天下降 1/2(与半衰期匹配)。提示经验性感染方案有效。但在院内多次病原学及血清学未发现明确病原体。可能原因是非典型病原体感染,如军团菌感染,

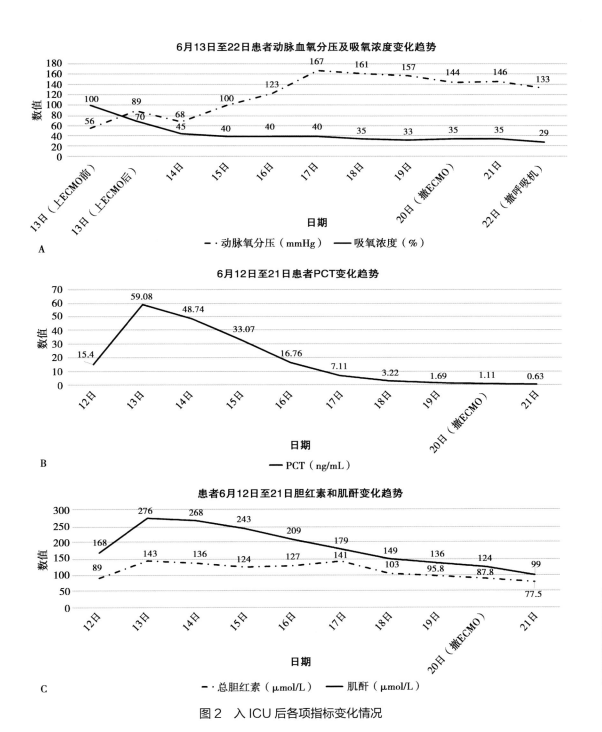

图 2　入 ICU 后各项指标变化情况

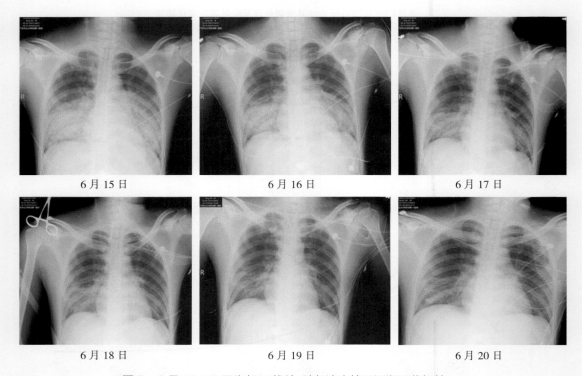

图 3　6 月 15~20 日胸部 X 线片:肺部渗出情况逐渐吸收好转

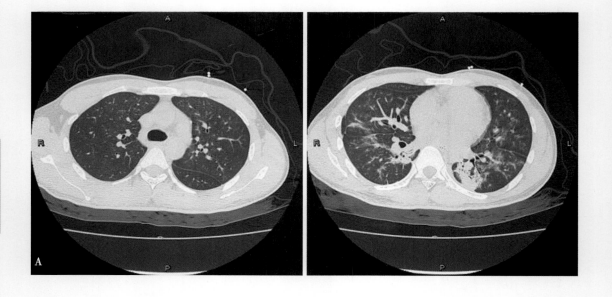

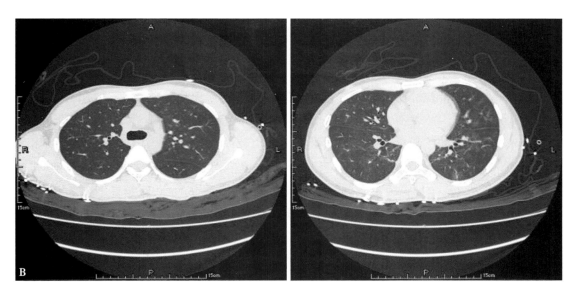

图 4　拔除气管插管后两次复查胸部 CT

A：6 月 22 日双肺支气管血管束增多、增粗，肺斑片状模糊影，以双肺下叶为剧；B：6 月 26 日双肺炎症较前吸收好转

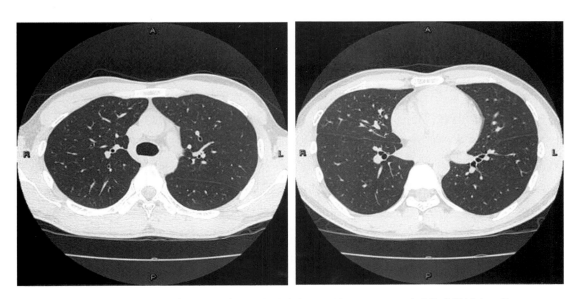

图 5　出院 1 个月后(8 月 3 日)随访复查胸部 CT 结果可见原双肺感染病灶基本吸收

普通培养阳性率低。本院无法行尿军团菌抗原检测，但两次行军团菌血清学(间隔 2 周)检查均为阴性。另一种是混合感染，但痰培养无法鉴定出优势菌株，无法明确致病菌。另外，社区获得性肺炎最常见病原体(肺炎链球菌)所致肺炎常局限于一个肺叶的大叶性肺炎多见，与本病例双肺多发病变不相符。从药物使用情况和治疗转归，推测患者社区获得性肺炎病原体是病毒合并 G^+ 球菌的可能性大。

2. 上 VV-ECMO 后呼吸机参数的调整 VV-ECMO 支持的目的除了维持足够的氧合之外,另一个重要的目的就是避免高的机械通气支持而导致的肺损伤。当 ECMO 装置建立后,动脉氧分压的维持主要通过 ECMO 的氧合器,而机械通气的目的在于以下 4 个方面:①限制肺泡张力;②预防肺泡萎陷伤;③预防重吸收性肺不张;④避免肺过度膨胀。但在本例中,为了达到让"肺休息"和"超保护通气"的目的,VV-ECMO 建立后的第一天给予了较低 PEEP(PEEP 5cmH$_2$O)及潮气量(约 300ml),而吸氧浓度也较高(50%~70%),但患者在此期间出现氧合下降,胸部 X 线片透亮度较前明显减少(图 1 及图 2)。原因可能是处于 ARDS 的急性期时,较低的 PEEP 值可能会导致肺内渗出增加,肺泡塌陷,出现肺不张。虽然较低的潮气量的"超保护通气"策略被提倡,但仍需要提供较高的 PEEP 支持。最近的指南推荐的 ECMO 中的肺保护策略是,潮气量 <6ml/kg,维持气道峰压 20~25cmH$_2$O,PEEP 10~15cmH$_2$O,呼吸频率 10 次 /min,吸入氧浓度 30%。该例患者由于给予了过低的 PEEP,所以导致氧合的下降和肺部影像学的恶化。予以上调 PEEP 后,患者情况得以改善。

3. 严重 ARDS 治疗方案及 ECMO 支持时机 临床上常用"六步法"来规范严重 ARDS 治疗。①小潮气量肺保护性通气;②a. 实施肺复张和(或)单独使用高 PEEP;②b. 实施俯卧位通气或高频震荡通气;③评价氧合改善效果、静态顺应性和四腔通气。如果改善明显则继续上述治疗。如改善不明显,则进入步骤④;④吸入一氧化氮;如数小时内氧合及顺应性改善不明显,则进入步骤⑤;⑤小剂量糖皮质激素;⑥考虑实施 ECMO。入选患者高压机械通气时间 <7 天。

按照上述标准,本例患者已经使用了本科室能实施的所有策略,但患者改善不明显,所以 ECMO 是唯一且最终的选择。中国成人 CAP 诊断和治疗指南推荐的 ECMO 适应证为:①可逆性的呼吸衰竭伴严重低氧(氧合指数 <80mmHg 或即使使用高水平 PEEP 通气 6 小时也无法纠正低氧);②酸中毒严重失代偿(pH<7.15);③过高的平台压(如 >35~45cmH$_2$O),患者年轻,无基础疾病,不存在不可逆的因素,无 ECMO 治疗禁忌证,且患者病情已开始累及肝、肾、凝血功能,且胆红素最高已经达到 276μmol/L,如果延迟上机,必然导致多器官功能的受累,增加救治的难度。所以一旦"六步法"走到最后一步,如无明显禁忌,应尽早考虑 ECMO 治疗。本例患者在 ECMO 支持下,各项指标均得到明显好转,避免了肝、肾替代治疗,感染也迅速得到控制,ECMO 起到了很好的为患者争取时间的作用。

本例患者以肺外症状多次就诊医院,但由于忽略较轻的肺部表现,从而导致治疗的延误。当患者病情进展至出现呼吸衰竭严重 ARDS 时,此时已经到了危及生命的地步。对于严重 ARDS 患者,规范化的治疗是保障疗效和避免严重医源性并发症的前提。如传统的治疗手段效果均欠佳时,对于可逆疾病的患者,及时、早期考虑 ECMO 支持有助于遏制病情进展,为治疗赢得时间。

参考文献

[1] MULAZIMOGLU L, YU VL. Can Legionnaires disease be diagnosed by clinical criteria? A critical review. Chest, 2001, 120(4):1049-1053.

[2] SCHMIDT M, PELLEGRINO V, COMBES A, et al. Mechanical ventilation during extracorporeal membrane oxygenation. Crit Care, 2014, 18(1):203.

[3] LANGO R, SZKULMOWSKI Z, MACIEJEWSKI D, et al. Revised protocol of extracorporeal membrane oxygenation (ECMO) therapy in severe ARDS. Recommendations of the Veno-venous ECMO Expert Panel appointed in February 2016 by the national consultant on anesthesiology and intensive care. Anaesthesiol Intensive Ther, 2017, 49(2):88-99.

[4] 中国成人社区获得性肺炎诊断和治疗指南(2016年版). 中华结核和呼吸杂志, 2016, 0(4):253-279.

俯卧位通气治疗重症社区获得性肺炎 ARDS

秦家明　易慧　陈燕珠　曾勉

中山大学附属第一医院 MICU

急性呼吸窘迫综合征(acute respiratory distress syndrome, ARDS)2012年柏林定义指起病小于7天,胸部提示双肺浸润影,肺水肿不能用心力衰竭解释的低氧血症。经过4个多中心、4 188例患者数据的系统回顾以及来自3个单中心含有生理学检测数据的269例患者的数据分析,ARDS病死率轻度为27%,中度为32%,重度为45%。

【临床资料】

患者,女性,20岁。因"发热、咳嗽、气促10天,加重1天"于2017年11月5日入院。

患者平素身体健康状况良好,否认高血压、糖尿病、冠心病病史。入院前10天开始出现反复高热,体温最高达40℃,咳黄色痰,伴气促,胸部CT检查:右肺中叶及双肺下叶炎症,右肺下叶为著,右侧胸腔积液(图1)。考虑诊断"重症肺炎,I型呼吸衰竭",于急诊病区给予抗感染、无创呼吸机辅助呼吸,患者血氧饱和度仍低于90%,痰多,难咳出,转入EICU予以气管插管及呼吸机辅助通气。查血常规提示"WBC 15.67×10^9/L↑,NEUT% 0.916↑,RBC 3.03×10^{12}/L↓,Hb 85g/L↓,PLT 67×10^9/L↓";血胰腺炎组合"淀粉酶208U/L↑,脂肪酶1 844U/L↑";风湿免疫病相关检查提示"抗核抗体ANA 347.93U/ml↑,抗SS-A抗体阳性(+),C

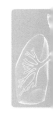

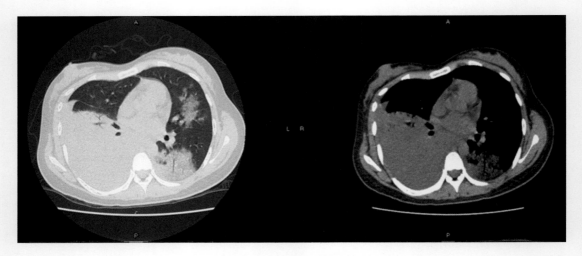

图 1　2017 年 11 月 5 日胸部 CT

反应蛋白(CRP)108.00mg/L↑";免疫球蛋白 M(IgM)0.68g/L↓,免疫球蛋白 G(IgG)8.29g/L↓,补体 3(C3)0.42g/L↓,补体 4(C4)<0.06g/L↓。ESR 正常。铁蛋白 >1 500.00μg/L↑。11 月 7 日胸部 X 线片示右侧大量胸腔积液,行胸腔穿刺见红色混浊胸腔积液,胸腔积液 Rivalta 反应阳性(++),白细胞计数 WBC(穿刺液)740×10⁶/L,单个核细胞(穿刺液)0.10,多个核细胞(穿刺液)0.90,红细胞(RBC)(镜检)阳性(+++);胸腔积液、腹水生化"葡萄糖 4.5mmol/L,乳酸脱氢酶 2 990U/L,总蛋白 35.2g/L,白蛋白 20.2g/L,腺苷脱氨酶 42.4U/L;癌胚抗原(CEA)11.58μg/L↑,CA125 122.24U/ml↑,CA19-9 375.68U/ml↑",痰培养示"广泛耐药鲍曼不动杆菌"。经积极抗感染等治疗后,患者氧合仍差,吸入氧浓度 100%,PEEP 12cmH₂O 情况下,脉氧饱和度仅 80%~85%,氧合指数 58。故于 2017 年 11 月 7 日转入我科继续治疗。

患者入科时 T 39.0℃,P 102 次/min,R 39 次/min,BP 129/76mmHg(去甲肾上腺素维持血压),气管插管接呼吸机辅助通气,PC-SIMV-PSV 模式(f 20 次/min,PC 10cmH₂O,PS 10cmH₂O,PEEP 12cmH₂O,FiO₂ 100%),SpO₂ 85%。APACHE Ⅱ评分 15 分,死亡风险 53.79%。

转入诊断:①重症肺炎(社区获得性),脓毒性休克,急性呼吸窘迫综合征,胸腔积液,肝功能损害,血小板减少;②急性胰腺炎;③结缔组织疾病待排;④中度贫血;⑤低蛋白血症。

患者转入我科后立即予监护生命体征,行动脉穿刺血流动力学监测,持续呼吸机辅助通气。予"美罗培南 + 利奈唑胺 + 多西环素"抗感染治疗,适当液体复苏,血管活性药物维持血压,镇静、镇痛治疗。予适当维持液体负平衡,减轻肺水肿,同时给予甲强龙抗炎、抑酸、减少胰酶分泌等治疗。并于转入数小时后开始予俯卧位通气,俯卧位通气期间患者氧合有改善,俯卧位通气前吸氧浓度 100% 下 SpO₂ 波动于 70%~80%,血气分析提示:pH 7.37,PaO₂ 59mmHg,PaCO₂ 41mmHg,BE −1.6mmol/L,HCO₃⁻ 22.8mmol/L,氧合指数 49,俯卧位通气后脉氧饱和度 100%,吸氧浓度可下调至 80%。患者病情进展快,重度 ARDS,于转入第 2 天即行多学科会诊,考虑患者有 ECMO 治疗指征,建议行 ECMO 治疗。但经与患者家属沟通,患者家属表示经济困难,难以维持 ECMO 治疗高昂费用,故继续予有创机械通气呼吸支持及俯卧位通气。每天俯卧位通气时长至少 16 小时。

患者 2017 年 11 月 8 日俯卧位通气至 15:00,转为平卧位通气后于 19:20 患者出现呼吸频率增快,最高达 40 次 /min,脉氧饱和度 98%,当时呼吸机参数为(P-SIMV 模式,参数:f 20 次 /min,PS 12cmH$_2$O,PEEP 12cmH$_2$O,FiO$_2$ 100%),血压 150/82mmHg[去甲肾上腺素 0.6μg/(kg·min)维持下],双肺可闻及干湿啰音,气道可吸出淡黄色液体,考虑患者 ARDS、肺水肿,不排除心功能不全,予以加强利尿。同时考虑患者重度 ARDS,镇静、镇痛药物已使用足量基础上呼吸频率仍快,为避免进一步增加肺损伤,改善氧合,在充分镇静、镇痛的基础上予苯璜顺阿曲库安 2.5mg 肌松,经综合处理后,患者呼吸频率下降至 22 次 /min 左右,脉氧饱和度可维持在 100%,吸氧浓度下调至 90%。22:00 继续俯卧位通气。

经处理,患者氧合逐渐改善,呼吸机辅助呼吸下,氧合指数回升至 300mmHg 以上,予逐渐降低呼吸机参数。2017 年 11 月 15 日复查胸部 + 腹部 + 盆腔 CT 示:①双侧胸腔积液基本吸收,双肺多发炎症较前好转;②胰腺肿胀,强化程度减低,考虑胰腺炎可能。2017 年 11 月 17 日起开始尝试脱机,脱机过程顺利,于 2017 年 11 月 20 日拔除气管插管,予鼻管接 Airvo 辅助呼吸(氧浓度 36%,氧流量 50L/min)下,血气分析示氧分压正常,氧合好,于 2017 年 11 月 22 日起改用鼻导管中流量吸氧。患者于 2017 年 11 月 23 日转入呼吸内科继续治疗,并于 2017 年 12 月 5 日出院(图 2)。

【讨论】

急性呼吸窘迫综合征(ARDS)是各种原因引起的肺毛细血管内皮细胞和肺泡上皮细胞炎症损伤引起的弥漫性肺间质及肺泡水肿导致的急性低氧血症性呼吸功能不全。以肺容积减少、肺顺应性降低和严重的通气 / 血流比例失调为病理生理特征。临床表现为进行性低氧血症、呼吸窘迫,肺部影像学表现为非均一性渗出性病变。2012 年柏林标准,按严重程度将 ARDS 分为轻度、中度、重度。

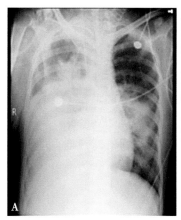
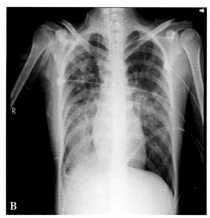
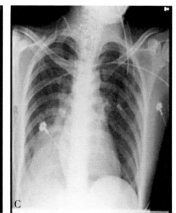

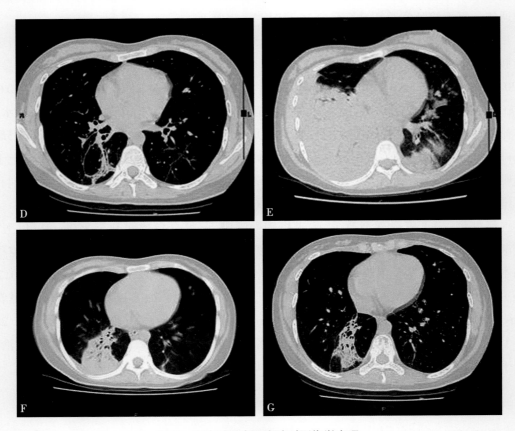

图 2　治疗过程中及出院时影像学表现

A~C:治疗前后床边胸部 X 线片(A 为 2017 年 11 月 5 日、B 为 2017 年 11 月 16 日、C 为 2017 年 11 月 26 日);D、E:治疗前后胸部 CT 比较(D 为治疗后,E 为治疗前);F、G:出院时影像学表现

急性呼吸窘迫综合征的基本病理生理改变是肺泡上皮和肺毛细血管内皮通透性增加导致的弥漫性肺间质及肺泡水肿,V/Q 比例失调,特别是肺内分流明显增加。按照病理生理变化,可包括渗出期(1~4 天)、增生期(4~7 天)、纤维化期(7~10 天)。

对于重度 ARDS 的治疗,目前主要包括小潮气量通气、肺保护性通气策略、俯卧位通气、二氧化碳清除(ECCO$_2$R)及体外膜肺(ECMO)治疗等。本例患者有 ECMO 指征,但由于经济原因未能进行。因此,我们采用了在小潮气量通气及肺保护性通气基础上结合俯卧位通气的治疗策略。俯卧位通气的适应证包括根据柏林定义,在治疗 12~24 小时仍符合重度 ARDS 的患者;存在严重低氧血症的患者。目前根据现有证据建议的俯卧位通气持续时间为每天16~18 小时。

俯卧位通气改善 ARDS 患者氧合的机制包括降低胸腔内压力梯度,促进分泌物引流和促进肺内液体移动,可以改善肺损伤的不均一性,降低肺应力和应变,改善氧合。一项随机研究采用 7 小时俯卧位通气,连续 7 天,结果表明俯卧位通气能明显改善大部分 ARDS 患者氧合,但俯卧位通气对病死率无明显影响。另外一项每天 20 小时俯卧位通气的随机对照研究显示,俯卧位通气有降低严重低氧血症患者病死率的趋势。此外,有研究显示,肺外原因导致的 ARDS 应用俯卧位通气效果可能比肺内原因导致的 ARDS 效果好。

2013 年,Guerin 等的研究具有里程碑的意义,研究发现对于保护性机械通气 24 小时后 $PaO_2/FiO_2<150mmHg$(1mmHg=0.133kPa)的早期重度 ARDS 患者,每天持续 16 小时的俯卧位通气,可降低患者的 28 天病死率(16%vs 32.8%)。但在 2015 年,一项纳入了 9 个 RCT 研究,2 165 例中度及重度低氧血症、需要机械通气的患者的 Meta 分析显示,对于病死率,俯卧位通气没有显示出它的优势。因此,俯卧位通气用于 ARDS 的治疗尚存在许多亟需解决的问题,如俯卧位通气的时机(早期? 晚期?)、持续时间、患者的选择、疗效的判断、并发症的发生率均需要进一步研究。

参考文献

[1] 杨毅,邱海波. 急性呼吸窘迫综合征救治:需要遵循的十大原则. 中华重症医学电子杂志,2015,1(1):33-28.

[2] VILLAR J,SULEMANJI D,KACMAREK RM. The acute respiratory distress syndrome:incidence and mortality,has it changed. Curr Opin Crit Care,2014,20(1):3-9.

[3] AMATO MB,MEADE MO,SLUTSKY AS,et al. Driving pressure and survival in the acute respiratory distress ayndrome. N Engl J Med,2015,372(8):747-755.

[4] CHIUMELLO D,CRESSONI M,CARLESSO E,et al. Bedside selection of positive end-expiratory pressure in mild,moderate,and severe acute respiratory distress syndrome. Crit Care Med,2014,42(2):252-264.

[5] GUERIN C,REIGNIER J,RICHARD JC,et al. Prone Postioning in Severe Acute Respiratory Distress Syndrome. N Engl J Med,2013,368(23):2159-2168.

[6] CHIUMELLO D,CRESSONI M,COLOMBO A,et al. The assessment of transpulmonary pressure in mechanically ventilated ARDS patients. Intensive care medicine,2014,40:1670-1678.

[7] GATTINONI L,TACCONE P,CARLESSO E,et al. Prone position in acute respiratory distress syndrome. Rationale,indications,and limits. American journal of respiratory and critical care medicine,2013,188:1286-1293.

[8] FULLER BM,MOHR NM,SKRUPKY L,et al. The use of inhaled prostaglandins in patients with ARDS:a systematic review and meta-analysis. Chest,2015,147:1510-1522.

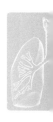

体外膜肺氧合治疗副神经节瘤合并儿茶酚胺心肌病

刘长智　朱瑞秋　周柱江　叶志钢　郭活成　左六二
南方医科大学顺德医院重症医学科

本院重症医学科收治一例副神经节瘤合并儿茶酚胺心肌病,主要表现为急性肺水肿、心源性休克的患者,予以积极对症与体外膜肺氧合支持后,患者度过循环衰竭期并生存出院。通过介绍该病例,旨在提高医师对儿茶酚胺心肌病诊断意识以及体外膜肺氧合治疗难治性心源性休克作用的认识。

嗜铬细胞瘤和副神经节瘤的典型临床表现为持续性或阵发性高血压,严重头痛、心悸、出汗,或者以嗜铬细胞瘤危象为首发表现。嗜铬细胞瘤危象是指儿茶酚胺大量释放,导致血流动力学紊乱伴组织灌注不足,而心脏对高浓度的儿茶酚胺敏感,常作为被打击的靶器官,表现为儿茶酚胺心肌病。南方医科大学顺德医院经体外膜肺氧合救治 1 例儿茶酚胺心肌病合并心源性休克患者,现报道如下。

【临床资料】

患者,女性,22 岁,既往体健,7 周前停经。因"腹痛 1 周,加重半天"入我院重症医学科。患者于 1 周前无明显诱因出现腹痛,为脐周阵发性隐痛,可自行缓解,伴恶心,无呕吐。半天前再次出现腹痛,位置同前,疼痛剧烈,伴恶心、呕吐少量非咖啡色胃内容物。送至当地镇级医院就诊,当时口唇发绀、四肢冰冷,血压、皮氧测不出,口鼻腔涌出粉红色泡沫样痰,立即以气管插管接呼吸机支持、扩容、升压,考虑病情危重,转至我院治疗。入院查体:T 36.8℃,P 145 次 /min,R 15 次 /min,BP 94/55mmHg［"去甲肾上腺素"0.7μg/(kg·min) 维持］,SpO$_2$ 95%(呼吸机支持下,V-A/C 模式,VT 420ml,f 15 次 /min,FiO$_2$ 60%、PEEP 12cmH$_2$O)。镇静状态,双侧瞳孔等大等圆,直径约 3.0mm,对光反应迟钝。双肺呼吸音粗,双下肺可闻及中量湿啰音,心率 145 次 /min,律齐,各瓣膜听诊区未闻及杂音。腹平软,右侧中下腹按压有痛苦表情,右侧中下腹触及一约 5cm×5cm 大小包块,质硬,活动度差,肝、脾肋下未触及,肠鸣音正常,约 4 次 /min。床边腹部 B 超:①右腹部不均质低回声团;②宫内早孕,符合 6 周余,未见心管搏动。

入院辅助检查:心肌酶CK 196U/L,CK-MB 74.2U/L,cTnT 1.99μg/L,NT-proBNP 355pg/ml;血常规:WBC 26.7×10^9/L,NEUT% 85.6%,HGB 154g/L,PLT 297×10^9/L;血气生化:pH 7.22,PaCO$_2$ 39.2mmHg,PaO$_2$ 74mmHg,氧合指数 123,HCO$_3^-$ 16.4mmol/L,钠 143mmol/L,钾 2.8mmol/L,

钙 1.0mmol/L,血糖 16.7mmol/L,乳酸 9.3mmol/L。肾功能:BUN 26.6mmol/L,Cr 174.3μmol/L;血 β-HCG 定量 78 344.9U/L。心电图为窦性心动过速。胸部平扫:双肺对称性渗出,呈向心性分布,伴双下肺实变(图 1A)。腹部 CT:右肾前方见一类圆形肿块(5cm×5cm)伴出血,性质待定,盆腔积液(图 1B、C)。心脏彩超:RA 30mm,RV 36mm,LA 28mm,LVDd 50mm,IVS 6.9mm,LVPW 6.5mm,左心收缩功能明显下降,左室心尖部收缩正常,左室中部及基底部收缩障碍,EF 20%,VTI 4.9cm。

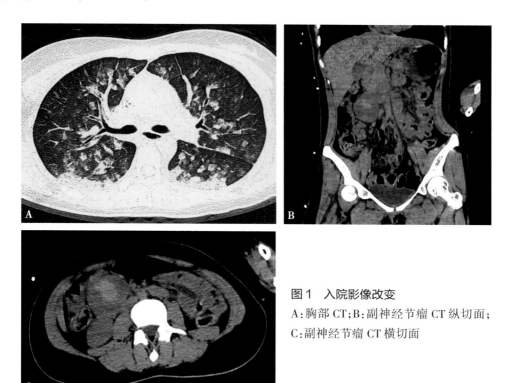

图 1　入院影像改变
A:胸部 CT;B:副神经节瘤 CT 纵切面;
C:副神经节瘤 CT 横切面

入院诊断:①心源性休克;②急性肺水肿;③儿茶酚胺心肌病? ④腹部包块原因待查:副神经节瘤? ⑤肺部感染? ⑥急性肾功能不全;⑦孕 7⁺ 周。转入后,患者持续寒战、高热,热峰 40.0℃,予以退热、“哌拉西林他唑巴坦 + 万古霉素”抗感染治疗,继续升压、呼吸机支持、镇痛、镇静、维持内环境稳定等支持治疗。置入漂浮导管示低心排[心排血指数(CI)2.3L/(min·m²),中心静脉压(CVP)18mmHg,肺动脉嵌压 24mmHg,肺动脉压 27mmHg,中心静脉血氧饱和度(SvO₂)0.48]。予以积极对症及脏器支持治疗,患者休克继续加重,心率波动 160~170 次 /min,MAP 60~65mmHg,“去甲肾上腺素”量上调至 2.0μg/(kg·min),乳酸上升至 10.2mmol/L,考虑难治性心源性休克,有 ECMO 支持指征。第二天下午在彩超引导下经皮穿刺股动脉及股静脉,置入 ECMO 导管(左侧股动脉置入 15F 导管,右侧股静脉置入 21F 导管)。在静脉 - 动脉(V-A)ECMO 支持下(初始转速 3 410r/min,血流量 2.94L/min,气流量 2.5L/min,

氧浓度 60%），逐渐下调并停用升压药物，Lac 逐渐下降，肺动脉嵌压降至 14mmHg，肺动脉压 16mmHg，中心静脉血氧饱和度 0.82，心率降至 120~130 次/min。肌酐升至 390μmoL/L，持续无尿，合并急性肾衰竭，第二天晚上在 ECMO 管路上连接 CRRT，联合血液净化治疗。在第三天早上将血标本外送广州达安检验中心，两天后结果回示：甲氧基肾上腺素 1.18nmol/L（参考范围≤0.50），甲氧基去甲肾上腺素 >20.56nmol/L（参考范围≤0.90）。南方医科大学珠江医院泌尿外科、胃肠外科、肝胆外科 3 位教授联合会诊，指出患者以急性腹痛、腹部肿块为主要表现，儿茶酚胺代谢产物明显升高，心脏彩超提示左室中部及基底部收缩障碍，诊断：副神经节瘤合并儿茶酚胺心肌病，因循环极不稳定，暂无手术指征。加用"美托洛尔"控制心室率，拮抗儿茶酚胺毒性。在 ECMO 支持下，心脏功能逐渐恢复，并出现完全流产，第 8 天复查心脏超声：RA 23mm，RV 30mm，LA 24mm，LVDd 45mm，IVS 6.9mm，LVPW 6.5mm，左室中部及基底部收缩较心尖部减弱，EF 48%，VTI 9.35cm。撤机前 2 小时，下调 ECMO 转速至 1 363r/min、流量 0.8L/min，膜前中心静脉血氧饱和度（ScvO₂）0.61，乳酸 1.0mmol/L，血压维持 110~100mmHg/55~65mmHg，达到撤机标准。经 ECMO 支持 161 小时，于第 8 天成功撤 ECMO。肾功能逐渐恢复，尿量增加，第 20 天停用 CRRT。家属要求回当地医院（广西）行手术治疗，第 24 天予以出院。出院后第 30 天，患者在广西当地医院行腹部肿瘤切除，术后病理诊断为嗜铬细胞瘤，目前患者恢复良好，能从事轻体力活动。

【讨论】

朱瑞秋主治医师：嗜铬细胞瘤起源于肾上腺髓质、交感神经节或其他部位的嗜铬细胞组织，肾上腺髓外嗜铬细胞瘤称为副神经节瘤，多分布在腹主动脉旁。其主要合成和分泌大量儿茶酚胺，如去甲肾上腺素、肾上腺素及多巴胺，引起患者血压升高等一系列临床症状，并造成心、脑、肾等严重并发症。国外研究报道，在高血压患者中，嗜铬细胞瘤的患病率为 0.5%，其中嗜铬细胞瘤危象在该类患者中的发生率可高达 10%，部分患者表现为儿茶酚胺心肌病。儿茶酚胺心肌病的发病机制可能为高浓度儿茶酚胺造成冠脉痉挛和心肌耗氧量增加，心肌细胞钙离子失平衡，儿茶酚胺代谢产物直接毒害心肌细胞，病理改变包括心肌肥厚、心肌损伤、心肌纤维化、心肌缺血，临床可表现为急性心功能衰竭、心源性休克、恶性心律失常，是嗜铬细胞瘤患者死亡的主要原因之一。儿茶酚胺心肌病目前尚无统一诊断标准，较多使用以下标准：①有嗜铬细胞瘤、副神经节瘤的实验室和影像学证据。②有心脏异常的临床和（或）实验室证据：临床表现有胸痛，心力衰竭症状和体征，心电图提示持续 3 个或 3 个以上导联 T 波低平或倒置、ST 段偏移或心律失常；超声心动图提示心肌肥厚，左室舒张功能减低，左室射血分数降低，室壁运动异常等。③嗜铬细胞瘤或副神经节瘤切除后上述病变明显改善或消失。④Takotsubo 心肌病，又称为短暂性左室心尖球形综合征，是极罕见的儿茶酚胺心肌病变。一项来自法国回顾 16 年时间的多中心研究，共纳入 34 例需要在重症医学科接受诊治的嗜铬细胞瘤危象的危重患者，其中 14 例接受 ECMO 支持治疗，转入重症医学科的主要原因为儿茶酚胺心肌病,表现为心力衰竭(67%)、心源性休克(59%)、心搏骤停(12%),心脏彩超提示:纳入的患者均合并左室收缩功能障碍,27 例呈全心弥漫性搏动减弱,4 例呈心尖球形综合征,3 例为反心尖球形综合征。本例患者以急性肺水肿、难治性心源性休克为突出表现,考虑妊娠诱发嗜铬细胞瘤自发性出血、坏死和破裂导致儿茶酚胺的释放骤增骤减,诱发嗜铬细胞瘤危象,其心脏彩超为左室心尖部收缩正常,左室中部及基底部收缩障碍,呈反心尖球形综合征,为少见的心脏彩超类型。

左六二主任医师:儿茶酚胺心肌病的临床表现差异明显,在缺乏原发病灶影像学的证据时,早期诊断困难。患者亦可以胸闷、心悸为首发表现,心电图呈缺血样改变,伴肌钙蛋白升高,易误诊为急性冠脉综合征,冠脉造影结果通常为阴性。本例患者以腹痛、腹部肿块为首发表现,为原发病的定位诊断提供重要方向,腹部 CT 在早期明确了肿块位置,在 ECMO 支持下,及时行儿茶酚胺代谢产物的检查,从而明确定性诊断。

因儿茶酚胺心肌病呈可逆性改变,急性期治疗重点为准确评估血流动力学,积极脏器支持治疗。本例患者休克严重,在大剂量升压药物维持下,心脏收缩功能仍差,而儿茶酚胺药物使用到限制,考虑难治性心源性休克,最后启动 ECMO 支持治疗,心功能得以恢复。近年来,ECMO 的临床适应证不断扩展,适用于各种原因引起的严重心源性休克。有关 ECMO 支持的指征,国外研究指出:存在泵功能衰竭,左室射血分数 <25%,心排指数 <2.2,并经优化液体管理在大剂量的血管活性药物维持下仍存在组织灌注不足(肾上腺素 >1μg/(kg·min),去甲肾上腺素 >1μg/(kg·min),多巴胺 >20μg/(kg·min),建议尽早 ECMO 支持。对于危重患者,时间就是生命,快速识别危重患者以及判断 ECMO 支持时机,尽早予以 ECMO 支持是提高危重患者抢救成功率的关键。ECMO 应用策略,早期应予以 ECMO 高流量支持,偿还氧债,停用强心药物,逐步下调升压药物,减少血管活性药物诱发心律失常等副作用,为心脏的恢复赢得时机以及机会。

针对原发病灶,应尽早手术切除,但手术前必须进行充分的药物准备,以避免麻醉和术中、术后出现循环状态大幅度波动而危及患者生命。Hekimian 等完成一项单中心研究,共纳入 9 例经 ECMO 治疗嗜铬细胞瘤合并难治性心源性休克患者,经 ECMO 支持 3~7 天心脏功能恢复良好,6 例患者生存出院,其中 5 例患者在出院 3~4 周后行嗜铬细胞瘤切除,长期预后良好,该研究建议,经 ECMO 支持后心脏功能可完全恢复,择期行肾上腺肿瘤切除是安全的。

【专家点评】

陈仲清教授(南方医科大学南方医院):儿茶酚胺心肌病合并心源性休克、急性肺水肿是嗜铬细胞瘤危象的一种严重的临床表现,急性期病死率高达 15%~30%。国外 ECMO 中心建议,对于不明原因的难治性心源性休克患者,必要时可行腹部 CT 排除嗜铬细胞瘤和副神经节瘤可能。该患者在入院时行全腹部 CT 检查,为早期诊断提供重要的影像学依据。

在传统方案治疗下,患者病情仍在恶化,及时启动 ECMO,让患者度过循环衰竭时期,并为副神经节瘤的定性诊断提供机会和时间。

参考文献

［1］ REISCH N,PECZKOWSKA M,JANUSZEWICZ A,et al. Pheochromocytoma:presentation,diagnosis and treatment ［J］. J Hypertens,2006,24(12):2331-2339.

［2］ OMURA M,SAITO J,YAMAGUCHI K,et al. Prospective study on the prevalence of secondary hypertension among hypertensive patients visiting a general outpatient clinic in Japan ［J］. Hypertens Res,2004,27(3):193-202.

［3］ SCHOLTEN A,CISCO RM,VRIENS MR,et al. Pheochromocytoma crisis is not a surgical emergency ［J］. J Clin Endocrinol Metab,2013,98(2):581-591.

［4］ GIAVARINI A,CHEDID A,BOBRIE G,et al. Acute catecholamine cardiomyopathy in patients with phaeochromocytoma or functional paraganglioma ［J］. Heart,2013,99(19):1438-1444.

［5］ 中华医学会内分泌学分会肾上腺学组. 嗜铬细胞瘤和副神经节瘤诊断治疗的专家共识[J]. 中华内分泌代谢杂志,2016,32(3):181-187.

［6］ SAUNEUF B,CHUDEAU N,Champigneulle B,et al. Pheochromocytoma Crisis in the ICU ［J］. Critical Care Medicine,2017,45(7):e657-e665.

［7］ HEKIMIAN G,KHARCHA F,BRECHOTRÉCHOT N,et al. Extracorporeal membrane oxygenation for pheochromocytoma-induced cardiogenic shock ［J］. Annals of Intensive Care,2016,6(1).

［8］ 侯晓彤,杨峰,童朝晖,等. 中国开展成人体外膜肺氧合项目建议书[J]. 中华危重病急救医学,2014,11:769-772.

［9］ MULLER G,FLECHER E,LEBRETON G,et al. The ENCOURAGE mortality risk score and analysis of long-term outcomes after VA-ECMO for acute myocardial infarction with cardiogenic shock ［J］. Intensive Care Medicine,2016,42(3):370-378.

重症肺炎合并急性呼吸窘迫综合征

汪泱　朱晔涵　雷伟
苏州大学附属第一医院呼吸与危重症医学科

近些年,随着对机械通气的广泛应用和深入研究,虽然呼吸与危重症医学科医师对急性呼吸窘迫综合征(ARDS)的诊治水平逐步提高,但其病死率依然高居不下。本文报道重症肺炎合并 ARDS 病例一例，在机械通气基础上，利用俯卧位通气及保护性肺通气策略，使病情得到控制，逐渐恢复。

【临床资料】

现病史：患者，男性，72 岁。因"咳嗽咳痰 1 周、发热伴胸闷不适 2 天"于 2018 年 11 月 16 日由急诊入住我院 RICU。

患者入院 1 周前至人流密集处逗留后开始出现咳嗽、咳痰，为白色痰，无痰中带血，遂至当地医院就诊，查血常规未见明显异常，先后予以左氧氟沙星、哌拉西林他唑巴坦抗感染治疗，未见明显好转，且患者出现发热症状，体温最高 38.2℃，同时患者胸闷症状逐渐加重，脉氧逐渐下降，最低至 80% 左右，查胸部 CT+CTPA 示双肺片状阴影，无明显肺动脉栓塞（图 1）。血气分析示：pH 7.508，PaO_2 51.7mmHg，$PaCO_2$ 29.4mmHg。为进一步诊治急诊转入我院。

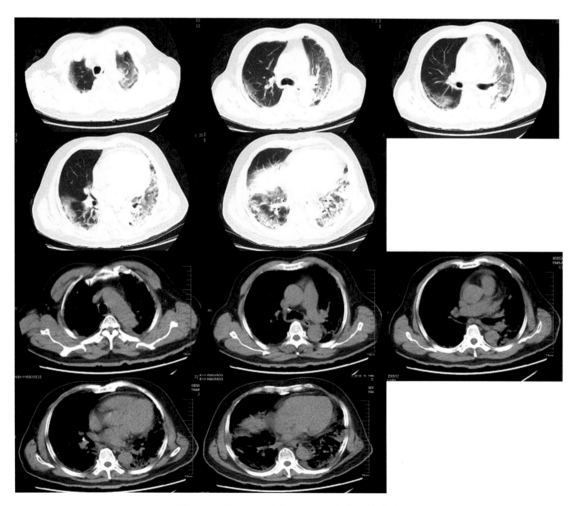

图 1 11 月 16 日胸部 CT：双肺弥漫性病变

既往史：有"高血压病"10 余年，长期口服"拜新同 30mg qd，倍他乐克缓释片 47.5mg qd"，血压控制可；否认"糖尿病、冠心病"等慢性病，否认"肝炎、结核"等传染病史；2017 年行右侧大隐静脉高位结扎剥脱术，否认其他手术外伤史；否认输血史；否认食物、药物过敏史。

入院检查：T 37.4℃，P 102 次/min，R 24 次/min，BP 139/80mmHg，神志清，精神烦躁，营养中等。皮肤及黏膜无黄染，未见淤点、淤斑，全身浅表淋巴结无肿大。球结膜无水肿，口唇微绀，咽无充血，双侧扁桃体未见明显肥大。双侧胸廓活动度对称，双侧语音震颤无法配合，未触及胸膜摩擦感，叩诊清音，两肺可闻及明显湿啰音，未闻及胸膜摩擦音。心尖冲动范围正常，HR 102 次/min，律齐，各瓣膜区未闻及病理性杂音。双下肢轻度凹陷性水肿，四肢肌力、肌张力正常。生理反射存在，布鲁津斯基征（Brudzinski）征（−），凯尔尼格征（Kernig）征（−）。

辅助检查：入院时胸部 CT（2018 年 11 月 16 日）：双肺弥漫性病变。

动脉血气（2018 年 11 月 16 日）：pH 7.491，PaO_2 68.1mmHg，FiO_2 53%，K^+ 3.3mmol/L。

血凝（2018 年 11 月 16 日）：纤维蛋白原 8.48g/L，D-二聚体 2.05mg/L。

血常规（2018 年 11 月 16 日）：白细胞计数 12.55×10^9/L，中性粒细胞计数 11.38×10^9/L，C 反应蛋白 209.24mg/L。

入院诊断：①重症肺炎，ARDS；②电解质紊乱；③低蛋白血症；④高血压病；⑤大隐静脉剥离术后。

治疗经过：患者入院后病情持续进展，入院第二天出现烦躁不安加重，胸闷、气急症状较前明显，储氧面罩 20L/min 吸氧状态下脉氧仅能维持在 80%~90% 左右，查血气分析：pH 7.482，PaO_2 46.4mmHg，$PaCO_2$ 29.4mmHg，予气管插管接呼吸机辅助呼吸，同时予以充分镇静。模式为 SIMV+PSV，FiO_2 80%，SIMV 22 次/min，PEEP 12cmH$_2$O，PSV 20cmH$_2$O。潮气量 300ml 左右，指脉氧维持在 96% 左右。考虑患者存在 ARDS，予俯卧位通气联合振动排痰改善氧合。并行床边支气管镜检查，标本送检。结果回示：血培养、痰培养、隐球菌抗原、痰涂片找霉菌、痰找结核菌、甲流核酸及抗原、呼吸道病原体九项、G 试验、GM 试验均阴性；肺泡灌洗液 NGS 阴性。由于病原体尚未明确，暂时予莫西沙星、头孢哌酮舒巴坦联合帕拉米韦、奥司他韦广覆盖抗细菌、病毒及不典型病原体，同时给予甲强龙 40mg qd，以及护胃、化痰对症支持。俯卧位通气后患者潮气量可上升至 500ml 左右，吸氧浓度下降至 50%，且脉氧可维持在 98% 以上。复查血气分析：pH 7.473，PaO_2 92.6mmHg，$PaCO_2$ 40.9mmHg，每天俯卧位通气 10~12 小时，间断复查床边胸部 X 线片，可见肺部透亮区逐渐增加（图 2），呼吸机支持力度逐渐下降。随着患者病情逐渐好转，在 11 月 26 日成功拔除气管插管，序贯经鼻高流量氧疗治疗。11 月 27 日复查 D-二聚体 7.55mg/L，与前相比明显升高，查胸部 CT+CTPA：双肺病灶较前有明显吸收，但出现右中肺动脉肺栓塞（图 3）。加用抗凝治疗，后患者好转出院。

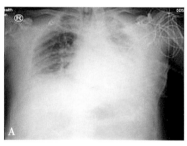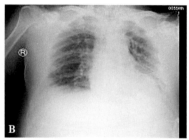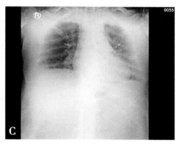

图2 11月17日俯卧位通气前（A）、1月21日俯卧位通气后（B）以及11月22日复查（C）床边胸部X线片：肺逐渐复张

【讨论】

本文报道重症肺炎一例，患者病情进展迅速，快速发展为重度ARDS，需要有创通气辅助呼吸。该患者即使给予了肺保护性通气策略，仍不能满足患者的通气需求，果断实施俯卧位通气联合振动排痰改善患者氧合。虽然做了多种病原学检查，甚至气管镜肺泡灌洗液的NGS检测，但令人遗憾的是患者整个诊疗过程中未能获得有意义的病原学结果，这提示我们在今后的日常诊疗中，如有必要，可多次取材送检，包括一些侵入性操作（如气管镜）等。另外，患者入院前未出现肺栓塞，住院期间复查发现肺栓塞形成，考虑与感染、缺氧、应激、卧床所致血管内皮损伤、血液瘀滞及高凝状态等有关，提示应高度重视重症患者VTE评分，如血栓形成风险较大，如果没有抗凝治疗禁忌，应注意尽早进行预防性抗凝治疗。

1. 呼气末正压通气（PEEP） 呼气末正压通气是指机械通气时，呼气末气道压力大于零。目前认为扩张陷闭的肺泡是PEEP改善氧合作用的主要机制。ARDS患者的肺部病变有明显的重力依赖性，大体分为正常、陷闭和实变3部分肺区。PEEP治疗的主要目的是消除陷闭肺区，在此基础上尽量不影响正常肺区，适当降低不同肺区之间的切变力。在本病例中，我们将其设置为12cmH$_2$O，实际上是选择了中等水平PEEP，基本落在最佳PEEP范围内。在这一范围内的PEEP，当其足够高到所有陷闭肺泡均能扩张，可以消除间歇性分流，从而最大幅度提高PaO$_2$。PaO$_2$升高，可以反射性地扩张肺血管，降低肺血管阻力，最终使总体肺循环的阻力基本不变或者仅轻度升高。肺泡维持扩张可以显著减轻切变力损伤。

2. 针对ARDS的病理生理改变 呼吸治疗的目的是在避免发生新的肺损伤的基础上纠正严重的低氧血症，这使得机械通气成为必要的手段。但机械通气时使用镇静、镇痛药物会导致大量黏稠分泌物在气管、支气管远端聚集而不易排出，影响肺的通气和换气功能。且患者肺间质严重水肿导致肺重量增加，对重力依赖区的背侧肺组织压迫加重。因此，ARDS患者仰卧位时，背侧比胸侧肺组织不张更加明显，导致了肺泡通气的不均一性。因此体位治疗十分重要。当常规机械通气效果不理想时，应及早使用体位引流。俯卧位通气是一种治

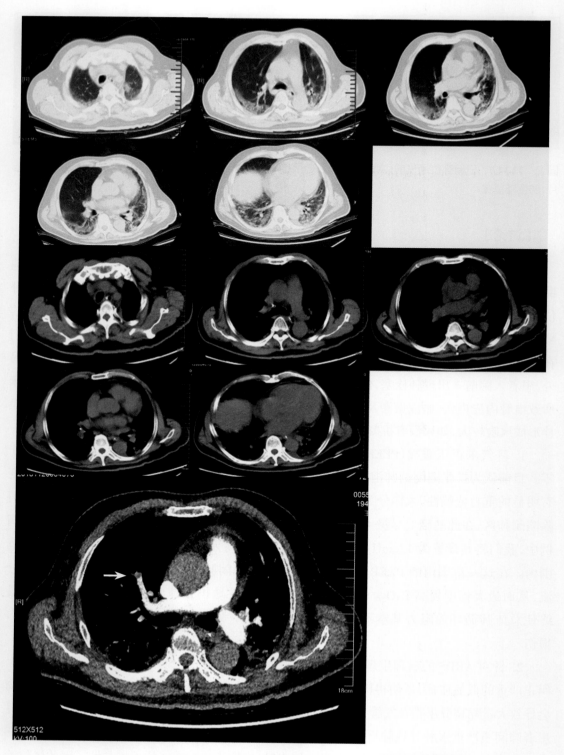

图3　11月27日胸部 CT：肺部病灶较前明显吸收，右中肺动脉肺栓塞

疗 ARDS 的重要呼吸支持手段，它通过改变患者体位，利用重力作用减轻对于背侧肺组织的压迫，而且心脏对肺组织的压迫也远小于仰卧位时，总体来说，可使肺内各部分的跨肺压更加一致，使背侧萎陷的肺组织复张，改善患者肺部病变不均一性，同时促进分泌物引流，在一定程度上使肺泡通气与肺组织的血流灌注更加一致，从而改善氧合，但应尽早实施，若延误了时机，将使得肺部病变加重，出现肺实变、肺纤维化，俯卧位通气效果将大打折扣。振动排痰对清除和移动小气道内痰痂和分泌物也有显著作用，有助于呼吸道保持畅通，增加患者舒适度。俯卧位通气和振动排痰的联合使用可以进一步改善患者的氧合。对于这位患者，我们可以看到，在早期使用俯卧位通气手段后，避免了对 PEEP、PSV 等参数的进一步上调，在不增加呼吸机相关性肺损伤的基础上，迅速而有效地改善了患者呼吸相关的各项指标，为及早脱机赢得了时机。在治疗过程中，患者肺部感染明显改善，而 D- 二聚体明显增高，我们将患者转运至 CT 室再次进行了胸部 CTPA 检查，发现患者合并了肺栓塞，及时地加用了抗凝治疗，取得了好的预后。

【专家点评】

朱晔涵（苏州大学附属第一医院呼吸与危重症医学科）：ARDS 是一种致命的呼吸系统疾病，全球重症监护病房中大约有 10% 为 ARDS 患者。目前该类患者的诊断仍然遵循 2012 年的柏林标准。机械通气是 ARDS 治疗的一个里程碑，极大地提高了患者的治愈率。应该注意在尽量避免呼吸机相关性肺损伤的基础上尽可能改善患者呼吸功能。最近有关 ARDS 机械通气的治疗指南推荐主要包括小潮气量通气、呼气末正压通气、俯卧位通气、肺复张、高频振荡通气、ECMO 等。本例患者主要采用了呼气末正压和俯卧位通气联合振动排痰治疗，效果迅速、确切。目前关于呼气末正压应用广泛，对它的研究也有 30 多年的历史，理解较为透彻。俯卧位通气治疗的疗效是明确的，但应该在 ARDS 早期尽快实施，拖延时机会使其失去最佳效果。然而俯卧位通气每天治疗持续时间和 ARDS 患者生存率和（或）病死率之间的关系尚不明确，仍需进一步临床研究。最后需要高度重视重症患者 VTE 评分，如血栓形成风险较大，如果没有抗凝治疗禁忌，可以尽早启动预防性抗凝治疗。

参考文献

［1］ 李晓华，李福祥，肖贞良 . 严重急性呼吸窘迫综合征的治疗策略［J］. 中华危重病急救医学，2013，25（3）：186-189.

［2］ BEITLER JR，SHAEFI S，MONTESI SB，et al. Prone positioning reduces mortality from acute respiratory distress syndrome in the low tidal volume era：a meta-analysis［J］. Intensive Care Med，2014，40（3）：332-341.

［3］ AGUIRRE-BERMEO H，TURELLA M，BITONDO M，et al. Lung volumes and lung volume recruitment in ARDS：a com-parison between supine and prone position［J］. Ann In-tensive Care，2018，8（1）：25.

［4］ 曾慧，张珍，龚媛，等 . 胸肺物理治疗用于机械通气患者的疗效：一项前瞻性随机对照研究［J］. 中华危

重病急救医学,2017,29(5):403-406,412.

[5] RANIERI VM,RUBENFELD GD,THOMPSON BT,et al. Acute respiratory distress syndrome:the Berlin definition[J]. JAMA,2012,307(23):2526-2533.

[6] GUERIN C,BEURET P,CONSTANTIN JM,et al. A prospective international observational prevalence study on prone positioning of ARDS patients:the APRONET(ARDS Prone Position Network)study [J].Intensive Care Med,2018,44(1):22.

泛耐药鲍曼不动杆菌重症肺炎合并非 ST 段抬高型急性冠脉综合征

陈敏[1]　秦浩[2]　张伟[2]　董宇超[2]

[1] 昆明市第一人民医院甘美医院呼吸与危重症医学科

[2] 海军军医大学长海医院呼吸与危重症医学科

本文报道的是一例泛耐药鲍曼不动杆菌(extensively drug resistant acinetobacer baumanii,XDR-Ab)引起的重症肺炎合并非 ST 段抬高型急性冠脉综合征。XDR-Ab 引起的重症肺炎,由于有效抗菌药物极少,故病死率高,迄今为止,如何治疗仍是一个全球范围的难题,且该患者合并非 ST 段抬高型急性冠脉综合征、心力衰竭,与肺部感染、呼吸衰竭相互影响。如何有效控制肺部感染、纠正心力衰竭、实现尽早的脱机拔管是决定患者能否被成功救治的关键。

【临床资料】

患者,男性,65 岁。因"背痛 19 天,活动后胸闷、气促 16 天"于 2018 年 11 月 28 日入院我科 ICU。

患者 2018 年 11 月 9 日晨起后无明显诱因出现背痛,无咳嗽、咳痰,无发热、胸痛。予止痛膏药局部贴服后症状无明显好转。11 月 12 日出现活动后胸闷、气促,伴乏力、干咳、畏寒,未测体温。11 月 14 日自觉胸闷、气促加重。于 11 月 15 日 23:35 到上海某医院就诊,测体温 38.2℃,高敏肌钙蛋白 7μg/L,行胸部 CT 提示"双肺多发片状渗出,以右肺显著,右侧胸腔积液"(图 1),予"地塞米松、甲强龙、莫西沙星"等治疗,胸闷、气促症状进行性加重。考虑"重症肺炎;急性冠脉综合征?",于 11 月 16 日收住入 ICU,予气管插管有创呼吸机辅助通气,11 月 17 日胸部 CT 提示"与 11 月 15 日相比双肺渗出较前进展、部分实变,双侧胸腔积液、右侧胸腔积液较前增多"(图 2),予"美罗培南、头孢哌酮舒巴坦、替加环素、磷霉素"(具

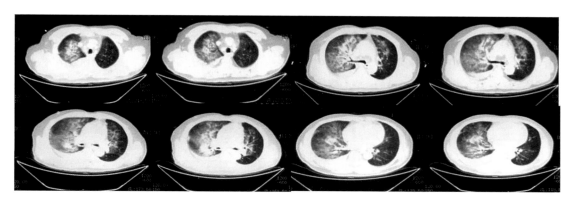

图1 2018年11月15日胸部CT

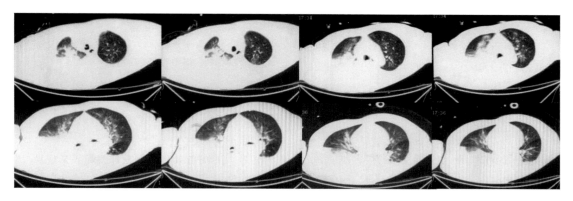

图2 2018年11月17日胸部CT

体用法用量不详）抗细菌，以及抗血小板、抗凝、抗病毒等治疗。11月22日心脏超声提示"心功能差、左室扩张左室内条带样中等回声（假腱索？感染性心内膜炎不除外）左室壁局部运动减弱"，11月23日复查胸部CT提示"双肺病变较11月17日相比无明显改善"，11月26日复查心脏超声提示"左室扩大、二尖瓣轻度反流"。患者反复发热、自主呼吸功能恢复不佳，11月27日痰培养见"泛耐药鲍曼不动杆菌（XDR-Ab）"，于11月28日转入我院我科RICU进一步诊治。患者既往有"高血压病"4年，血压最高160/90mmHg，服用"硝苯地平控释片、30mg/d"控制血压；有"2型糖尿病"4年，服用"格列美脲4mg/d"控制血糖。吸烟史40年、每天10支；饮酒史40年、每天2两白酒，余无特殊。

查体：T 36.9℃，P 72次/min，BP 136/88mmHg。在咪达唑仑、右美托咪定微泵镇静、镇痛下神志尚清楚。经口气管插管，一般情况差。双侧瞳孔等大等圆，对光反应灵敏。气管尚居中，胸廓对称、无畸形，右下肺叩诊浊音，双肺呼吸音粗糙，右肺闻及湿啰音。心率72次/min，律齐，二尖瓣可闻及4/6收缩期吹风样杂音。腹软，无肌紧张，肠鸣音可。双下肢不肿。病理征阴性。

入院初步诊断：①重症肺炎；②急性冠脉综合征？心功能Ⅳ级；③高血压病2级（很高危

组);④ 2 型糖尿病。

辅助检查:11 月 28 日急诊血气分析:pH 7.43、HCO_3^- 26.20mmol/L、$PaCO_2$ 39.70mmHg、PaO_2 171.30mmHg(FiO_2 50%);血常规:WBC 8.49×10^9/L、RBC 3.18×10^{12}/L、PLT 310×10^9/L、L% 14.5%、N% 81.5%、Hb 95g/L;BNP 1 900.39pg/ml;血浆 D- 二聚体 2.80μg/ml;高敏肌钙蛋白 I 1.050μg/L;PCT 0.183ng/ml;ESR 49mm/H;CRP 42.60mg/L;白蛋白 25g/L;凝血功能、肾功能、电解质、血脂、肝酶大致正常。11 月 28 日急诊床旁胸部 X 线片:双肺渗出、右侧胸腔积液(图 3),心电图:心率 65 次 /min,窦性心律,胸导联 QRS 波低电压,Ⅱ、Ⅲ、aVF、V4~V6 导联 T 波浅倒置。11 月 29 日行床旁支气管镜,镜下见:左、右主支气管腔内少许脓性分泌物,气道黏膜轻度充血水肿。

诊治经过:11 月 29 日始加用"多黏菌素 B(首剂 150 万 U 后改为 100 万 U、q12h)"以及"头孢哌酮舒巴坦 3g、q8h"静脉滴注联合抗感染,并给予"依诺肝素钠 4 000U、qd"皮下注射抗凝、"呋塞米"静推利尿、补充人血白蛋白、鼻饲及静脉营养等治疗后患者病情逐渐好转。12 月 1 日复查 BNP 降至

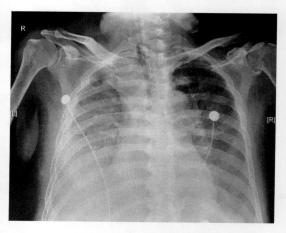

图 3　2018 年 11 月 28 日床旁胸部 X 线片

961.32pg/ml、高敏肌钙蛋白 I 降至 0.443μg/L。逐渐降低呼吸机支持力度,于 12 月 3 日 10:00 调整有创呼吸机 SIMV 模式(f 12 次 /min、FiO_2 40%)为 CPAP(压力 6cmH₂O、FiO_2 40%),监测心率、血压、呼吸均稳定。13:00 复查血气分析:pH 7.45、$PaCO_2$ 44.00mmHg、PaO_2 61.40mmHg(FiO_2 40%)。13:30 拔除气管插管,经鼻接高流量呼吸湿化仪序贯通气(FiO_2 40%、氧流量 40L/min)。15:00 患者稍感胸闷、气促,监测心率、血压平稳,呼吸频率波动于 30~34 次 /min,18:00 将经鼻高流量呼吸湿化仪更改为双水平无创呼吸机辅助通气(IPAP 16cmH₂O、EPAP 6cmH₂O),20:35 患者胸闷、气急加重,伴大汗淋漓,心率增快至 139 次 /min、呼吸频率 35 次 /min,经口吸出淡血性稀薄痰,床旁超声提示左室增大,考虑患者脱机后出现急性左心衰。经平喘、利尿、无创呼吸机辅助通气等处理后病情无好转,并出现嗜睡、点头样呼吸,重新给予气管插管接呼吸机辅助通气。急查血检验结果回报:肌酸磷酸激酶 2.50ng/ml、肌红蛋白 283ng/ml、高敏肌钙蛋白 I 0.26μg/L,BNP 883.62pg/ml、PRO-BNP 3 160pg/ml,血气分析:SO_2% 96.30、pH 7.319、HCO_3^- 26.70mmol/L、$PaCO_2$ 53.10mmHg、PaO_2 92.40mmHg(FiO_2 100%)。床边急诊支气管镜检查见气管、左右主支气管少量稀薄淡血性分泌物。11 月 28 日 ~12 月 2 日间断发热,体温最高 38.1℃,期间每天送痰检,仅 12 月 3 日痰培养检出非致病性奈瑟菌及草绿色链球菌,其余痰培养结果未回,继续予"多黏菌素 B(100 万 U q12h)"以及"头孢哌酮舒巴坦 3g q8h"静脉滴注联合抗感染。自 12 月 3 日体温高峰逐渐下降。自 12 月 4 日体温正

常，复查床旁胸部 X 线片提示"双肺渗出较前吸收减少，右侧胸腔积液较前明显吸收减少（图 4），调整抗感染方案为盐酸莫西沙星静脉滴注。

12 月 6 日复查 BNP 1 321.06pg/ml、12 月 9 日复查 BNP 572.17pg/ml。12 月 10 日联系我院心内科急诊于机械通气支持下行冠脉造影术，术中显示前降支近端狭窄 80%、回旋支近端狭窄 90%、右冠中段狭窄 80%（图 5），于 3 支狭窄血管共植入 4 枚冠脉支架。术后患者心功能较前明显改善，逐渐降低呼吸机支持力度后于 12 月 11 日成功脱机。脱机后呼吸

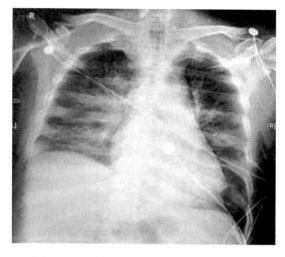

图 4　2018 年 12 月 4 日床旁胸部 X 线片

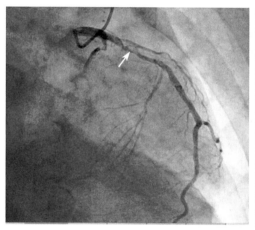

术前前降支近端

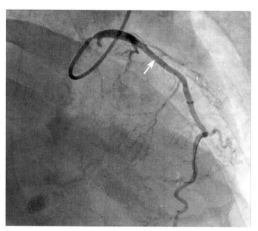

术后前降支近端

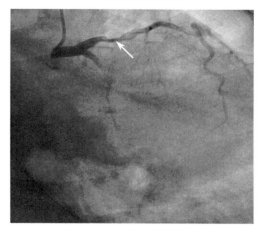

术前回旋支近端

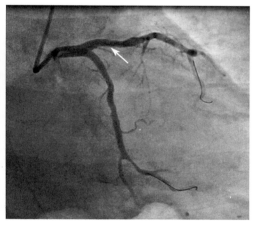

术后回旋支近端

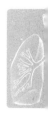

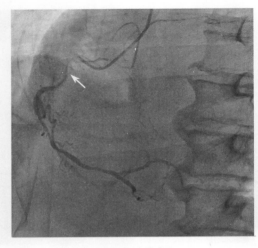 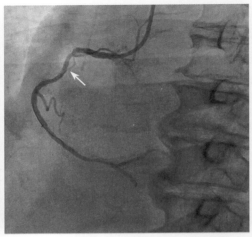

术前右冠状动脉中段   术后右冠状动脉中段

图 5   2018 年 12 月 10 日冠脉造影

平稳, 12 月 12 日复查胸部 CT 提示"与 11 月 23 日相比, 右肺上叶、中叶、左肺下叶渗出病变吸收好转, 左侧胸腔积液吸收, 右下肺不张, 右侧胸腔少许积液"(图 6)。自 12 月 16 日起监测患者在不吸氧状态下氧饱和度可维持在 95% 左右。12 月 17 日复查胸部 X 线片提示"右肺感染较前吸收, 左侧胸腔积液吸收, 右肺底少许积液, 右下肺不张"(图 7), 并停抗感染治疗。12 月 18 日复查血气分析: pH 7.447、$PaCO_2$ 36.2mmHg、PaO_2 87mmHg(FiO_2 21%); 血常规: WBC 7.49×10^9/L、RBC 3.56×10^{12}/L、PLT 346×10^9/L、L% 18.4%、N% 70.1 %、Hb 104g/L; BNP 673.94pg/ml; 肾功: 尿素 7.0mmol/L、肌酐 68μmol/L; 血浆 D- 二聚体 0.78μg/ml; 高敏肌钙蛋白 I 0.055μg/L; PCT 0.033ng/ml; ESR 29mm/H; CRP 23.2mg/L; 白蛋白 47g/L; 凝血功能、肝肾功能、电解质正常; 并完善心脏超声: 心脏各房室大小正常; 二、三尖瓣少量反流; 主动脉瓣少量反流; 左室肌顺应性下降; 左室 FS25%、EF50%。当日出院。

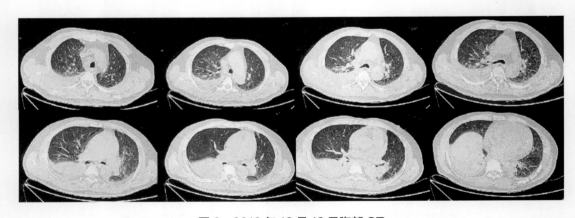

图 6   2018 年 12 月 12 日胸部 CT

出院诊断:①重症肺炎;②冠状动脉粥样硬化性心脏病、非 ST 段抬高型急性冠脉综合征、心功能Ⅳ级;③高血压病 2 级(很高危组);④2 型糖尿病。

【讨论】

1. XDR-Ab 引起的重症肺炎如何合理选择抗生素?本例患者在院外经多种抗生素抗感染治疗后病情无缓解,胸部 CT 提示肺部感染逐步进展。11 月 27 日外院痰液中培养出 XDR-Ab,入院后针对 XDR-Ab,如何选择抗生素、优化治疗以达到控制肺部感染的目的,这是摆在医师面前的第一难题,也是能否成功救治该患者关键环节之一。

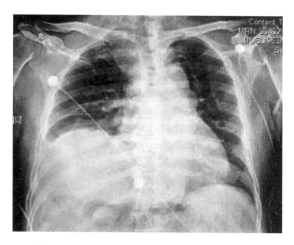

图7　2018 年 12 月 17 日床旁胸部 X 线片

鲍曼不动杆菌是一种非发酵糖类革兰氏阴性杆菌,广泛存在于自然界以及医院环境中,可引起肺部、血流以及腹腔、中枢神经系统、泌尿系统、皮肤软组织等多个部位的感染。2010年 CHINET 连续的耐药监测结果显示,不动杆菌位于我国大型教学医院临床分离革兰氏阴性菌第 3 位,仅次于大肠埃希菌与肺炎克雷伯菌,其中鲍曼不动杆菌占所有呼吸道标本分离革兰氏阴性菌的 17.5%。感染的危险因素包括:严重基础疾病、入住 ICU、接受机械通气、抗菌药物暴露、长时间住院等,最常见于危重患者,病死率高。随着抗生素的广泛应用,不动杆菌对抗菌药物的耐药率日趋严重,出现了 XDR-Ab 和全耐药的鲍曼不动杆菌(pan drug resistant acinetobacer baumanii,PDR-Ab),XDR-Ab 指仅对 1~2 种[主要指替加环素和(或)多黏菌素]敏感的菌株。

在一项关于"替加环素与多黏菌素 B 对泛耐药鲍曼不动杆菌体外研究"发现:替加环素或多黏菌素 B 是目前对耐头孢哌酮舒巴坦的 XDR-Ab 最有效药物之一;2012CHINET 监测显示鲍曼不动杆菌对头孢哌酮舒巴坦、阿米卡星、左氧氟沙星和米诺环素的耐药率分别为33%、40.2%、45.5% 和 42.2%,对多黏菌素 B 和多黏菌素 E 的敏感率均 >90%。国外研究发现,鲍曼不动杆菌一旦对多黏菌素异质性耐药,但异质性耐药菌株可部分恢复对其他抗菌药物的敏感性,因此多黏菌素联合 β- 内酰胺类抗生素或替加环素是可供选择的方案。

2012 年《中国鲍曼不动杆菌感染诊治与防控专家共识》中指出:针对 XDR-Ab 常需采用两药联合方案,甚至三药联合方案。国内目前较多采用以头孢哌酮舒巴坦为基础的联合方案和以替加环素为基础的联合治疗方案。

多黏菌素 B 是从芽孢杆菌分离获得的脂肽类抗生素,是快速杀菌剂,其作用于革兰氏阴性菌细胞外膜的脂多糖,导致细菌细胞外膜渗透性改变、细胞外膜破裂,细胞内的重要物质外漏,继而通过"自我增进摄取"途径进入细胞,导致细胞死亡。对大多数临床相关肠杆菌

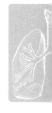

科细菌、非发酵发酵糖类革兰氏阴性杆菌均有抗菌活性。

舒巴坦是一种 β- 内酰胺酶抑制剂，单独使用仅对不动杆菌有较弱的作用，没有其他抗菌作用，但可保护其他抗生素不受 β- 内酰胺酶水解。

本例患者在院外已使用过"替加环素、头孢哌酮舒巴坦"，但患者肺部感染仍无法控制，故入院后我们选用以"头孢哌酮舒巴坦"为基础，联合"多黏菌素 B"共同抗 XDR-Ab，按照此方案患者在使用 6 天后体温降至正常，复查胸部 X 线片提示肺部渗出性病变明显吸收，说明治疗有效。但多黏菌素 B 最易引起肾毒性，在应用过程中需定期复查肾功能、尿常规，并根据肾功能调整用药剂量，尽可能避免联合应用其他肾毒性药物。近年来也有个例报道多黏菌素 B 可引起神经肌肉无力、癫痫发作、远端感觉异常等神经不良反应。而本例患者在使用"多黏菌素 B"的过程中均未发现存在肾毒性和神经毒性等不良反应。因此我们可以认为本例患者采用"头孢哌酮舒巴坦 + 多黏菌素 B"方案治疗 XDR-Ab 是成功的。

2. 造成患者脱机困难的原因是什么？ 患者存在吸烟、饮酒、糖尿病、高血压等引起心脏疾病的高危因素，起病初期有"胸痛、胸闷、气促"心脏疾病的现象，外院测高敏肌钙蛋白高、心脏超声提示"左室壁局部运动减弱"，入院后查 BNP 高。故入院高度怀疑有左心功能衰竭参与到疾病过程中。但心内科及家属对机械通气下行冠脉造影有顾虑，并且入院后经抗感染、利尿纠正心功能不全等治疗后患者氧合明显好转。因此我们逐渐降低呼吸机支持力度，于 12 月 3 日 13:30 拔除气管插管，接无创呼吸机序贯通气，但 12 月 3 日 20:35 患者突发急性左心衰，重新给予气管插管。是什么原因造成患者突发急性左心衰引起脱机失败呢？是否有一些潜在的原因一直未被纠正呢？

导致机械通气脱机失败常见原因包括神经系统因素、呼吸系统因素、代谢性因素、心血管因素、心理因素。

详细复习本例患者病史资料，分析如下：①患者无脑血管意外、中枢性窒息等呼吸中枢功能异常情况；患者入院后积极给予静脉补充人血白蛋白、肠内及肠外营养支持，使患者内环境、水、电解质维持在稳定状态；患者既往无气管插管病史，入院后密切观察患者无恐惧及焦虑；患者经积极的抗感染治疗后，复查胸部 X 线片提示肺部感染较前吸收、胸腔积液较前有吸收，呼吸功能逐步恢复；患者无失用性肌萎缩、严重的神经性疾病或药物导致的肌病。故基本可以排除神经系统、代谢、心理、呼吸系统因素造成脱机失败。②患者入院后多次测 BNP 高，外院心脏超声提示有"心功能差、左室壁局部运动减弱"改变，这说明患者存在心功能不全。在机械通气的帮助下，患者本身心肺耗能将降低，监测血流动力学尚稳定。但在脱机后由于患者自主呼吸增强，机体代谢增加，进而使循环的负荷增加；同时膈肌收缩使血液从腹腔转移至胸腔，导致回心血量增加，可增加左心室前负荷；此外，脱机后胸膜腔由正压变为负压后可增加左心室后负荷。由于患者心功能不全无法代偿增加的负荷，最终失代偿诱发急性左心衰。可见该患者脱机失败的根本原因是本身心功能差造成的，因此再次聚焦到患者左心功能。

2015 年版 ESC《非 ST 段抬高型急性冠脉综合征管理指南》以及 2016 年版由中华医学会心血管病学分会颁布的《非 ST 段抬高型急性冠状动脉综合征诊断和治疗指南》中均明确指出：对存在血流动力学不稳定或心源性休克的极高危患者，侵入性冠脉造影和血运重建应尽早(< 2 小时)开展。该患者自 12 月 6 日始出现血压降低，因此有行冠脉造影和血运重建的强烈指征。因此再次动员心内科及患者家属在我科给予有创呼吸支持保障下，于 12 月 10 日急诊完善心脏冠脉造影术，术中显示前降支近端狭窄 80%、回旋支近端狭窄 90%、右冠中段狭窄 80%(图 5)，并行冠脉支架植入术，术中顺利，术后安返病房。术后患者心功能较前明显改善，于 12 月 11 日成功脱机。

【总结】

针对 XDR-Ab 引起的重症肺炎，我们应结合专家共识采用两药联合治疗，甚至三药联合治疗，在治疗 XDR-Ab 的道路上进行不断探索。由于呼吸系统和心血管系统疾病往往相互促进、相互影响，对于高度怀疑"非 ST 段抬高型急性冠脉综合征"的患者，合并存在的重症肺炎、呼吸衰竭、气管插管并不是行冠脉造影的绝对禁忌证，特别是在危及患者生命的情况下，我们应打破陈旧观念，应积极创造条件，给予强有力的呼吸支持保障，进早开展"冠脉造影术和血运重建"，以达到早诊断、早治疗、改善患者预后的目的。

【专家点评】

董宇超(海军军医大学长海医院)：该患者同时合并 XDR-Ab 感染重症肺炎和左心衰。在救治过程中两者相互影响，一度干扰了 ICU 医师的决策，但通过缜密的临床分析和果断的措施，最终挽救了患者的生命。该病例的救治过程对危重症医师的临床思维和决策有很好的借鉴意义。

在经典的内科诊疗过程中，临床医师会追求用一元化来解释患者的疾病过程，以尽量保证诊断的正确性。但在危重症领域，患者同时合并多个疾病是很常见的。对大部分患者，其中某个疾病是主要矛盾，也有部分患者多个疾病均很严重，并且形成恶性循环，此时就需要用二元论来分析病情，才能制订出准确的诊疗计划。

该患者的 XDR-Ab 感染重症肺炎和冠心病左心衰，如果单独处理，在现有医疗条件下都不是无法处理的难题。但发生在机械通气患者就需要临床医师有很好的分析和决策能力。医疗小组判断心脏疾病是脱机困难的核心原因后，动员心脏医师和家属接受机械通气下的冠脉造影检查和支架植入治疗，体现出高度责任感，这是危重症医师必须具备的重要素质。

另外，患者是社区感染起病，起病初即有心脏症状，虽然后期培养到 XDR-Ab 并治疗成功，我们还是要怀疑患者起病时心衰是主要矛盾，鲍曼不动杆菌是院内感染病原。如是考虑可能会更早聚焦冠心病左心衰，更积极动员冠脉造影。

参考文献

[1] 史煜波,董燕.替加环素与多粘菌素 B 对泛耐药鲍曼不动杆菌体外研究[J].中国微生态学杂志, 2010,22(9):825-827.

[2] 陈佰义,何礼贤,胡必杰,等.中国鲍曼不动杆菌感染诊治与防控专家共识[J].中华医学杂志,2012, 92(2):76-85.

[3] ELIZABETH DH,CHRISTOPHER JS,JOHN CR. Polymyxin pharmacology,pharmacokinetics, pharmacodynamics and clinical applications[J]. Infect Dis Clin N Am,2003,17:545-562.

[4] 袁瑾懿,杨帆.多黏菌素 B 治疗多重耐药病原菌:要点综述[J].中国感染与化疗杂志,2008,8950: 398-400.

[5] 金鑫.83 例机械通气患者困难脱机影响因素分析[J].中外医疗,2010,29(26):42.

[6] ROFFI M,PATRONO C,COLLET JP,et al. 2015 ESC guidelines for the management of acute coronary syndromes in patients presenting without persistent ST-segment elevations[J]. Eur Hert J,doi:10.1093/ eurheartj/ehv320.

[7] 中华医学会心血管病学分会,中华心血管病杂志编辑委员会.非 ST 段抬高型急性冠状动脉综合征诊断和治疗指南(2016).中华心血管病杂志[J],2017,45(5):359-376.

有创机械通气序贯无创正压通气联合经鼻高流量湿化氧疗治疗 AECOPD

侯海佳　　赵洪文

中国医科大学附属一院呼吸与危重症医学科

慢性阻塞性肺疾病急性加重期(acute exacerbation of chronic obstructive pulmonary disease, AECOPD)是临床上咳嗽、咳痰、咳脓性痰及呼吸困难等呼吸症状的急性加重,造成患者在原稳定期治疗基础上增加额外的治疗手段,同时也是造成 COPD 患者死亡的重要原因。一旦患者出现严重的呼吸形式、意识、血流动力学等改变,即刻给予患者气管插管有创机械通气治疗。针对 AECOPD 有创通气患者的撤机方案有很多种,许多国内外学者将无创正压通气(noninvasive positive pressure ventilation,NPPV)运用于辅助撤机,发现这种早期拔管改为 NPPV 的方法,可以显著提高撤机成功率,缩短有创机械通气和住 ICU 的时间,降低院内感染率,并增加患者存活率。然而,针对无创不耐受或禁忌的患者,NPPV 的应用就有了限制。

近年来,经鼻高流量湿化氧疗(HFNC)以其对气体加温、加湿、提供稳定氧流量、减少无效腔通气、提供气道正压等特点而广泛应用于临床,许多学者也提到了将其应用于Ⅱ型呼吸衰竭的患者中也有一定的临床效果。本文就一例将 NPPV 及 HFNC 交替使用序贯 AECOPD 患者有创机械通气治疗进行报道。

【临床资料】

患者,女性,78 岁。以"反复咳嗽、咳痰 25 年,气短、水肿 2 年,加重伴昏睡 3 天"为主诉于 2017 年 11 月 20 日入院。患者 25 年前出现咳嗽,咳痰,为少量白色泡沫样痰,多在冬春季节出现,每次持续 10 余天,口服"阿莫西林、复方甘草片"后可缓解。而后,咳嗽、咳痰症状反复出现,每次持续时间逐渐延长。2 年前开始咳嗽、咳痰症状加重,常伴有黄色黏痰,并开始出现气短症状,时有双下肢水肿,曾反复在当地多家医院就诊,诊断为"慢性支气管炎、肺气肿、肺心病",给予抗炎、利尿、平喘等治疗后好转。3 天前受凉后出现咳嗽加重,咳黄色黏痰,不易咳出,伴气短,夜间不能平卧,尿量减少,双下肢水肿,无发热、胸痛、咯血、头痛、呕吐等症状。静点莫西沙星,口服利尿剂和复方茶碱片治疗,症状无缓解,并逐渐开始出现神志淡漠,熟睡不易唤醒,为进一步诊治入院。

入院后体格检查,T 36.9℃,R 35 次 /min,P 110 次 /min,BP 130/85mmHg。昏睡,双瞳孔等大正圆,对光反应灵敏,球结膜水肿,口唇发绀。气管居中,颈静脉怒张。呼吸表浅,急促,胸廓对称,桶状胸。双肺呼吸运动一致,双肺叩诊呈过清音,听诊双肺呼吸音减弱,可闻及散在湿啰音,广泛的干鸣音。剑突下可见抬举样心脏搏动,无震颤,心尖冲动位于左锁骨中线外 2cm,不弥散,心率 110 次 /min,肺动脉瓣区第二心音亢进,剑突下闻及 2 级收缩期吹风样杂音。腹软,无压痛及反跳痛,移动性浊音阴性。双足凹陷性水肿。病理反射未引出。

入院辅助检查结果显示,动脉血气分析(鼻导管吸氧 2L/min):pH 7.21,PaO_2 52mmHg,$PaCO_2$ 106mmHg,HCO_3^- 32.1mmol/L。胸部 CT:双肺透光度增加,双肺散在小淡片影,心影增大,支气管扩张。心电图:肺型 P 波,电轴右偏,顺钟向转位,不完全右束支传导阻滞。血常规:WBC 13.2×10^9/L,HGB 131g/L,PLT 102×10^9/L;CRP:132mg/L; PCT:2.9ng/ml;BNP:420pg/ml;血生化:K^+ 3.05mmol/L,CL^- 86mmol/L,Na^+ 136mmol/L,余基本正常;痰涂片:可见革兰氏阴性杆菌;血清支原体、衣原体、军团菌、病毒抗体阴性。

入院初步诊断:慢性阻塞性肺疾病急性加重;肺心病;Ⅱ型呼吸衰竭;肺内感染;支气管扩张;离子紊乱(低钾、低氯血症)。

入 MICU 后紧急给予患者气管插管呼吸机辅助通气,模式:A/C,PC 18cmH_2O,PEEP 3cmH_2O,FiO_2 40%~50%,并给予患者床旁纤维支气管镜吸痰,吸出大量黄色黏痰,内科对症给予碳青霉烯类联合喹诺酮类药物抗炎及平喘化痰、营养支持等治疗。7 天后患者病情明显好转,痰量减少,炎症指标较前明显下降。并逐渐将呼吸机模式转为 PSV 模式,PS 16cmH_2O,PEEP 3cmH_2O,FiO_2 35%。复查血气分析:pH7.4,PaO_2 70mmHg,$PaCO_2$ 47mmHg,

HCO_3^- 34.3mmol/L。随后进行 SBT(自主呼吸能力测试),行 T 管试验患者每天可脱机 1~2 小时,呼吸频率略有升高至 25~30 次/min,其余生命体征未见明显波动。

考虑患者为老年患者,长期进行有创机械通气可能会带来一系列相关的并发症,如人工气道造成的口鼻黏膜和声带的损伤,痛苦较大,长期正压通气造成气压伤等,特别是呼吸机相关性肺炎(VAP)的发生率也明显增加。所以给予患者拔除气管插管,序贯 NPPV 治疗,模式 S/T,IPAP 16cmH₂O,EPAP 4cmH₂O,FiO₂ 35%,后备频率 14 次/min。但患者在应用 NPPV 期间,表现出无创通气依从性差,每天应用仅有 4~8 小时,且应用期间经常反复摘戴面罩,$PaCO_2$ 波动于 60~80mmH₂O,精神状态较进行有创机械呼吸机期间萎靡。患者为慢性阻塞性肺疾病合并支气管扩张,平日痰量较多,且患者近期营养状态差,咳痰力度差,应用无创通气造成口干、咽干加重痰液引流不畅,床旁纤维支气管镜检查可见声门上方聚集较多痰痂(图 1)。

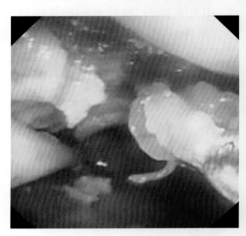

图 1　床旁纤维支气管镜检查:声门上方聚集较多痰痂

为解决这一问题,我们将呼吸支持治疗方案调整为 NPPV 与 HFNC 交替治疗。HFNC 设置参数为:温度 37℃,流速 60L/min,FiO₂ 35%。经过 1 周的治疗,患者的痰液引流得到明显改善,复查血气 $PaCO_2$ 波动于 45~50mmH₂O。最终好转出院。

【讨论】

本病例是关于慢性阻塞性肺疾病急性发作期合并支气管扩张、肺内感染的患者,在气管插管有创呼吸机辅助通气有效治疗后撤机方案的优化及选择。慢性阻塞性肺病(COPD)是一种常见的、可预防和可治疗的疾病,其特征在于持续的呼吸症状和气流受限,这通常是由于显著暴露于有害颗粒或气体的气道和(或)肺泡异常引起的。COPD 急性加重(AECOPD)合并呼吸衰竭是导致 COPD 患者住院最重要的原因。由于氧耗量和呼吸负荷显著增加,超过呼吸肌自身的代偿能力,使其不能维持有效的肺泡通气,从而造成缺氧及 CO_2 潴留,严重者发生呼吸衰竭。在 AECOPD 早期,患者神志清楚,咳痰能力尚可,痰液引流问题并不十分突出,此时予以无创正压机械通气(NPPV)早期干预可获得良好疗效。若痰液引流障碍或有效通气不能保障时,需建立人工气道行有创正压机械通气(invasive positive pressure ventilation,IPPV),以有效引流痰液和提供较 NPPV 更有效的通气。一旦感染或其他诱发急性加重的因素有所控制,自主呼吸功能有所恢复,需撤离 IPPV。

然而,撤机过程是机械通气的难点和重点,整个撤机的过程占机械通气时间的 1/2。撤机的难易程度主要取决于患者的原发病、基础病及机械通气取代自主呼吸时间的长短。对于困难撤机和延迟撤机的患者,需要采用一些技术方法,才能使患者顺利撤机。这是机械通气撤离过程中的 3 个主要问题。临床常用的撤机方法有:直接停机、T 管间断停机、压力支持通气、闭环通气、无创正压通气辅助等方法。最新的指南中提到,推荐将 NPPV 应用于存在合并症的慢性阻塞性肺疾病患者的辅助撤离有创通气的过程中。根据一项荟萃分析,NPPV 在 COPD 急性加重患者有创机械通气序贯治疗中是一种有效的支持方法,并且已被证明可以降低病死率、ICU 和医院的住院时间以及机械通气的持续时间,但 NPPV 序贯机械通气作为支持疗法的时机尚未确定。我国的多中心随机前瞻对照研究结果显示,以肺部感染控制窗为切换点进行有创与无创序贯机械通气治疗策略,使有创通气时间明显缩短,住 ICU 时间减少,呼吸机相关性肺炎的发生率明显下降,病死率降低。我国无创正压通气临床应用专家共识提出 NPPV 辅助撤机的指征如下:①患者在 COPD 急性发作前生活基本可以自理;②感染是 AECOPD 的原因;③经过治疗后肺部感染得到有效控制;④患者的一般状态比较好,意识清楚;⑤痰液不多和气道清除能力较好;⑥需要的通气参数:吸入氧浓度 <40%,压力支持 <12cmH_2O,同步间歇指令通气(SIMV)频率 <12 次 /min。虽然,NPPV 治疗具有并发症少、能够降低气道阻力、帮助改善通气、缓解呼吸肌疲劳、对抗内源性 PEEP、减少二氧化碳潴留的发生、显著降低了 VAP 的发生等作用,然而因其有压迫面部致溃疡、可引起深部痰液引流不畅、误吸、胃胀气等风险,限制 NPPV 的使用。

近年来,经鼻高流量湿化氧疗(HFNC)作为在高流量(高达 60L/min)下通过鼻导管输送提供可调节气体的新设备,已成为许多临床情况下安全有用的支持疗法,并通过各种机制发挥其潜在的益处。经鼻高流量可以提供 21%~100% 的恒定氧浓度,气体温度与湿度适宜,患者依从性良好;同时,湿化气自身配备报警装置、安全机制等,能够预防温度过高、过度脱水等,治疗安全性明显提高。目前,HFNC 在治疗急性低氧性呼吸衰竭、气管插管后预防再插管等方面已得到广泛研究。

HFNC 相对于 NPPV 和 IPPV 更舒适,相对于普通氧疗可以提供加温、加湿气体,稳定的高浓度氧供,减少了无效腔通气和有呼气末正压的治疗作用。因此,从理论上来说可以作为一种新的撤机方法,尤其对一些特定的患者可能部分的替代甚至取代无创通气或面罩氧疗。经鼻高流量氧疗在新生儿的应用最早,临床经验最为丰富,新生儿呼吸衰竭的原发病也比较单一,主要是新生儿透明膜病。成人呼吸衰竭的病因较新生儿更为复杂,关于 HFNC 在成人患者撤机中的应用的研究人群多为心脏术后单纯撤机的患者,而对于 AECOPD 撤机涉及甚少。大多的关于有创机械通气序贯 NPPV 与 HFNC 的比较研究中,提到两者在 ICU 住院天数及病死率上未见明显差异,对于氧合改善方面亦是两者相当,但 HFNC 似乎有更好的患者耐受性和舒适性。近年来的几篇关于 HFNC 在 COPD 患者中应用的理论基础主要是基于以下几个生理学特点:①冲刷咽部无效腔,减少 CO_2 的重吸入;②可以产生持续气道正压的效果,并通过持续气道正压机械性扩张鼻腔部从而减少吸气阻力,且可以一定程度上复张肺泡;③良好的湿化效果,可以增强患者的耐受性。对于 COPD 稳定期,即使合并高碳酸血症,HFNC 在改善氧合和降低二氧化碳分压方面与 NPPV 的效果基本相当。

对于急性加重 COPD 的相关研究,目前缺乏大规模多中心研究,仅一些小样本研究报道 HFNC 对于患者更适用。国内的一项小样本针对无创不耐受患者的 COPD 有创通气序贯治疗的研究中发现:予 HFNC 氧疗 11 例中,仅 2 例治疗失败再次气管插管,HNFC 治疗成功率达 81.8%。对于 AECOPD 患者有创机械通气的序贯治疗方面的研究还有待进一步探索。

另外,本例患者基础存在支气管扩张合并感染,痰液分泌物较多,长期应用无创呼吸机会影响痰液引流,甚至导致二次插管。相关研究发现支气管扩张患者中应用 HFNC 治疗后支气管沉积物明显减少,可见其可显著提高气道清除能力,保护气道黏膜。

综上所述,从原理上,HFNC 和 NPPV 一样都可以作为撤机方法之一,应用到合适患者当中。但 HFNC 用于病情复杂、撤机困难患者的研究还需进一步探索。对于 AECOPD 合并 Ⅱ 型呼吸衰竭的有创机械通气患者,NPPV 序贯治疗的临床效果是确切的,仍然是临床应用的首选,而 HFNC 可以考虑与 NPPV 交替使用,达到加强气道湿化及痰液引流而优化临床治疗效果的目的。因此,HFNC 可能是有创机械通气患者序贯 NPPV 治疗的补充或替代方法,有助于提高患者的耐受性和脱机成功率。

参考文献

［1］ Global Initiative for Chronic Obstructive Lung Disease. GOLD 2017 Global Strategy for the Diagnos, Management and Prevention of COPD［EB/OL］. https://goldcopd.org/gold-2017-global-strategy-diagnosis-management-prevention-copd/, 2016-11-15.

［2］ 中华医学会重症医学分会. 慢性阻塞性肺疾病急性加重患者的机械通气指南(2007). 中国危重病急救医学, 2007, 19:513-518.

［3］ JM BOLES, J BION, A CONNORS, et al. Weaning from mechanical ventilation. Eur Respir J, 2007, 29:1033-1056.

［4］ TSUNETO AKASHIBA, YUKA ISHIKAWA, HIDEKI ISHIHARA, et al.The Japanese Respiratory Society Noninvasive Positive Pressure Ventilation (NPPV) Guidelines (second revised edition). Respiratory Investigation, 2017, 55:83-92.

［5］ 有创 - 无创序贯机械通气多中心研究协作组. 以肺部感染控制窗为切换点行有创与无创序贯机械通气治疗慢性阻塞性肺疾病所致严重呼吸衰竭的随机对照研究. 中华结核和呼吸杂志, 2006, 29:14-18.

［6］ 中华医学会呼吸病学分会呼吸生理与重症监护学组,《中华结核和呼吸杂志》编辑委员会. 无创正压通气临床应用专家共识. 中华结核和呼吸杂志, 2009, 32:86-98.

［7］ ROCA O, HERNANDEZÁNDEZ G, DÍAZ-LOBATO S, et al. Current evidence for the effectiveness of heated and humidified high flow nasal cannula supportive therapy in adult patients with respiratory failure［J］. Crit Care, 2016, 20(1):109-121.

［8］ MAITRA S, SOM A, BHATTACHARJEE S, et al. Comparison of high-flow nasal oxygen therapy with conventional oxygen therapy and noninvasive ventilation in adult patients with acute hypoxemic respiratory failure:A meta-analysis and systematic review［J］. J Crit Care, 2016, 35:138-144.

［9］MT SHOEMAKER. Neonatology,2012,102:300-308.

［10］BROTFAIN E,ZLOTNIK A,SCHWARTZ A,et al. Comparison of the effectiveness of high flow nasal oxygen cannula vs. standard nonrebreather oxygen face mask in post-extubation intensive care unit patients［J］. Isr Med Assoc J,2016,16(11):718-739.

［11］STEPHAN F,BARRUCAND B,PETIT P,et al. High-flow nasal oxygen vs noninvasive positive airway pressure in hypoxemic patients after-rdiothoracic Surgery:A randomized clinical trial［J］. JAMA,2016,313 (23):2331-2339.

［12］SZTRYMF B,MESSIKA J,BERTRAND F,et al. Beneficial effects of humidified high flow nasal oxygen in critical care patients:a prospective pilot study［J］. Intensive Care Med,2011,37(11):1780-1786.

［13］PARKE RL,ECCLESTON ML,MCGUINNESS SP. The effects of flow on airway pressure during nasal high-flow oxygen therapy［J］. Respir Care,2011,56(8):1151-1155.

［14］RIERA J,PEREZ P,CORTES J,et al. Effect of high-flow nasal cannula and body position on end-expiratory lung volume:a cohort study using electrical impedance tomography［J］. Respir Care,2013,58(4):589-596.

［15］FRASER JF,SPOONER AJ,DUNSTER KR,et al. Nasal high flow oxygen therapy in patients with COPD reduces respiratory rate and tissue carbon dioxide while increasing tidal and end-expiratory lung volumes:a randomised crossover trial［J］. Thorax,2016,71(8):759-761.

［16］PILCHER J,EASTLAKE L,RICHARSA M,et al. Physiological effects of titrated oxygen via nasal high-flow cannulae in COPD exacerbations:A randomized controlled cross-over trial［J］. Respirology,2017,22(6): 1149-1155.

［17］李绪言,罗琴,李海超,等.经鼻高流量氧疗在慢性阻塞性肺疾病急性加重期撤机患者的临床研究［J］. 中华实验外科杂志,2017,34(2):314-317.

［18］HASANI A,CHAPMAN TH,MCCOOL D,et al. Domiciliary humidification improves lung mucociliary clearance in patients with bronchiectasis［J］. Chronic Respiratory Disease,2008,5(2):81-86.

［19］REA H,MCAULEY S,JAYARAM L,et al. The clinical utility of longterm humidification therapy in chronic airway disease［J］. Respir Med,2010,104(4):525-533.

高流量氧疗在气管切开 COPD 患者困难撤机中的应用

徐培峰　潘贤枝　葛慧青
浙江大学医学院附属邵逸夫医院呼吸治疗科

　　有创机械通气是一种生命支持手段,通常被用作慢性阻塞性肺疾病(chronic obstructive pulmonary disease,COPD)患者并发急性呼吸衰竭时的最后一种治疗方法。COPD 患者因

急性呼吸衰竭而进行机械通气有较高的 ICU 病死率（37%~64%）。很多患者由于长时间的机械通气及长期卧床，呼吸肌出现失用性萎缩，功能下降。撤离呼吸机时，逐渐降低机械通气支持压力，会使患者出现自主呼吸做功增加、氧耗增多，甚至出现二氧化碳潴留，导致撤机失败。如何使这类困难脱机的 COPD 气管切开患者成功脱离呼吸机，尚且研究不足。

高流量氧疗作为一种新型呼吸支持手段用于成人呼吸衰竭的历史仍然不长，是目前一种较为热门的氧疗方式。经鼻高流量氧疗因为其高速的流量能给患者提供稳定的氧气浓度，高速气流产生的气道内正压可以增加呼气末肺容积、改善氧合。高速气流还能冲刷气道，减少生理性解剖学无效腔，减少 CO_2 重吸收。另外，良好的温、湿化可以保持患者呼吸道黏膜纤毛的正常功能，稀释痰液并促进气道分泌物排出，相较于无创通气，高流量氧疗患者有更好的舒适度及依从性。

高流量氧疗能改善 COPD 患者的临床预后。高流量氧疗在一定程度上可以降低呼吸道阻力，减少患者的呼吸功。研究发现，高流量氧疗可以缓解 COPD 患者的呼吸急促，降低 CO_2 的浓度。COPD 患者长期家庭使用高流量氧疗，对呼吸衰竭急性加重的频度、时间及发作间隔均有改善趋势。但是相关临床实践与研究大多集中在经鼻高流量，气管切开患者的使用缺乏经验。我们在一例困难脱机的 COPD 患者气管切开后使用高流量氧疗进行撤机，取得了理想的效果，现报道如下：

【临床资料】

患者，男性，82 岁。因"突发意识障 6 小时"于 2018 年 6 月 2 日 18:31 入我院。患者 6 小时前来我院就诊时突发意识障碍，倒地不起，呼之不应，急诊抢救时心跳、呼吸骤停，予胸外按压，紧急气管插管，查血气：pH 7.091，$PaCO_2$ 104.8mmHg，PaO_2 65.6mmHg，乳酸 11.10mmol/L，钾 8.76mmol/L，NT proBNP 21 892pg/ml，急诊予去甲肾维持血压、呋塞米、葡酸钙、高糖胰岛素、碳酸氢钠液对症处理，后血钾降至 5.75mmol/L，血气：pH 7.311，$PaCO_2$ 77.8mmHg，乳酸 6.80mmol/L，拟"呼吸、心跳骤停"收入院；既往冠心病，骨质疏松病史，胸闷、气急 4 年余，1 个月前因"骨质疏松、椎间盘突出"于当地医院住院治疗。

入院查体：R 12 次 /min，T 36.4℃，P 77 次 /min，BP 107/75mmHg。气管插管，镇静状态，皮肤及巩膜未见黄染，瞳孔等大等圆，全身浅表淋巴结未及肿大，心律齐，未及明显病理性杂音，双肺呼吸音粗，未闻及明显干湿啰音，腹软，无明显压痛及反跳痛，肝、脾肋下未及。四肢肌力检查不能配合，双下肢轻度水肿，足背动脉搏动减弱，病理征未引出。

辅助检查：白细胞计数 15.1×10^9/L，红细胞计数 5.81×10^{12}/L，血红蛋白 185g/L，血小板计数 109×10^9/L，中性粒百分数 73.8%，钾 5.75mmol/L，钠 137mmol/L，氯 93mmol/L，超敏 C 反应蛋白 7.0mg/L，D- 二聚体 1.94μg/ml，NT proBNP 21 892pg/ml。心脏超声：①左室壁运动欠协调；②轻度三尖瓣、二尖瓣反流。静脉彩超：①双下肢动脉硬化伴斑块；②双下肢深静脉

显示段血流通畅。CT:①两肺炎症及部分肺不张,其中左肺下叶部分实变;右下胸膜增厚、钙化;两侧胸腔积液。②置管后,心影增大,请结合临床;动脉硬化;颈胸部静脉内散在积气,心包少量积气,请结合临床。③双侧基底节区缺血腔隙性脑梗死灶;两侧侧脑室旁白质脱髓鞘及缺血灶。

入院初步诊断:①呼吸、心跳骤停,心肺复苏后;②冠状动脉粥样硬化心脏病;③心功能不全;④肝功能不全;⑤肺部感染;⑥Ⅱ型呼吸衰竭;⑦高钾血症。

治疗经过:转入我科后,予积极综合治疗,患者生命体征逐渐平稳。据入院时查血气提示:Ⅱ型呼吸衰竭,结合临床表现及影像学等辅助检查,现诊断考虑"AECOPD,CPR术后"。患者于 2018 年 6 月 5 日拔除气管插管,行无创呼吸机序贯治疗,后因咳嗽困难,痰液黏稠于 2018 年 6 月 7 日 18:40 重新经口气管插管,并于 2018 年 6 月 14 日行气管切开术。现患者脱离呼吸机难度大,用 SIMV 模式进行呼吸锻炼,予以逐渐降低支持水平至 RR 2bpm,PS 8cmH$_2$O,FiO$_2$ 0.25,之后连续 4 天(2018 年 6 月 24—27 日)都无法再继续降低支持水平来维持通气,患者撤机困难。若长期机械通气,可能再次面临 ICU 常见的一系列并发症以及继发肺部感染,预后可能越来越差,生活质量越来越差。所以,在严格的密切监护下,试用高流量氧疗接气管切开开口进行脱离呼吸机可能是有益。于 2018 年 6 月 28 日经原配的延长管专用接头接于气管切开开口,温度设置 37℃,流速初始设置 40L/min,逐渐增加至 60L/min,根据患者 SpO$_2$ 滴定式调节氧气流速,患者耐受性较好,经过 9 天(2018 年 6 月 28 日—2018 年 7 月 6 日)撤机,予以 HighFlow 氧疗,患者成功脱离呼吸机的支持,并成功于 2018 年 7 月 7 日转至下级医院继续康复治疗(图 1、图 2)。

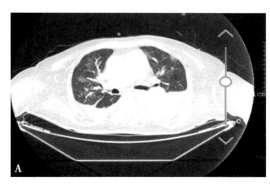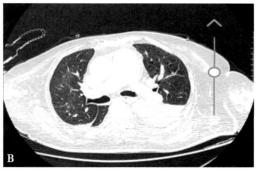

图 1　胸部 CT

A:2018 年 6 月 26 日;B:2018 年 7 月 3 日

高流量氧疗具体使用情况:

第一天(6 月 28 日)脱机改 HighFlow 氧疗:FiO$_2$ 0.3,流量 40L/min,2 小时后因 HR 126、R 41、BP 190/98mmHg、SpO$_2$ 92% 改 PSV 模式,PS 8,PEEP 6,FiO$_2$ 0.25,后呼吸费力改 SIMV 过夜。

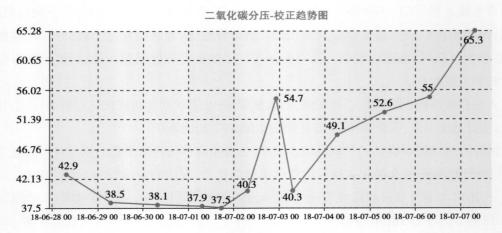

图 2　二氧化碳分压检测

第二天 (6 月 29 日) 脱机改 HighFlow 氧疗：FiO_2 0.25，流量 60L/min，3 小时后因 HR 112、R 43、BP 178/87mmHg、SPO_2 87% 改回 SIMV 模式，PI 15，PS 8，PEEP 6，F2，FiO_2 0.25 过夜。

第三天 (6 月 30 日) 脱机改 HighFlow 氧疗：FiO_2 0.25，流量 80L/min，2 小时后因 HR 118、R 40、BP 176/79mmHg、SPO_2 95% 改回 SIMV 模式，PI 15，PS 8，PEEP 6，F2，FiO_2 0.25 过夜。

第四天 (7 月 1 日) 呼吸状态欠佳，予以暂停改 HighFlow，予以 SIMV 模式，PI 15，PS 8，PEEP 6，F2，FiO_2 0.25 支持。

第五天 (7 月 2 日) 脱机改 HighFlow 氧疗：FiO_2 0.25，流量 80L/min，12 小时后因 HR 119、R 40、BP 220/91mmHg、SPO_2 88% 改回 PC 模式，PI 10，PEEP 6，F12，FiO_2 0.25 过夜。

第六天 (7 月 3 日) 脱机改 HighFlow 氧疗：FiO_2 0.25，流量 80L/min，过夜，24 小时后 (7 月 4 日晨)ABG：pH 7.411，PaO_2 90.2，$PaCO_2$ 49.1，BE 5.1，HCO_3^- 30.5，继续观察。

第七天 (7 月 4 日) 继续昨日 HighFlow 氧疗：FiO_2 0.22，流量 60L/min，持续使用 HF48 小时 (7 月 5 日晨)ABG：pH 7.407，PaO_2 62.3，$PaCO_2$ 52.6，BE 7，HCO_3^- 32.7，继续观察。

第八天 (7 月 5 日) 继续予以 HighFlow 氧疗：FiO_2 0.22，流量 60L/min，72 小时后 (7 月 6 日晨) ABG：pH 7.399，PaO_2 97.9，$PaCO_2$ 55，BE 7.2，HCO_3^- 33.7，继续观察。

第九日 (7 月 6 日) 继续脱机 HighFlow 氧疗，参数未变，继续观察。

第十日 (7 月 7 日) 继续脱机 HighFlow 氧疗，参数未变，今晨 ABG：pH 7.374，PaO_2 84.2，$PaCO_2$ 65.3，BE 10.2，HCO_3^- 37.3，患者病情平稳，考虑后期康复时间较长，予停机出院转下级医院继续治疗。

【讨论】

1. 本病例中 HighFlow 气管切开 COPD 困难撤机患者撤机成功的可能原因有哪些? HighFlow 的研究及应用常规集中在经鼻高流量氧疗,经过气管切开管使用时,常规的以下 3 点优势仍然存在:①HighFlow 能提供较高且稳定流量,满足人体正常呼吸的吸气峰流速;②良好的温、湿化可以保证呼吸道黏膜纤毛的正常功能,稀释痰液并促进气道分泌物排出,也提高患者舒适度及依从性,一定程度上缓解由于撤机时产生的恐惧、烦躁等负面情绪;③能准确把控患者吸入氧浓度,避免氧浓度过高对 COPD 患者的副作用。气管切开后上气道无效腔已经与气管插管相比减少,高速流量对下气道的冲刷,能否使 CO_2 重吸收进一步减少,有待研究。另外,由于气管切开开口相对较大,使用类似 PEEP 的效应考虑可能性不大,但高流量对减少患者的呼吸做功应该是有一定的作用的,具体是否 HighFlow 经气管切开开口治疗能否提高 COPD 患者脱机成功率仍然需要更多的研究证实。

2. HighFlow 氧疗在气管切开 COPD 患者困难撤机过程中的注意事项有哪些? 气管切开患者行 HighFlow 的使用缺乏相关的经验及资料。本例是将 HighFlow 用于气管切开 COPD 患者的困难撤机,使用过程中发现流量的支持水平和温、湿化要求会比常规经鼻高流量吸氧更高。当把流量调至 60L/min 及以上时,患者脱离呼吸机的时间会延长,整体舒适度更佳。另外,可能由于流量较高的原因,温度需要也明显偏高,当把温度调至 37℃时,整体湿化效果才达标,痰液黏稠度适中。这可能与气管切开开口一般较大,高流量气体浪费可能较多有关。但不管怎样,气管切开患者高流量氧疗的参数设置和调节,仍缺乏相关的经验。所以,气管切开患者行 HighFlow 时需注意:①密切关注患者病情的动态变化,把握撤机时机;②关注气道分泌物的黏稠度,把握好气道的温、湿化,可能比经鼻 HighFlow 需要更高的湿化水平;③根据血气情况,把握好流量的调节;④同时准确调整患者的吸氧浓度,维持 SPO_2 在 88%~92%,避免氧浓度过高对 COPD 患者的副作用。

【总结】

本案例患者在严格的密切监护下,确实成功脱离呼吸机的支持,并成功转至下级医院继续康复治疗,但气管切开患者在 HighFlow 氧疗使用中的参数设置和调节,也缺乏相关的经验、资料和依据。与此同时,HighFlow 经气管切开开口治疗能否真正提高 COPD 患者脱机成功率仍然需要更多的研究证实。

参考文献

[1] ALIAÍ I,DE LA CAL MA,ESTEBAN A,et al. Efficacy of corticosteroid therapy in patients with an acute exacerbation of chronic obstructive pulmonary disease receiving ventilatory support. Arch Intern Med,2011, 171:1939.

［2］ SENEFF MG，WAGNER DP，WAGNER RP，et al. Hospital and 1-year survival of patients admitted to intensive care units with acute exacerbation of chronic obstructive pulmonary disease. JAMA，1995，274：1852.

［3］ RELLO J，RODRIGUEZ A，TORRES A，et al. Implications of COPD in patients admitted to the intensive care unit by community-acquired pneumonia. Eur Respir J，2006，27：1210.

［4］ RODRIGUEZ A，LISBOA T，SOLE-VIOLANA J，et al. Impact of nonexacerbated COPD on mortality in critically ill patients. Chest，2011，139：1354.

［5］ MAKRIS D，DESROUSSEAUX B，ZAKYNTHINOS E，et al. The impact of COPD on ICU mortality in patients with ventilator-associated pneumonia. Respir Med，2011，105：1022.

［6］ AFESSA B，MORALES IJ，SCANLON PD，et al. Prognostic factors，clinical course，and hospital outcome of patients with chronic obstructive pulmonary disease admitted to an intensive care unit for acute respiratory failure. Crit Care Med，2002，30：1610.

［7］ PENUELAS O，FRUTOS-VIVAR F，FERNANDEZ C，et al. Characteristics and outcomes of ventilated patients according to time to liberation from mechanical ventilation. Am J Respir Crit Care Med，2011，184：430.

［8］ LEE JH，REHDER KJ，WILLIFORD L，et al. Use of high flow nasal cannula in critically ill infants，children，and adults：a critical review of the literature［J］. Intensive Care Med，2013，39（2）：247-257.

［9］ GROVES N，TOBIN A. High flow nasal oxygen generates positive airway pressure in adult volunteers［J］. Aust Crit Care，2007，20（4）：126-131.

［10］ CODEY A，CARUANA LR，BARNETT AG，et al. Oxygen delivery through highflow nasal canuulae increase end—expiratory lung volume and reduce respiratory rate in postcardiac surgical patients［J］. Br J Anaesth，2011，107（6）：998-1004.

［11］ LY U S，AN YZ. The application of actively heated humidified high flow nasal cannula oxygen therapy in adults［J］. Chin Crit Care Med，2016，28（1）：84-88.

［12］ BROTFAIN E，ZLOTNIK A，SCHWARTZ A，et al. Comparison of the effectiveness of high flow nasal oxygen cannula vs. standard non-rebreather oxygen face mask in post-extubation intensive care unit patients［J］. Isr Med Assoc J，2014，16（11）：718-722.

［13］ TIRUVOIPATI R，LEWIS D，HAJI K，et al. High-flow nasal oxygen VS highflow face mask：a randomized crossover trial in extubated patients［J］. J Crit Care，2010，25（3）：463-471.

［14］ DYSART K，MILLER TL，WOLFSON MR，et al. Research in high flow therapy：mechanisms of action［J］. Respir Med，2009，103（10）：1400-1405.

［15］ FRASER JF，SPOONER AJ，PUNSTER KR，et al. Nasal high flow oxygen therapy in patiens with COPD reduces respiratory rate and tissue carbon dioxide while increasing tidal and end-expiratory lung volu. Thorax，2016，71（8）：759-761.

［16］ H REA，SL MCAULEY，J GARRETT，et al. The Clinical utility of long-term humidification therapy in chronic airway disease. Respir Med，2010，104（4）：525-533.

镇痛镇静辅助治疗 ARDS 合并呼吸机相关性肺损伤

刘熙　徐静　李琦
陆军军医大学第二附属医院

急性呼吸窘迫综合征(acute respiratory distress syndrome,ARDS)是指心源性以外各种肺内、外严重致伤因素导致的急性、进行性、缺氧性呼吸衰竭,严重的顽固性低氧血症是其特征性的临床表现。机械通气是治疗 ARDS 最主要的外呼吸功能替代技术,但呼吸机相关性肺损伤(ventilation-associated lung injury,VALI)却是治疗过程中不可忽视的主要矛盾之一,尤其对于病情危重、呼吸支持条件高的患者,由各种原因所致的人机对抗往往是重要的推手。如何对重症 ARDS 患者行有效的肺保护性通气则成为临床通气实践的现实需求。现将 1 例 ARDS 合并 VALI 患者的救治报道如下,并结合相关文献和指南就危重症患者的镇痛、镇静治疗做相应讨论。

【临床资料】

患者,男性,54 岁。因"咳嗽、咳痰伴发热 5 天"于 2018 年 1 月 28 日入我院急诊科。患者受凉后起病,病初主要表现为阵发性咳嗽、咳较多红黄色痰,易咳出,伴发热,院外体温最高达 39.7℃,热型不规律,不伴其他特殊不适。患者病初于当地诊所输注"林可霉素"(具体剂量不详),病情无缓解,为求进一步诊治而入我院急诊科。急诊血常规示"白细胞 9.01×10^9/L,中性粒细胞 84.9%,红细胞 5.03×10^{12}/L,血红蛋白 158g/L,血小板 194×10^9/L",感染炎性标志物示"C 反应蛋白 47.0g/L,降钙素原 0.67ng/ml",肝功能示"门冬氨酸氨基转移酶 41.1U/L,白蛋白 34.0g/L";痰细菌培养提示"正常菌群生长",未查见真菌孢子及菌丝,痰抗酸杆菌染色阴性;急诊胸部 CT 提示"双肺感染可能"。患者遂被收入急诊科 ICU。起病以来,患者精神、食欲、睡眠较差,二便如常。平素体健。1 年前发现"血糖升高",当时诊断不明,此后亦未规律服用降糖药物。无吸烟史,偶有少量饮酒。

入院时查体:T 39.7℃,P 127次/min,R 24次/min,BP 143/80mmHg。神志清楚,急性病容,问答切题,查体合作。呼吸急促,口唇发绀,双下肺呼吸音粗,可闻及较多哮鸣音和湿啰音。心率 104次/min,律齐,各瓣膜听诊区未闻及杂音。其余查体无明确阳性发现。

入院时辅助检查:动脉血气(吸氧 2L/min)示"pH 7.47,PaO_2 33.00mmHg,$PaCO_2$ 33.00mmHg,HCO_3^- 24.00mmHg,SaO_2 69.00%"(氧合指数 114mmHg),血常规示"白细胞 10.38×10^9/L,中

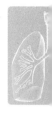

性粒细胞 91%，红细胞 4.91×10^12^/L，血红蛋白 150g/L，血小板 156×10^9^/L"，感染炎性标志物示"C 反应蛋白 195.0mg/L，降钙素原 2.43ng/ml，IL-6 173.0pg/ml，TNF-α 19.0pg/ml"，肝功能 + 电解质示"门冬氨酸氨基转移酶 78.3U/L，γ-谷氨酰转移酶 96.2U/L，总蛋白 55.4g/L，白蛋白 31.1g/L"，血糖（随机）示"12.79mmol/L，钾 3.41mmol/L，钠 130.9mmol/L"，T 细胞亚群计数示 "CD4 220 个 /μl，CD3 476 个 /μl，CD8 212 个 /μl"，肾功能、凝血功能未见异常；呼吸道病原体、流感、人感染 H7 亚型禽流感病毒检查无阳性结果，痰检未见明确致病微生物，真菌 G 试验结果阴性，ANCA 相关抗体、抗 GBM 抗体及抗核抗体谱等均无阳性结果。

入院后临床诊断社区获得性肺炎，重症、急性呼吸窘迫综合征（ARDS）。立即予经口气管插管、有创呼吸机辅助通气，辅以镇痛、镇静、肌松（舒芬太尼、咪达唑仑、丙泊酚、维库溴铵持续微泵输注）。结合患者临床，首先考虑细菌感染可能，同时不完全除外病毒感染，遂予哌拉西林 / 他唑巴坦 4.5g q8h（1 天后改为亚胺培南 / 西司他丁 1.0g q8h）、莫西沙星 0.4g qd、奥司他韦 75mg bid 抗感染治疗，并予甲泼尼龙 40mg qd（1 天后增至 80mg qd）抗炎、静注人免疫球蛋白 10.0g qd 调节免疫。同时予雾化吸入解痉、平喘、祛痰及营养支持治疗。患者病情无明显改善，吸氧浓度逐渐提升，氧合指数进行性降低，遂于 2018 年 1 月 31 日转入重症医学科。

转入时 T 37.1℃，P 108 次 /min，R 24 次 /min（经口气管插管、咪达唑仑、丙泊酚、维库溴铵持续微泵输注，完全机控呼吸），BP 150/77mmHg。药物镇痛、镇静下，Richmond 躁动 - 镇静评分（Richmond agitation-sedation scale，RASS）–4~–5，机控呼吸下人机配合好，无明显呼吸窘迫，双肺呼吸音清，左下肺野可闻及少量细湿啰音，无哮鸣音。其余查体无明确阳性发现。动脉血气（吸氧浓度 70%）示"pH 7.40，PaO_2 70.40mmHg，$PaCO_2$ 45.20mmHg，HCO_3^- 27.00mmHg，SaO_2 96.40%"（氧合指数 100mmHg）。转入后复查床旁胸部 X 线片（图 1A），提示"双肺多发弥漫性磨玻璃样渗出影"。转入后主要诊断：社区获得性肺炎，重症、急性呼吸

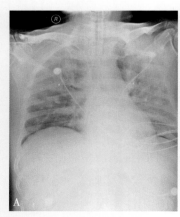 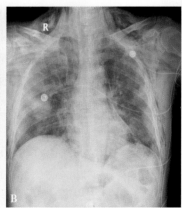 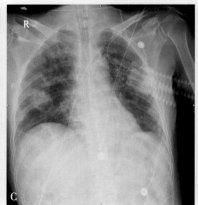

图 1　床旁胸部 X 线片

A:转入重症医学科时复查;B:2018 年 2 月 9 日;C:2018 年 2 月 15 日

窘迫综合征（ARDS）。转入后予舒芬太尼、丙泊酚、咪达唑仑持续微泵输注镇痛、镇静（动态评估，维持患者 RASS 评分在 0~-2），维库溴铵持续微泵输注肌松，继续予有创呼吸机辅助通气（P-SIMV 模式，吸氧浓度 70%，呼吸频率 18 次 /min，支持压力 16cmH$_2$O，PEEP 12cmH$_2$O），同时予亚胺培南 / 西司他丁 1.0g q8h、莫西沙星 0.4g qd、奥司他韦 75mg bid 抗感染，予甲泼尼龙 160mg qd、乌司他丁 30 万 U q8h，予静注人免疫球蛋白 10.0g qd、胸腺法新 1.6mg 1/2 日调节免疫，另辅以解痉、平喘、祛痰、抑酸护胃、营养支持、维持机体内环境稳定等治疗。经积极处理，患者吸氧浓度逐渐降低，氧合指数缓慢提升，病情逐渐趋稳。遂逐渐减轻镇静深度、减撤肌松药，下调呼吸机支持参数，并每天评估拔管指征，为拔除气管插管做准备。

至 2018 年 2 月 9 日，患者已停用肌松药，舒芬太尼、丙泊酚、咪达唑仑持续微泵输注下，处于浅镇静状态。当日探视时间，发现患者焦躁不安，RASS 评分 +1~+2，有创呼吸机辅助通气（P-SIMV 模式，吸氧浓度 45%，支持压力 8cmH$_2$O，PEEP 10cmH$_2$O）下，自主呼吸频率波动在 30~40 次 /min，VT 波动在 400~600ml/min，气囊无漏气。查体见患者心率波动于 138~147 次 /min，血压 119/70mmHg，指氧饱和度在 92% 上下波动。颈部、上胸部皮肤明显肿胀，触诊有明显握雪感。床旁胸部 X 线片（图 1B）见双侧胸壁及颈部出现积气，考虑纵隔皮下气肿。遂立即予充分镇痛、镇静、适当肌松（表 1），遵小潮气量、高 PEEP 原则予肺保护性通气（P-SIMV 模式，将吸氧浓度由 45% 提升至 60%，支持压力由 8cmH$_2$O 降至 5cmH$_2$O，PEEP 10cmH$_2$O）。经积极处理，患者自主呼吸频率逐渐减慢，人机协调性得到改善，氧合指数得以提升。至 2018 年 2 月 15 日复查床旁胸部 X 线片（图 1C），提示双侧胸壁及颈部积气基本吸收。至 2018 年 2 月 23 日，患者病情进一步好转，经自主呼吸试验评估，患者拔除气管插管、序贯无创呼吸机辅助通气，并于 2018 年 3 月 1 日转至普通病区继续康复治疗。患者入住重症医学科期间平均氧合指数及变化趋势图详见（图 2）。

表 1　患者出现病情变化后镇痛、镇静方案调整一览表

	配制	浓度	泵速	剂量	备注
舒芬太尼 50μg：1ml	100μg+NS48ml	2μg/ml	2ml/h → 6ml/h	0.06μg/（kg·h）→ 0.18μg/（kg·h）	持续微泵输注，据动态评估结果调整剂量，保持 CPOT 评分 <3 分，RASS 评分控制在 0~-2 分
丙泊酚 200mg：10ml	400mg：20ml	20mg/ml	6ml/h → 10ml/h	1.7μg/（kg·h）→ 2.9μg/（kg·h）	
咪达唑仑 10mg：2ml	50mg+NS40ml	1mg/ml	先静推 5ml，6ml/h → 9ml/h	0.09μg/（kg·h）→ 0.14μg/（kg·h）	
维库溴铵 4mg/ 支	20mg+NS50ml	0.4mg/ml	先静推 4mg，2ml/h	0.01μg/（kg·h）	

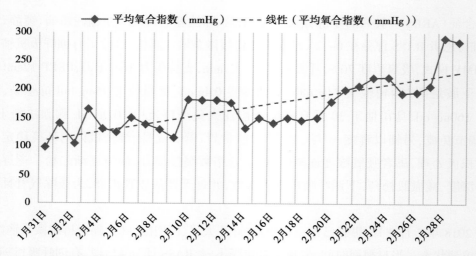

图2 平均氧合指数及其变化趋势图[注:患者入住重症医学科期间,每天固定于 8：00、14：00 和 20：00 行动脉血气分析(病情出现变化时再临时加测),以动态监测机体氧合、酸碱平衡情况。因患者住院时间较长,动脉血气分析数据较多,为便于描记变化趋势图,此处取每天 3 次动脉血气分析所得 PaO_2 值计算出的氧合指数的平均值作为平均氧合指数标注于图上]

【讨论】

ARDS 患者在肺泡陷闭和实变刺激肺的牵张感受器、肺实质炎症和水肿刺激毛细血管旁感受器、低氧血症刺激机体化学感受器等多因素作用下,呼吸中枢的兴奋性显著增强;加之入住 ICU 后产生的焦虑、紧张以及因治疗需要而可能处于的被约束状态,使机体处于强应激状态,从而进一步增加患者发生 VALI 的风险。因此,镇痛、镇静治疗应作为 ICU 治疗的重要组成部分。回顾本病例,2018 年 2 月 9 日患者病情较转入时有所好转,吸氧浓度已降至 45%,呼吸机支持压力也由转入时的 16cmH_2O 降至 8cmH_2O,指氧饱和度可持续稳定在 95% 以上,无明显呼吸窘迫,已停用肌松药,并间断减轻镇静深度以评估拔管指征。当日发现患者发生纵隔皮下气肿时,RASS 评分为 +1~+2,未达理想镇静效果,且人机配合差;给予充分镇痛、镇静、重新辅以肌松,行肺保护性通气支持后,患者人机协调性得到改善,氧合指数得以提升。由此推知,是否给予患者充分有效的镇痛、镇静治疗是防止 VALI 发生的重要可控因素之一。

对于重症患者而言,镇痛、镇静治疗可作为重要的辅助治疗手段,通过减轻交感神经系统兴奋程度、减轻器官应激负荷、维持内环境稳定等进一步促进病情恢复。除此之外,充分有效的镇痛、镇静治疗还可通过避免患者无意识行为所致的不必要的临床误干预、降低导管脱落或非计划拔管事件发生风险、减少并发症等为重症患者器官功能恢复赢得时间并创造条件,从而使患者临床进一步获益。有研究表明,联合镇痛治疗的镇静方案可降低患者疼痛评分,降低机械通气使用率,减少气管插管时间,缩短住院时间,促进患者康复。因此,无论是国外的《成人 ICU 患者疼痛、躁动、谵妄管理临床实践指南》(iPAD 指南),还是国内的《中国成人 ICU 镇痛和镇静治疗指南》，都对"镇痛基础上的适度镇静策略"给予了介绍和强烈推荐，并且还建议首选阿片类药物用于 ICU 患者的非神经性疼痛。本例患者自急诊科转入重症医学科时，仅予咪达唑仑、丙泊酚、维库溴铵镇静及肌松处理，RASS 评分达 –4~–5，镇静程度较深。有报道，舒芬太尼镇痛效果明确、起效快、蓄积小、对呼吸抑制作用小，并可减少镇静药物剂量。该患者转入重症医学科后，我们即选择舒芬太尼持续微泵输注作为基础镇痛措施，根据患者病情适当减少镇静药物用量，将患者维持在安静、舒适、合作的状态，与以"早期舒适化镇痛、最小化镇静、最大化人文关怀"为核心的 eCASH 理念相符。

要做到 eCASH 理念所推崇的"最小化镇静"，避免镇静不足或过深，有必要对 ICU 患者的镇痛、镇静效果和深度实施全面、细致的动态评估，国内外相关指南亦对此予了介绍，并形成推荐意见。镇痛、镇静不足，除达不到预期治疗目标和效果外，还可能因为机体交感神经系统过度兴奋、诱发机体产生儿茶酚胺风暴、增加意外拔管事件发生风险等致病情恶化；而镇痛、镇静过深，则可能因镇痛药物剂量过大，造成呼吸抑制、循环不稳定以及胃肠运动功能受抑，最终增加患者住院时间和住院花费，甚至增加病死率。对于实施机械通气的患者，指南推荐使用重症监护疼痛观察量表（critical-care pain observation tool，CPOT），其目标值以 <3 分为宜。镇静评估方面，指南则建议根据患者器官功能状态、借助 RASS 评分对患者实施目标指导的个体化镇静策略。回顾本病例，患者病情在转入重症医学科初期时较重，并间断实施俯卧位通气，该阶段 RASS 评分基本控制在 –3~–4 分；病程中期，随患者病情逐渐平稳，我们撤停肌松药，并相应减少了镇痛、镇静药物用量，维持 RASS 评分在 –1~–2 分；当患者并发纵隔气肿后再次加深镇痛、镇静深度，并再予适当肌松，以维持良好的人机协调、促进氧合改善。所有处理措施均与国内外相关指南推荐意见基本相符。

【小结】

常规呼吸支持条件难以使 ARDS 患者氧合达标，而较高支持条件下的机械通气又增加患者并发 VALI 的风险。因此，在诊疗过程中，如何使患者有效避免 VALI 的发生，是每一位呼吸与重症医学科医师需要重视的问题。遵循 eCASH 理念，在快速精准镇痛治疗基础之上，对患者实施个体化目标导向镇静，并动态评估镇痛、镇静效果，辅以充分人文管理的做法为业界推崇。

参考文献

［1］ 朱蕾，钮善福. 机械通气. 第 4 版［M］. 上海：上海科学技术出版社，2017：395-398.

［2］ 中华医学会重症医学分会. 中国成人 ICU 镇痛和镇静治疗指南［J/OL］. 中华重症医学电子杂志，2018，4（2）：90-113.

［3］ BARR J，FRASER GL，PUNTILLO K，et al. Clinical practice guideline for the management of pain，agitation，and delirium in patients in the intensive care unit［J］. Crit Care Med，2013，41（1）：263-306.

［4］ ERSTAD BL，PUNTILLO K，GILBERT HC，et al. Pain management principles in the critically ill［J］. Chest，2009，135（4）：1075-1086.

[5] RICHMAN PS, BARAM D, VARELA M, et al. Sedation during mechanical ventilation: a trial of benzodiazepine and opiate in combination [J]. Crit Care Med, 2006, 34 (5): 1395-1401.

[6] ROZENDAAL FW, SPRONK PE, SNELLEN FF, et al. Remifentanil-propofol analog-sedation shortens duration of ventilation and length of ICU stay compared to a conventional regimen: A centre randomized, cross-over, open-label study in the Netherlands [J]. Intensive Care Med, 2009, 35 (2): 291-298.

[7] VINCENT JL, SHEHABI Y, WALSH TS, et al. Comfort and patient-centred care without excessive sedation: the eCASH concept [J]. Intensive Care Med, 2016, 42: 962-971.

[8] BUCKNALL TK, MANIAS E, PRESNEILL JJ. A randomized trial of protocol-directed sedation management for mechanical ventilation in an Australian intensive care unit [J]. Crit Care Med, 2008, 36 (5): 1444-1450.

[9] MANSOURI P, JAVADPOUR S, ZAND F, et al. Implementation of a protocol for integrated management of pain, agitation, and delirium can improve clinical outcomes in the intensive care unit: a randomized clinical trial [J]. J Crit Care, 2013, 28 (6): 918-922.

[10] ROBINSON BR, BERUBE M, BARR J, et al. Psychometric analysis of subjective sedation scales in critically ill adults [J]. Crit Care Med, 2013, 41 (9 Suppl 1): S16-29.

以呼吸困难首诊的肌萎缩侧索硬化症及呼吸机依赖原因分析

田野　黄絮　詹庆元
中日友好医院呼吸与危重症医学科四部

　　肌萎缩侧索硬化症（ALS）是运动神经元病中最常见的一种类型。但以呼吸机依赖、呼吸困难为首诊症状的患者，诊断存在一定难度，原因是此类患者多就诊于呼吸与危重症医学科而非神经内科，医师对这类疾病易造成误诊。为了掌握肌萎缩侧索硬化症患者呼吸功能障碍的特点，我们以一例呼吸困难并发热为首发症状，因呼吸衰竭、感染性休克行气管插管继而延迟撤机的肌萎缩侧索硬化症患者的诊治过程为例，对呼吸机依赖的原因及肌萎缩侧索硬化症呼吸障碍表现特点进行探讨。

【临床资料】

　　患者，男性，62 岁。因"呼吸困难伴发热 4 个月"于 2016 年 7 月 14 日入我院 RICU。患者 2016 年 4 月 5 日受凉后出现呼吸困难并逐渐加重，伴发热，体温最高 38.9℃，于同年 4 月 7 日入住齐齐哈尔市第一医院重症监护室，当时患者出现"心率快，呼吸减慢，血压测不出，指脉氧 60%,意识浅昏迷,周身湿冷",诊断为"慢性阻塞性肺疾病并感染、呼吸衰竭、感染性休克",予气管插管呼吸机辅助通气,纠正休克(血管活性药升压、补液)及抗感染治疗,后患者生命体征趋于稳定,因延迟撤机,于 5 月 6 日行气管切开并持续应用呼吸机辅助通气。为明确呼吸机依赖原因收住我院 RICU。患者自发病以来,精神欠佳,鼻饲饮食,睡眠可,体重下降约 30kg。患者阵发性房颤 40 年,未药物治疗;胸椎术后 30 年;确诊冠心病并行支架植入 2 年,后规律二级预防;便秘病史 2 年,每天使用开塞露通便。

转至我科后查体:T 36.7℃,P 85 次/min,R 20 次/min,BP 115/75mmHg。气管切开状态,呼吸机辅助通气(PSV 模式:PS 10cmH₂O,PEEP 5cmH₂O,FiO₂ 0.35),监测 Vt 400ml。呼吸运动正常,肋间隙正常,胸式呼吸,吸气时可见双肩上抬。触觉语颤正常,双肺叩诊呈清音。双肺呼吸音减低,右下肺可闻及少量湿啰音,无胸膜摩擦音。心率 85 次/min,律齐,各瓣膜听诊区未闻及病理性杂音及附加音。腹平软,无压痛、反跳痛及肌紧张,肠鸣音 4 次/min。四肢肌肉萎缩,上肢近端肌力 2 级,远端肌力 3 级,下肢近端肌力 3 级,远端肌力 4 级,肌张力正常,巴宾斯基征(Babinski)征阳性。

入院诊断考虑:①气管切开术后拔管困难;②呼吸机相关肺炎;③肌无力原因待查;④冠状动脉粥样硬化性心脏病,陈旧性心肌梗死支架植入术后,阵发性房颤,心功能Ⅱ级(NYHA);⑤便秘;⑥胸椎术后。

入院后完善相关检查,血气分析(FiO₂ 0.35):pH 7.421,PaCO₂ 36.2mmHg,PaO₂ 115mmHg,HCO₃⁻ 23.5mmol/L,BE −0.8mmol/L,PFR 328.6mmHg。调整呼吸机参数为 PSV 模式(PS 8cmH₂O,PEEP 5cmH₂O,FiO₂ 0.21),循环及氧合稳定,呼吸机波形未见明确呼气支气道陷闭的表现(图 1)。镇静后在 VCV 模式(Vc 400ml,Ppeak 15cmH₂O,Pplat 10cmH₂O,PEEP 5cmH₂O,RR 13bpm,MV 5.2L/min,FiO₂ 0.21)下测呼吸力学参数:气道阻力约 10.4cmH₂O/(L·s),肺静态顺应性 80ml/cmH₂O,PEEPi 0cmH₂O。查血常规、生化、降钙素原、补体及免疫球蛋白、淋巴细胞亚群、甲状腺功能、肿瘤标志物大致正常(表 1)。心梗五项:TNI 阴性,BNP 263pg/ml。心电图及超声心动未见明显异常,床旁胸部 X 线片(图 2)提示右肺少许渗出影。床旁支气管镜检查发现右肺中、下叶大量黄色黏稠痰液(图 3),左肺少量白色黏痰。肺泡灌洗液送检结果:细

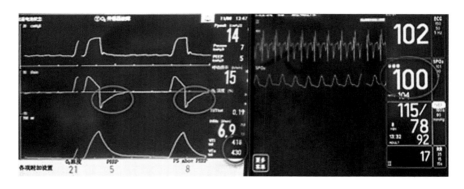

图 1　PSV 模式下呼吸机波形及床旁心电监护参数

胞分类:巨噬细胞 1.5%,中性粒细胞 91.5%,淋巴细胞 7.0%,嗜酸性细胞 0%;细菌培养:鲍曼不动杆菌(MDR),耐甲氧西林金黄色葡萄球菌,光滑念珠菌;霉菌及结核方面的微生物学检测均阴性。

表1 患者血常规、肝肾功主要参数及降钙素原汇总表

项目 \ 日期	7-15	7-20	7-25	7-31	8-4	8-12
WBC($\times 10^9$/L)	7	4.31	3.31	4.52	4.57	4.18
N(%)	78.2	73.7	63.8	62.6	66.9	66.8
PCT(ng/ml)	2.75	0.05	<0.05	0.08	—	<0.05
ALT(IU/L)	42	29	182	138	135	120
AST(IU/L)	28	38	133	45	53	51
CR(μmol/L)	49.1	33.9	41	49.1	52.8	63.2

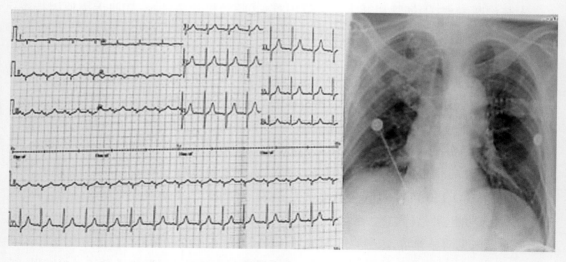

图2 心电图及床旁胸正位片(2018 年 7 月 15 日)

治疗方面给予舒普深联合万古霉素抗感染,间断气管镜吸痰;予双联抗血小板联合他汀冠心病二级预防,间断利尿减轻心脏负荷;自 2017 年 7 月 25 日患者转氨酶出现 3 倍以上升高,请消化科会诊,考虑药物性肝损伤,给予还原性谷胱甘肽联合以甘草酸镁保肝;营养方面予能全力 1 000~1 500ml/d 鼻饲。自入院后第 5 天(2017 年 7 月 19 日)逐步尝试脱机,每次持续时间 30 分钟至 4 小时(表2),脱机后患者主诉呼吸困难,心率及呼吸频率增快,血氧饱和度变化不大,临床考虑患者呼吸机依赖。后行腰穿检查无阳性发现,肌电图提示广泛神经元性损害,呼吸机依赖的原因考虑神经源性或肌源性无力可能性大(具体分析见讨论部分)。

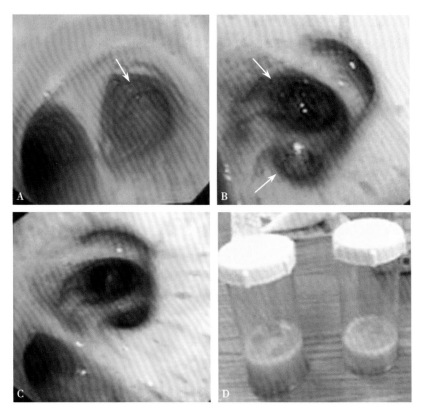

图3 气管镜镜下表现及肺泡灌洗液图片(2018年7月16日)

A:右主支气管远端大量黄色痰液(箭头);B:右肺下叶基底段被痰液堵塞(箭头);C:吸净痰液后暴露的右肺中间段;D:右肺下叶基底段(左)及中叶(右)的肺泡灌洗液

表2 患者每日脱机时间汇总表

日期	7.19	7.20	7.21	7.22	7.23	7.24	7.25	7.26
时间	1h	30min	—	2h	—	—	1h	—
日期	7.27	7.28	7.29	7.30	7.31	8.1	8.2	8.3
时间	40min	3h	1h	4h	4h	30min	3h	1.5h
日期	8.4	8.5	8.6	8.7	8.8	8.9	8.10	8.11
时间	—	—	—	—	2h	3h	1h	30min

【讨论】

困难撤机有各种不同的定义。美国全国呼吸管理医疗指导学会(NAMDRC)定义长期机械通气是指连续21天以上,每天至少需要机械通气6小时。欧洲呼吸学会(ERS)、美国胸科学会(ATS)、欧洲重症监护医学学会(ESCIM)、危重病学学会(SCCM)等5个学会组成的国际共识联络小组,根据撤机过程的难度和时间长度,把撤机分为3种类型。①简单撤机：患者通过最初的自主呼吸试验（SBT）和第一次尝试拔管就成功地拔除气管插管、撤离呼吸机；②困难撤机：患者需要 3 次 SBT 尝试，或从第 1 次 SBT 尝试后 7 天才能撤离呼吸机；③延迟撤机：患者需要 3 次以上 SBT，或第 1 次 SBT 尝试 7 天以后才能撤机。根据成人的资料，69% 的患者为简单撤机，31% 为困难撤机和延迟撤机。临床上撤机失败是多种因素共同作用的结果，通常与气道或肺部病变、脑及神经系统疾病、心功能不全、膈肌和呼吸肌功能不全、内分泌和代谢紊乱等因素相关。

气道阻力升高、呼吸系统顺应性降低、气体交换障碍均会增加呼吸功耗导致脱机失败，常见的原因如表 3 所示。该患者 AECOPD、感染性休克病情控制后无法顺利脱机，气管切开后气管镜所见患者右肺中、下叶大量黄色痰，肺泡灌洗液培养出多重耐药鲍曼不动杆菌及耐甲氧西林金黄色葡萄球菌，考虑存在院内感染。但患者入我科后血流动力学稳定，胸部 X 线片及治疗后胸部 CT（图 4）仅提示右下肺少许渗出影，血炎性指标大致正常，经积极抗感染及气管镜吸痰后感染控制可，体温正常，痰量明显减少。且患者临床未应用镇静药物，无严重代谢性碱中毒，无明确呼吸驱动不足的表现；肺顺应性和气道阻力大致正常，既往（2016 年 3 月 7 日）肺功能检查示：肺活量（VC）1.21L（21.8%Pred），用力肺活量（FVC）1.21L（28.8%Pred），第 1 秒用力呼气容积（FEV1）1.15L（35.1%Pred），FEV1/FVC 95.5%，25% 肺活量时最大呼气

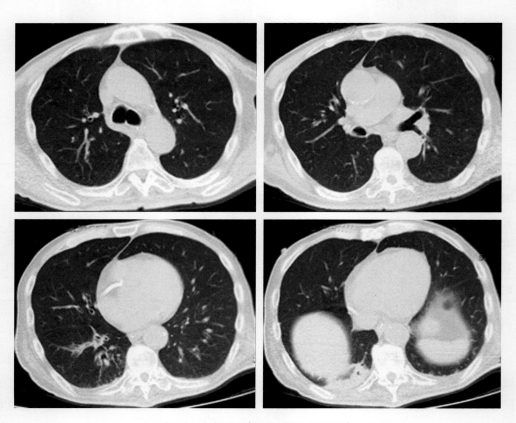

图 4　胸部 CT（2018 年 8 月 9 日）

流量（MEF25）3.29L/s（44.9%Pred），50% 肺活量时最大呼气流量（MEF50）2.69L/s（61.2%Pred），75% 肺活量时最大呼气流量（MEF75）0.88L/s（53.8%Pred），提示限制性通气功能障碍。气道或肺部病变并非其延迟撤机的主要原因。

机械通气在危重症患者中存在心肺交互作用，从机械通气过渡到自主呼吸心脏的前后负荷也会随胸膜腔内压的减小而增加。早期研究表明，在没有心脏疾病史的慢性阻塞性肺疾病患者中，撤机成功率与左心室射血分数的下降程度显著相关，而射血分数的下降多源于左心后负荷的增加。所以，心功能不全可能是机械通气撤离失败的因素之一。该患者入院前基础心功能不佳，阵发性房颤 40 余年，诉冠脉支架术后步行 10 余米即出现呼吸困难。入院后超声心动未提示心功能不全表现（EF 60%，E/A>1，左房不大，室壁不厚），经限液、利尿等治疗后，BNP 也降至正常。2018 年 7 月 22 日脱机 20 分钟后复查 BNP 水平（45pg/ml）较 7 月 18 日脱机前 BNP 水平（38pg/ml）无明显变化。心功能不全致延迟撤机亦非该患者主要原因。

另外，神经肌肉疾病的筛查在撤机困难的患者中容易被忽略，临床需从以下 3 个方面去考虑。第一，精神方面疾患。谵妄、焦虑、抑郁是影响撤机的主要神经系统因素。一项谵妄对撤机成功率影响的研究中提到，认知功能受损的患者拔管失败风险较认知功能正常的患者高 4 倍以上。该患者入院后未应用咪达唑仑等镇静及镇痛药物，每天查房时神清，精神状态佳，可配合查体，精神因素致呼吸机依赖证据不足。

第二，膈肌功能受损。脱机使呼吸肌做功增加，在临床工作中，大多数脱机失败的患者呼吸驱动均增加，膈肌功能障碍大多是危重症多发性神经病或危重症肌病引起的膈神经受损的结果，严重者会导致"ICU 获得性神经肌肉障碍"。呼吸肌肉训练对肌肉力量影响方面的研究颇少，在一项小型非随机对照的 10 例延迟脱机患者的观察性研究中［机械通气时间（34±31 天）］，患者接受每周 5~7 次的呼吸肌肉训练（训练均由特定装置完成），在（44±43）天，吸气压力可以从开始的 7±3cmH₂O 增加至脱机时的 18±7cmH₂O，当然，该研究也受训练强度主观性偏移的影响。本病例我们考虑患者在 ICU 治疗时间、应用控制通气时间长，营养状况不佳，四肢肌力下降，ICU 获得性神经肌肉障碍诊断不能排除，但遗憾的是，患者当时未评估 P0.1 及膈肌超声明确呼吸驱动及膈肌萎缩情况。所以，按照呼吸机相关膈肌功能障碍（VIDD）的治疗原则，予患者制订了脱机计划及每天肢体肌肉功能锻炼（脚踏车、康复科每天床旁训练），同时加强营养（2 250kcal/d），但结果患者仍脱机失败。

第三，神经源性或肌源性肌无力。神经源性肌无力主要包括运动神经元病（如 ALS）及神经肌接头病（如重症肌无力、吉兰 - 巴雷综合征）。肌源性肌无力常见于皮肌炎患者。回顾患者神经系统查体，以胸式呼吸为主，吸气时双肩上抬，出现三凹征，双手鱼际肌、舌肌萎缩（图 5），眼肌运动不受累，四肢软瘫、肌力不同程度下降，同时出现肌颤，腱反射正常，肌张力正常，巴宾斯基征（Babinski）征阳性，这些均提示 ALS 可能。追问病史，患者 3 年前无明显诱因出现四肢对称性无力，以近端肌力减弱为主，伴肌肉萎缩、肉跳，无呼吸、吞咽困难，无

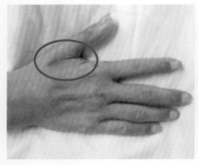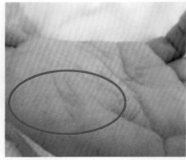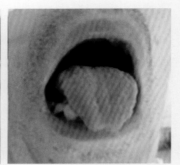

图 5　鱼际肌群及舌肌萎缩

饮水呛咳、言语不清等。2 年前,患者四肢肌肉萎缩伴无力进行性加重,表现为四肢上抬费力,伴活动后呼吸困难,偶有咳嗽、咳痰无力,曾就诊于东方医院,完善胸部 CT 及 CTPA 后,考虑为 COPD,给予解痉平喘、止咳化痰治疗,患者症状减轻,之后出现双手持勺、持筷、写字费力,偶有言语不清。为进一步明确肌萎缩及肌力降低原因,行腰穿检查(2018 年 8 月 12 日):压力 300mmH$_2$O;脑脊液常规:无色透明,蛋白阴性,细胞总数 6/cm^3,白细胞 3/cm^3;脑脊液生化:Glu 3.41mmol/L,Cl 124mmol/L,TP 0.45g/L,ADA 1U/L,LDH 11U/L;脑脊液细胞学、免疫、副肿瘤、重症肌无力相关筛查均阴性。肌电图提示广泛神经源性损害。通过以上检查结果,我们认为患者呼吸困难由神经肌肉源性疾病引起可能性大。神经内科专科体检及会诊未发现肿瘤及自身免疫疾病证据,考虑运动神经元病,ALS 可能性大。

　　ALS 是运动神经元病的一种类型,欧美国家的发病率约为每年 1.89/10 万,我国发病率相对较低。该疾病以神经退行性变为主要特点,表现为受累部位肌肉萎缩和功能障碍。呼吸功能障碍是 ALS 的主要并发症,膈肌是最主要的受累肌群。研究证实,ALS 可导致膈肌肌肉失用性变薄。其他辅助肌群(如胸锁乳突肌、肋间肌和腹壁肌群)受累时,呼吸功能减退更为明显。呼吸功能障碍多在 ALS 确诊后数年内出现,也有约 3% 肌萎缩侧索硬化症患者以呼吸功能障碍为首发症状。以呼吸症状首诊的 ALS 患者,因神经症状隐匿,确诊时间较长。有报道显示,这类患者平均诊断时间为 12 个月。

　　ALS 诊断的基本条件:①病情进行性发展:通过病史、体检或电生理检查,证实临床症状或体征在一个区域内进行性发展,或从一个区域发展到其他区域;②临床、神经电生理或病理检查证实有下运动神经元受累的证据;③临床体检证实有上运动神经元受累的证据;④排除其他疾病。本例患者起初呼吸困难合并发热认为由慢性阻塞性肺疾病急性加重引起,后出现感染性休克,行气管插管后因撤机困难气管切开,转入我科后虽很快排除肺部或气道疾病、心功能不全所致呼吸机依赖,但围绕 ICU 获得性肌无力诊治后仍无法撤机,此时应高度怀疑是否存在神经源性及肌源性肌无力可能,通过肌电图检查证实患者广泛神经源性损害,提供了诊断方向。另外,患者外院肺功能检查结果显示限制性为主的通气功能障碍合并 MEF 下降,这些与华玲等报道的 54 例运动神经元病肺功能观察结果基本相同。限制性通气功能障碍是 ALS 呼吸障碍的早期表现。与肺部疾病,如间质性肺病不同,患者 RV 和 RV/TLC 可能会升高,原因是呼气肌无力、呼气流量下降和疾病对肺顺应性影响小等。随疾病进展,患者因反复呼吸道炎症导致小气道管壁增厚、管腔狭窄,表现为阻塞性通气功能障碍,以 MEF50 和 MEF75 下降最明显。另外,因分泌物清除障碍,肺泡内渗出增多和肺组织实变等引起肺弥散距离增加,弥散面积减少和分流增加,肺功能还会有弥散功能障碍的表现。

【总结】

ALS 患者因呼吸困难或呼吸机依赖就诊而神经症状不明显,给诊断带来一定难度。神经源性呼吸困难以活动后呼吸困难和端坐呼吸为主要临床表现,需要与心、肺、内分泌源性疾病鉴别,后期可能因呼吸衰竭、呼吸道感染、吸入性肺炎住院治疗。限制性通气功能障碍是主要的肺功能表现,晚期患者可出现阻塞性通气功能和弥散功能障碍。以呼吸症状门诊就诊的 ALS 患者出现呼吸衰竭不在少数,定期进行肺功能和多导睡眠图检查以及合理使用无创机械通气可改善患者预后,延长寿命。对于呼吸机依赖的患者可按照"ABCDE 原则"逐一排除延迟撤机的原因,早日明确诊断,进行个体化治疗。

参考文献

[1] MACINTYRE NR,EPSTEIN SK,CARSON S,et al. Management of patients requiring prolonged mechanical ventilation:report of a NAMDRC consensus conference [J]. Chest,2005,128(6):3937-3954.

[2] BOLES JM,BION J,CONNORS A,et al. Weaning from mechanical ventilation[J]. Eur Respir J,2007,29(5):1033-1056.

[3] HEUNKS LM,VAN DER HOEVEN JG.Clinical review:The ABC of weaning failure-a structrued approach. Crit Care,2010,14:245.

[4] RICHARD C,TEBOUL JL,ARCHAMBAUD F,et al. Left ventricular function during weaning of patients with chronic obstructive pulmonary disease. Intensive Care Med,1994,20:181-186.

[5] PERREN A,BROCHARD L. Managing the apparent and hidden difficulties of weaning from mechanical ventilation [J]. Intensive Care Med,2013,39(11):1885-1895.DOI:10.1007/s00134-013-3014-9.

[6] ROTHENHAäUSLER HB,EHRENTRAUT S,VON DEGENFELD G,et al. Treatment of depression with methylphenidate in patients difficult to wean from mechanical ventilation in the intensive care unit. J Clin Psychiatry,2000,61:750-755.

[7] SALAM A,TILLUCKDHARRY L,MOATENG-ADJEPONG Y,et al. Neurologic status,cough,secretions and extubation outcomes. Intensive Care Med,2004,30:1334-1339.

[8] LATRONICO N,FENZI F,RECUPERO D,et al. Critical illness myopathy and neuropathy.Lancet,1996,347:1579-1582.

[9] MARTIN AD,DAVENPORT PD,FRANCESCHI AC,et al. Use of inspiratory muscle strength training to facilitate ventilator weaning:a series of 10 consecutive patients. Chest,2002,122:192-196.

[10] WIJESEKERA LC,LEIGH PN. Amyotrophie lateral sclerosis. Orphanet J Rare Dis,2009,4:3.

[11] DE CARVALHO M,MATIAS T,COELHO F,et al. Motor neuron disease presenting with respiratory failure.J

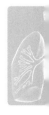

Neurol Sci, 1996, 139:117-122.

[12] GAUTIER G, VERSCHUEREN A, MONNIER A, et al. ALS with respiratory onset：clinical features and effects of non-invasive ventilation on the prognosis. Amyotroph Lateral Scler, 2010, 11:379-382.

[13] SHOESMITH CL, FINDLATER K, ROWE A, et al. Prognosis of amyotrophic lateral sclerosis with respiratory onset. J Neurol Neurosurg Psychiatry, 2007, 78:629-631.

[14] 华玲, 王利力, 王继明, 等. 肌萎缩侧索硬化症肺通气功能改变与病情程度的相关性. 中国临床神经科学, 2006, 14:383-387.

[15] TSARA V, SERASLI E, STEIROPOULOS P, et al. Respiratory function in amyotrophic lateral sclerosis patients. The role of sleep studies. Hippokratia, 2010, 14:33-36.

[16] FEDERICA Edith Pisa et al. BMC Pulmonary Medicine, 2016, 16:136.DOI 10.1186/s12890-016-0297-y.

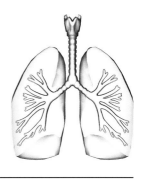

肿瘤相关及其他

恶性淋巴瘤以发热、肺部病变为首要表现

张蔷

东南大学附属中大医院呼吸内科

恶性淋巴瘤是一组起源于淋巴结和淋巴组织的恶性增殖性疾病,其发生大多与免疫应答过程中淋巴细胞增殖分化产生的某种淋巴细胞恶变有关。通常分为霍奇金病(Hodgkin's disease,HD)和非霍奇金淋巴瘤(Non-Hodgkin's Lymphoma,NHL)两大类。恶性淋巴瘤侵犯肺部称为肺淋巴瘤。

【临床资料】

患者,男性,53 岁。因"发热伴咳嗽 10 余天"于 2018 年 5 月 22 日入住我院呼吸内科。

患者于 2018 年 5 月 9 日无明显诱因出现畏寒、发热,体温最高可达 39℃,伴咳嗽,偶有咳痰,为白色黏痰,无头晕、头痛,无胸闷、胸痛,无呼吸困难,无腹胀、腹痛。2018 年 5 月 10 日就诊于当地医院,门诊查血细胞分析:白细胞计数 10.31×10^9/L;尿红细胞形态计数:尿蛋白(+);生化 + 电解质:谷草转氨酶 63U/L,肌酐 109μmol/L。遂予克林霉素联合利巴韦林抗感染治疗 1 周,期间症状未缓解,仍间断发热,于 5 月 18 日调整为头孢哌酮 / 舒巴坦联合左氧氟沙星抗感染,仍无效,体温最高达 39℃,为求进一步诊治来我院。门诊胸部 HRCT 平扫示(图 1):①两肺多发感染,两肺上叶为著。②甲状腺左叶小结节,建议 B 超检查。③附见:轻度脂肪肝;双侧肾上腺结节样增粗。拟"发热原因待查:社区获得性肺炎"收入院。病程中,患者饮食、睡眠可,二便正常,近期体重未见明显增加或减轻。

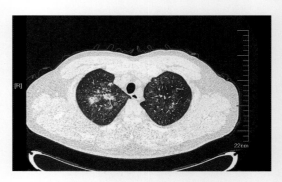

图 1　胸部 CT:两肺多发感染,两肺上叶为著

患者"高血压病"10 余年,血压最高可达 160/110mmHg,现口服缬沙坦 80mg,1 次 /d,苯磺酸氨氯地平 10mg,1 次 /d,血压控制尚可;5 年前经冠脉造影确诊"冠心病";2 年前确诊"腰椎间盘突出症、腰椎管狭窄",于 2016 年 9 月 20 日在我院骨科行经皮椎间孔镜下髓核摘除、神经根管扩大、脊髓神经根松解、纤维环热凝成形术(L5/S1),术后恢复可。否认"糖尿病"等

慢性病史,否认肝炎、结核等传染病史。否认其他重大外伤及手术史,否认输血史,否认其他不良嗜好,否认药物及食物过敏史,其他家族性遗传病史。

入院查体:T 37.3℃,P 93 次 /min,R 16 次 /min,BP 107/77mmHg。患者神志清楚,精神尚可,步入病房,查体合作。全身皮肤及黏膜无黄染,浅表淋巴结未触及肿大。口唇无发绀,咽充血,扁桃体无肿大。胸廓无畸形,听诊双肺呼吸音粗,双肺可闻及散在湿啰音。心率 93 次 /min,律齐,有力,各瓣膜听诊区未闻及杂音。腹平软,未见肠型和胃肠蠕动波,肝、脾肋下未触及,肝区无叩击痛,移动性浊音阴性,肠鸣音 5 次 /min,四肢肌力及肌张力正常。双下肢无水肿。生理反射存在,病理反射未引出。

入院初步诊断:①双肺社区获得性肺炎;②高血压病 3 级(极高危);③冠心病,心功能 I 级;④腰椎间盘突出症,腰椎管狭窄术后。

入院后急查血结果回报:血细胞分析示白细胞计数 12.76×10⁹/L,中性粒细胞计数 9.19×10⁹/L,淋巴细胞比率 14.7%,单核细胞比率 11.1%,肾功能提示尿酸 473μmol/L,其余指标正常;动脉血气分析 pH 7.463,$PaCO_2$ 26.1mmHg,PaO_2 54.0mmHg,存在I型呼吸衰竭,遂予持续低流量氧疗,莫西沙星(5 月 22 日至 25 日)抗感染,辅以氨溴索化痰治疗。次日部分化验结果回报:红细胞沉降率测定 80mm/h,超敏 C 反应蛋白 36.2mg/L;肝功能白蛋白 39.3g/L,谷草转氨酶 144U/L,乳酸脱氢酶 1 200U/L,降钙素原 3.09ng/ml;男性肿瘤标志物筛查:糖类抗原 72412.69U/m,其余指标正常;真菌 -D 葡聚糖定量 G 试验 <10pg/ml;内毒素鲎定量测定 <5pg/ml;隐球菌组套、病毒八项、皮质醇节律、抗双链 DNA 抗体、血管炎相关抗体、曲霉菌免疫学试验、结核感染 T 细胞检测、抗核抗体 13 项均未见明显异常。遂予比阿培南(5 月 23 日至 25 日)联合莫西沙星加强抗感染,结合肺部影像且常规抗感染治疗无效不排除病毒感染,加用奥司他韦抗病毒治疗,同时辅以还原型谷胱甘肽和多烯磷脂酰胆碱注射液保肝治疗。建议患者行支气管镜检查以尽快明确感染病原体及发热原因,患者拒绝,同意行外周血病原微生物基因测序检测。患者 5 月 25 日凌晨突发畏寒、寒战,体温升至 40.1℃,考虑原抗感染方案无效,遂调整抗生素为斯沃(5 月 25 日至 26 日)联合泰能(5 月 25 日至 28 日),但患者仍有反复寒战,全身不自主抖动伴有高热,复查血白细胞计数、谷草转氨酶进行性上升。为进一步排查发热原因,寻找潜在感染灶,予胸腹盆部增强 CT,结果提示:①两肺感染,两肺上叶为著,较前稍进展。②甲状腺左叶结节灶。③脂肪肝,肝囊肿;肝左外叶稍低密度灶:不典型血管瘤? 其他? ④双侧肾上腺结节样增生。⑤左侧肾盂旁囊肿可能,左肾微小结石;前列腺钙化。心脏彩超:左室壁部分心内膜面及部分乳头肌回声增强,心包少量积液,三尖瓣轻度反流(图 2、图 3)。

考虑患者反复寒战后高热,精神萎靡,5 月 27 日再度升级抗感染方案为替加环素 + 泰能 + 威凡 + 奥司他韦,并 2018 年 5 月 28 日组织全院各科室会诊,均考虑肺部感染所致发热可能性大,要排除结核、布氏杆菌等特殊感染可能,也不能排除药物热可能;影像科主任复阅胸部 CT 平扫及胸腹盆部 CT 增强扫描,发现肝左叶类圆形异常强化灶及右叶后下段小病灶,

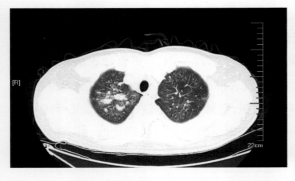

图 2 胸部 CT:两肺感染,两肺上叶为著,较前稍进展

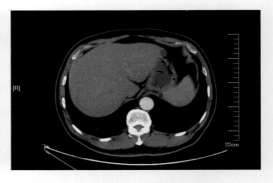

图 3 腹部增强 CT:肝左外叶稍低密度灶

但不考虑脓肿,也无法解释高热原因,建议腹部 B 超或 MR 检查。再度劝说患者完成纤维支气管镜肺活检,并送肺泡灌洗液病原微生物基因测序,同时与家属充分沟通后停用所有静脉用药,观察体温变化。停用静脉用药后,患者仍有反复寒战后高热,全身不自主抖动,手足皮温低,多于夜间明显,体温最高升至 40℃,吲哚美辛(消炎痛)肛栓可暂时缓解,复查血谷草转氨酶进一步升高至 459U/L,乳酸脱氢酶 2 914U/L,肌酸激酶 385U/L,肌酸激酶 MB 同工酶795.4U/L,血清铁蛋白 >1 500.0μg/L;甲状腺功能全套:三碘甲状腺原氨酸 0.727nmol/L↓,游离三碘甲状腺原氨酸 2.17pmol/L↓,促甲状腺激素 0.171μU/ml↓;超敏 C 反应蛋白 155mg/L↑;降钙素原 >100.0ng/ml,肺泡灌洗液病原微生物基因测序未见有意义的病原学感染,肺部活检病理未见异常。遂再度加用静脉抗生素美平(6 月 2 日至 7 日)抗感染,同时甲强龙联合静脉丙种球蛋白冲击治疗 3 天,体温略有下降,精神稍有好转。5 月 29 日完成骨髓穿刺术,次日血细胞室口头回报发现骨髓涂片内有大量肿瘤细胞,形态与血液系统肿瘤细胞形态不符,支持实体肿瘤细胞,考虑肿瘤骨转移。肝、胆、胰、脾彩超结果提示肝左内叶及右后叶片状低回声:占位性病变? 不均匀脂肪肝? 肝造影提示肝左内叶及右后叶占位性病变,性质待定。患者有幽闭恐惧症,难以耐受 MRI 检查,拟行 PET-CT 检查。PET-CT 检查结论:肝左内叶稍低密度影,FDG 代谢不均匀性增高,考虑恶性病变可能,右侧颈部多枚稍肿大淋巴结,FDG代谢均增高,考虑肿瘤转移可能性大,全身骨弥漫性 FDG 代谢增高,双侧肾上腺结节样增粗、肝脾略大、两肺多发斑片及结节影,FDG 代谢均增高,考虑感染性病变可能,腔气间隙、双肺门多枚淋巴结 FDG 代谢均增高,考虑炎性淋巴结可能,盆腔右前方肠管局限性 FDG 代谢增高考虑炎性或生理性摄取可能(图 4)。

6 月 1 日患者于介入科行经皮穿刺肝内病灶活检术并送检病理检查,术后第 2 天复查CT 提示腹盆腔积液(血),伴肝周及肾周渗出,考虑穿刺术后改变,加用静脉止血药速乐涓,复查血小板下降至 25 × 10⁹/L,予血小板静脉输注。在等待肝穿刺病理的过程中,患者肝、肾功能进行性恶化,逐渐出现全身黄疸,总胆汁酸 79.7μmol/L,总胆红素 60.0μmol/L,直接胆红素 45.9μmol/L,谷丙转氨酶 53U/L,谷草转氨酶 584U/L,碱性磷酸酶 459U/L,γ- 谷氨酰转肽

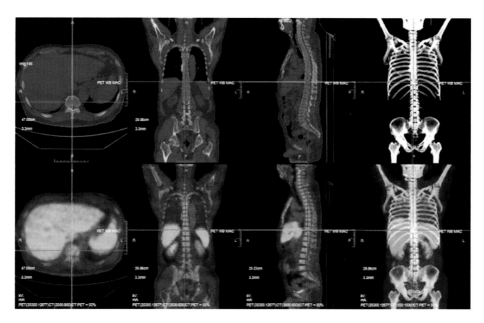

图 4　PET-CT：肝脾略大，肝左内叶稍低密度影，FDG 代谢不均匀性增高

酶 288U/L，乳酸脱氢酶 5 575U/L，胆碱酯酶 3 072U/L，肌酸激酶 267U/L。2018 年 6 月 4 日再度组织感染科、肝胆外科、消化科、血液科、肿瘤科联合会诊，PET-CT 提示肝左叶病灶为恶性，但增强 CT 证据不足，仍无法明确肝功能暴发性损害及高热的原因。如果肝穿刺病理结果阴性，建议给予患者颈部淋巴结活检。会诊当天接病理科口头报告镜下查见低分化肿瘤细胞，等待免疫组化染色。此后患者每天仍有寒战、高热，尿量逐渐减少，复查肝功能、肾功能指标持续恶化，病情危重，一直给予支持对症治疗，6 月 6 日肝穿病理回报表达 CD5 阳性的弥漫大 B 细胞淋巴瘤，非特殊类型；结合免疫组化符合生发中心起源（分子分型：GCB）。确诊弥漫大 B 细胞淋巴瘤Ⅳ期 B 组（IPI 3 分，中 / 高危）（采用 Ann Arbor 系统进行分期，Ⅳ期即在淋巴结、脾和咽淋巴环之外，一个或多个结外器官或组织受广泛侵犯，伴有或不伴有淋巴结肿大等），最终与家属沟通后转入血液科进一步治疗。后续随访患者，经淋巴瘤针对性化疗，患者病情迅速缓解，目前病情平稳，按疗程接受化疗。

【讨论】

本文报道一例以发热、咳嗽为首发症状的肺淋巴瘤，初始检查仅发现胸部影像表现为肺部渗出，此后病情迅速进展，最终通过肝组织活检得以确诊。肺淋巴瘤包括原发性肺淋巴瘤（PPL）和继发性肺淋巴瘤（SPL）。PPL 是指淋巴瘤仅侵犯肺内，不伴纵隔、肺门及其他部位的淋巴瘤，临床上罕见，约占所有淋巴瘤 0.5%；SPL 是指已知有肺外淋巴瘤，继而侵犯肺内，占全部淋巴瘤的 25%~40%。

SPL 的诊断标准为：①既往有病理学确诊的肺外淋巴瘤病史，目前影像学上显示肺病变；②多为纵隔淋巴结淋巴瘤向肺组织直接浸润；③原发灶可为颈部和纵隔等远处淋巴结淋巴瘤的肺转移；④肺外淋巴瘤隐匿，确诊肺淋巴瘤 3 个月内发现肺外淋巴瘤的原发灶。

肺淋巴瘤临床表现无特异性，可表现为咳嗽、咳痰、咯血、胸痛、胸腔积液及不同程度的呼吸困难等，以及伴发全身浅表淋巴结肿大、发热、盗汗、消瘦等全身症状。根据淋巴瘤侵犯的部位不同，其肺部影像学表现可以多种多样：如侵犯支气管黏膜相关淋巴组织，CT 表现为结节影、肿块影、斑片实变影或大叶性实变影，容易与特殊病原体感染、隐源性机化性肺炎相混淆；原发于肺的滤泡性淋巴瘤，CT 表现为磨玻璃影、铺路石征或结节影；病变起源于血管腔内则表现为网状阴影、网结状阴影及磨玻璃影，支气管血管束增粗，当血管腔完全阻塞则表现为胸膜下锲形影、胸腔积液等肺梗死的影像改变。其影像表现的多样性，导致临床出现误诊、漏诊及延误诊断。

肺淋巴瘤经气管镜活检病理诊断可能性较小，CT 引导下经皮肺穿刺甚至外科活检方能明确诊断。大多数类型的淋巴瘤对 ^{18} 氟标记的脱氧葡萄糖（^{18}F-FDG）具有高度亲和力，病灶部位 ^{18}F-FDG 摄取明显增高，^{18}F-FDG-PET-CT 被认为是淋巴瘤影像诊断和分期的金标准，对肺淋巴瘤的敏感度为 83%~100%，^{18}F-FDG-PET-CT 指导下的穿刺活检可提高病理诊断的准确率。

即便获得有效标本，病理诊断也可能出现误诊，如淋巴瘤样肉芽肿、肉芽肿性多血管炎、机化性肺炎、嗜酸细胞性肉芽肿、感染性肉芽肿、血管免疫母细胞淋巴结病等良、恶性疾病，需对组织进行免疫表型标记进行确诊。

与 PPL 以手术治疗为主不同，SPL 因累及部位广泛，多采取化疗，具体方案与病理类型有关。

【总结】

本例患者初始检查未发现肺外淋巴瘤病灶，在积极诊治肺部感染的同时，不放弃对其他发热原因的寻找，最终进行肝穿刺，明确诊断。

参考文献

［1］ 蔡后荣,张湘燕,李惠萍.实用间质性肺疾病.第 2 版.北京:人民卫生出版社,2016.

［2］ 辛春红,兰春祥,曲伟,等.继发性肺弥漫大 B 细胞淋巴瘤一例并文献复习.白血病.淋巴瘤,2018,6(27):353-355.

［3］ WILLIAM J,VARIAKOJIS D,YELDANDI A,et al. Lymphoprpliferative neoplasms of the lung:a review. Arch Pathol Lab Med,2013,137(3):382-391. DOL:10.5858/arpa.2012-0202-RA.

［4］ FURUHASHI N,SUGINO Y,OKUMURA J,et al. A case of secondary pulmonary malignant lymphoma with multiple pulmonary nodules and speculation. Nihon Kokyuli Gakkai Zasshi,2011,49(11):873-876.

［5］ YAMAMOTO F,TSUKAMOTO E,NAKADA K,et al. 18-F-FDG PET is superior to 67 Ga SPECT in the staging of non-Hodgkin's lymphoma. Ann Nucl Med,2004,18:519-526.

［6］ 牛晓婷,胡红,高杰,等.原发性及继发性肺淋巴瘤 40 例临床分析.中华结核和呼吸杂志,2014,7(37):502-506.

以双肺弥漫渗出性病灶、急性呼吸衰竭为表现的"重症肺炎"

杨国丽　罗益锋　曾勉

中山大学附属第一医院 MICU

肺炎型肺癌可表现为咳嗽、咳痰、痰中带血、气促、呼吸困难等,临床症状缺乏特异性,CT 上的征象包括弥漫性磨玻璃影及结节影、大片实变影、支气管"枯树征"、低密度坏死区呈"蜂房征"等,与大叶性肺炎表现极为相似,临床上常常鉴别困难。但肺炎型肺癌抗感染治疗无效,部分患者甚至可快速进展至呼吸衰竭,如未能迅速明确诊断,针对肿瘤采取有针对性治疗,预后极差。因此,临床医师对抗感染治疗无效的部分"肺炎"患者,需要考虑肺炎型肺癌的可能,尽快完善组织学及基因分子生物学检查,明确下一步治疗方向。

近 10 年来,随着分子医学和肺癌靶向药物的发展,肺癌的治疗已进入个体化分子靶向精准治疗时代,其疗效显著,不良反应相对较小,已成为晚期非小细胞肺癌患者的一线治疗方案。尤其对部分功能状态评分(performance status,PS)较差,无法耐受放疗、化疗等其他治疗手段的患者,根据基因检测结果,如能进行靶向治疗,仍可能使患者获益,甚至使肿瘤得到明显控制,延长患者的生存时间。

本文报道了一例以咳嗽、咳痰、气促起病,胸部影像学以弥漫性磨玻璃影及多发结节影为主,抗感染治疗无效,快速进展为 I 型呼吸衰竭的患者,经组织学及基因分子生物学证实为 ALK 阳性的肺腺癌,在予以克唑替尼靶向治疗之后快速好转出院的病例。

【临床资料】

患者,男性,47 岁。因"咳嗽 1 个月余,气促 20 余天,加重伴发热 5 天"于 2017 年 12 月 11 日入我院。入院 1 个月余前无明显诱因开始出现咳嗽、咳痰,为白色泡沫痰,无气促、咯血、呼吸困难,到当地医院经抗感染治疗后(具体不详)无好转,症状进行性加重。入院前 20 天出现活动后气促、呼吸困难,于 2017 年 12 月 3 日至广东某医院,查颈部 + 胸部 + 颅脑 CT 提示:左右肺纹理增多、增粗,见点索状、小片状、结节状增密阴影,边界模糊,考虑肺泡癌? 转移瘤? 炎症? 纵隔多发肿大淋巴结,考虑转移瘤;心包积液;双侧胸腔积液;肝内多发病灶,考虑转移瘤(图 1)。2017 年 12 月 6 日就诊于中山大学肿瘤防治中心,查 WBC 14.73 × 10^9/L,D- 二聚体 37.17μg/ml,胸部 CT 提示:右下肺门区软组织影并右下肺阻塞性肺炎、肺不张,右下肺前外基底段胸膜下结节,考虑原发肺癌与转移瘤相鉴别;双肺叶弥漫粟粒、类结节,考

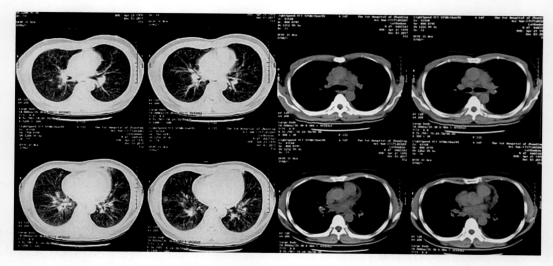

图 1　2017 年 12 月 3 日胸部 CT

虑转移瘤;双肺多发斑片影,部分呈磨玻璃密度影,考虑炎症;双侧锁骨上窝、纵隔、双肺门多发淋巴结,考虑转移瘤;右侧颈静脉 - 右侧锁骨下静脉 - 右无名动脉内充盈缺损,考虑血栓可能性大,左肺动脉可见栓塞(血栓或癌栓)(图 2)。支气管镜:右下叶基底段开口狭窄,隆

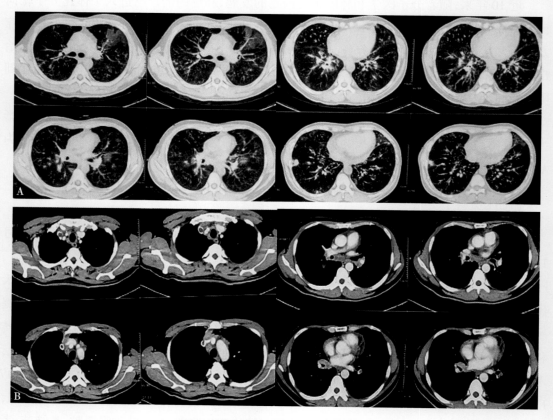

图 2　2017 年 12 月 7 日胸部 CTA

崤下肿大淋巴结,行右下叶肺活检及淋巴结 EBUS-TBNA,病理结果未回。痰脱落细胞学涂片见少量异型细胞团,考虑为腺癌细胞。2017 年 12 月 6 日夜间开始出现发热,体温波动在 38~38.5℃,先后予莫西沙星、万古霉素、美罗培南、亚胺培南抗感染,高流量面罩吸氧治疗,12 月 9 日开始予伊诺肝素钠抗凝,同时开始予吉非替尼 250mg qd 行肺癌试验性靶向治疗,但患者咳嗽、气促、呼吸困难仍逐渐加重,指脉氧波动于 88%~96%。12 月 11 日患者咳嗽剧烈,咳血丝痰,气促明显,不能平卧,转我院继续治疗。患者自起病以来体重减轻约 5kg。既往史无特殊。吸烟 30 余年,每日 2 包,少量饮酒。父亲已故,死因不详,否认家族遗传病。

入我科时查体:T 36.4℃、P 122 次 /min、R 41 次 /min、BP 129/86mmHg;精神差,呈半卧位,全身浅表淋巴结未触及肿大,四肢无水肿;呼吸急促,双肺呼吸音粗,左下肺可闻及痰鸣音,右肺可闻及少许哮鸣音,未闻及胸膜摩擦音。

入院考虑诊断:①双肺社区获得性肺炎,I 型呼吸衰竭;②右下肺癌并双肺、全身多发淋巴结转移;③左肺动脉栓塞;④右侧颈静脉、右侧锁骨下静脉、右侧无名静脉血栓。完善血气分析示:pH 7.45,$PaCO_2$ 37mmHg,PaO_2 78mmHg,HCO_3^- 25.7mmol/L,BE 1.8mmol/L,A-aDO2 324mmHg,OI 122,Lac 1.5mmol/L。感染指标:CRP 153mg/L,WBC 15.82×10^9/L,NEUT% 0.909,PCT 0.67ng/ml;生化:ALT 52U/L,AST 43U/L;凝血常规:D- 二聚体 15.57mg/L,Fbg 4.66g/L;心功能:ProBNP 130.9pg/ml;肺肿瘤标志物:CEA 14.48μg/L,神经元特异性烯醇化酶 33.11ng/ml,鳞癌抗原 1.60μg/L,非小细胞肺癌抗原 43.01ng/ml,CA125 914.50U/ml。

予以 Airvo 高流量湿化氧疗(流量 55L/min,FiO_2 60%),亚胺培南 1.0g q8h 联合利奈唑胺 0.6g q12h 抗感染,继续吉非替尼 250mg qd 试验性靶向治疗,伊诺肝素钠 0.6ml q12h 抗凝,止咳、平喘、化痰、护肝、营养支持等对症支持治疗。2017 年 12 月 12 日患者仍有明显气促,氧合无改善,OI 120~130mmHg,复查 CT 双肺病变较 2017 年 12 月 6 日明显进展(图 3)。

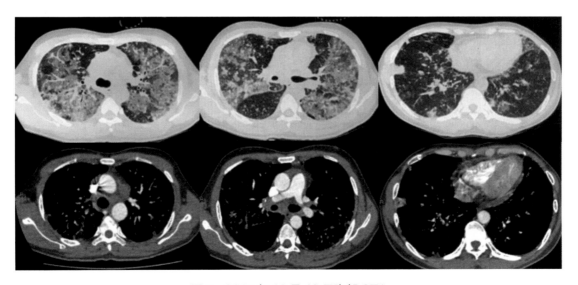

图 3 2017 年 12 月 12 日胸部 CTA

12月13日肿瘤医院支气管镜活检病理结果回报(图4):低分化腺癌;基因检测结果:EGFR突变阴性;ALK阳性。12月13日予停用吉非替尼,改用克唑替尼250mg bid 靶向治疗,pro-BNP 逐渐升高,患者诉静脉滴注利奈唑胺时咳痰量明显增多,予更改利奈唑胺为替考拉宁 0.4g q12h×3 次,后 0.4g qd 联合亚胺培南继续抗感染,并于 12 月 14 日至 17 日加用地塞米松(10mg ivdrip qd×2,5mg ivdrip qd×2)、适当水化、补碱等治疗预防靶向治疗后可能出现的肿瘤溶解综合征。12 月 14 日起,患者气促开始好转,咳嗽、咳痰减轻,12 月 16 日及 12 月 17 日复查胸部 X 线片较 12 月 13 日及 12 月 15 日胸部 X 线片明显改善(图 5),12 月 16 日

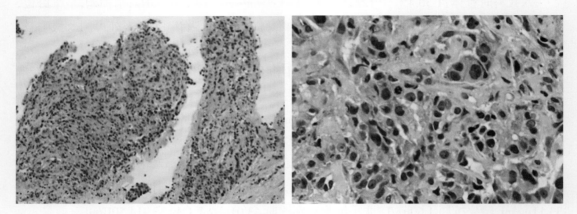

图 4　右下后叶基底段开口黏膜活检结果:镜检为低分化腺癌,免疫组化:CK7(+),TIF-1(+),NapsinA(+),CK5/6(+),P63(−),P40(−),Cgd(−),Syn(−),CD56(−),ALK(D5F3)(+),ALK-N(−),符合低分化腺癌

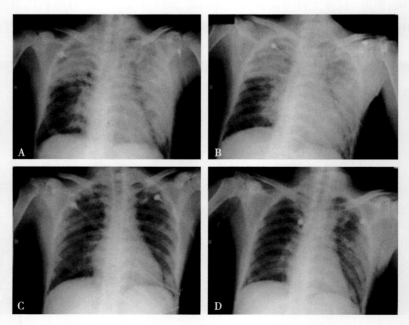

图 5　2017 年 12 月 13 日(A)、12 月 15 日(B)、12 月 16 日(C)、12 月 17 日(D)胸部 X 线片

氧合指数升至 203mmHg,逐步减低 Airvo 支持参数。12 月 18 日患者气促基本缓解,查血气提示 OI 484mmHg,改为鼻导管吸氧,复查胸部 CT 提示双肺病变明显减轻(图 6),12 月 19 日患者体温稳定,感染指标及胸部 X 线片好转,亚胺培南降阶梯为哌拉西林他唑巴坦钠 4.5g q8h 联合替考拉宁抗感染治疗,12 月 20 日患者无明显咳嗽、咳痰及气促,病情好转,步行出院。出院诊断:①双肺弥漫型肺泡癌并全身多发淋巴结转移;②双肺社区获得性肺炎;③左肺动脉栓塞;④右侧颈静脉、右侧锁骨下静脉、右侧无名静脉血栓。

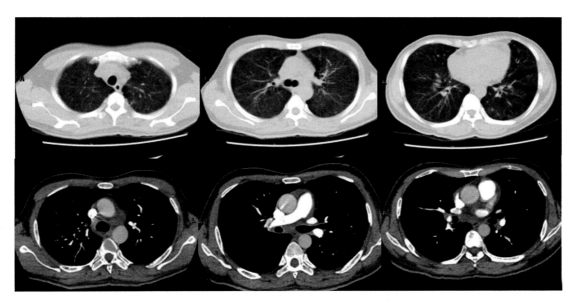

图6 2017 年 12 月 17 日胸部 CTA:双肺弥漫性磨玻璃影及结节影较前明显好转;多发肺动脉栓塞,较前稍减少;双侧锁骨上窝、纵隔、双肺门多发淋巴结肿大,较前减小

【讨论】

本例患者以咳嗽、咳痰起病,短时间内出现气促、咳血丝痰,胸部影像学进展迅速,以双侧肺叶弥漫多发磨玻璃影并多发结节为主,与肺炎非常相似。虽然按照 WHO 的肺癌分类标准缺少肺炎型肺癌的相关分类,但此类肺癌患者并不罕见,且极易误诊。该疾病病理检查可确诊为不同肺癌组织类型,不过目前的观点仍认为细支气管肺泡癌是肺炎型肺癌的主要类型。1999 年的 WHO 肺肿瘤分类中将支气管肺泡癌分为黏液型、非黏液型和混合型。2004 年 WHO 肺肿瘤分类中把黏液型细支气管肺泡癌和非黏液型细支气管肺泡癌均作为肺腺癌的不同种亚型,直至 2011 年国际肺癌研究协会 / 美国胸科学会 / 欧洲呼吸学会国际多学科肺腺癌分类中弃用了细支气管肺癌,以原位腺癌替代,并把黏液型细支气管肺泡癌更名为浸润性黏液腺癌,作为肺腺癌中的一种特殊类型。在影像上,黏液腺癌主要分为两种类型:结节肿块型和肺炎型。前者与普通腺癌在影像上难以区分,但不易漏诊。后者主要表现为

大片高密度影,由于相对少见,医师认识不够而常被误诊为炎症,影响其早期发现率。肺炎型肺癌临床症状缺乏特异性,可表现为咳嗽、咳痰、痰中带血、气促、进行性呼吸困难等,在胸部 CT 上的常见表现包括:①大片磨玻璃影及实变影、磨玻璃影边界清楚;②单或多肺段或肺叶甚至全肺的不完全实变,类似大叶性肺炎,可见病理性支气管相,也称之为支气管枯树征,但支气管管壁不同程度增厚,形态僵硬,管腔凹凸不平;③病灶内可见低密度坏死区,呈现蜂窝状透亮区,称之为蜂房征;④多段多叶类似炎性实变病灶中,常见结节病灶或独立存在;⑤叶间裂膨隆;⑥"空洞 / 空腔"征;⑦其他:血管造影征,少见胸膜侵犯或淋巴结肿大或远处转移。此类型肺癌需要与其他弥漫性肺疾病进行鉴别,包括大叶性肺炎、肺结核及肺黏膜相关淋巴组织、淋巴瘤、嗜酸性粒细胞肺炎、肺水肿等。

　　肺癌的发病率和病死率均居全球恶性肿瘤之首,2014 年美国新发肺癌达 22 万人,其中有 15 万死亡,而在中国,2015 年肺癌新发病约 73 万,死亡病例高达 61 万。肺癌可分为小细胞肺癌和非小细胞肺癌两大类型,非小细胞肺癌占所有肺癌的 80%,其中又以肺腺癌为主。早期非小细胞肺癌的治疗以手术为主,晚期治疗以全身化疗、放疗及靶向治疗为主。近 10 年来,随着分子医学发展和肺癌靶向药物不断涌现,肺癌治疗已进入针对驱动基因的个体化分子靶向精准治疗时代,其疗效显著,安全性良好,已成为晚期非小细胞肺癌的标准治疗方法。目前临床应用的个体化分子靶向治疗主要针对表皮生长因子受体基因突变型(EGFR)和间变性淋巴瘤激酶基因重排型(ALK)肺癌。ALK 突变在肺腺癌中比例不高,2%~8%,在无吸烟史、年轻患者人群中的比例稍高。2011 年,FDA 批准克唑替尼用于 ALK 突变基因阳性的晚期非小细胞肺癌患者的治疗,是第一个获批上市的该类药物。在克唑替尼与标准化疗方案的Ⅲ期临床研究中,克唑替尼治疗组的客观缓解率达 65%~74%,肿瘤无进展生存期为 7.7~10.9 个月,而标准治疗方案组的客观缓解率仅 20%,无进展生存期为 3~7 个月。克唑替尼不良反应主要为视觉异常、水肿、胃肠道反应和肝酶学的升高,近年来,也有文献报道克唑替尼相关的间质性肺病。克唑替尼同样对 MET 络氨酸激酶及 ROS1 激酶有抑制活性,2016 年同样被 FDA 批准用于 ROS1 基因重排阳性的晚期非小细胞肺癌的靶向治疗。色瑞替尼对 ALK 突变基因的抑制效能为克唑替尼的 20 倍,于 2014 年首先被 FDA 批准用于克唑替尼耐药或不耐受的 ALK 突变阳性的晚期肿瘤患者,在临床Ⅲ期研究中,色瑞替尼对初治的晚期肺癌患者的无进展生存期达 16.6 个月,总体应答率为 72.5%,对有脑转移的患者,色瑞替尼的无进展生存期也能达 10.7 个月,于 2017 年被批准用于 ALK 阳性的晚期非小细胞肺癌的一线治疗。2017 年,FDA 再次批准了艾乐替尼和 Alunbrig 两种针对 ALK 阳性的晚期非小细胞肺癌的靶向药物,艾乐替尼作为一线治疗方案,对有脑转移的患者客观缓解率可达 52%。目前针对 ALK 阳性的晚期非小细胞肺癌的靶向药物仍在继续发展中,Entrectinib、Ensartinib、Lorlatinib 等药物在目前的临床研究中都取得了不错的效果,将在以后为 ALK 阳性非小细胞肺癌患者的治疗提供更多的选择。

　　恶性肿瘤的患者发生深静脉血栓的风险是非肿瘤人群的 4~7 倍,特别是对于正在接受全身治疗的胰腺癌、胃癌和肺癌的患者,而深静脉血栓的形成,也大大增加了肿瘤患者的病死率,已经位居非卧床恶性肿瘤患者的第二大致死原因。目前用于评估恶性肿瘤患者发生深静脉血栓风险的评分表有 Khorana、Vienna、PROTECHT 和 CONKO 4 种,以 Khorana 应用最为广泛,但这些评分系统的临床应用仍有争议,对恶性肿瘤患者是否需要使用抗凝药物预防深静脉血栓,目前国内外指南尚无统一的推荐。对出现深静脉血栓的恶性肿瘤患者,在急性期,国内外指南均推荐首选低分子肝素,抗凝治疗至少 3~6 个月,3~6 个月结束后是否需要继续抗凝治疗应遵循个体化原则,综合考虑肿瘤治疗的效果、VTE 复发风险、出血风险、预期生存时间及患者意愿,定期进行后续抗凝治疗的风险收益的评估。对活动期恶性肿瘤合并 PTE,在抗凝治疗 3 个月后,若出血风险不高,需要延长抗凝时间,甚至终生抗凝。对低分子肝素后考虑长期抗凝治疗,可选择华法林和新型口服抗凝药物。对使用华法林的患者,需重叠伊诺肝素钠至少 5 天,直至 INR 达 2.0 以上并持续 24 小时,严密监测出凝血常规,使 INR 维持于 2.0~3.0。新型口服抗凝剂包括利伐沙班、依杜沙班、阿哌沙班及达比加群,目前有部分临床研究认为肿瘤合并深静脉血栓的患者,其疗效与华法林及肝素相当,出血风险更小,但大出血的发生率却更高。在国内,目前新型口服抗凝剂仍面临监测困难、药物过量时无可拮抗这两个主要的问题,是影响药物选择的重要因素。

【总结】

本例患者以咳嗽、咳痰起病,后期出现气促,I型呼吸衰竭,胸部影像学进展迅速,1 周内出现双肺弥漫性磨玻璃影和结节影,予以抗感染治疗无明显改善,根据病理及基因分子诊断为 ALK 阳性的晚期肺腺癌,予以靶向药物克唑替尼治疗及低分子肝素抗凝治疗 3 天后症状及胸部影像学明显改善。患者胸部 CT 改变与肺炎非常相似,考虑为肺炎型肺癌,其 CT 的征象可表现为大片磨玻璃影及实变影、叶间裂膨隆、支气管"枯树枝"征,"空洞/空腔"征等,需要与大叶性肺炎、肺结核、淋巴瘤等疾病鉴别。肺癌靶向药物发展迅速,疗效好,安全性高,多种靶向药物已成为 ALK 阳性肺腺癌的一线治疗方案。

参考文献

[1] 徐益明,王洵,赵弘卿.类肺炎表现的肺泡细胞癌的临床分析[J].老年医学与保健,2017,23(6):513-515.

[2] 吴婧,王兆宇,潘军平,等.肺炎型黏液腺癌的 CT 诊断价值[J].临床与病理杂志,2017,37(10):2137-2143.

[3] KOMADA F. Analysis of time-to-onset of interstitial lung disease after the administration of small molecule molecularly-targeted drugs. YakugakuZasshi,2018,138(2):229-235. doi:10.1248/yakushi.17-00194. Japanese.

[4] 中华医学会呼吸病学分会肺栓塞与肺血管病学组,中国医师协会呼吸医师分会肺栓塞与肺血管病工作委员会,全国肺栓塞与肺血管病防治协作组.肺血栓栓塞诊治与预防指南[J].中华医学杂志,

2018, 98 (14): 1060-1087.

[5] RASKOB GE, VAN ES N, SEGERSA, et al. Edoxaban for venous thromboembolism in patients with cancer: results from a non-inferiority subgroup analysis of the Hokusai-VTE randomised, double-blind, double-dummy trial. Lancet Haematol, 2016, 3 (8): e379-387. doi: 10.1016/S2352-3026 (16) 30057-6.

[6] RASKOB GE, VAN ES N, VERHAMME P, et al. Edoxaban for the Treatment of Cancer-AssociatedVenousTh romboembolism. N Engl J Med, 2018, 378 (7): 615-624. doi: 10.1056/NEJMoa1711948.

以晕厥、肢体活动障碍和呼吸困难为表现的 AAS

唐颖　高云　李丹

吉林大学第一医院呼吸与危重症医学科

急性主动脉综合征（acute aortic syndrome, AAS）指累及胸主动脉的一系列具有相似的临床表现和潜在的严重结果的急性非创伤性急症，包括主动脉壁内血肿（aortic intramural hematoma, AIH）、穿透性粥样硬化性主动脉溃疡（penetrating atherosclerotic aortic ulcer, PAU）和主动脉夹层（aortic dissection, AD）3 种病变。近年来，随着对疾病诊断技术的提高，临床医师对 AAS 的认识逐渐加深，突发剧痛是 AAS 最为重要的症状，疼痛部位和相关症状往往反映初始内膜破裂的位置，然而并非所有的患者均具有突发剧痛，甚至可能完全没有疼痛，这给临床医师带来了极大的挑战。现报道一例以晕厥、肢体活动障碍和呼吸困难为主要症状的急性主动脉综合征患者，并结合文献对该病例进行讨论。

【临床资料】

患者，女性，60 岁。因"发作性晕厥、左侧肢体活动障碍 7 天，呼吸困难 3 天"于 2017 年 3 月 3 日入院。患者 7 天前情绪低落、哭泣后出现晕厥，伴抽搐，持续时间家属述不清，就诊于当地医院，诉入院后血压测不出，经积极抢救和抗休克治疗后意识恢复（具体不详），但遗留左侧肢体活动障碍，查头 CT 提示腔隙性脑梗死，给予改善微循环治疗后症状无明显改善。3 天前患者无诱因出现呼吸困难，伴有咳嗽、咳痰，咳嗽为阵发性，无规律，痰为黄色黏痰，量少，易咳出，无臭味，无发热、咽痛，给予抗炎、止咳、化痰、平喘治疗，上述症状无缓解，为求进一步诊治来我科。病程中无头痛、头晕，无恶心、呕吐，无盗汗、乏力，无腹痛、腹泻，无尿频、尿急、尿痛，饮食、睡眠可，二便正常，近期体重无明显增减。

既往史：否认高血压、糖尿病、冠心病病史，否认肝炎、结核病史及接触史；否认食物、药物过敏史。否认手术、外伤史。吸烟史 60 年,平均每天 20 支,未戒烟;否认饮酒史。

入院查体:T 36.5℃,BP 153/79mmHg,R 23 次 /min,心率 80 次 /min,血氧饱和度 93%。神清语明,浅表淋巴结未触及肿大。气管居中,听诊双下肺呼吸音减弱。心率 80 次 /min,节律规整,各瓣膜听诊区未闻及额外心音及杂音。腹部平坦,腹软,无压痛、反跳痛及肌紧张,肝、脾肋下未触及,移动性浊音阴性。双下肢无水肿。左上肢肌力 2 级,左下肢肌力 3 级,左侧病理征可疑阳性。

入院后辅助检查(2017 年 3 月 3 日):血常规示白细胞 4.98×10^9/L,中性粒细胞百分比 0.62,血红蛋白 109g/L,红细胞比容 0.335L/L,血小板 65×10^9/L;肝功能:门冬氨酸氨基转移酶 169.1U/L,丙氨酸氨基转移酶 1 030.3U/L,碱性磷酸酶 94.7U/L,总蛋白 50.4g/L,白蛋白 31.8g/L,总胆红素 49.4μmol/L,直接胆红素 13.6μmol/L,间接胆红素 35.8μmol/L;血生化:钾 3.14mmol/L,钙 1.93mmol/L,二氧化碳结合力 22.9mmol/L;D- 二聚体(DD)7 290.00μg/L;B 型钠尿肽前体(PRO-LPBN)测定 516.0pg/ml;心肌损伤标志物:CK-MB 2.97ng/ml,肌红蛋白 159.4ng/ml,肌钙蛋白 0.129ng/ml;凝血常规、外科综合、尿常规:正常;心电:脑 CT+ 胸部 CT(家属自诉,未带胶片):腔隙性脑梗死、双肺肺炎、双侧胸腔积液。

诊疗经过:患者病情比较复杂,有晕厥、休克、左侧肢体活动障碍、咳嗽、咳痰、呼吸困难症状,辅助检查存在血红蛋白、红细胞比容、血小板减少,肝功能改变,BNP、D- 二聚体、肌钙蛋白改变,虽未带 CT 影像学胶片,但家属自诉当地 CT 提示多发腔隙性脑梗死、双肺肺炎、双侧胸腔积液,结合上述情况,对患者进行了进一步的分析:①腔隙性脑梗死:腔隙性脑梗死是老年人最常见的脑血管疾病,临床症状较轻,体征较单一,预后较好,部分患者可以有肢体活动障碍,但一般不会引起晕厥,此患者头 CT 提示腔隙性脑梗死,用腔隙性脑梗死解释患者出现的症状似乎有些牵强。②肺炎:患者最初发病时无呼吸系统症状,发病数天后出现咳嗽、咳痰和呼吸困难,胸部 CT 提示肺炎和胸腔积液,因为患者未能提供影像学胶片,无法评估肺炎的程度,分析出现上述改变的原因可能与卧床或院内感染有关。③胸腔积液:患者于当地医院住院后发现双侧胸腔积液,既往否认有高血压及心脏病病史,入院 BNP 略高、白蛋白 >30g/L,可以平卧、无双下肢水肿,似乎不能用心功能不全和低蛋白解释,炎症性胸腔积液一般单侧为主,但结合患者情况似乎不能除外炎症性胸腔积液。④肝功能改变:患者无肝病病史,未应用明显损害肝的药物,乙肝、丙肝阴性,出现肝损伤的原因需考虑感染等因素。⑤血液系统改变:患者血常规提示血红蛋白、红细胞比容下降,为正细胞正色素性贫血,贫血的原因目前不确切,而血小板下降可能与感染有关,血液系统疾病似乎不能除外。综合上述,患者病情比较复杂,存在多个方面的问题,而这些问题能否用一元论去解释,这是值得考虑的地方,什么情况下患者可以在没有明显颅脑病变的情况下出现单侧肢体的活动不灵、晕厥,一定是与供应神经系统的血管灌注不足有关;而休克作为动脉血压下降的标志,也提示了外周动脉的灌注不足;同样,肝供血血管的灌注不足也可能引起肝功能的改变,故而考虑到患者可能存在全身大的动脉供血血管病变的可能,进一步考虑到主动脉病变,尤其是夹层动脉瘤的可能。再进一步分析,夹层动脉瘤可以引起血性胸腔积液造成血胸,而机体在急性失血后可以出现继发的贫血和血小板减少,至此,似乎用一元论可以解释患者出现的所有表现。因此在向家属交代病情后,进一步进行了胸痛二联症检查(图1),检查结果提示:①考虑主动脉弓多处穿透性溃疡、伴胸主动脉壁间血肿形成,请结合临床;②胸腹主动脉及其主要分支血管动脉粥样硬化;③肺动脉 CTA 未见明确异常;④心包积液,考虑为血性积液或积血;⑤双肺散在炎性变;⑥双侧胸腔积液,伴双肺部分肺不张;⑦冠状动脉硬化。至此,此患者的诊断基本明确,于第 2 天将患者转至我院心外科进一步行主动脉覆膜支架植入术,术后患者恢复良好。

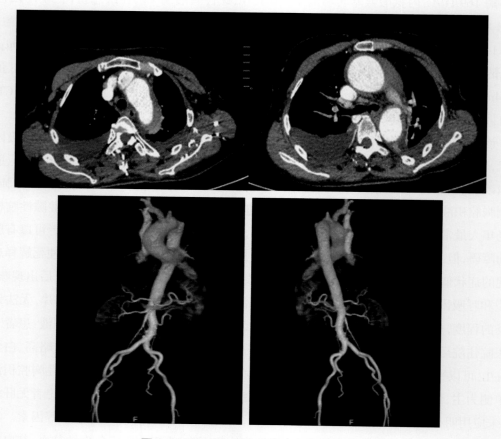

图 1　2017 年 3 月 3 日胸痛二联症检查

【讨论】

AIH、PAU 和 AD 是 AAS 的 3 种主要类型,在发病诱因、临床表现和并发症上非常相似,但病因、病理生理学机制等方面不尽相同,部分患者可能存在多种类型的并存。AIH 最早是 Krukenberg 医师为患者进行尸检时发现的,被描述为"没有内膜破口的夹层",其与 AD 的区别就在于其病变部位没有典型的内膜片和夹层破口。关于 AIH 的病因尚不完全清楚,目前认为主要包括主动脉滋养血管破裂和穿透性溃疡。其临床症状以突发性的急性胸背部疼痛为主要特征,极少数患者无明显症状,疼痛性质不一,可以表现为刀割样、撕裂样痛或钝痛,与 AD 的区别在于后者可有转移性或扩展性胸痛。AIH 的疼痛与心肌梗死类似,但通过心电图、心肌酶学指标的改变可以区分两者。AIH 有转变为主动脉夹层或破裂的风险,这是由于 AIH 位于动脉的中膜与外膜之间,而 AD 血肿位置多不超过中膜的外 1/3,当 AIH 向外扩张时,易穿透主动脉壁导致动脉破裂,因而 AIH 发生心包积液、胸腔积液及纵隔出血的概率较高。对于 AIH 的转归,目前认为 AIH 可最终转变成为梭性动脉瘤、囊性动脉瘤、假性动脉瘤或典型的 AD。

PAU 最早是 1986 年由 Stanson 医师首先提出的,主要表现为主动脉内膜溃疡穿透内膜及中层至外膜,影像学表现为主动脉壁龛影以及存在于溃疡附近的主动脉壁间血肿,无明确的真假腔。通常情况下,局限于动脉内膜层的 PAU 一般无症状,如果动脉溃疡穿透内膜弹力板并累及到中膜,患者将会出现胸背痛或腹痛,同 AD 和 AIH 一样,PAU 患者常以突发的尖锐刺痛为主要症状,疼痛部位与病变的位置相关。需要注意的是,PAU 患者年龄往往较大,多具有广泛的主动脉粥样硬化。另外,PAU 还需与另一类主动脉病变——分支动脉假性动脉瘤(branched artery pseudoaneurysms,BAPs)区别,BAPs 发生于 IMH 形成过程中,撕裂主动脉分支所致,BAPs 预后良好,一般无需手术干预。目前 PAU 的临床转归尚存在争议,大部分学者认为其预后差,较典型 AD 发生主动脉破裂的风险性更高。

现有的研究表明,AIH 及 PAU 均可进展为 AD,回归本例患者,其同时存在 PAU 和 AIH,推测其形成过程如下:主动脉粥样硬化斑块出现破溃,进而穿透内膜 / 内弹力膜,形成中膜 AIH。考虑患者还同时存在晕厥、肢体活动障碍、血性胸腔积液、血性心包积液等情况,如病情继续进展,可进一步出现假性动脉瘤,甚至主动脉破裂,因此手术是其主要的治疗手段。从内科角度来讲,对于 AAS 的早期和正确识别是影响患者预后的最重要因素,此例患者给我们的提示在于,疼痛并不是 AAS 的必有症状,当我们遇到病情复杂的患者时,尽量用一元论解释病情,有可能出现柳暗花明又一村的效果。

参考文献

[1] 王朴飞,吕梁.主动脉壁间血肿、穿透性粥样硬化性主动脉溃疡和主动脉夹层:影像学表现和发病机制进展[J].中国介入影像与治疗学,2011,08(2):148-151.

[2] 姜文翔,吴进林.主动脉壁内血肿的诊断和治疗[J].中国循环杂志,2017(3).

[3] SUEYOSHI E,SAKAMOTO I,FUKUDA M,et al. Long-term outcome of type B aortic intramural hematoma:comparison with classic aortic dissection treated by the same therapeutic strategy [J]. Annals of Thoracic Surgery,2004,78(6):0-2117.

[4] KITAI T,KAJI S,YAMAMURO A,et al. Clinical outcomes of medical therapy and timely operation in initially diagnosed type A aortic intramural hematoma:A 20-year experience [J]. Circulation,2009,120(11_

suppl_1):S292-S298.

[5] TSAI TT,NIENABER CA,EAGLE KA. Acute aortic syndromes.[J]. Circulation,2005,112(24):3802-3813.

[6] STANSON AW,KAZMIER FJ,HOLLIER LH,et al. Penetrating atherosclerotic ulcers of the thoracic aorta:natural history and clinicopathologic correlations [J]. Annals of Vascular Surgery,1986,1(1):15-23.

[7] 张国飞,倪一鸣. 穿透性主动脉溃疡在主动脉壁间血肿中的作用进展[J]. 中华急诊医学杂志,2011,20(5):549-550.

[8] LI MF,WU MT,WANG YC,et al. Intramural blood pools accompanying aortic intramural hematoma:CT appearance and natural course [J]. Radiology,2011,258(3):705.

毛细血管前合并毛细血管后肺动脉高压

张玄　钟雪锋　李燕明　许小毛

北京医院

近年来,肺动脉高压的基础研究和临床诊治都有了很大发展,以循证医学证据为基础的早期筛查、诊断和治疗的指南相继发表。本文报道毛细血管前合并毛细血管后肺动脉高压一例,在多学科的共同努力下,遵循诊断和治疗流程,综合分析病因,规范治疗方案,对肺动脉高压进行积极的内科处理,患者的一般情况得到短期改善,但患者疾病本身预后极差,出院后未遵嘱用药,最终死亡。

【临床资料】

患者,男性,60 岁。因"反复呼吸困难 11 年,水肿 1 年余,加重 1 周"于 2018 年 5 月 16 日入住我院呼吸与危重症医学科。患者于 11 年前(2007 年)劳累后出现呼吸困难,伴心前区疼痛,向后背及肩部放射,服用硝酸异山梨酯后可缓解。就诊于外院,查心电图:房颤、异常 Q 波;超声心动:左心右房扩大,左室壁运动减弱,LVEF 43%,三尖瓣中度反流。行冠脉造影(2007 年 10 月 25 日)示三支病变,诊断为冠心病,行 PCI 术(右冠植入支架 2 枚、回旋支 1 枚),术后症状明显缓解。此后患者长期口服阿司匹林、阿托伐他汀、比索洛尔及地高辛治疗,间断发作呼吸困难,多于活动后出现,多次于外院心内科住院治疗,予强心、利尿治疗后好转(具体不详)。1 年余前(2017 年 1 月)患者于静息状态下即出现呼吸困难,夜间不能平卧,伴双下肢水肿,逐渐加重。就诊于外院,查超声心动(2017 年 1 月):肺动脉高压,SPAP

78mmHg,三尖瓣中重度反流,双房扩大,LVEF 75%;胸部 CT:两肺陈旧性病灶,双侧胸腔积液,心包少量积液。给予强心、利尿治疗,症状无明显改善。1 年前(2017 年 5 月)于我院呼吸内科住院治疗,完善辅助检查:BNP 1 395pg/ml;生化:TBIL 57.2μmol/L,DBIL 41.6μmol/L,ALB 42g/L,LDH 386U/L;免疫指标:ANA 1∶80(颗粒型),抗 Ro-52(++),IgG 1 810mg/dl↑,C3 78mg/dl↓,C4 11mg/dl↓,ANCA、ACL 阴性;血清蛋白电泳阴性;超声心动:双房右室扩大,估测肺动脉压 58mmHg,三尖瓣中度关闭不全,LVEF 60%;胸部 CT 示双肺间隔旁肺气肿、双肺散在磨玻璃影、双侧胸腔积液、少量心包积液;腹部超声提示肝静脉增宽,腹部 CTA 示腹主动脉及两侧髂总动脉斑块、肝硬化、右心功能不全;肺功能示通气功能中度减退(FEV1/FVC 药后 67%,FEV1% 药后 57%pred)、混合性通气功能障碍、弥散功能障碍、小气道功能障碍、支气管舒张试验阴性;完善右心漂浮导管检查示 PAP 63/45(51)mmHg,PCWP 24mmHg,急性血管反应试验阴性,肺动脉造影未见充盈缺损。考虑诊断毛细血管前联合毛细血管后性肺动脉高压、慢性阻塞性肺疾病合并肺部感染、肝硬化、肝淤血可能,予吸氧、利尿、抗感染、平喘治疗,憋喘及水肿有所好转,胆红素下降至 38.5/23.1μmol/L,BNP 下降至 599pg/ml。因心室率慢予停用地高辛,继续阿司匹林及其他冠心病二级预防治疗。建议患者出院后规律复查,未应用新型血管扩张药物治疗肺动脉高压。因患者 3 年前出现雷诺现象,免疫指标异常,无皮肤硬化等改变,请免疫科会诊考虑未分化结缔组织病不除外,嘱随诊复查免疫指标,未予治疗。出院后患者仍有活动后呼吸困难、双下肢水肿,为逐渐加重趋势。予利尿治疗,因鼻出血,将阿司匹林改为泰嘉 50mg qd 口服,因肝功能异常停用他汀,2017 年 11 月因左侧腹股沟疝手术停用泰嘉,此后未再口服抗聚药物。患者入院 1 周前出现静息状态下呼吸困难、夜间不能平卧,全身水肿明显加重,就诊于我院急诊:BNP 6 925pg/ml;生化:TBil 79.3μmol/L,DBil 57.2μmol/L;凝血:PT 16.9 秒,APTT 38.6 秒,D-Dimer 2 017ng/ml;胸部 CT 示心影增大,两肺血管影增粗,考虑心功能不全可能;双侧胸腔积液伴两下(压迫性)肺不张,心包积液;双肺尖多发硬结灶,双肺散在纤维索条;主动脉及冠脉管壁钙化;肺动脉增宽,肺动脉高压可能;双肺间隔旁型肺气肿(图 1)。双下肢深静脉超声未见血栓。予呋塞米 200mg qd 静脉泵入利尿、米力农强心、左氧氟沙星抗感染治疗,呼吸困难、双下肢水肿无明显改善。为进一步诊治收入我科。自发病以来,每天进食流食 +6 勺安素,利尿治疗后尿量 1 000~1 300ml。

既往及个人史:既往史冠心病 11 年,2007 年行 PCI 术,同时右肾动脉植入支架 1 枚,仍有左肾动脉轻度狭窄。血脂代谢异常 11 年,曾口服立普妥治疗,1 年前开始因肝功能异常而停用。永久性房颤 11 年,曾口服康忻 2.5mg qd 控制心率,近 8 个月因心率偏慢而停用。1 年余前甲状腺超声发现甲状腺结节。近 6 个月反复出现皮肤脓疱、自行破溃形成溃疡,以左手背、右胫前为重,目前左手背第 3 掌指关节背侧溃疡深至骨面,定期换药处理。2017 年 11 月因左侧腹股沟疝嵌顿,于我院外科行急诊手术"肠部分切除、左侧腹股沟疝囊高位结扎术",2018 年 3 月于东方医院行右侧腹股沟疝手术。吸烟 40 年,20 支/d,戒烟 1 年。饮酒 40 年,白酒 100~250g/d,戒酒 11 年。否认家族性遗传病史。

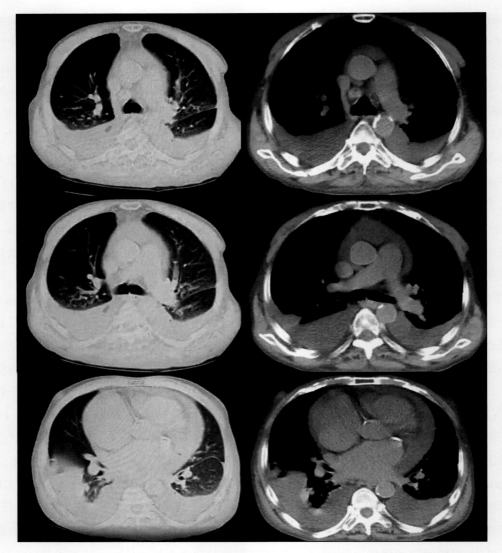

图 1 胸部 CT：心影增大，两肺血管影增粗，双侧胸腔积液肺不张，心包积液；肺动脉增宽

入院查体：T 36.3℃，P 60 次 /min，R 18 次 /min，BP 117/74mmHg。SpO$_2$ 91%（未吸氧），95%（鼻导管 3L/min）。慢性病容，巩膜黄染，全身皮肤肤色较黑，双侧胫前、双手背侧可见色素沉着及皮肤粗糙。左手背第三掌指关节背侧可见约 3cm 溃疡，黄色脓液附着，深至骨面（图 2），右胫前可见约 1cm 皮肤破溃（图 3）。颈静脉充盈，肝颈静脉回流征阳性。胸廓饱满，双侧呼吸运动减低，双侧语颤减低，双肺腋中线第 6 肋间以下叩诊浊音，双肺肩胛线第 8 肋间以下叩诊浊音，双下肺呼吸音低，双肺可闻及散在湿啰音，双上肺可闻及呼气相哮鸣音。心音遥远，心浊音界向两侧扩大，心率 64 次 /min，心律绝对不齐，P2=A2，三尖瓣听诊区可闻及 3/6 级吹风样收缩期杂音。腹韧，无压痛、反跳痛、肝、脾肋下未及，移动性浊音阳性，肠鸣音正常。四肢、腰骶部重度凹陷性水肿。

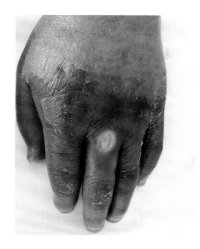

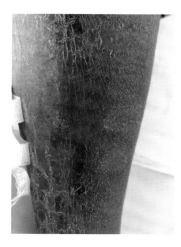

图2　左手背第三掌指关节背侧
溃疡

图3　右胫前皮肤破溃

入院后考虑诊断：肺动脉高压（重度），慢性心功能不全急性加重、慢性阻塞性肺疾病、肝硬化、多浆膜腔积液等。完善相关检查：2018年5月16日血气分析（FiO$_2$ 21%）：pH 7.50，PaO$_2$ 56mmHg，PaCO$_2$ 39.9mmHg，HCO$_3^-$ 30.4mmol/L，BE 6.8mmol/L，SO2 90.5%。2018年5月17日血常规：WBC 7.9×10^9/L，NEUT 84.6%，HGB 151g/L，PLT 113×10^9/L，CRP 2.2ng/dl，ESR 25mm/h，PCT 0.06ng/ml（左手背肿胀时升高至0.61ng/ml）。生化：ALB 32g/L，TBIL 79.6μmol/L，DBIL 53.8μmol/L，ALP 212U/L，GGT 118U/L，NT-proBNP 6 106pg/ml。生化其他指标：ALT、AST、Cr、UREA、URIC、CK均正常。凝血相：PT 14.5秒，APTT 43.3秒，D-Dimer 1 063ng/ml。左手背脓肿脓液培养：金黄色葡萄球菌（MRSA），利奈唑胺、复方磺胺甲噁唑敏感，余耐药。免疫指标：免疫球蛋白：IgG 1 670mg/dl↑，IgA 885mg/dl↑，IgM 147mg/dl。补体：C3 46mg/dl↓，C4 11mg/dl↓；ASO 293U/ml，RF（−）。抗核抗体谱：ANA 1∶80（颗粒型），抗Ro-52（++）；ANCA、ACL阴性。肿瘤指标：肿瘤标志物：CEA 12.8ng/ml，CA125 908.3U/ml，AFP、CA 19-9、PSA阴性。血清蛋白电泳、免疫固定电泳未见M条带。

入院后给予一般治疗：氧疗，文丘里面罩吸氧（FiO$_2$ 50%，8L/min），监测PaO$_2$ 66~68mmHg；利尿：托拉塞米100mg qd+呋塞米100mg qd静脉泵入，监测出入量负平衡，水肿明显减轻；强心：多巴酚丁胺2μg/（kg·min）静脉泵入，连续4天，地高辛0.125g qd口服。抗感染治疗：入院后即给予头孢类/碳青霉烯类抗感染，5月22日发现左手背脓肿，予穿刺抽脓×3次，脓液培养回报为MRSA，5月27日改为利奈唑胺静脉-序贯口服，之后未再出现脓肿（图4），炎症指标较前下降。左手第三掌指关节溃疡处专科护士定期清创换药，创面较前缩小趋势（图5）。慢性阻塞性肺疾病相关治疗：给予沙丁胺醇+异丙托溴铵雾化、多索茶碱平喘治疗。肝硬化、胆汁淤积相关治疗：给予口服天晴甘平150mg tid、易善复0.456g tid、优思弗0.25g bid。电解质及酸碱平衡：给予补钾、精氨酸、醋甲唑胺纠正代谢性碱中毒。

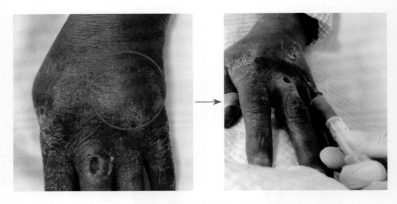

图 4 左手背脓肿抽液

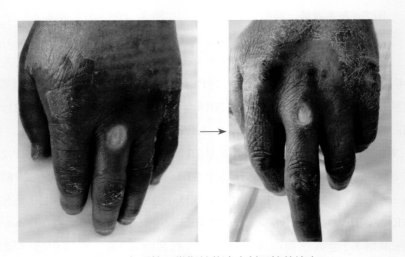

图 5 左手第三掌指关节溃疡创面较前缩小

结缔组织病诊疗方面:因患者全身皮肤硬化明显,伴局部破溃脓肿,请免疫内科会诊:考虑系统性硬化症,继发性肺动脉高压,自身免疫性肝炎不除外。建议:①患者目前存在皮肤硬化、甲襞微循环异常,ANA 阳性,合并肺动脉高压,目前考虑系统性硬化症,完善皮肤活检,协助明确诊断及指导下一步治疗;②患者胆管酶升高,AMA 阴性,不除外自身免疫性肝病,建议加用优思弗 250mg bid~tid 治疗。于 5 月 24 日行皮肤活检术病理表现:表皮大致正常,真皮浅层胶原间隙增宽。阿申兰染色(-)。免疫荧光:IgA(-)、IgG(-)、IgM(-)、C3(-)、C4(-)、C1q(-)。病理诊断:不除外黏蛋白沉积症。再次请免疫科会诊,考虑系统性硬化症诊断明确,激素应用方面:因患者皮肤软组织感染未痊愈,暂不应用激素治疗。免疫抑制剂方面:建议加用骁悉治疗,因经济原因未加用。

肺动脉高压诊疗方面:肺动脉高压明确。病因方面分析:结缔组织病相关性肺动脉高压、左心疾病相关性肺动脉高压、门脉高压相关性肺动脉高压及慢性阻塞性肺疾病相关性肺动脉高压 4 个方面原因可能性较大,最后结合右心漂浮导管检查结果毛细血管前合并毛细血管后肺动脉高压综合分析为:结缔组织病相关性肺动脉高压、左心疾病相关性肺动脉高压两方面为主要原因,门脉高压相关性肺动脉高压及慢性阻塞性肺疾病相关性肺动脉高压证据不足。治疗方面:给予靶向药物瑞莫杜林从 1.25ng/(kg·min) 起始静脉泵入,逐渐加量至 6.25ng/(kg·min),最终过渡为瑞莫杜林皮下注射[3~3.75ng/(kg·min)],联合口服西地那非25mg bid。

结局:患者出院时鼻导管吸氧 3L/ 分,SpO$_2$ 可维持在 95% 以上,活动耐力较前增加,可下地活动,左手深溃疡逐渐愈合。患者于 2018 年 6 月 8 日出院后因依从性差,自行停用瑞莫杜林皮下泵入及西地那非口服,于 1 周后出现肺部感染、急性心衰就诊于外院,经治疗无效于 2018 年 7 月 2 日去世。

【讨论】

本文报道肺动脉高压(重度)、系统性硬化病、左心功能不全病例一例,肺动脉高压临床分类主要为 5 大类,根据右心导管血流动力学分类为毛细血管前、毛细血管后(包括单纯毛细血管后和毛细血管前混合毛细血管后亚型)两大类,每大分类对应不同的临床分类。通过综合分析得到患者最后肺动脉高压的主要原因。该病例的优点在于充分体现全面分析问题的过程,对于以后诊治肺动脉高压的病例积累经验。

1. 系统性硬化病 系统性硬化病(systemic sclerosis,SSc)是一种以皮肤变硬和增厚为首要特征的结缔组织病。女性多见,多数发病年龄在 30~50 岁。根据患者皮肤受累的情况将 SSc 分为 5 种亚型:①局限性皮肤型 SSc(limited cutaneous SSc):皮肤增厚限于肘(膝)的远端,也可累及面部、颈部。②CREST 综合征(CREST syndrome):为局限性皮肤型 SSc 的一个亚型,表现为钙质沉着(calcinosis,C),雷诺现象(Raynaud's phenomenon,R),食管功能障碍(esophageal dysmotility,E),指端硬化(sclerodactyly,S)和毛细血管扩张(telangiectasia,T)。③弥漫性皮肤型 SSc(diffuse cutaneous SSc):除面部、肢体远端外,皮肤增厚还累及肢体近端和躯干。④无皮肤硬化的 SSc(SSc sine scleroderma):无皮肤增厚的表现,但有雷诺现象、SSc特征性的内脏表现和血清学异常。⑤重叠综合征(overlap syndrome):弥漫或局限性皮肤型SSc 与其他诊断明确的结缔组织病同时出现,包括系统性红斑狼疮、多发性肌炎 / 皮肌炎或类风湿关节炎。在硬皮病中肺受累普遍存在,肺间质纤维化和肺动脉血管病变常同时存在,但往往是其中一个病理过程占主导地位。在弥漫性皮肤型 SSc 伴抗拓扑异构酶I(Scl-70)阳性的患者中,肺间质纤维化常较重;在 CREST 综合征中,肺动脉高压常较为明显。肺动脉高压常为棘手问题,它是肺间质与支气管周围长期纤维化或肺间小动脉内膜增生的结果。肺动脉高压常缓慢进展,除非到后期严重的不可逆病变出现,一般临床不易察觉,无创性的超声心动检查可发现早期肺动脉高压。尸解显示 29%~47% 患者有中小肺动脉内膜增生和中膜黏液瘤样变化,心导管检查发现 33% 患者有肺动脉高压。典型的皮肤病理改变为硬变皮肤活检见网状真皮致密胶原纤维增多、表皮变薄、表皮突消失、皮肤附属器萎缩;真皮和皮下组织内(也可在广泛纤维化部位)可见 T 淋巴细胞大量聚集。甲褶毛细血管显微镜检查显示毛细血管袢扩张与正常血管消失。诊断标准为 2013 ACR/EULAR 系统性硬化病分类标准。该患者近 6 个月开始出现全身皮肤色素沉着、粗糙伴脓疱等改变,皮肤病理以黏蛋白沉积为主,并非典型系统性硬化病皮肤病理改变。但结合 2013 ACR/EULAR 系统性硬化病分类标准得分 16 分(≥9 分确诊系统性硬化病),该患者系统性硬化诊断明确。

2. 肺动脉高压 - 毛细血管前合并毛细血管后肺动脉高压　肺动脉高压(pulmonary hypertension,PH)指静息仰卧位时右心导管测的平均肺动脉压≥25mmHg(1mmHg=0.133kPa)。目前 PH 的定义已经简化,右心导管检查是诊断 PH 的金标准。2013 年法国尼斯第 5 次 PH 论坛将 PH 分为 5 大类:第 1 类为动脉性肺动脉高压(pulmonary arterial hypertension,PAH),包括特发性、遗传性、药物和(或)毒素相关性、疾病相关性 PH,肺静脉闭塞病和(或)肺毛细血管瘤及新生儿持续性 PH 等;第 2 类为左心疾病相关性 PH;第 3 类为肺部疾病和(或)缺氧相关的 PH;第 4 类为慢性血栓栓塞性 PH;第 5 类是多种未明机制所致 PH。针对于该患者基础疾病综合分析后考虑第 1 大类中结缔组织疾病相关性 PH、门脉高压相关性 PH、第 2 大类左心疾病相关性 PH 及第 3 大类中慢性阻塞性肺疾病相关 PH4 方面因素可能性较大。

从血流动力学特点分析,肺动脉高压可分为毛细血管前肺动脉高压与毛细血管后肺动脉高压,前者血流动力学表现为 mPAP>25mmHg,同时肺动脉楔压(PAWP)≤15mmHg;毛细血管后肺动脉高压主要是指左心疾病患者肺静脉压力增高引起 PAP 被动性地增高,除 mPAP≥25mmHg 外,表现为 PAWP>15mmHg。毛细血管前肺动脉高压所对应的临床分类为第 1、第 3、第 4、第 5 类,毛细血管后肺动脉高压所对应的临床分类为第 2、第 5 类。

左心疾病相关性肺动脉高压(pulmonary hypertension due to left heart disease,PH-LHD)属于毛细血管后肺动脉高压,即平均肺动脉压(mPAP)≥25mmHg(1mmHg=0.133kPa)且肺动脉楔压(PAWP)>15mmHg。2015 年欧洲心脏病学会和欧洲呼吸学会(ESC/ERS)肺动脉高压诊断和治疗指南将 PH-LHD 划分为第 2 大类,即单纯毛细血管后肺动脉高压和毛细血管前合并毛细血管后肺动脉高压。鉴别是否存在毛细血管前肺动脉高压,对于诊断和治疗尤为重要。将 PH-LHD 误诊为动脉性肺动脉高压(PAH)会使患者接受不恰当甚至不正确的治疗。准确评估 PH-LHD 患者的血流动力学须满足以下条件:①反映 PH-LHD 肺血管疾病的过程;②不受或较少受 PAWP 和每搏输出量的影响;③反映肺循环的搏动性。以往指南用"被动性"或"反应性(即不成比例)"来描述毛细血管后肺动脉高压。新指南废止了上述定义并引入舒张压梯度(DPG)(DPG= 肺动脉舒张压 −PAWP)来评估毛细血管后肺动脉高压的血流动力学变化。传统的评估指标为跨肺压梯度(TPG)(TPG=mPAP−PAWP),毛细血管后肺动脉高压患者的定义为 TPG<12mmHg,但 mPAP 受肺动脉血流、血管阻力和左心充盈压等因素的影响。PAWP 也受利尿剂等因素影响,而与肺动脉收缩压和 mPAP 相比,肺动脉舒张压受 PAWP 和每搏输出量影响较小。DPG 正常值为 1~3mmHg,心脏疾病患者(除外分

流)tDPG 可升高,但多数仍≤5mmHg。因此 DPG 能够更加准确地鉴别毛细血管前肺动脉高压和毛细血管后肺动脉高压。一项 3 107 例肺动脉高压患者的单中心研究结果显示,TPG>12mmHg 的亚组患者,如果 DPG>7mmHg 则预后较差。另一项研究观察 463 例左室射血分数 <40% 的患者,肺血管阻力(PVR)≥3WU(1WU=80dyn·s·cm⁻⁵)的患者病死率较高。Tedford 等研究显示,TPG 是否高于 12mmHg 对预后的影响差异无统计学意义。因此,DPG 可识别存在混合型肺动脉高压的患者,且与预后相关。推荐同时使用 DPG 和 PVR 定义单纯毛细血管后肺动脉高压和毛细血管前合并毛细血管后肺动脉高压(图 6)。

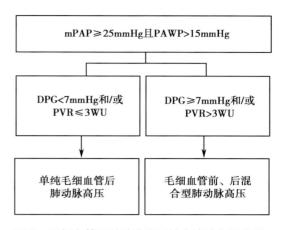

图 6 毛细血管后肺动脉高压的血流动力学分类
mPAP:平均肺动脉压;PAWP:肺动脉楔压;DPG:舒张压梯度;PVR:肺血管阻力;1mmHg=0.133kPa;1WU=80dyn·s·cm⁻⁵

该患者的右心漂浮导管结果 PVR 8.7WU>3WU、DPG 21mmHg>7mmHg,考虑毛细血管前合并毛细血管后肺动脉高压明确。针对该病例,分析造成毛细血管前肺动脉高压包括结缔组织疾病、门脉高压、慢性阻塞性肺疾病 3 个原因,造成毛细血管后肺动脉高压为左心疾病所致。根据患者病史进行进一步分析:该患者慢性咳嗽、咳痰症状不明显,多以呼吸困难为主,可能并非慢性阻塞性肺疾病所致,同时肺功能提示中度通气功能障碍,肺部影像学提示肺实质病变并不严重,考虑慢性阻塞性肺疾病相关性 PH 证据不够充分。该患者存在门脉高压的临床表现(脾大、腹水),考虑与肝硬化相关,但肝硬化的具体原因尚不明确:长期右心功能不全所致肝淤血?自身免疫性肝病?酒精性肝硬化?同时病程前 10 年肝功能情况不详,难以明确门脉高压与肺动脉高压发生的先后顺序。门脉高压相关性 PAH 为除外性诊断,目前尚无法明确该患者门脉高压是否在 PAH 发生中发挥作用,考虑门脉高压相关性 PAH 证据不足。患者系统性硬化症诊断明确,皮肤病变发展与 PAH 发展匹配,结缔组织病相关性肺动脉高压明确。另右心导管 PCWP>15mmHg,既往冠心病,PCI 术后,病程中冠心病、房颤发生在前,存在左心功能下降及左心功能不全症状,11 年前起病时 LVEF 43% 等证据均支持左心功能相关性肺动脉高压。所以最后总结该病例肺动脉高压主要原因为结缔组织相关性肺动脉高压及左心疾病相关性肺动脉高压。

治疗方面:肺动脉高压的治疗策略可分为 3 个主要步骤。①一般措施:包括患者的健康指导和支持治疗等;②个体化治疗:包括予急性血管反应试验阳性患者高剂量钙通道阻滞剂(CCB)类药物治疗,以及对急性血管反应试验阴性患者使用靶向药物治疗;③联合治疗或终末期治疗:对于治疗反应不佳的患者,推荐批准药物的联合应用及肺移植。其中特异性药物治疗包括钙离子拮抗剂、内皮素受体拮抗剂(ERA)、磷酸二酯酶 -5(PDE-5)抑制剂及磷酸鸟苷环化酶（sGC）激动剂、前列环素类似物及前列环素受体激动剂 4 大类。在一般治疗的基础上，该患者因为急性血管反应试验阴性未选择钙离子拮抗剂，因肝功能异常未选择内皮素受体拮抗剂。因对于 WHO 功能Ⅲ或Ⅳ级的患者可以采用初始联合治疗的策略，该患者 WHO 心功能分级为Ⅳ级，所以选择磷酸二酯酶 -5（PDE-5）抑制剂（西地那非）及前列环素类似物（瑞莫杜林）联合治疗。WHO 心功能分级为预测预后的重要因素，平均生存时间与其密切相关，Ⅳ级生存期仅为 6 个月，该患者出院后未遵医嘱继续用药，预后不佳。

【讨论】

肺动脉高压是一类发病机制复杂、多种因素参与的综合征，起病隐匿，患者就诊时多已处于 WHO 心功能Ⅲ~Ⅳ级，治疗难度大，药物敏感性低，心脏结构不可逆程度高，预后极差。故临床医师应熟知肺动脉高压指南所指定的诊断标准及诊治流程，在明确肺动脉高压存在时，应对其进行精确的分类诊断。右心漂浮导管为更好地明确肺动脉高压复杂的原因提供了依据，有助于更好地分析病因，早期发现问题。同时，随着肺动脉高压发病机制的深入研究，针对肺动脉高压发病机制的靶向治疗药物已经广泛应用于临床。然而，尽管这些靶向药物有效地改善了肺动脉高压患者的心功能和生活质量，但肺动脉高压仍然是一个不断进展的疾病，亟待进一步提高诊断和治疗的能力。该病例也体现了呼吸内科、心血管内科、风湿免疫科、皮肤科、检验科等多学科合作的重要性，加强基础及临床研究，以提供更有效、更便捷的诊疗手段。

参考文献

［1］ 中华医学会风湿病学分会. 系统性硬化病诊断及治疗指南. 中华风湿病学杂志,2011,15(4):256-259.

［2］ VAN DEN HOOGEN F,KHANNA D,FRANSEN J,et al.2013 classification criteria for systemic sclerosis:an American college of rheumatology/European league against rheumatism collaborative initiative［J］.Ann Rheum Dis,2013,72(11):1747-1755.

［3］ SIMONNEAU G,GATZOULIS MA,ADATIA I,et al.Updated clinical classification of pulmonary hypertension［J］.J Am CollCardiol,2013,62(25 Sippl):D34-D41.DOI:10.1016/j.jacc.2013.10.029.

［4］ GALIE N,HUMBERT M,VACHIERY JL,et al.2015 ESC/ERS Guidelines for the diagnosis and treatment of pulmonary hypertension［J］.Eur Heart J,2016,37(1):67-119.DOI:10.1093/eurheartj/ehv317.

［5］ VACHIERY JL,ADIR Y,BARBERA JA,et al.Pulmonary hypertension due to left heart diseases［J］.J Am Collcardiol,2013,62(25Suppl):D100-D108.DOI:10.1016/j,jacc.2013.10.033.

［6］ NAEIJE R,VACHIERY JL,YERLY P,et al.The transpulmonary pressure grandient for the diagnosis of pulmonary vascular disease［J］.Eur Respir J,2013,41(1):217-223.DOI:10.1183/09031936.00074312.

［7］ RAPP AH,LANGE RA,CIGARROA JE,et al.Relation of pulmonary arterial diastolic and mean pulmonary arterial wedge pressures in patients with and without pulrnonary hypertension［J］. Am J Cardiol,2001,88(7):823-824.DOI:10.1016/S0002-9149(01)01864-1.

［8］ TEDFORD RJ,BEATY CA,MATHAI SC,et al.Prognostic value of pre-transplant diastolic pulmonary artery pressure-to-pulmonary capillary wedge pressure gradient in cardiac transplant recipients with pulmonary hypertension [J]. J Heart Lung Transplant, 2014, 33(3):289-297.DOI:10.1016/j.healun.2013.11.008.

伴有嗜酸性粒细胞增多的挪威疥疮

闫鹏　李志杰　解立新
解放军总医院第一医学中心呼吸与危重症学科

【临床资料】

患者,男性,85 岁。间断咳嗽、咳痰 2 年余,气管切开术后 2 年。2016 年 5 月 12 日开始长期住呼吸科监护室治疗;期间间断出现肺部感染,经抗感染治疗均好转;2018 年 3 月 5 日嗜酸性粒细胞计数开始增高,8 月 13 日开始持续增高,至 11 月 9 日达最高值,为 $14.24 \times 10^9/L$。2018 年 6 月 10 日开始出现躯干、颈部及四肢皮肤斑丘疹(图 1),11 月 7 日开始出现躯干皮肤脱屑,逐渐波及双上肢及双下肢皮肤。期间皮肤科、血液科反复会诊,考虑湿疹,给予糠酸莫米松乳膏、尿素硅油乳膏、莫匹罗星软膏、炉甘石外用,皮疹、嗜酸性粒细胞无好转,且皮疹逐渐加重。排查风湿免疫等检查、肿瘤、寄生虫、过敏、真菌等均为阴性,IgE 不高。体液免疫、细胞免疫均未见异常。结果回报后再次皮肤科、血液科会诊,考虑嗜酸性粒细胞综合征,建议激素治疗。2018 年 9 月 11 和 2018 年 11 月 4 日,分别应用甲泼尼龙琥珀酸钠 40mg,嗜酸性粒细胞迅速好转,皮疹进行性加重,待激素减量后,嗜酸性粒细胞再次升高。仔细追溯患者出现皮疹病史,发现同房间患者先后亦出现皮疹和嗜酸性粒细胞增高,第三次皮肤活检时发现疥疮,考虑挪威疥疮。

【讨论】

高嗜酸性粒细胞增多症(hypereosinophilia, HE):外周血 2 次检查(间隔时间 >1 个月)嗜酸性粒细胞绝对计数 $>1.5 \times 10^9/L$ 和(或)骨髓有核细胞计数嗜酸性粒细胞比例 ≥20% 和/或病理证实组织嗜酸性粒细胞广泛浸润和(或)发现嗜酸性粒细胞颗粒蛋白显著沉积(在有或没有较明显的组织嗜酸性粒细胞浸润情况下)。主要分类为:遗传性(家族性)HE(HEFA);继发性(反应性)HE(HER);原发性(克隆性)HE(HEN);意义未定(特发性)HE(HEUS)。

1. 遗传性(家族性)HE(HEFA)　发病机制不明,呈家族聚集,无遗传性免疫缺陷症状或

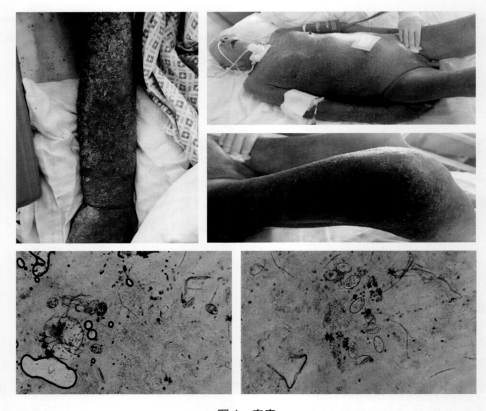

图 1 皮疹

体征,无 HER 和 HEN 证据。该患者住院期间出现嗜酸性粒细胞增高,无家族性,排除该病。

2. 原发性(克隆性)HE(HEN) 是指嗜酸性粒细胞起源于血液肿瘤的克隆。该患者多次请血液科会诊,排查肿瘤为阴性,排除该病。

3. 继发性(反应性)HE(HER) ①过敏性疾病:如哮喘、异位性皮炎、花粉症等;②皮肤病(非过敏性):Wells 综合征等;③药物:包括抗生素和抗痉挛剂;④感染性疾病:寄生虫感染和真菌感染等;⑤胃肠道疾病:嗜酸细胞性胃肠炎、肠道炎症性疾病、慢性胰腺炎、乳糜泻等;⑥脉管炎:Churg-Strauss 综合征、结节性多动脉炎等;⑦风湿病:系统性红斑狼疮、Shulman 病、类风湿性关节炎等;⑧呼吸道疾病:Lôeffler 综合征、过敏性支气管肺曲霉菌病等;⑨肿瘤:实体瘤、淋巴瘤和急性淋巴细胞白血病(嗜酸性粒细胞为非克隆性)、系统性肥大细胞增多症(嗜酸性粒细胞为非克隆性)等;⑩其他:慢性移植物抗宿主病、Gleich 病等。该患者出现嗜酸性粒细胞增高以后,伴有皮疹出现,多次查过敏原阴性,肿瘤排查阴性,风湿免疫等检查阴性;2 次尝试停用所用药物,嗜酸性粒细胞及皮疹均未见好转。G 试验稍高,Gm 试验阴性,抗真菌治疗,炎症指标好转,皮疹及嗜酸性粒细胞未见好转。寄生虫排查阴性。意义未定(特发性)HE(HEUS):查不到上述引起嗜酸性粒细胞增多的原发或继发原因。该患者一度认为特发性嗜酸性粒细胞增高,应用激素后好转,停药后反复,皮疹呈进行性加重。

疥疮是寄生于人皮肤的寄生虫,其典型的临床特点是:①发生于免疫反应正常的患者;②剧烈瘙痒,夜间更严重;③播散性红斑丘疹,区域有腰部,生殖器,乳房,臀部,腋窝,手指(包括指间间隙),手腕和肢体的各个部位。对手掌、足底、头部及面部通常影响较小;④丘疹小,常因出血而脱落;⑤洞穴或隧道(病理学征象)看起来很薄,0.5~1cm 的棕灰色线,但很少观察到;⑥其他病变:小疱(通常在洞穴开始处),结节(坚固,直径 0.5cm,通常在雄性生殖器,腹股沟,臀部);⑦卫生条件差可能导致继发性细菌感染。该患者长期卧床,气管切开,无法交流,因此初始感染疥疮后,无法表达,同时因为皮疹无特异性,请皮肤科会诊医师未能诊断疥疮。随着病情的进展,皮疹逐渐加重,同时嗜酸性粒细胞逐渐增高,亦未能明确病因。后患者出现皮肤结痂,皮损严重,即挪威疥疮。结痂型疥疮(挪威疥疮)发生于免疫损害状态:例如,在艾滋病、麻风病、淋巴瘤、接受全身性或强力局部类固醇的患者、器官移植受体或老年人、身体残疾者或患有唐氏综合征的患者中,其特点是红斑性鳞状结痂病变,可恶臭,并伴有裂痕,可影响身体的任何部分,包括面部和头皮。部分患者伴有嗜酸性粒细胞增高,然而,瘙痒可能轻微或不明显,皮肤裂缝中的细菌感染可能导致脓毒症的常见原因。该患者为老年男性,长期住院,虽然体液免疫、细胞免疫未见异常,但仍处于免疫功能受损的阶段,亦可发生挪威疥疮。同时因皮损严重,伴有恶臭,患者多次发生脓毒症休克。

普通型疥疮使用外用药物治疗即可,挪威疥疮大多需要局部和口服联合用药。该患者为挪威疥疮,需要外用药物和口服药物联合应用,本例仅应用硫软膏全身外用,3 天后再次镜检发现疥疮,1 周后 2 次镜检未见疥疮,即停用硫软膏。同时患者皮疹好转,嗜酸性粒细胞下降。但目前该患者处于脓毒症休克状态,需要应用去甲肾上腺素 0.5μg/(kg·min)维持血压,同时患者急性肾损伤,需要 CRRT 治疗。目前患者病情尚平稳。

追溯该患者病史,发现 2018 年 3 月初白某与该患者同房间,当时患者白某存在皮疹,但未等待皮疹确诊,白某因为脓毒症休克死亡。结合我科陆续 6 名患者(3 名镜检发现疥疮)出现皮疹伴或不伴嗜酸性粒细胞增高,医务人员 10 余名出现皮疹,考虑为患者白某为初始传染源,随后出现患者与医务人员的传播。经过严格的消毒,同时所有的患者、疑似患者和密切接触者同一时间应用硫软膏,确诊患者中反复镜检均为阴性。目前仍未见再发疥疮病例。

参考文献

[1] 嗜酸粒细胞增多症诊断与治疗中国专家共识(2017 年版). Chin J Hematol,2017,38(7).

[2] 2016 UK National Guideline on the Management of Scabies(BASHH). Epidemiol Infect,2016,144(15):3121-3130.

[3] European guideline for the management of scabies. J Eur Acad Dermatol Venereol,2017,31(8):1248-1253.

[4] Guideline for the diagnosis and treatment of scabies in Japan(JDA). J Dermatol,2017,44(9):991-1014.

[5] Permethrin and Ivermectin for Scabies. N Engl J Med,2010,362(8):717-725.

重症支气管胆管瘘

龙颖姣　罗红

中南大学湘雅二医院呼吸和危重症学科

支气管胆管瘘（bronchobiliary fistula，BBF）是临床罕见疾病，即胆管和支气管树间产生异常通道，由 Peacock 于 1850 年首次报道。肝分泌胆汁可经该通道咳出体外，患者肺通气功能因化学刺激或继发细菌感染产生障碍，可发生于创伤、手术以及感染等情况下，病死率高。本文就重症支气管胆管瘘一例进行报道。

【临床资料】

患者，男性，78 岁。主因"乏力 1 周，咳嗽、咳痰 3 天，加重伴发热、气促 1 天"于 2017 年 10 月 15 日入院。家属代诉，患者于 1 周前受凉后感乏力，精神差，畏寒，食欲缺乏。3 天前患者开始出现咳嗽，咳少量白色黏痰，1 天前患者咳嗽较前加重，咳黄白色脓痰，伴发热，体温最高 38.1℃，伴有端坐呼吸、少尿，至我院急诊，完善血气分析示：I 型呼吸衰竭，代谢性酸中毒合并呼吸性碱中毒，胸部 CT 示（图 1）双肺大片密度增高影，以右肺为主，予以无创呼吸机辅助呼吸，头孢他啶 3g bid，莫西沙星 400mg qd 静脉滴注抗感染及化痰、强心、利尿等对症支持治疗，仍无明显好转，遂行气管插管后转入我科。患者患病来精神、饮食、睡眠欠佳，二便可，体重无明显变化。

既往史及个人史：冠心病，PCI 术后 4 年，长期口服二级预防药物；高血压病史 20 年，规律服用降压药，血压控制可；高血压肾病，慢性肾功能不全 4 年，长期口服肠道透析药物；发现 2 型糖尿病 12 年，口服降糖药物（不详），近 1 个月停用，自服中药治疗，未监测血糖；2005 年行胆囊切除术及胆总管肿块切除，术后病理未发现恶性肿瘤。

入院查体：T 37.3℃，P 94 次 /min，R 16 次 /min，BP 96/56mmHg，血氧饱和度 88%（经口气管插管呼吸机辅助呼吸，%Minvol 120%，PEEP 5cmH_2O，FiO_2 100%），双肺呼吸音粗，右肺可闻及湿啰音，未闻及胸膜摩擦音。心界向左扩大，心率 94 次 /min，律齐，右肋下可见一手术瘢痕，双下肢无水肿。

入院后考虑"重症肺炎"，完善相关检查，动脉血气分析：pH 7.132，PaCO_2 25.3mmHg，PaO_2 50.9mmHg，HCO_3^- 9.8mmol/L，BE −19.8mmol/L，WBC 12.07 × 10^9/L，Hb 86g/L，PLT 47 × 10^9/L，NE 98.7%，ESR 121mm/h，CRP 328mg/L，ALT 58.2U/L，AST 147.3U/L，ALB 23.5g/L，

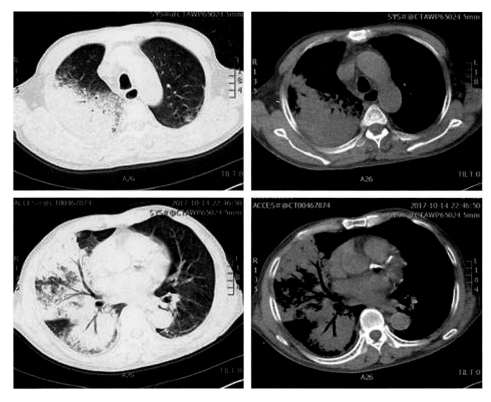

图 1 胸部 CT(2017 年 10 月 14 日)

DBIL 8.2μmol/L,Cr 665.1μmol/L,BUN 27mmol/L,CK 917.7U/L,CK-MB 37.3U/L,PCT 98ng/ml,结核分枝杆菌抗体阳性(弱),新型隐球菌抗原阴性,G 试验阴性,GM 试验 0.44,九项呼吸道病原学检查阴性,病毒全套阴性,自身免疫抗体全套阴性,T 淋巴细胞亚群正常。

　　入院后考虑重症肺炎,予持续呼吸机辅助通气,去甲肾上腺素持续升压,美罗培南 1.0g q8h 联合莫西沙星 0.4g qd 静脉滴注抗感染,辅以化痰、护肝、床旁血滤、营养支持治疗,输血浆改善凝血及升板治疗。

　　入院 2 天后患者仍有发热,复查指标:ALT 131.3U/L,AST 435.9U/L,TB 28.3μmol/L,DB 21.6μmol/L。痰培养:白色念珠菌阳性,对氟康唑、伊曲康唑、伏立康唑敏感,胸部 X 线片示肺部渗出无明显好转,将抗感染治疗改为哌拉西林 4.5g q8h 联合替加环素 50mg q12h 后体温下降正常,行床旁气管镜检查示(图 2):右上叶后段、右中叶及右下叶支气管内可见大量黄色分泌物涌出,留分泌物行病原学培养及胆红素测定,支气管分泌物直接胆红素 20μmol/L,考虑支气管胆管瘘,请肝胆外科会诊,建议行 MRCP,但患者一般情况差,呼吸支持参数高,无法外出检查,考虑胆源性感染、化学性肺炎,予停用哌拉西林他唑巴坦,改为头孢哌酮舒巴坦 2.0g q8h,加用甲强龙 40mg qd 抗炎,完善腹部 B 超示左肝近膈顶部液性暗区声像。患者神志昏迷,血压及血氧饱和度进行性下降,于 10 月 21 日心跳停止,宣布临床死亡。

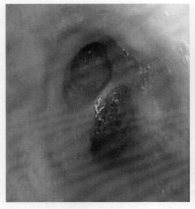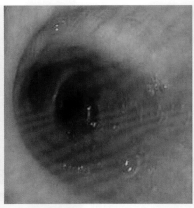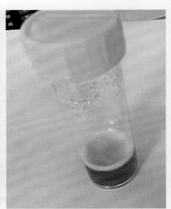

图 2   支气管镜检查

【讨论】

本病历患者急性起病,初始表现为发热伴呼吸道症状,进展快,结合影像学提示右肺大片实变,考虑重症肺炎,气管镜下见大量黄色分泌物,分泌物胆红素升高,腹部 B 超示左肝近膈顶部液性暗区声像,结合患者既往有胆道手术史,考虑诊断支气管胆管瘘。

支气管胆管瘘病因众多,包括先天性、寄生虫性、外伤性、感染性、胆道结石、肿瘤源性及医源性,获得性支气管胆管瘘的形成机制复杂,创伤及手术损伤膈肌是其中原因之一。本例患者既往有胆囊切除及胆总管肿块手术,但距离手术时间较长,文献报道有不少支气管胆管瘘于术后或创伤后数百天,甚至 1 年才发病,因此单纯用膈肌损伤理论很难解释。感染、肿瘤浸润以及由于梗阻引起胆道内压升高也是形成 BBF 的重要因素。

BBF 患者常表现为发热、咳嗽、咳痰、呼吸困难及胸痛,其特征的表现为咳胆色素痰,胆色素阳性,即可确诊 BBF。CT 是常用的检查技术,BBF 患者常可见膈下液体聚集,其他征象还包括膈肌破损、胆管扩张,但很难直接观察到瘘管。MRCP 可以更好地显示出大胆管以及扩张的胆管。ERCP 虽为有创检查,但可以直观地观察到造影剂进入右下胸膜腔及右下半胸,具有不可替代的优势,不仅可以观察到瘘管的存在,还可以同时采取治疗措施。若远端胆道梗阻,可行 PTC 代替 ERCP。

该病例患者以发热伴咳嗽咳痰、气促起病,血象及炎性指标明显升高,结合影像学提示肺部大片实变,考虑重症肺炎,治疗效果不佳,病变进行性加重,因患者入院时已行气管插管,因此无法观察其咳胆红素痰,因此早期发现或预见 BBF 的发生存在难度,尤其该急性患者,因病情发展迅速出现呼吸窘迫,床旁 B 超提示左肝近膈顶部液性暗区声像,但呼吸支持参数高,无法耐受外出行 MRCP 及有创检查,因此对于急性重病患者,临床资料难以收集全。

手术治疗是 BBF 的经典治疗方法,包括引流膈下脓肿、切除瘘管及受累的肝、肺组织,近年来随着内镜及介入等新技术的推广,经内镜或经皮重建或改善胆道引流,降低胆道内压,BBF 多可自行闭合。对于 BBF 患者早期诊断,及时应用敏感抗生素抗感染,积极治疗并警惕器官衰竭,可减少死亡风险。

BBF 的预后与原发疾病、瘘口大小及病情的缓急关系密切,由于目前尚缺乏大样本的随机对照研究,缺少证据级别高的循证医学依据来指导,提高临床医师对此病的认识,减少误诊,进而提高 BBF 治愈率。

参考文献

[1] LIAO GQ,WANF H,ZHU GY,et al. Management of acquired bronchobiliary fistula:A systematic literature review of 68 cases published in 30 years. World J Gastroenterol,2011,17(33):3842-3849.

[2] CRNJAC A,PIVEC V,IVANECZ A. Thoracobiliary fistulas:literature review and a case report of fistula closure with omentum majus. Radiol Oncol,2013,47(1):77-85.

[3] 张志刚,刘新民. 胆管支气管瘘的治疗:6 例报告并文献回顾. 中国微创外科杂志,2016,16(1):42-46.

[4] ANDRADE-ALEGRE R,RUI-VALDES M. Traumatic thoracobiliary(pleurobiliary and bronchobiliary) fistula. Asian Cardiovasc Thorac Ann,2013,21(1):43-47.

[5] MUKKADA RJ,ANTONY R,FRANCIS JV,et al. Bronchobiliary fistula treated successfully with endoscopic microcoils and glue. Ann Thorac Surg,2014,98(2):e33-e34.

顽固性高乳酸血症的临床思路
——脂质沉积性肌病并多器官功能不全

孙庆文　梁微波　徐远达　黎毅敏
呼吸疾病国家重点实验室　广州医科大学附属第一医院呼吸与危重症医学科

感染性休克组织灌注减少缺氧时出现高乳酸血症,是休克严重性的指标,与多器官功能不全的进展密切相关,因此危重病患者的诊治过程常需要动态监测血乳酸水平。本例报道的年轻女性病例收治入重症医学科时表现为多器官功能不全、严重高乳酸血症,病因考虑为重症肺炎,立即给予抗炎、液体复苏、机械通气等治疗,患者病情明显缓解,但仍表现为顽固性高乳酸血症、肌无力和撤机困难,结合患者有进行性乏力 8 个月伴肌肉萎缩的病史,不除外代谢性肌病可能,及时复查各项生化指标、肌电图,并行肌肉活检特殊染色等,同时经验性补充卡泥汀治疗,患者接受机械通气 4 周后成功撤机,血乳酸逐渐下降接近正常,7 周后气道保护能力恢复,予拔除人工气道,能恢复起病前的生活状态。总结该病例,对积极抢救后一般生命体征明显趋向稳定,仍出现顽固性高乳酸血症,病史有进行性肌无力、肌肉萎缩的患者,要考虑代谢性肌病(如脂质沉积性肌病)的可能,在等待病理结果和原发病因的诊断过程中,可考虑早期经验性应用卡尼汀治疗。

脂质沉积性肌病主要表现为进行性全身肌无力,近端为重,可波及面肌、咀嚼肌、躯干肌等,部分患者可伴肌萎缩,故临床上易与肌营养不良、肌炎相混淆。该病是由于肌纤维内脂肪代谢障碍,致使脂肪堆积而引起的肌病;此病在国内外已有较多个案报道,但目前仍存在较多误诊、误治,究其原因,该病无特征性临床表现,近端肌无力、肌酶增高,均可出现于其他类型肌病中,而确诊需要行病理检查,周期较长,且对病理染色要求相对较高,所以临床上易误诊为多发性肌炎、重症肌无力、其他线粒体肌病、肢带型肌营养不良等肌病。故本文旨在提出:临床上大多数代谢性肌病的治疗效果不佳,本病则是目前有治疗效果的少数几种肌病之一,但常因医师对这个病陌生而误诊,延误了治疗的机会,在疾病的进展期,临床上一旦怀疑合并肌病而治疗效果不佳,并出现顽固性高乳酸血症时,在随后等待病理结果和原发病因的诊疗过程中,可早期经验性应用卡尼汀治疗,这样可以缩短病程,减少并发症,减轻患者的负担,本文比较详细介绍本病实属必要。

【临床资料】

患者,女性,17 岁,学生。8 个月前开始出现双下肢凹陷性水肿,伴乏力,下肢肌肉酸痛,间伴心悸,多次于外院就诊,查肌酶升高,肌电图提示"肌源性损害",拟"多发性肌炎,吉兰 -巴雷综合征",予大剂量激素、丙种球蛋白冲击、羟氯喹、环磷酰胺(CTX)化疗、营养神经等治疗,症状缓解不明显。此次因上述症状加重 1 周于 2012 年 12 月 4 日就诊于广州医科大学第一附属医院风湿科。入院初步诊断:多发性肌炎? 肺炎。

入院体格检查及辅助检查:P 125 次 /min,双手背轻度水肿,双下肢非凹陷性水肿,双上肢肌力 4 级,双下肢肌力 3 级。多次血乳酸 >12.0mmol/L(正常值 0.7~2.1mmol/L);血气分析示 pH 7.235~7.405,碳酸氢根浓度 8.2~14.7mmol/L;肌酸激酶(CK)734U/L(正常值 10~190U/L),乳酸脱氢酶(LDH)1 274U/L(正常值 109~255U/L);外院胸部 X 线片未见异常;心电图:①窦性心动过速;②T 波改变。心脏彩色超声 + 心功能:三尖瓣反流(中度),肺动脉高压(48mmHg),左室收缩功能未见异常,心包少量积液,射血分数(EF)60%;外院肌电图:肌源性损害。

病情进展阶段:患者入院 5 天后逐渐出现端坐呼吸,气促明显,B 型脑钠尿肽前体(pro-BNP)3 294pg/ml(正常值 <155pg/ml),仍顽固性高乳酸血症,血气分析代谢性酸中毒并呼吸性碱中毒,pH 7.32,二氧化碳分压 18.9mmHg,氧分压 121mmHg,碳酸氢根浓度 9.4mmol/L,床边胸部 X 线片提示心影增大,两肺渗出,感染合并肺水肿,两侧少量胸腔积液。入院 7 天后转入该院重症医学科。转入时患者四肢乏力,活动后气促,查体:呼吸频率(RR)30 次 /min,外周血氧饱和度(SpO$_2$)100%(3L/min 吸氧下),双肺呼吸音清,双下肺可闻及湿啰音。心率

120~138 次 /min,四肢非凹陷性水肿。神经系统检查:四肢肌肉萎缩明显,近端肌力 2 级,远端肌力 4 级,肌张力正常,病理征阴性。血象白细胞较正常值升高,予持续无创通气,加强抗感染治疗,患者乏力症状呈进行性加重,出现咳痰无力、咀嚼、吞咽、抬头困难,于入院 14 天后行气管插管接呼吸机辅助呼吸,出现血压下降,尿少,不除外感染性休克,行床边连续静脉血液滤过(CVVH),但患者仍表现顽固性高乳酸血症,深部痰涂片有细菌、真菌菌丝和孢子,机械通气 1 周后考虑拔管困难行气管切开。

病情稳定阶段:持续 CVVH 甚至部分高容量血液滤过(HVHF)血乳酸下降仍不明显,除气管插管时镇静后血压略下降外,一直不需要血管活性药维持,有创机械通气后患者氧合通气情况明显好转,胸部 X 线片吸收快,肺部感染很快得到控制,但全身肌无力明显并撤机困难,检查自身免疫指标均阴性,不支持结缔组织病,此时重症医学科提供了可靠的支持治疗平台,考虑既往有 8 个月进行性肌无力病史,再次行肌电图、股四头肌肌肉活检,光镜下病理以肌肉萎缩为主,无血管炎表现,炎症细胞少。

试验性治疗阶段:拟"代谢性肌病、脂质沉积性肌病未排除",予辅酶 Q10 100mg bid、左旋肉毒碱 2g qd、维生素 B_2 10mg tid、丙种球蛋白 0.4g/kg ivdrip qd × 天,小剂量皮质激素及调整富含卡尼汀饮食等治疗。

患者预后:治疗 4 周后患者四肢近端肌力 3 级,双手可上举至头,远端肌力 5 级,间断停用呼吸机。代谢性酸中毒纠正,血乳酸波动于 7~8mmol/L。复查:CK 277U/L,LDH 501U/L。股四头肌肌肉病理见图 1~ 图 5。

综合病理的结论:符合脂质沉积性肌病。治疗 7 周后患者四肢近端肌力 4 级,远端肌力 5 级,四肢活动灵活,拔除气管切开套管,能自主咳嗽排痰,血乳酸波动于 2~3mmol/L,予带药出院。

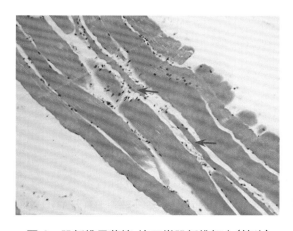

图 1　肌纤维呈萎缩,比正常肌纤维细小(箭头)

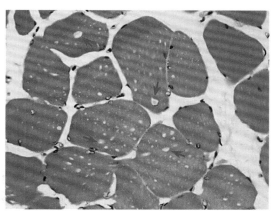

图 2　肌质内可见多个筛孔样空泡(箭头)

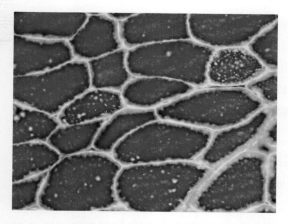
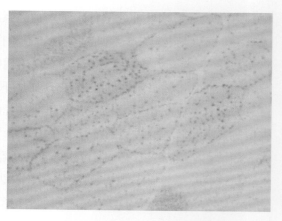

图3　ATP酶染色:Ⅰ、Ⅱ型纤维均见萎缩,Ⅱ型肌纤维优势。改良 Gomori 三色染色(MGT):多见筛孔样的银白色脂滴空泡

图4　糖原(PAS)染色:未见糖原贮积。油红O(ORO)染色:肌纤维内脂滴明显增多,可见肌纤维中筛孔样空泡被染成橘红色

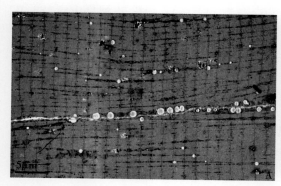
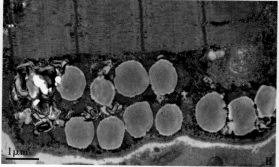

图5　免疫组化(A):肌营养不良蛋白(Dystrophin)(C+N)均(+);电镜(B):少数肌纤维脂滴增多,串珠状排列;线粒体、糖原未见明显增多

【讨论】

脂质沉积性肌病(lipid storage myopathy,LSM)是由于脂质代谢通路上卡尼汀和/或相关酶的缺乏,影响了肌肉纤维内的脂质代谢,导致异常增多的脂滴在肌纤维内堆积而引起的一组代谢性疾病。临床以 10~50 岁多见,男女比例相当,波动性肌肉无力,运动不耐受,活动后肌肉酸痛,四肢近端和躯干肌受累为主,抬头无力,颈部肌群受累常见,且有特征性,吞咽和咀嚼困难。临床可分3型:①原发性肉碱缺乏;②多种酰基辅酶A脱氢酶缺陷(MADD),即戊二酸尿症Ⅱ型(GAⅡ)、核黄素反应性脂质沉积性肌病(RR-LSM);③细胞质内甘油三酯代谢障碍。MADD既影响氨基酸也影响脂肪代谢,我国 LSM 中,95% 为 GAⅡ,大部分是 *ETFDH* 基因突变所致,若为原发性肉碱缺乏,采用左旋肉碱替代治疗,可获得较好疗效,左旋肉毒碱

的主要生理功能是促进脂肪转化成能量,早期使用对 LSM 患者有效,对其他原因引起的肌无力如结缔组织病,特发性炎症性肌病无明显毒副作用,由于左旋卡尼汀是脂肪氧化提供能量不可或缺的关键物质,对于许多器官的功能的恢复有良好的作用,尤其是心脏细胞,其能量来源至少有 2/3 是来自脂肪的氧化,另外其清除体内胆固醇和脂肪的作用对于防治冠心病和脂肪肝也有重要作用。尽管国内目前尚无 LSM 确切的流行病学资料,估计 LSM 的发病率可能相对较高,占全部肌肉活体组织检查病例的 4%~5.5%,相比同期日本的数据,仅占全部活体组织检查标本的 0.5%,远远低于我国的比例。本病虽是慢性经过,在感染、劳累等能量需求增加时可诱发急性加重,出现严重能量代谢障碍为原因的多器官功能不全。

本例患者肌肉酸痛,近端肌无力逐渐加重病史有 8 个月,曾被误诊为多发性肌炎,予大剂量激素、环磷酰胺(CTX)化疗,症状缓解不明显,还导致免疫功能下降、机会性感染增加。入院前 1 周患者出现全身肌肉无力,很快进展累及咀嚼肌、呼吸肌,咀嚼、吞咽、抬头困难,酸碱代谢紊乱等,考虑有继发感染的因素,又加重肌无力的症状,出现反流、误吸、咳嗽排痰无力等院内获得性肺炎表现,形成恶性循环;此时病因诊断未明,血乳酸升高明显(>12mmol/L),按照重症肺炎、感染性休克的治疗原则处理,立即建立人工气道辅助呼吸,以 2013 年 Surviving Sepsis Campaign(SSC)指南进行液体复苏,经过 12 小时积极的液体复苏,患者仍有顽固性高乳酸血症,乳酸清除率为零,伴尿量减少,考虑血浆乳酸水平是休克严重性的一个指标,与多脏器功能衰竭密切相关,当乳酸浓度 >10mmol/L 时,病死率高达 83%,行床边 CVVH 血液净化治疗,此时患者血流动力学已平稳,无需血管活性药,肺部感染也很快得到控制,但血乳酸下降仍不明显。乳酸是糖酵解的中间产物,主要在皮肤、大脑、骨骼肌、红细胞和小肠黏膜中产生,当组织灌注减少,组织缺氧时,糖的有氧代谢受限,三羧酸循环受阻,而无氧酵解的产能途径被激活,在辅酶的参与下,乳酸脱氢酶使丙酮酸转化为乳酸。乳酸的升高是多因素的,特别在脓毒症休克时,包括全身低灌注,微血管破坏引起局部低灌注,严重的炎症反应和高代谢状态,细胞线粒体氧利用损害等。而该患者的肝功能正常,所以不考虑乳酸清除的下降,因此在全身感染得到控制下,考虑能量代谢环节的障碍。

我国的 LSM 多为核黄素反应性多种酰基辅酶 A 脱氢酶缺陷(MADD),MADD 既影响氨基酸,也影响脂肪代谢,但由于临床医师认识不够,很多患者没得到及时治疗,本例在病理结果未出的情况下,考虑患者肌肉无力主要累及近端肌肉,吞咽肌、呼吸肌受累,冲击治疗效果差,结缔组织病证据少,继发感染控制后乳酸仍顽固升高,在等待病因诊断的时间里,经验性给予 ATP、辅酶 Q10、卡尼汀、维生素 B$_2$、激素、丙种球蛋白及调整饮食等治疗,口服核黄素可取得较好疗效,机制尚未明确。治疗后患者症状缓解明显,大大减少了机械通气的并发症。

LSM 肌肉组织学病理改变为 I、II 型纤维均见萎缩,尤其是I型慢收缩肌纤维萎缩明显,II

型快收缩肌纤维占优势,肌纤维普遍萎缩,推测患者病程较长,已出现明显的肌肉萎缩,后期可继发性周围神经营养障碍,周围神经受累使肌电图失去特征性肌源性损害的特点,出现神经源性损害的征象,这个正好与多发性肌炎相鉴别;结合光镜、肌肉特殊染色、电镜的病理结果考虑脂质沉积性肌病。该患者还行了突变基因的检测,脂质沉积性肌病的致病基因主要有 *ETFDH*、*ETFA*、*ETFB*、*ACADM*、*PNPLA2*、*MFT*、*CPT2* 等,本例只做了 *ETFDH* 基因,结果未检测到 *ETFDH* 基因外显子编码区的致病性突变,因患者症状明显改善已出院,未进一步行其他突变基因的检测,尚不能完全排除 *ETFDH* 基因的大片段缺失突变等特殊的突变类型。

脂质沉积性疾病的临床诊断标准为:①临床和实验室检查符合肢体近端无力为主的肌病;②肌肉病理显示肌纤维内脂滴明显增多,不伴有其他特征性的病理改变;③临床排除其他引起脂肪代谢障碍的疾病,如肝病、肾病、酒精中毒等;④无其他脏器损害,基本除外系统性脂肪代谢障碍。

鉴别要点如下。①重症肌无力:重症肌无力肌酶谱不升高,且新斯的明实验阳性;②进行性肌营养不良:进行性肌营养不良症状呈进行性加重,无波动性特点,肌酶谱较 LSM 升高更明显,肌肉活检无脂滴沉积;③多发性肌炎:LSM 肌肉组织学病理改变为Ⅰ、Ⅱ型纤维均见萎缩,尤其是Ⅰ型慢收缩肌纤维萎缩明显,Ⅱ型快收缩肌纤维占了优势,肌纤维普遍萎缩,这个正好与多发性肌炎相鉴别。李伟等的随访调查表明:LSM 患者经治疗后临床症状缓解较好,能进行日常的生活和工作,但容易因劳累、感冒等而复发。本病虽是慢性经过,但在感染、劳累等能量需求增加诱发急性加重时,可出现以严重能量代谢障碍为原因的多器官功能不全,当肌肉无力累及咀嚼肌、呼吸肌时,出现吞咽、呼吸困难,需立即予机械通气治疗。

参考文献

[1] WANG ZQ,CHEN XJ,MURONG SX,et al.Molecular analysis of 51 unrelated pedigrees with late-onset multiple acyl-CoA dehydrogenation deficiency(MADD)in southern China confirmed the most common ETFDH mutation and high carrier frequency of c.250G>A. J Mol Med(Berl),2011,89(6):569-576.

[2] YAN CZ,LU JH.The pathogenesis research progress of lipid storage myopathy in China. Chinese Journal of Neurology,2011,44(5):300-303.

[3] OLSEN RK,POURFARZAM M,MORRIS AA,et al.Lipid-storage myopathy and respiratory insufficiency due to ETFQO mutations in a patient with late-onset multiple acyl-CoA dehydrogenase deficiency. J Inherit Metab Dis,2004,27(5):671-678.

[4] XI JY,LU JH,ZHAO CB,et al.The analysis of clinical characteristics and ETFDH gene mutations in 35 lipid storage myopathy cases.Chinese Journal of Neurology,2011,44(5):314-321.

[5] RIVERS E,NGUYEN B,HAVSTAD S,et al.Early goal directed therapy in the treatment of severe sepsis and septic shock.N Engl J Med,2001,345(19):1368-1377.

［6］ JANSEN TC,VAN BOMMEL J,WOODWARD R,et al. Association between blood lactate Levels,Sequential Organ Failure Assessment subscores.And 28-day mortality during early and late intensive care unit stay:A retrospective observational study.Crit Care Med,2009,37(8):2369-2374.

［7］ GUNNERSON KJ,SAUL M,HE S,et al.Lactate versus non-lactate metabolic acidosis:a retrospective outcome evaluation of critically ill patients.Crit Care,2006,10(1):R22.

［8］ GUTIERREZ G,WULF ME.Lactic acidosis in sepsis:another commentary.Crit Care Med,2005,33(10):2420-2422.

［9］ WANG Y,ZHAO DH,HONG DJ,et al.There are 20 family genes of ETFDH exist hotspot mutations in Riboflavin responsive lipid storage myopathy patients.Chinese Journal of Neurology,2011,44:309-313.

［10］ GONG LY,HU F,HUANG G,et al.The analysis of clinical manifestations and electro-neurophysiology in lipid storage myopathy patients.Chinese Journal of Neuroimmunology and Neurology,2013,20(1):6-8.

［11］ WEN B,DAI T,LI W,et al. Riboflavin-responsive lipid-storage myopathy caused by ETFDH gene mutations. J Neurol Neurosurg Psychiatry,2010,81:231-236.

［12］ LI W,YAN CZ,WU JL,et al.Clinic treatment and Prognosis of follow-up in 42 lipid storage myopathy patients. Chinese Journal of Neurology.Chinese Journal of Neurology,2007,40(4):229-231.

［13］ WU ZY,WANG N.The status and hot topics of Riboflavin reactive lipid storage myopathy gene research in China.Chinese Journal of Neurology,2011,44:297-299.

［14］ SCHOSER BG,PONGRATZ D.Extraocular mitochondrial myopathies and their differential diagnoses. Strabismus,2006,14(2):107-113.

双侧脓胸、纵隔脓肿合并呼吸衰竭

蒋进军　计海婴　朱蕾
复旦大学附属中山医院

脓胸作为胸膜腔的严重感染常见于有合并症和全身或肺部宿主防御功能异常的患者，通过直接进入、经淋巴途径和血源性播散3种常见方式进入胸膜腔。急性脓胸患者常有高热、脉速、呼吸急促、胸痛、食欲缺乏等症状，严重的患者可出现发绀和休克，但脓胸往往发生于一侧胸腔，双侧脓胸少见。现将我监护室收治的一例双侧脓胸、纵隔脓肿并且发生呼吸衰竭的患者诊疗经过进行总结，并结合相关文献进行讨论。

【临床资料】

患者,男性,67岁。因"发热10天,咳嗽、气急8天"于2017年9月26日至我院急诊就诊。

患者8个月前因"吞咽困难"入住当地医院,查胃镜、病理等诊断为食管癌,后于2017年1月至某肿瘤专科医院就诊,予放疗1周期以及4个周期DP方案化疗(多西他赛 + 顺铂),放、化疗顺利,病情好转出院,之后复查评价病情为稳定。2017年7月再次入住某肿瘤专科医院,查胃镜、胸部增强CT检查考虑有淋巴结转移,后继续予以放疗30次。8月31日复查提示食管癌原处转移以及肺转移,拟入组PD-1药物临床试验。后患者分别于2017年8月28日和9月15日行两次超声胃镜引导下贲门淋巴结活检,活检后偶有左侧胸部疼痛以及胃部不适。

10天前患者开始出现低热,体温最高37.7℃,伴有全身不适,自服"阿莫西林、感冒药"后,症状有改善。8天前开始出现气急,静息状态下气急较重,伴有咳嗽、咳痰,为黄色脓痰,量不多,5~6口/d,尚易咳出,无痰中带血以及咯血症状,9月21日至该肿瘤专科医院查胸部X线片示"左下肺少许炎症,两肺散在慢性炎症",查血常规示白细胞计数 5.79×10^9/L,NE% 92.8%,予"头孢唑肟、兰索拉唑、氨溴索"输液后,症状稍缓解。之后仍反复气急发作,发热,且逐渐出现精神烦躁以及呼吸困难加重,于9月26日就诊于我院急诊科,当时吸氧4L/min,血氧饱和度74%,血气分析:pH 7.20,PaO_2 52.2mmHg,$PaCO_2$ 49.50mmHg。行床旁胸部X线片示"两肺炎症渗出伴两侧胸腔积液,右侧大量"(图1),血常规示白细胞计数 25.12×10^9/L,N% 94.8%,血小板 149×10^9/L,CRP 90mg/L,生化示总蛋白 52g/L,白蛋白 24g/L,血糖 17.5mmol/L,钠 131mmol/L,肌酐 137μmol/L,乳酸 4.08mmol/L,NT-BNP 1 993.0pg/ml,予"美罗培南、莫西沙星"抗感染、地塞米松抗炎、化痰、平喘保肝以及无创呼吸机辅助通气治疗,患者的气急症状无缓解,仍咳嗽、咳痰,且逐渐出现意识模糊,血压下降。

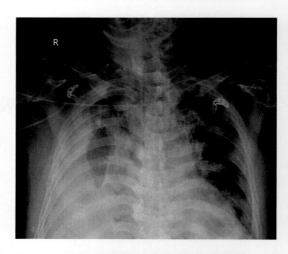

图1 9月26日胸部X线片:两肺炎症渗出伴两侧胸腔积液,右侧大量

监护室医师进行转运风险评估时状态为:精神萎靡,呼吸急促,多巴胺15μg/(kg·min),无创面罩辅助通气,两路吸氧20L/min,BP 78/45mmHg,SPO_2 80%左右。此时患者未建立有效的人工气道,血流动力学不稳定,且呼吸监护室距离急诊抢救室约400米,两段电梯,转运风险极大。向家属详细解释过风险后,使用Hamilton C2呼吸机无创模式连接两路氧气,全程心电监护,备足抢救用药,由重症转运医护团队接到了呼吸危重症监护室。

病程中,患者间断有胃部不适,胸痛明显,无咯血,目前饮食、睡眠不佳,大便 6 天未解,小便正常。近 6 个月消瘦 8kg。既往有高血压病史 10 年,血压最高 180/100mmHg,平时服用硝苯地平缓释片 20mg 1 片 qd,平时血压控制在 130/80mmHg 左右,无糖尿病、冠心病病史,无慢性支气管炎、支气管哮喘病史。吸烟史 40 包 / 年,否认过敏史。

入监护室查体:T 38.6℃,P 115 次 /min,R 35 次 /min,BP 92/55mmHg。昏睡,精神萎靡,呼吸急促,右肺叩诊呈浊音,左肺叩诊呈清音,听诊左肺呼吸音偏低,右肺呼吸音基本消失。

此时患者处于感染性休克、呼吸衰竭状态,立即予床旁彩超实时引导下胸腔穿刺置管引流,引流出胸腔积液为亮黄色脓性液体。当天共引流胸腔积液 1 200ml,胸腔积液化验结果示胸腔积液 pH 6.8,LDH 3 938U/L,白蛋白 19.69g/L(血白蛋白 25g/L),胸腔积液白细胞 50 600/mm³,其中中性粒细胞占 81%,胸腔积液红细胞 11 000/mm³。脓胸诊断明确。当胸腔穿刺引流后,患者神志转清,呼之能应,血气分析改善为:pH 7.39,PaCO₂ 42mmHg,PaO₂ 68mmHg。给予患者高流量吸氧(HFNC),患者血流动力学逐渐稳定,血管活性药物需要量明显减少。复查床旁胸部 X 线片胸腔积液减少,右肺大部复张,见两肺多发渗出病灶(图 2)。

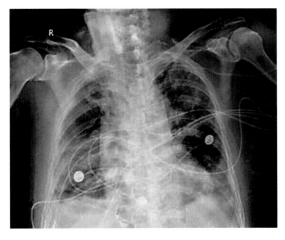

图 2　9 月 27 日复查胸部 X 线片:胸腔积液减少,右肺大部复张,见两肺多发渗出病灶

患者病情至此似乎有所改善,但是在入院的第 2 天,病情又出现了波折。9 月 28 日上午开始出现血氧饱和度下降,逐渐调高高流量吸氧浓度。至中午 12 点 30 分,患者开始出现意识模糊,当时 HFNC FiO₂ 94%,血氧饱和度 78%~86%。动脉血气分析:血氧 pH 7.25、PaCO₂ 61.0mmHg、PaO₂ 72.0mmHg、实际碳酸氢盐 26.8mmol/L。此时更改高流量吸氧为无创面罩辅助通气,但患者持续烦躁,无法配合,无创通气后二氧化碳潴留无法改善,床旁胸部 X 线片示两肺广泛渗出病变(图 3)。立即气管插管进行机械通气,P-SIMV 模式,充分镇静前提下,采取小潮气量低压力肺保护通气,通过增加呼吸频率保证适当的分钟通气量。经过一整夜的努力,患者的氧合指数由 50 增加为 96,PaCO₂ 由 72mmHg 降至 55mmHg。并且在数天内患者的氧合逐渐改

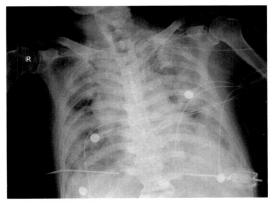

图 3　9 月 28 日复查胸部 X 线片:两肺广泛渗出病变

善,呼吸机设置吸氧浓度逐渐下降至 35% 左右。

呼吸支持到位了,再仔细分析一下抗感染治疗。患者入院后持续发热,当穿刺发现脓胸后,立即开始胸腔局部充分的引流冲洗,予碳酸氢钠、甲硝唑以及生理盐水一日 3 次冲洗,同时予尿激酶 1 万 U 胸腔冲洗。考虑患者有食管肿瘤手术及放疗,并在起病前行超声胃镜引导的贲门淋巴结穿刺,故考虑需覆盖肠杆菌科、厌氧菌及金黄色葡萄球菌,所以首选了美罗培南联合替加环素进行全身抗感染治疗。入监护室后反复采集痰标本,涂片找到大量真菌孢子,多次痰培养见热带念珠菌,故加用氟康唑抗真菌治疗。但患者仍持续发热,体温高峰未退,患者在插管 2 天后就带转运呼吸机去进行了 CT 检查,发现两肺多发渗出斑片影,左侧较多胸腔积液,上纵隔气管旁低密度影(图4),考虑同时出现了左侧胸腔积液,纵隔积液。对左侧胸腔积液进行引流,证实仍为脓胸,同时进行两侧胸腔抗生素冲洗引流。后续血培养,痰培养和气管导管头培养均为鲍曼不动杆菌阳性,对替加环素敏感。炎症标志物变化,见表1。

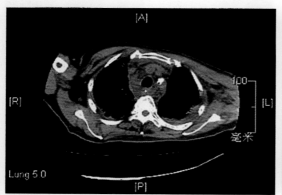 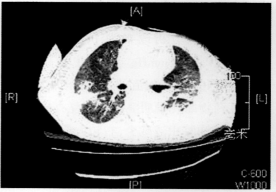

图 4　插管 2 天后胸部 CT:两肺多发渗出斑片影,左侧较多胸腔积液,上纵隔气管旁低密度影

表 1　炎症标志物变化

	9 月 27 日	9 月 29 日	10 月 1 日	10 月 11 日
WBC($\times 10^9$/L)	21.15	14.82	10.2	6.87
PCT(ng/ml)	39.57	8.77	2.41	0.53
CRP(mg/L)	376	203	55.6	33

同时给予患者积极的营养支持,每天胃管内康全力 500ml,能全力 1 000ml,总热量达 1 835kcal。足量的白蛋白支持,胸腺肽提高细胞免疫水平,奥美拉唑抑酸,低分子肝素预防性抗凝治疗。通过上述综合治疗,患者在 1 个月后胸腔积液逐渐减少,肺部感染吸收,体温降低。插管 2 周后进行气管切开,在氧合改善,呼吸频率减慢后,支持压力逐步降低,开始使用气管导管口接高流量吸氧装置与呼吸机交替,间断脱机,使用监护室自制的说话活瓣,患者可以在家属探视时间与其语言交流,甚至常视频聊天,大大缓解了患者的监护室焦虑情绪,增强了治疗信心。1 周左右后完全脱机,间断堵管,病程 2 个月时完全堵管,顺利出院。

【讨论】

早在 2 500 年前,古希腊的希波克拉底就提出了胸膜腔感染的概念,并引入穿刺引流的治疗方法,彼时那是最致命的疾病。虽然现代医学在微生物学、抗生素和手术治疗等领域取得了长足的进步,但脓胸目前仍严重影响人类健康。国内暂无确切的流行病学数据。每年约有 8 万名英国和美国成人罹患胸膜腔感染,医疗费用高达 5 亿美元。胸膜腔感染的总体病死率约 20%,对有基础疾病的老年人病死率达 30%。疾病预后主要与患者基本情况差、抗生素选择不当或抗生素耐药等因素有关。在全球范围内,各年龄组胸膜腔感染发生率不断增加,这可能与临床诊断意识增强和检查方法的进步使得医师能够更好地识别该疾病相关。胸膜腔感染常继发于肺部感染,有慢性肺部疾病或免疫缺陷的患者尤其容易并发肺炎旁积液或脓胸。厌氧菌胸膜腔感染常发生于口腔卫生不良和误吸感染者。其他部分患者会继发于手术创伤和医源性损伤,虽然本例患者在气管插管后曾进行亚甲蓝溶液胸腔内注入并未发现胃管内引流出亚甲蓝,除外了显著持续的食管胸膜瘘。但是此患者同时出现了双侧脓胸、纵隔脓肿,仍然需要首先考虑患者发病前的超声胃镜穿刺相关。

胸膜腔感染的治疗主要包括抗生素、胸腔引流、胸腔内注射、胸腔镜、外科手术等。胸膜腔感染可分为 3 个阶段。第一阶段为渗出期,此时胸膜发生炎症反应和中性粒细胞的积聚,血管通透性增加,液体进入胸膜腔,形成胸腔积液。在这一阶段,胸腔积液中的葡萄糖水平正常。第二阶段为纤维蛋白渗出和脓液形成阶段。多种促炎因子可刺激中性粒细胞迁移和成纤维细胞趋化,血管内皮的通透性将进一步提高。细菌进入胸膜腔,在积液中可检测到细菌和细菌降解产物。由于细菌代谢和中性粒细胞的吞噬作用,乳酸会增加,胸腔积液 pH 和葡萄糖会降低,乳酸脱氢酶(LDH)会升高。纤维蛋白会沉积在脏胸膜和壁胸膜,纤维蛋白分解会减少,可能发生胸膜粘连和包裹性胸腔积液。第三阶段是机化阶段。由于纤维细胞浸润的增加,在两层胸膜表面形成纤维板。增厚的纤维组织包裹肺,阻止了肺膨胀,治疗不当易引起慢性胸膜腔感染。不同的临床分期需要使用不同的治疗手段,根据胸腔积液中不同的 pH、葡萄糖和 LDH 水平,可分为单纯肺炎旁积液、复杂肺炎旁积液、脓胸。单纯胸膜腔感染应用抗生素治疗即可,而复杂的胸膜腔感染和脓胸则必须引流或手术治疗。这例患者的胸腔积液 pH 6.8,LDH 3 938U/L,葡萄糖仅 0.2mmol/L,明显已经进入了第二阶段,需要积极进行引流。

结合患者感染发生的地点(社区或医院)以及基础疾病情况,考虑可能的病原体,早期进行相应的抗生素覆盖是治疗的最首要措施。随后需根据细菌来源和病原学培养结果(血、痰、胸腔积液)进行抗生素的调整。脓胸最常见的病原体链球菌、葡萄球菌、肠杆菌科和厌氧菌,其中 MRSA 和耐药革兰氏阴性菌是医院获得性胸膜感染中最常见的细菌。此例患者考虑细菌来源与经食管穿刺相关,故首先使用了美罗培南覆盖革兰氏阴性杆菌及厌氧菌,后续血培养及痰培养多次培养出耐药的鲍曼不动杆菌,根据药敏加用了替加环素。

引流是感染性胸腔积液的关键治疗。胸腔穿刺置管引流可采用传统的 Trocar 引流管或现在更多使用的 Seldinger 引流管。传统观点认为,大口径引流管(>24F)有利于胸腔积液引流,对于肺炎旁胸腔积液,目前的小直径引流管(10~14F)也可获得类似效果,且操作更简便、更好耐受。此例患者双侧胸腔先后在超声实时引导下进行 Seldinger 法小直径引流管置入引流,并进行冲洗,患者耐受可,引流通畅。但是,对于个别脓液过于黏稠的患者,仍需考虑置入较粗的引流管,防止引流不畅,胸管堵塞,局部形成包裹。超声引导下引流管置入技术对重病患、脓胸、包膜积液、胸膜增厚患者有很好的实用价值,更安全且穿刺定位理想。

感染性胸腔积液中纤维蛋白增多不利于引流,常导致多发分隔的形成,基于此观点,我们使用纤溶剂尿激酶来改善引流。既往有研究认为链激酶或尿激酶用于胸膜腔可以减少住院时间、改善预后。纤溶剂的作用基于纤维蛋白溶解酶的活化,由于胸腔积液中纤维蛋白溶解酶的水平较低,所以其作用价值尚存争议。但是在包裹性胸腔积液中建议早期使用。

胸腔镜手术可分离粘连带,去除感染组织,吸收粘连带,冲洗胸腔,可以直视下放置胸腔引流管,有利于疾病的治疗。但目前尚无随机、对照、大样本的临床研究,其安全性资料不足,手术时机没有确定的推荐。如果保守治疗超过 3~7 天,抗生素、胸腔积液引流 + 胸膜腔内注射和其他治疗不能收到良好的效果,此时可采用胸腔镜治疗。此例患者因双侧脓胸同时伴有纵隔内存在积液,多次请胸外科会诊有无手术指征,但是因为胸腔引流及局部冲洗发挥了疗效,且患者一般情况较差,手术风险较大,故未采用手术治疗。

胸膜感染患者具有全身炎症反应状态,代谢率高,营养不良,一旦出现严重低蛋白血症,患者预后一般较差。因此,需要加强营养支持,并同时保持水、电解质和酸碱平衡。在患者重症感染呼吸衰竭阶段,进行积极的呼吸支持,并序贯降低支持力度,逐步脱机。

胸膜腔感染的发生率逐年增加,造成严重的社会危害。高龄、多种并发症、恶性肿瘤、免疫抑制剂应用等是治疗失败的高危因素。抗生素治疗、胸腔引流、胸腔内注射、胸腔镜检查、手术和营养支持是最主要的治疗手段。核心原则仍然是充足的引流以及足够的抗生素覆盖。此例患者整体治疗中虽波折不断,但均逐一化解,为今后的临床病例积累了经验。

参考文献

[1] TSOUCALAS G, M SGANTZOS. Hippocrates (ca 460-375 bc), introducing thoracotomy combined with a tracheal intubation for the parapneumonic pleural effusions and empyema thoracis. Surg Innov, 2016, 23 (6): 642-643.

[2] GRIJALVA CG. Emergence of parapneumonic empyema in the USA. Thorax, 2011, 66 (8): 663-668.

[3] NIELSEN J, CN MEYER, S ROSENLUND. Outcome and clinical characteristics in pleural empyema: a retrospective study. Scand J Infect Dis, 2011, 43 (6-7): 430-435.

[4] CORCORAN JP, R HALLIFAX, NM RAHMAN. New therapeutic approaches to pleural infection. Curr Opin Infect Dis, 2013, 26 (2): 196-202.

[5] VILLENA GV. Recommendations of diagnosis and treatment of pleural effusion. Update. Arch Bronconeumol, 2014, 50 (6): 235-249.

[6] IDELL S, The pathogenesis of pleural space loculation and fibrosis. Curr Opin Pulm Med, 2008, 14 (4): 310-315.

［7］ DAVIES HE，RJ DAVIES，CW DAVIES. Management of pleural infection in adults：British Thoracic Society Pleural Disease Guideline 2010. Thorax，2010，65（Suppl 2）：ii41-53.

［8］ BOYANOVA L. Anaerobic microbiology in 198 cases of pleural empyema：a Bulgarian study. Anaerobe，2004，10（5）：261-267.

［9］ MACLAYTON DO，RN HALL. Pharmacologic treatment options for nosocomial pneumonia involving methicillin-resistant Staphylococcus aureus. Ann Pharmacother，2007，41（2）：235-244.

［10］ RAHMAN NM. The relationship between chest tube size and clinical outcome in pleural infection. Chest，2010，137（3）：536-543.

［11］ MISTHOS P，et al. Early use of intrapleural fibrinolytics in the management of postpneumonic empyema. A prospective study. Eur J Cardiothorac Surg，2005，28（4）：599-603.

下行性坏死性纵隔炎

陈晨[1] 孙辉明[1] 赵蓓蕾[1] 林勇[2]

[1] 东部战区总医院 RICU

[2] 东南大学附属胸科医院

下行性坏死性纵隔炎是纵隔结缔组织的重症感染，累及胸腔内脏器。由头部或颈部向下播散引起，通常是混合感染，当颈部蜂窝织炎合并纵隔脓肿时，早期可无明显胸部症状及体征，临床诊疗工作中容易误诊及漏诊。下行性坏死性纵隔炎涉及多学科，治疗上需要包括耳鼻咽喉科、胸外科、重症医学科等多个学科的相互配合，目前仍没有一个确切的治疗方案，病死率 40%~50%。现报道下行性坏死性纵隔炎 1 例，并复习文献，为提高临床对该病的认识和治疗提供帮助。

【临床资料】

患者，女，27 岁，幼师，已婚。因"右侧颈部疼痛半个月，发热、胸闷 9 天"入院。

患者于 2012 年 3 月 12 日无明显诱因出现咽喉部痒痛、吞咽困难，自服"感冒颗粒"1 袋后症状无好转，遂于 3 月 13 日至 19 日到当地卫生所抗感冒治疗（具体诊断不详，用药不详），期间患者右颈部肿大，出现发热，体温最高 40℃。于 3 月 19 日转当地医院普外科继续治疗，行颈部 B 超示：右侧颈部低回声，考虑炎性可能。期间给予"头孢他定 + 氨曲南"抗感染治疗（其他治疗不详），白天用药后退热，夜间再度发热，体温 38~39℃。3 月 21 日患者出现胸闷，伴有咳嗽，咳少量白色黏痰，给予止咳对症治疗，效果不佳。3 月 25 日右颈部肿块较前明显，行颈部 B 超示：右侧颈部脓肿伴液化。为求进一步治疗，就诊于我院急诊科，3 月 26 日颈胸部 CT 示：右侧颈部脓肿，纵隔脓肿，左下肺浸润影，左侧胸腔包裹性积液。给予左胸腔胸腔闭式引流术。3 月 28 日拟"左侧脓胸"收入我科重症监护病房加强监护。病程中患者体力下降，食欲下降，睡眠欠佳，近半个月体重减轻 5kg，大便正常，排尿正常。既往体健，近期无拔牙、龋齿发炎等口腔问题，无外伤史。

入院查体：T 39℃，P 110 次 /min，R 26 次 /min，BP 115/60mmHg，APACHE Ⅱ 9 分，SOFA 2 分。神志清楚，精神萎靡，急性病容。全身皮肤及黏膜无黄染。头颅无异常。外耳道通畅，无异常分泌物。右侧颈部可及肿块，口唇略发绀，颈软，气管居中，胸式呼吸，呼吸急促，左侧胸腔闭式引流管在位，左下肺叩诊浊音，右肺叩诊呈清音，左下肺呼吸音弱，可闻及湿啰音。心率 110 次 /min，律齐，未闻及病理性杂音。腹平软，无压痛及反跳痛，全腹未触及包块，肝、脾肋下未触及，肠鸣音 5 次 /min。双下肢无水肿。生理反射存在，病理反射未引出。

实验室检查：2012 年 3 月 27 日，血常规：白细胞总数 17.1×10⁹/L↑、血小板计数 452×10⁹/L、中性粒细胞 0.84、血红蛋白 93g/L、C 反应蛋白 108.0mg/L；血生化：总蛋白 54.7g/L、白蛋白 29.9g/L、谷酰转肽酶 158U/L、谷丙转氨酶 100U/L；胸腔积液常规：白细胞镜检满视野 /HP、红细胞镜检 10~15/HP、抗酸染色未查到抗酸杆菌；胸腔积液生化：葡萄糖 0.2mmol/L、腺苷脱氨酶 174U/L、乳酸脱氢酶 5 934U/L、总蛋白 41.1g/L、肌酐 34μmol/L；血气分析：pH 7.48，$PaCO_2$ 37.2mmHg，PaO_2 80.9mmHg，FiO_2 29%。2012 年 3 月 26 日颈胸部 CT（图 1）。

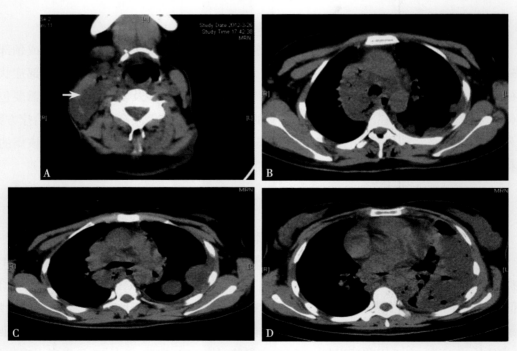

图 1 2012 年 3 月 26 日颈胸部 CT
A：右侧颈部脓肿（箭头）；B：纵隔内脓肿；C、D：侧胸腔包裹性积液

入院诊断：①下行坏死性纵隔炎（累及颈部、纵隔、左侧胸腔）；②肺部感染；③脓毒症；④I型呼吸衰竭；⑤重度营养不良。

诊疗经过：患者入住 RICU 后给予监测生命体征，予以碳酸氢钠＋奥硝唑注射液胸腔冲洗；予以特治星＋奥硝唑静脉滴注抗感染；同时给予氧疗、补液、护肝等各脏器功能支持治疗。患者严重营养不良，吞咽困难、食欲差，恶心、呕吐明显，遂给予肠内联合肠外营养支持。经治疗患者

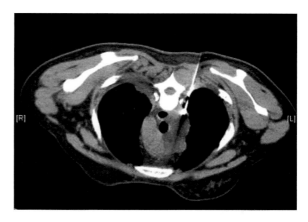

图2　CT 引导下经皮纵隔穿刺引流

仍高热，4月3日给予经皮纵隔穿刺（图2），抽出约 10ml 脓性液体。体温恢复正常3天后再次高热，PPD 试验硬结直径 <5mm，多次胸腔积液抗酸染色未查到抗酸杆菌，多次胸腔积液、血、穿刺液培养均阴性。调整抗感染方案为利奈唑胺＋头孢噻利，仍有反复高热，调整抗生素为利奈唑胺＋比阿培南，4月12日复查胸部 CT 考虑纵隔脓肿未引流尽可能且左下肺积液有包裹（图3），建议患者外科行胸腔镜治疗，患者家属拒绝，故于4月17日行 CT 引导下

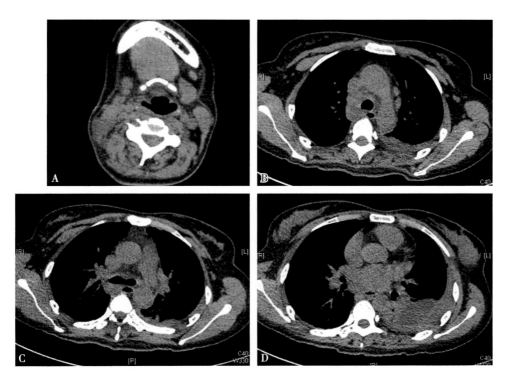

图3　2012 年4月12日颈胸部 CT

A~C：右侧颈部、纵隔脓肿及左侧胸腔积液较前吸收；D：左下肺仍有包裹性积液

经皮胸腔脓肿穿刺抽液,抽出约 30ml 暗红色液体,患者体温降至 38℃左右,拔除胸腔闭式引流管。患者体温逐渐恢复正常,5 月 7 日再次予以左侧包裹脓腔行 B 超引导下穿刺抽液,抽出约 60ml 淡红色液体。5 月 16 日出院后口服抗生素 2 周。6 月 14 日复查胸部 CT 吸收理想(图 4)。

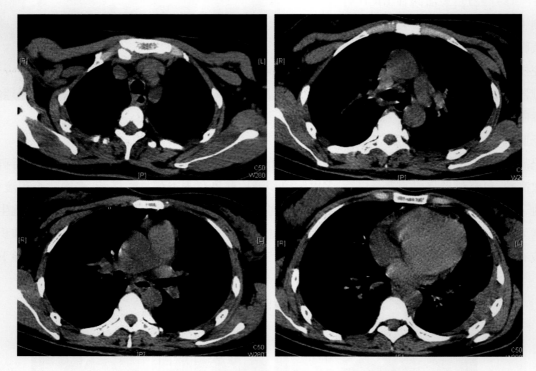

图 4　2012 年 6 月 14 日复查胸部 CT:病灶基本吸收

【讨论】

　　颈部蜂窝织炎是指颈部疏松结缔组织的弥漫性感染,起病急、进展迅速。由于颈部存在潜在的筋膜间隙,且相互沟通,感染易扩散,可以累及颈部多个间隙,并向下累及纵隔及胸腔。造成颈部严重肿胀、软组织坏死,故颈部蜂窝组织炎易引起呼吸道梗阻、纵隔脓肿、脓胸、心包炎、中毒性休克、脓毒血症、多器官功能衰竭等严重并发症,危及生命。当颈部蜂窝织炎合并纵隔脓肿时,早期可无明显胸部症状及体征,临床诊疗工作中容易误诊及漏诊。Pearse 在 1938 年将颈部感染性疾病经颈深筋膜间隙下行引起的纵隔坏死性蜂窝织炎定义为下行性坏死性纵隔炎(descending necrotizing mediastinitis,DNM)。随后 Estrera 等制订了下行性坏死性纵隔炎的诊断标准:①有面颈部严重感染的临床表现;②影像学检查提示有纵隔感染的表现;③手术能确诊为坏死性纵隔炎及脓肿;④咽颈部感染与坏死性纵隔炎、纵隔脓肿有必然的联系。其主要临床表现包括颈胸部肿胀、疼痛、颈部活动受限、吸入性呼吸困难等,病死率高达 40%~50%。

Endo 首次提出了 DNM 分类,根据感染区域及严重程度进行分类。他将气管隆嵴作为分界线,分为 3 组:Ⅰ组(病变局限于颈部和上纵隔,气管隆嵴以上);ⅡA 组(病变播散到较低的前纵隔,气管隆嵴以下);ⅡB 组(病变播散到较低的前、后纵隔,气管隆嵴以下)。这为不同的手术方法提供了依据。

Mazzella A 等对 23 篇文献进行综合分析,发现牙源性脓肿和扁桃体周围脓肿是最常见的病因;其他原因有咽旁或咽后脓肿、异物侵入、急性会厌炎、颈椎外伤、急性咽炎、喉炎、鼻窦炎、静脉导管感染和脊髓脓肿。临床症状包括发热,颈部疼痛,吞咽困难或吞咽疼痛,呼吸困难和脓毒症,肿胀,牙齿疼痛,张口或吞咽困难,下颌肿胀最常见于扁桃体周围脓肿、牙源性脓肿。坏死和感染组织的播散可以导致脑神经功能障碍,表现为引起牙关紧闭和喘鸣。牙源性 DNM 最常见的感染细菌为 β 溶血性链球菌、金黄色葡萄球菌、链球菌。其他可见革兰氏阴性细菌,有拟杆菌、铜绿假单胞菌、肠杆菌及肺炎克雷伯菌。混合感染更常见,同时感染厌氧菌及需氧菌提示感染来源于牙源性或口咽部。

DNM 是一种涉及多学科的疾病,治疗上需要包括耳鼻咽喉科、胸外科、重症医学科等多个学科的相互配合。但目前仍没有一个确切的治疗方案,DNM 的最佳治疗方案仍具有争议。已有文献提出了一些 DNM 的手术方法,然而,这些都是在 Endo 于 1999 年提出的手术方法的基础上。在 Endo 之前,一些论文提出包括通过开胸手术、胸骨切开术或纵隔镜手术来引流纵隔和清创坏死组织的手术方法,但针对不同的感染患者,没有具体的手术方法或规则。Endo 根据不同的分组及疾病的严重性提出了不同的手术方法。对于Ⅰ组患者,建议简单彻底的颈部切开术和纵隔引流。对于ⅡA 组患者,建议简单彻底的颈部切开术和前纵隔引流,前纵隔引流通过胸骨切开术。对于ⅡB 组患者,颈部切开联合后纵隔引流,后纵隔引流无法通过胸骨切开术完成,需行右侧开胸术,有时为了更好地清创和引流后纵隔,甚至需行对侧开胸术。对于少数轻症患者,可通过保守治疗治愈。抗生素的使用应在早期时使用广谱抗生素,待培养及药敏结果再调整方案。

【专家点评】

林勇(东南大学附属胸科医院)　急性纵隔炎是累及纵隔及周围组织脏器的严重感染,下行性坏死性纵隔炎则是最为严重的纵隔炎之一。文献报道,下行性坏死性纵隔炎的成功救治包括 3 要素:①早期诊断,主要是疑诊时及早行颈部和胸部 CT 检查;②积极的经颈部/胸腔外科引流手术,但具体术式仍有争议;③有效的围术期抗生素治疗。

本病例在咽喉部感染后 10 余天,尽管进行了全身抗感染治疗,但感染仍下行扩展致纵隔,病情十分危重,出现呼吸衰竭和重度营养不良。入院后虽经胸腔冲洗、全身抗生素治疗和肠内联合肠外营养支持,疗效不明显。后经多次胸腔和纵隔脓腔穿刺抽液并结合全身抗生素治疗,最后痊愈。该患者在发病初期就出现咽喉部痒痛、吞咽困难,右颈部肿大伴高热,此时如及时行颈部和胸部 CT 检查可及早发现纵隔炎的可能。本病例给医师的提示为:一旦明确诊断,积极的脓腔引流(尤其是纵隔脓腔)和全身有效抗感染是治疗成功的关键。

参考文献

［1］ PEARSE HE Jr. Mediastinitis following cervical suppuration. Ann Surg, 1938, 107: 588-611.

［2］ ESTRERA AS, LANDAY MJ, GRISHAM JM, et al. Descending necrotizing mediastinitis. Surg Gynecol Obstet, 1983, 157: 545-552.

［3］ SOKOUTI M, NEZAFATI S. Descending necrotizing mediastinitis of oropharyngeal infections. J Dent Res Dent Clin Dent Prospects, 2009, 3: 82-85.

［4］ RIDDER GJ, MAIER W, KINZER S, et al. Descending necrotizing mediastinitis: contemporary trends in etiology, diagnosis, management, and outcome. Ann Surg, 2010, 251: 528-534.

［5］ ENDO S, MURAYAMA F, HASEGAWA T, et al. Guideline of surgical management based on diffusion of descending necrotizing mediastinitis. Jpn J Thorac Cardiovasc Surg, 1999, 47: 14-19.

［6］ MAZZELLA A, SANTAGATA M, CECERE A, et al. Descending necrotizing mediastinitis in the elderly patients. Open Med, 2016, 11: 449-460.

肺部结节的"追溯"

董佳慧　孙耕耘

安徽医科大学第一附属医院呼吸与危重症医学科

谈到肺部结节的诊治,首先想到的是对肺部肿瘤的早期诊断和治疗,确定检查方式、随访方案和外科手术干预时机。当影像学发现肺部阴影,除呼吸系统疾病外,往往需与其他系统性疾病(如结缔组织病)在肺部的表现相鉴别,搜寻多系统损害的依据。可有时这些常规的临床经验又会限制专科医师的思维。本文分享一例初步诊断为"肺部结节",却以病情变化为契机,抽丝剥茧,拨开"肺部结节"和"ANCA 阳性"的"迷雾",最终明确诊断的病例,以期带来呼吸专科相对少见的不一样的诊断体验。

【临床资料】

患者,女性,38 岁。因"咳嗽、咳痰 3 个月,胸闷 1 个月,加重 10 天"于 2017 年 7 月 4 日入住我科。患者 3 个月前无明显诱因出现咳嗽、咳痰,日间及坐位时咳嗽明显,为白色黏痰,有拉丝,无痰中带血。起初患者未予以重视,近 20 余天口服头孢克肟联合左氧氟沙星治疗,症状未见明显改善。1 个月前患者出现上楼梯后胸闷、气喘,休息后好转,近 10 天症状加重。为求进一步诊治来我科门诊,胸部 CT 示:右肺结节,两肺少许炎症,少量心包积液(图 1),门诊拟"肺部阴影"收住入院。病程中,6 月中旬起至今反复出现双侧小腿伸侧多发散在瘀点、瘀斑;6 月 28 日午间出现发热,体温最高 39.8℃,有畏寒,于社区诊所输液治疗后体温降至正常。入院前两天下午再次出现发热,体温未测量。食欲缺乏,睡眠可,二便正常,近 3 个月体重下降 6kg。

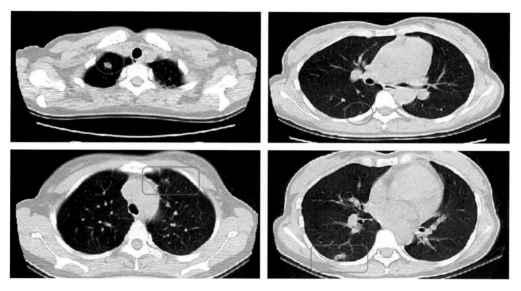

图 1 入院前(2017 年 7 月 3 日)胸部 CT:右肺结节,两肺少许炎症,少量心包积液

入院时体格检查:慢性病容,贫血貌,步入病房。患者神清,精神可,体温 36.7℃,呼吸 20 次 /min,血压 111/56mmHg。两小腿伸侧可见多发散在瘀点、瘀斑,直径 0.2~0.5cm,压之不褪色。两肺呼吸音稍增强,未闻及明显干湿啰音,心率 75 次 /min,律齐,肺动脉瓣及主动脉瓣第二听诊区可闻及 4/6 级连续性吹风样杂音,双下肢无水肿。入院后初步诊断为:肺部阴影(右肺结节、两肺炎症)、先天性心脏病、紫癜待查。

入院后检查结果如下。血常规:WBC 5.75 × 10⁹/L,N 79.61%,Hb 89g/L,PLT 78 × 10⁹/L。肝 功 能:ALB 30.7g/L,ALT 55U/L,AST 60U/L,AKP 213U/L,γ-GGT 87U/L,PA 84mg/L。CRP 81.30mg/L;PCT 0.179ng/ml;ESR 93mm/h。免疫十项:HBcAb 阳性。肿瘤十二项:铁蛋白 623.10ng/ml,NSE 17.90ng/ml。免疫球蛋白 + 补体:IgG 4.02g/L,C4 0.41g/L。CCP、ASO 及 RF 正常。ECG:窦性心动过速;QTc 间期延长;左心室高电压。腹部 B 超:脾大(52mm × 178mm);宫颈囊肿。

治疗上,予以美洛西林 / 舒巴坦 3.75g 静脉滴注 q8h 抗感染、氨溴索化痰等对症治疗。

针对患者双下肢皮疹，请皮肤科会诊，考虑为过敏性紫癜可能。建议患者绝对卧床休息，继续抗感染治疗，并加用复方芦丁片 140mg tid 口服。经上述治疗后，患者咳嗽、咳痰好转，入院后监测体温高峰为 38.9℃，后逐渐降至正常范围；仍有活动后胸闷。

然而，病情变化接踵而至。入院第 5 天（7 月 9 日）上午 11:00，患者出现双侧颞部头痛，后出现反复恶心、呕吐，呕吐物为清亮胆汁样液体，查体：血压 120/78mmHg，双侧瞳孔等大等圆，直径 3mm，对光反应灵敏，颈软，予护胃、止吐对症处理后上述症状未见明显好转。下午患者仍有反复恶心、呕吐，出现嗜睡，查体：瞳孔等大等圆，直径 3mm，对光反应灵敏，颈软，右侧肌力Ⅱ级，左侧肌力Ⅳ级，右侧巴氏征阳性。急诊行头颅 CT 检查提示：左侧颞、顶叶脑出血，出血量约 70ml（图 2）。处理上，立即予以下病危通知，监测生命体征，绝对卧床，保留导尿，

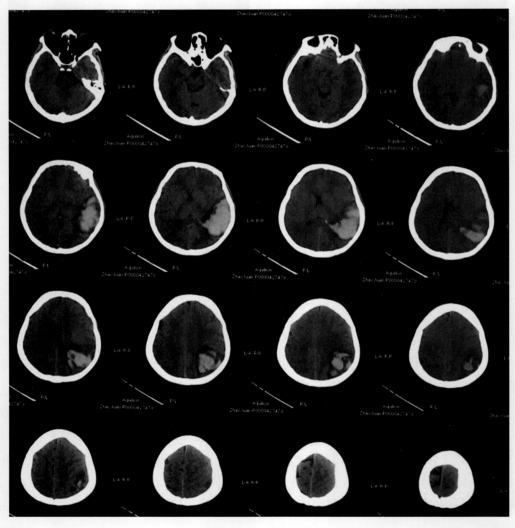

图2　2017 年 7 月 9 日 头颅 CT：左侧颞、顶叶见大片状高密度影，周边见环形低密度影，左侧脑室受压，中线结构右移。左侧颞、顶叶脑出血，出血量约 70ml

脱水降颅压，止血等对症支持治疗，严密监测瞳孔变化及生命体征。神经外科急会诊考虑该患者脑出血存在手术指征。

7月9日23：30急诊行前开颅血肿清除＋去骨瓣减压术，术中见颞、顶叶皮层暗黑色陈旧血块，血凝块包绕血管团样组织，予以分块大部切除，期间见血肿周边肿瘤样组织，一并切除送病理检查，共清除血肿约40ml，血肿腔彻底止血，此时脑压下降明显；术区确切止血，血肿腔留置引流管一根，减张缝合硬膜，硬脑膜外置引流管一根，鉴于术前脑压较高，遂弃去骨瓣，术程平稳，术中出血不多，术后入ICU监护。查体：神志模糊，双侧瞳孔等大等圆，直径3mm，对光反应灵敏，气管插管接呼吸机辅助通气（模式为PC-SIMV+PSV，PEEP 4cmH$_2$O，PS 10cmH$_2$O，FiO$_2$ 35%，R 15次/min），SpO$_2$ 100%。治疗上予以脱水降颅压、止血、头孢替安2.0g静脉滴注q12h抗感染、抑酸等对症支持治疗。次日，患者清醒，自主呼吸恢复，脱呼吸机后未见生命体征及经皮血氧饱和度异常，予充分吸痰后拔除气管插管，改鼻导管吸氧，之后转回呼吸科普通病房。

7月16日23：30患者突发意识模糊，之后烦躁不安。查体：HR 150~160次/min，BP 180/90mmHg。双瞳孔等大等圆，右侧鼻唇沟变浅，右上肢肌力0级，右下肢肌力I~II级，四肢肌张力偏高。急诊头颅CT示：蛛网膜下腔及脑室系统积血（图3）。

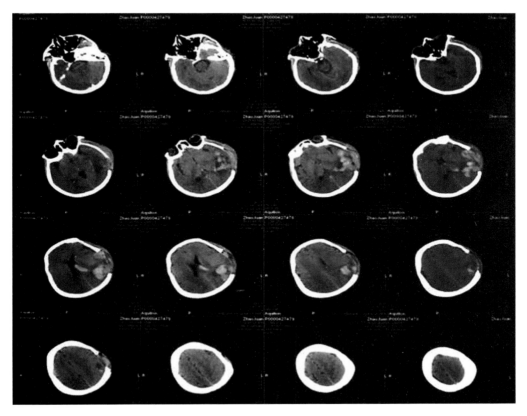

图3　7月17日凌晨 头颅CT：三脑室、四脑室、双侧脑室及大脑后纵裂池见高密度影。蛛网膜下腔及脑室系统积血

神经内科会诊加用苯巴比妥(鲁米那)0.1g 肌注 st,尼莫地平静脉泵入,防止血管痉挛。同时,该患者 ANCA 全套结果提示 c-ANCA 阳性(滴度 1∶20),抗蛋白酶 3 抗体阳性;考虑中枢神经系统血管炎导致出血可能,建议风湿科会诊,必要时糖皮质激素治疗。神经外科会诊考虑为原术区少量渗血,暂无再次手术指征。

术后病理结果示:(左颞、顶部)送检暗红破碎组织一堆,大小共计 5.0cm×3.5cm×1.0cm,镜检均为血凝块和纤维素性渗出,其内见少数扩张血管。

患者病情错综复杂,涉及多个学科,为指导下一步诊疗方案,7 月 19 日行院内病例讨论。神经内科会诊意见:患者脑出血明确,现存在语言障碍,四肢活动恢复正常,头颅 CT 提示手术部位再次出血,病因考虑:血管畸形、动脉瘤等,现无特殊处理,可进一步行血管造影明确诊断。神经外科会诊考虑:血肿清除术后效果满意,再出血考虑皮下渗血可能,可行 CTA 排除血管畸形。风湿科意见如下:①患者相关临床表现及化验检查不支持系统性红斑狼疮;②c-ANCA 阳性血管炎患者一般进展快,累及小血管为主,多有肾损害及高血压等表现,该患者目前不符合 ANCA 相关性血管炎诊断;③原发性抗心磷脂抗体综合征:一般可出现多发血栓、出血,可进一步行 ACL 全套明确;④白塞病:口腔溃疡多见,单纯性神经系统损害不常见;⑤低滴度 ANCA 阳性可见于多种疾病,如感染性疾病,故需进一步排除。心内科会诊意见:患者发热、贫血、皮疹、脾大,心脏可闻及病理性杂音,既往有先天性心脏病病史,故应考虑感染性心内膜炎可能,脑出血考虑为继发颅内菌性动脉瘤破裂可能,建议进一步完善床边心脏彩超及血培养检查。

综合院内病例讨论会诊意见,完善床边心脏彩超示先天性心脏病:动脉导管未闭;主动脉瓣狭窄(中度),主动脉瓣关闭不全伴重度主动脉瓣反流;提示主动脉瓣赘生物形成;二尖瓣关闭不全伴中度二尖瓣反流;肺动脉高压(轻度);少量心包积液,随访。LA 4.3cm,LVD 6.4cm,EF 0.57。血培养阴性。2017 年 7 月 19 日患者再次出现发热,体温高峰逐渐升高至 38.5℃,7 月 20 日复查血常规示:WBC 19.98×10^9/L,N 85.94%。治疗上,停头孢替安,改用美洛西林舒巴坦联合万古霉素抗感染。之后,患者体温逐渐降至正常范围。复查血象及 CRP 逐渐降至正常范围。7 月 23 日复查胸部 CT 示:右肺及左肺下叶炎症;右肺下叶背段结节,直径约 5.6mm(图 4)。

出院诊断为亚急性感染性心内膜炎、肺炎、动脉导管未闭、菌性脑动脉瘤破裂、脑出血(前开颅血肿清除、去骨瓣减压术后)、中度贫血、低蛋白血症。心脏外科会诊建议:待患者脑出血病情稳定后手术治疗心脏疾病。之后患者神志转清,进食好转。2017 年 7 月 31 日出院,继续康复治疗。之后随访,患者胸部 CT 示肺部炎症及小结节吸收;于脑外科就诊行头颅 CTA 示:左侧颞枕交界部皮层动脉瘤(图 5)。先后于脑外科及心外科行手术治疗。

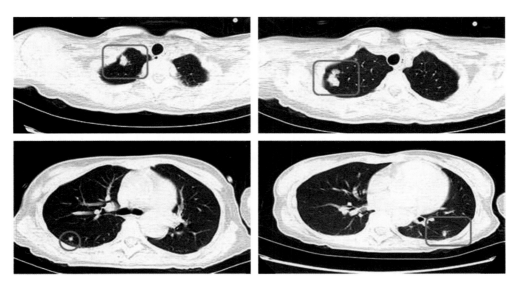

图 4　2017 年 7 月 23 日胸部 CT

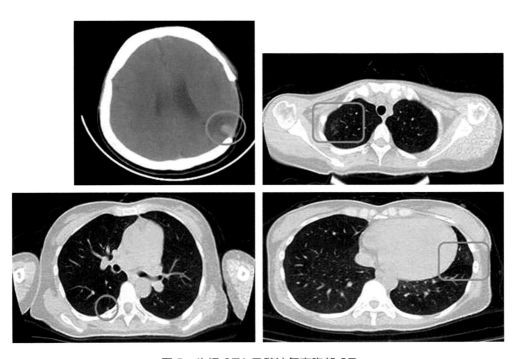

图 5　头颅 CTA 及随访复查胸部 CT

【讨论】

肺结节是小的局灶性、类圆形、影像学表现密度增高的阴影,可单发或多发,不伴肺不张、肺门肿大和胸腔积液。对于肺结节,应从临床信息、影像学方法、肿瘤标志物和肺癌概率等方面进行综合评估。然而,在这样一个谈"肺结节"而"色变"的时代,面对肺结节,临床医师不能仅限于对肿瘤性疾病的筛查和管理,还需注意对非肿瘤性疾病的鉴别诊断。表现为肺结节的常见恶性疾病包括原发性肺癌、转移癌和类癌。良性肺结节的常见病因包括感染性肉芽肿和良性肿瘤(如错构瘤),较少见的原因包括血管和炎症性病变。当其他部位出现全身性疾病表现时,可能增加肺部炎症结节诊断的可能性,但并非所有患者都有这样明确的病史。因此,肺部结节有时可能是潜在疾病的最初表现,这增加了临床诊断的难度。采用目前广泛应用的梅奥临床研究人员开发的预测模型对该患者肺部结节的临床肺癌概率进行计算,为 4.08%。经 CT 影像学复查及随访发现,该例患者的肺部结节部分发展为肺部炎症,经抗感染治疗之后吸收;也有在病程中新发出现。结合其最终感染性心内膜炎的诊断,考虑为感染性结节。

感染性心内膜炎(infective endocarditis,IE)是由病原微生物经血行途径引起的心内膜、心瓣膜以及邻近大动脉内膜的感染并伴赘生物的形成。常见的临床表现可分为 3 类症状,即全身感染症状、心脏症状和栓塞症状,包括发热、心脏杂音、贫血、皮肤及黏膜瘀点和瘀斑、脏器栓塞、神经系统症状、转移性脓肿、细菌性动脉瘤等。由于其临床表现涉及全身多个脏器,故需与多个疾病鉴别。亚急性病程者应与风湿热、系统性红斑狼疮、结核病、淋巴瘤等相鉴别。肺部表现不是心内膜炎常见的首发症状,易造成误诊。有心脏杂音的发热患者必须高度怀疑 IE,详细体检,并及时完善超声心动图和血培养这两大"基石"检查,以辅助诊断。约 1/3 的 IE 患者有神经系统受累的表现,如脑栓塞、脑细菌性动脉瘤破裂、脑出血、中毒性脑病、脑脓肿及化脓性脑膜炎。其中,脑出血多由脑栓塞或细菌性动脉瘤破裂所致。本例患者以肺部症状为首发表现,住院治疗过程中出现严重的神经系统并发症(脑出血),结合其病史及心脏听诊结果,最终将所有线索积极指向了 IE 的诊断,完善床边心脏超声后确诊为 IE。

根据指南建议,对年龄 <65 岁、女性、非吸烟者、脑叶出血、破入脑室以及无高血压史或凝血功能障碍的自发性脑出血,应考虑脑血管异常的可能,CTA、CTV、增强 CT、增强 MRI、MRA、MRV 和 DSA 等检查有助于明确出血原因(如动静脉畸形、肿瘤、烟雾病和脑静脉血栓等)。最终头颅 CTA 检查和术中所见证实了该患者假性动脉瘤的诊断。

在寻求明确诊断的道路上,如"雾里看花"般,由于该患者同时合并 c-ANCA 阳性,存在多系统损害,必须要对其进行结缔组织病的鉴别诊断。结缔组织病以多系统损害为特征,肺部作为靶器官之一常受到累及。

ANCA 相关性血管炎包括显微镜下多血管炎、肉芽肿性多血管炎和嗜酸性肉芽肿性多血管炎等。c-ANCA 阳性较多见于肉芽肿性多血管炎和少数显微镜下多血管炎患者。血管炎的胸部 CT 表现无显著特异性,可表现为结节、浸润、空洞、肺泡出血、间质病变等。该患者临床症状及相关化验检查未见肾受累征象,没有典型的鼻炎或口腔炎症,暂不支持上述诊断。值得关注的是,外周血 ANCA 阳性亦可见于感染性疾病(如感染性心内膜炎、HIV 感染等)、除血管炎外的其他结缔组织病、炎症性肠病、药物(丙硫氧嘧啶等)诱导等情况。

系统性红斑狼疮(SLE)主要病理改变为炎症反应和血管异常。SLE 患者可出现疣状心内膜炎,病理表现为瓣膜赘生物,常见于二尖瓣后叶的心室侧。通常疣状心内膜炎不引起临床症状,但可以脱落引起栓塞,或并发感染性心内膜炎。SLE 的中枢神经系统表现包括无菌性脑膜炎、脑血管病变、脱髓鞘综合征、狼疮性头痛、运动障碍、脊髓病、癫痫等。引起狼疮脑病的病理基础为脑局部血管炎的微血栓,来自心瓣膜赘生物脱落的小栓子,或有针对神经细胞的自身抗体,或并存抗磷脂抗体综合征。该患者的心内膜炎考虑为感染性,虽有脑出血,但无特征性的自身抗体阳性,且其他临床表现无法满足 SLE 诊断标准,故可排除 SLE。

在临床工作中,常常会遇到其他系统疾病累及肺部,出现多种多样的肺部影像学表现。而患者又经常以呼吸系统症状为首发症状就诊。因此,呼吸科医师在面对肺部病变时,需要详细询问病史,进行规范查体,进行系统回顾,搜寻这些临床征象背后的联系,考虑是否存在可引起多系统损害的疾病,积极探索肺部影像学表现之后存在的原发疾病,以期更精准地评估和预测病情,进一步规范诊疗。

参考文献

[1] MACMAHON H, NAIDICH DP, GOO JM, et al. Guidelines for management of incidental pulmonary nodules detected on CT images: from the fleischner society. Radiology, 2017, 284(1): 228-243.

[2] WIENER RS, GOULD MK, ARENBERG DA, et al. An official American Thoracic Society/American College of Chest Physicians policy statement: implementation of low-dose computed tomography lung cancer screening programs in clinical practice. [J]. American Journal of Respiratory & Critical Care Medicine, 2015, 192(7): 881-891.

[3] CALLISTER MEJ, BALDWIN DR, AKRAM AR, et al. British Thoracic Society guidelines for the investigation and management of pulmonary nodules: accredited by NICE [J]. Thorax, 2015, 70(8): 794-798.

[4] 中华医学会呼吸病学分会肺癌学组,中国肺癌防治联盟专家组. 肺部结节诊治中国专家共识[J]. 中华结核和呼吸杂志, 2015, 38(4): 249-254.

[5] HABIB G, LANCELLOTTI P, ANTUNES MJ, et al. 2015 ESC Guidelines for the management of infective endocarditisThe Task Force for the Management of Infective Endocarditis of the European Society of Cardiology (ESC)Endorsed by: European Association for Cardio-Thoracic Surgery (EACTS), the European Assoc [J]. World Clinical Drugs, 2016, 69(1): 69-69.

[6] 中华医学会心血管病学分会. 成人感染性心内膜炎预防、诊断和治疗专家共识[J]. 中华心血管病杂志, 2014, 42(10): 806-816.

[7] MORGENSTERN LB, HEMPHILL JC 3rd, ANDERSON C, et al. Guidelines for the management of

spontaneous intracerebral hemorrhage: a guideline for healthcare professionals from the American Heart Association/American Stroke Association. [J]. Stroke; a journal of cerebral circulation, 2015, 46(7): 2032-2060.

[8] 中华医学会神经外科学分会. 自发性脑出血诊断治疗中国多学科专家共识[J]. 中华急诊医学杂志, 2015, 24(12): 1319-1323.

[9] M YATES, R WATTS, I BAJEMA, et al. OP0053 Eular/ERA-EDTA Recommendations for The Management of Anca-Associated Vasculitis [J]. Annals of the Rheumatic Diseases, 2016, 75(9): 1583.

[10] NTATSAKI E, CARRUTHERS D, CHAKRAVARTY K, et al. BSR and BHPR guideline for the management of adults with ANCA-associated vasculitis [J]. Rheumatology, 2014, 53(12): 2306.

[11] GORDON C, AMISSAHARTHUR MB, GAYED M, et al. The British Society for Rheumatology guideline for the management of systemic lupus erythematosus in adults. [J]. Rheumatology, 2018, 57(1).

皮肤蜂窝织炎并发脓毒血症和急性呼吸窘迫综合征

秦娅蓝　童瑾
重庆医科大学附属第二医院呼吸与危重症学科

蜂窝织炎是指由金黄色葡萄球菌、溶血性链球菌或腐生性细菌引起的皮肤和皮下组织广泛性、弥漫性和化脓性炎症。通常病变局限于皮肤局部，以四肢及面部多见，也可引发全身反应。本文报道皮肤蜂窝织炎并发脓毒血症和急性呼吸窘迫综合征(acute respiratory distress syndrome, ARDS)一例，更加深刻认识蜂窝织炎的全身炎症反应。蜂窝织炎早期被忽略，1周内进展为脓毒血症，并发呼吸衰竭和 ARDS。患者因呼吸衰竭入院，而原因不明，最终通过左臀和左腿肿胀推测原发灶为臀部蜂窝织炎。病情错综复杂，经过多学科合作，积极予以呼吸支持及抗感染治疗后患者痊愈。

【临床资料】

患者，女性，18 岁。因"发热伴呼吸困难 2 天，加重 1 天"入院。患者于 2017 年 12 月 8 日无明显诱因发热，体温最高 38.5℃，稽留热，无畏寒、寒战，伴呼吸困难，伴左髋部、腰部、左下肢和右下肢疼痛，伴左下肢乏力，无放射性疼痛，无咳嗽、咳痰，无胸痛、咯血。于院外就诊，完善相关检查：2017 年 12 月 8 日血图分析：WBC 13.12×10^9/L，LYM% 2.0%，MONO% 1.0%，NEU 9.32×10^9/L，CRP 209.0mg/L，WBC-Y1 核左移；PCT 14.26ng/ml；IL-6>5 000pg/ml；ESR 60mm/h；D- 二聚体 0.95mg/L；凝血象、电解质、肾功能未见明显异常；髋关节 MR：双侧髂骨及臀部肌肉信号改变,考虑炎性病变;胸部 CT 提示双肺多节段病灶(图 1);门诊予以退热、止痛治疗后患者感疼痛无明显缓解。2017 年 12 月 9 日患者呼吸困难加重,稍活动即感气促,仍无明显咳嗽、咳痰,无喘息,再次于该院就诊:血图分析:WBC 3.38×10⁹/L,LYM% 3.8%,MONO% 0.4%,NEU 3.23×10⁹/L,CRP 227.3mg/L。患者为求进一步治疗入我院 RICU。患者起病以来,神志清,饮食正常,二便正常,近期体重无明显变化。既往史无特殊。

入院查体:T 38.6℃,P 164 次 /min,R 36 次 /min,BP 85/57mmHg,指氧饱和度 SpO₂(吸氧 4L/min)85%,神志清楚,对答切题,呼吸急促,浅表淋巴结无肿大,胸廓外形正常,听诊右肺呼吸音明显减弱,双肺未闻及明显干湿啰音,心率 164 次 /min,律齐,腹部查体无特殊,左侧髋部皮温明显高于右侧,左下肢红肿,表皮完整无破溃,无结节样隆起,无红斑、瘀斑、瘀点,左侧股动脉搏动较右侧稍有减弱,双侧足背动脉搏动可。

入院当天辅助检查:入院血气分析(鼻导管吸氧 4L/min):pH 7.38,PaCO₂ 33mmHg,PaO₂ 58mmHg,HCO₃⁻ 19.5mmol/L,BE −5.6mmol/L。血常规:RBC 2.22×10¹²/L,Hb 68g/L,WBC 1.70×10⁹/L,NEU 51.2%,PLT 17×10⁹/L,CRP 94.84mg/L。电解质、肾功能、凝血象无明显异常。

入院考虑诊断:①重症肺炎;②Ⅰ型呼吸衰竭;③脓毒血症;④休克原因待查:感染性? 低血容量性? ⑤左侧髋部肌肉疼痛原因待查:蜂窝织炎? 关节炎? 其他? ⑥全血细胞下降原因待查:急性造血障碍? 噬血细胞综合征?

【治疗】

1. 呼吸机辅助通气 (2017 年 12 月 9 日)气管插管 + 有创呼吸机辅助通气,初始模式参数:VCV 模式,Vt 320ml,F 18 次 /min,I:E=1:1.5,FiO₂ 75%,PEEP 7cmH₂O。监测指标:Vt 320ml,f 19bpm,MV 6.7L/min,SpO₂ 94%。血气分析:pH 7.34,PaCO₂ 35mmHg,PaO₂ 165mmHg,HCO₃⁻ 23.5mmol/L,BE 0.1mmol/L。患者病情逐渐好转,氧合指数逐渐由 156mmHg 上升至 256mmHg。呼吸机于 2017 年 12 月 11 日过渡至 PCV 模式:Pi 12cmH₂O,PEEP 5cmH₂O,Ti 0.95 秒,FiO₂ 38%;监测指标:Vt 447ml,Ppeak 27cmH₂O,f 18bpm,MV 7.46L/min。病程中根据患者病情调整呼吸机参数,每次调整参数后随访患者血气,氧合指数均高于 250mmHg,且维持 24 小时以上再行下一次调整。具体调整如下:2017 年 12 月 13 日:PCV 模式,Pi 10cmH₂O,PEEP 5cmH₂O,FiO₂ 35%;2017 年 12 月 15 日:PCV 模式,Pi 9cmH₂O,PEEP 4cmH₂O,FiO₂ 35%。2017 年 12 月 17 日:PCV 模式,Pi 7cmH₂O,PEEP 4cmH₂O,FiO₂ 30%。2017 年 12 月 18 日,拔管前 6 小时更换呼吸机为 SPONT 模式:Ps 6cmH₂O,PEEP 4cmH₂O,FiO₂ 30%;监测指标:Vt 395ml,Ppeak 22cmH₂O,f 18bpm,MV 7.30L/min。血气分析:pH 7.35,PaCO₂ 36mmHg,PaO₂ 95mmHg,HCO₃⁻ 23.5mmol/L,BE 0.1mmol/L。患者通过 SBT 试验,于 2017 年 12 月 18 日顺利拔出气管导管。拔管后予以高流量氧疗(T 34℃,FiO₂ 45%,Flow 35L/min),监测血气分析,氧合指数一直维持于 250mmHg 以上,逐渐降低 FiO₂ 至 30%、降低流量(Flow)至 20L/min,在该条件下维持半天,复查患者血气:pH 7.37,PaCO₂ 35mmHg,PaO₂

99mmHg，HCO$_3^-$ 25.3mmol/L，BE 0.3mmol/L。患者于 2018 年 1 月 23 日顺利脱离高流量氧疗，过渡至鼻导管吸氧。

2. 一般支持　休克期间，开通多条静脉通道积极补液、去甲肾上腺素维持血压，右美托咪定、力月西镇痛、镇静；患者血压逐渐稳定于 110/75mmHg 左右；冰毯控制体温及气管镜吸痰灌洗等治疗；免疫球蛋白 20g qd 连续 3 天冲击治疗；留置胃管，交替予以瑞能、安素提供肠内营养。

3. 抗感染治疗　比阿培南 0.3g q8h+万古霉素 0.5g q6h；治疗 4 天后痰培养提示金黄色葡萄杆菌感染，故更改抗生素为哌拉西林他唑巴坦钠 4.5g 静脉滴注 q6h+ 万古霉素 0.5g q6h，血象逐渐下降，氧合指数逐渐上升，于 12 月 18 日拔管。但当天患者全身皮肤出现针尖至绿豆大小红疹，请皮肤科会诊后考虑青霉素类迟发型药物过敏反应，立即予以甲强龙 80mg qd 静脉滴注，当天更改抗生素方案为比阿培南 0.3g q8h+ 万古霉素 0.5g q6h。3 天后皮疹消退，甲强龙剂量改为 40mg qd。患者病情逐渐好转，于 12 月 25 日降低抗生素剂量：比阿培南 0.3g q12h+万古霉素 0.5g q8h。

4. 患者入院时全血细胞减少，行骨髓穿刺检查，请血液内科会诊考虑急性重症感染致噬血综合征，除强有力抗感染，还予特尔津、血小板输注、地塞米松 15mg qd 治疗。5 天后血细胞升至正常。

5. 患者心肌酶谱异常，肌钙蛋白升高，请心内科会诊后考虑心肌损伤可能性小，但持续重症感染需警惕心力衰竭、心肌损伤甚至多器官功能障碍综合征（multiple organ dysfunction syndrome，MODS）。在保证脏器灌注、抗感染的基础上，故加用磷酸肌酸钠（里尔统）1g qd 保护心肌治疗。肌钙蛋白于 3 天内恢复正常，9 天后停用。

6. 患者于 2018 年 12 月 18 日出现中上腹隐痛，呈弥漫持续性，疼痛定位不准确，无牵拉、无放射、无转移，伴恶性、呕吐，呕出少量胃内容物，无呕血、黑便、便血等不适。查体中上腹压痛明显，可疑反跳痛。胰腺酶学组合提示：脂肪酶 529.0U/L，淀粉酶 676U/L，考虑重症感染并发急性胰腺炎，立即禁食、禁饮，请消化内科会诊后予以奥曲肽 0.6g q12h 微量泵入、耐信 80mg q12h 微量泵入治疗，腹痛于 1 周内好转，复查：2017 年 12 月 21 日淀粉酶 266U/L，脂肪酶 1 866.0U/L。2017 年 12 月 25 日淀粉酶 348U/L，脂肪酶 415.0U/L。2018 年 12 月 29 日复查胰腺酶学组合降至正常，逐渐添加肠内营养。治疗胰腺炎期间给予静脉营养治疗。

病程中我科以抗感染和呼吸支持为主，维持营养、蛋白、液体和电解质平衡为辅的方针实施治疗，并随访患者各项指标。肌钙蛋白于 3 天内恢复正常，降钙素原于 1 周内恢复正常，氧合指数在 1 周内由 156 逐渐升至 256，在治疗 1 周后顺利拔除气管插管，拔管后氧合指数均维持在 250 以上。2017 年 12 月 19 日胸部 CT 平扫：①双肺炎症，伴多发肺脓肿形成，请治疗后复查；②双侧胸腔积液，双肺下叶肺组织压缩性不张、实变；③纵隔及双侧腋窝多发淋巴结显示；④脾稍大；⑤腹腔积液；⑥双侧腰背部软组织肿胀；⑦右侧 PICC 管置入术后：胃管置入术后（图 1、图 2）。2017 年 12 月 19 日穿刺抽取胸腔积液，送检：胸腔积液常规：橘黄

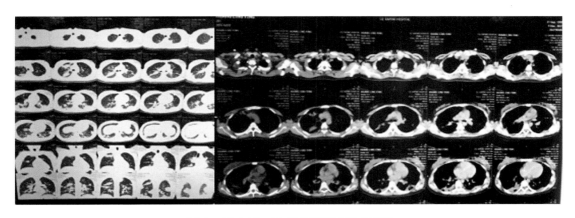

图1　2017年12月8日外院胸部CT

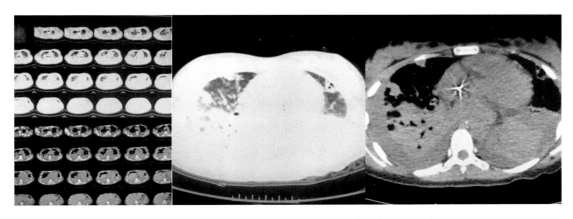

图2　2017年12月19日我院胸部CT（治疗10天后）

色,李凡他蛋白定性(+),细胞总数21 640×10⁶/L,有核细胞数7 740×10⁶/L,单个核细胞比率16%,多个核细胞比率84%;胸腔积液生化:总蛋白26.8g/L,白蛋白12.3g/L,球蛋白14.5g/L,乳酸脱氢酶395U/L,腺苷脱氨酶9.23;脱落细胞检查:大量中性粒细胞及少量间皮细胞。考虑肺炎旁胸腔积液,未给予特殊处理。随访胸部彩超,后未再出现胸腔积液。

2017年12月29日胸部CT平扫:与前片(2017年12月19日)比较,①双肺炎症较前吸收减少,以双肺下叶吸收较明显,双肺下叶部分复张双肺上叶部分空洞及结节影较前有所吸收、缩小,请继续随诊复查;②双侧胸腔积液较前吸收减少;③余改变基本同前(图3)。

2018年1月2日血沉检验报告:ESR 93mn/h。血图分析:RBC 2.48×10¹²/L,Hb 72g/L,WBC 5.60×10⁹/L,NEU 63.2%,PLT 311×10⁹/L,CRP 34.71mg/L。电解质、肾功能、糖:钾4.68mol/L,钠136.1mmol/L,氯97.4mol/L,钙2.21mol/L,尿素4.47mmol/L,肌酐75.0μmol/L,内生肌酐清除率92.3ml/min,肾小球滤过率99.7ml/min。各项指标均恢复正常。

患者于2018年1月3日好转出院。

出院诊断:①重症肺炎;②急性呼吸窘迫综合征重度;③脓毒血症;④感染性休克? ⑤噬

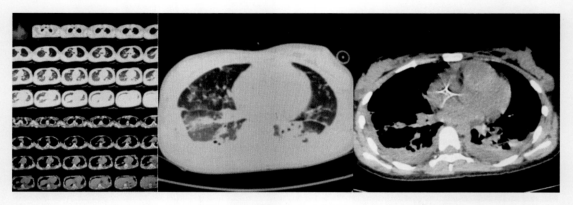

图 3　2017 年 12 月 29 日我院胸部 CT（治疗 20 天后，出院前复查）

血细胞综合征；⑥左侧髋部蜂窝织炎；⑦低蛋白血症；⑧急性胰腺炎；⑨药物性皮炎。

【讨论】

　　蜂窝组织炎是皮下组织、筋膜下、肌肉间的急性弥漫性化脓性感染，多发生于外伤后，也可由邻近感染经淋巴、血液循环扩散而来，常见病因是溶血性链球菌、金黄色葡萄球菌、腐生性细菌感染。蜂窝组织炎分为原发性和继发性两种。原发性蜂窝织炎主要表现为患处皮肤局部剧痛，呈弥漫性红肿，境界不清，可有显著的凹陷性水肿，初为硬块，后中央变软、浅表的破溃而形成溃疡，约 2 周结痂愈合。继发性蜂窝织炎患者常因伤口感染所致，感染不重者起初伤口周围有轻微炎症现象，若不及时治疗，炎症继续发展，病变范围扩大，红、肿、热、痛加剧，形成脓肿，皮肤可发生坏死，附近的淋巴结亦肿大、疼痛，同时伴有全身反应，如发热、畏寒、食欲减退、白细胞增多等，有时可进展为脓毒血症。

　　脓毒血症最新指南定义为：感染引起的宿主反应失调的危及生命的器官功能障碍。快速诊断标准也由过去的"感染 + 全身炎症反应（systemic inflammatory response syndrome，SIRS）"逐渐转变为"感染 + 脓毒血症相关器官功能衰竭评分（sepsis related organ failure，SOFA）≥2 分"，更强调感染引起的器官功能障碍。但 SOFA 评分需借助于实验室检查，在接诊患者初期，为迅速判断患者病情，临床工作者仍常使用 SIRS 评估标准及快速 SOFA（qSOFA）评分。SIRS 评估标准：①体温 >38℃或体温 <36℃；②心率 >90 次 /min；③呼吸 >20 次 /min 或 $PaCO_2$>32mmHg；④白细胞计数 >12 × 10^9/L 或 <4 × 10^9/L，或者不成熟中性粒细胞 >10%；具有以上两项即可诊断为 SIRS。qSOFA 诊断标准：①呼吸频率 ≥22 次 /min；②意识改变；③收缩压 ≤100mmHg。

　　该患者入院时 T 38.6℃，心率 164 次 /min，R 36 次 /min，BP 85/57mmHg，血气分析示 $PaCO_2$ 33mmHg，有明显呼吸困难症状，根据上述诊断标准可以评估为 SIRS 且伴随器官功能障碍。但反复追问病史，患者否认近期外伤史，感染灶不明确，查体可见左侧髋部皮温高，左下肢红肿，左髋部磁共振提示软组织肿胀，考虑为原发性蜂窝织炎并发脓毒血症（追问病史得知入院1周前,患者左侧髋部已有疼痛不适,但未给予重视)。脓毒血症进展快,可导致多种并发症(噬血综合征、急性胰腺炎等)、病死率高,因此早诊断、早治疗具有重大意义。该例蜂窝织炎不是典型的伤口继发性蜂窝织炎,容易漏诊,对于该患者的查体显得尤为重要,故在临床工作中,遇到危重患者,除积极完善实验室检查、行有创抢救措施之外,认真查体也是必不可少的。

【总结】

脓毒血症进展极快,对于以"发热、呼吸困难"为主诉的患者,我们需尽早借助相关量表评估患者病情,脓毒血症一经诊断,治疗上积极液体复苏,加强呼吸、循环、营养支持,抽取血培养后尽早使用抗生素,同时寻找原发病灶治疗病因。

参考文献

[1] JOHNSON RC, ELLIS MW, SCHLETT CD, et al. Bacterial etiology and risk factors associated with cellulitis and purulent skin abscesses in military trainees. PLoS One, 2016, 11 (10): e0165491.

[2] RUSSELL JA, LEE T, VASOPRESSIN, SEPTIC SHOCK TRIAL (VASST) GROUP, et al. The septic shock 3.0 definition and trials: A vasopressin and septic shock trial experience. Crit Care Med, 2017, 45 (6): 940-948.

[3] SIMPSON SQ. SIRS in the time of sepsis-3. Chest, 2018, 153 (1): 34-38.

[4] INNOCENTI F, TOZZI C, DONNINI C, et al. SOFA score in septic patients: incremental prognostic value over age, comorbidities, and parameters of sepsis severity. Intern Emerg Med, 2018, 13 (3): 405-412.

[5] LEGUEN M, BALLUEER Y, MCKAY R, et al. Frequency and significance of qSOFA criteria during adult rapid response team reviews: A prospective cohort study. Resuscitation, 2018, 122: 13-18.

[6] KAUKONEN KM, BAILEY M, PILCHER D, et al. Systemic inflammatory response syndrome criteria in defining severe sepsis. N Engl J Med, 2015, 372 (17): 1629-1638.

[7] BURNHAM JP, KOLLEF MH. qSOFA score: Predictive validity in Enterobacteriaceae bloodstream infections. J Crit Care, 2018, 43: 143-147.